GUIDE ADMINISTRATIF

DU

MÉDECIN DE LA MARINE

POITIERS. — TYPOGRAPHIE OUDIN ET Cie.

GUIDE ADMINISTRATIF

DU

MÉDECIN DE LA MARINE

SES DROITS ET SES DEVOIRS

Par le Dr Louis DUPLOUŸ

Médecin de 1re Classe de la Marine
Secrétaire du Conseil de Santé du Port de Rochefort
Chevalier de la Légion d'honneur

PARIS

OCTAVE DOIN, ÉDITEUR

8, PLACE DE L'ODÉON, 8

1895

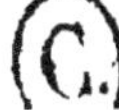

A M. le Dr Charles DUPLOUŸ

Directeur du Service de Santé de la Marine en retraite
Membre correspondant de l'Académie de Médecine et de la Société de Chirurgie
Commandeur de la Légion d'honneur
Officier de l'Instruction publique

HOMMAGE FILIAL

A M. le Dr Charles AUFFRET

Directeur du Service de Santé de la Marine au Port de Rochefort
Membre correspondant de la Société de Chirurgie
Officier de la Légion d'honneur
Officier d'Académie

HOMMAGE RESPECTUEUX DE SON SECRÉTAIRE

PRÉFACE

Etre utile à nos collègues en les guidant, au sujet de leurs droits et de leurs devoirs, dans toutes les positions qu'ils peuvent occuper, voilà notre but.

Le *Code des Officiers du corps de Santé d'Aude*, paru en 1876, ne peut être consulté avec fruit ; tout a changé dans notre corps : mode de recrutement, cadres, manière de servir, etc... Aussi, sur les conseils de MM. les Directeurs Duplouÿ et Auffret, avons-nous pensé à mettre à jour les notes prises dans l'exercice de nos fonctions de secrétaire du Conseil de Santé, pour en faire profiter nos collègues.

Notre idée première était de faire une sorte de répertoire, où chacun pût trouver indiquée la source où puiser pour un renseignement quelconque ; notre ouvrage eût été moins volumineux, mais, il faut bien le dire, moins utile.

En effet, si, dans le service à terre, nous avons sous la main tous les renseignements officiels sous forme de bulletins, de circulaires, etc., il n'en est pas ainsi pour le service à la mer ou dans les corps de troupes aux colonies. Citer un règlement sans en résumer au moins le sens et les articles fondamentaux, n'aurait pas servi à grand'chose et notre but eût été manqué.

Prendre le médecin à sa sortie de l'école avec son triple état:

militaire, civil et politique ; le suivre dans son service à terre, à la mer, dans les corps de troupes ; le faire sortir du corps de Santé, par démission, réforme ou retraite, ou permutation dans le corps colonial, nous semble la meilleure manière de présenter d'une façon claire et logique les droits qu'il possède et les devoirs qu'il a à remplir.

Nous ne devons pas oublier que ce livre doit, autant que possible, dispenser de rechercher dans les Recueils officiels ou les Archives de médecine navale les règlements et instructions que les médecins de la Marine ont un si grand intérêt à consulter (service à bord, pensions de retraite, non-activité, etc.). Aussi, au risque de surcharger notre guide, avons-nous reproduit in extenso tout ce qui nous a paru indispensable.

Le service à terre dans les hôpitaux, pour lequel chaque port a envoyé un projet de règlement calqué sur celui de la Guerre, nous a gêné quelque peu. Aidé de l'avis éclairé de M. le Directeur Auffret, puisant dans le projet de Rochefort que nous possédions, nous avons pu donner une idée du service dans les hôpitaux, sans rien affirmer et, surtout, sans rien proposer ni critiquer, écueil à éviter, qui nous aurait fait sortir de notre rôle.

En terminant, nous adressons nos remerciements aux inspirateurs de notre œuvre, ainsi qu'à notre ancien médecin de Division, M. le docteur Aude, actuellement médecin en chef de la Marine de réserve, qui a bien voulu, par ses encouragements sympathiques, nous autoriser à remanier son Code des Officiers du corps de Santé, dans lequel nous avons puisé largement.

HISTORIQUE

L'Histoire du Service de Santé de la Marine, qui a été tracée de main de maître par A. Lefèvre, l'un des chefs les plus éminents de notre corps, ne remonte guère à une époque antérieure à celle de Colbert. Sans doute, en cherchant bien, on peut trouver, dans certains documents, et notamment dans l'Etat général de la Marine en 1642, la trace de l'embarquement des chirurgiens à bord des navires, soit de Commerce, soit de l'Etat ; mais on n'exigeait d'eux aucune garantie, et leur situation à bord n'était point définie ; rien non plus n'avait été prévu pour le service médical de nos arsenaux maritimes avant la création d'un port de guerre à Rochefort.

Les grands travaux de terrassement entrepris à cette époque dans une région entièrement couverte de marais exercèrent sur les marins et sur les ouvriers une action si délétère que Colbert comprit la nécessité d'appeler dans ce port des praticiens instruits. Un premier médecin et un chirurgien-major de la Marine furent créés, et cette mesure fut étendue aux ports de Toulon et de Brest.

Au chirurgien-major incombait la charge d'examiner les chirurgiens qui se présentaient pour servir à bord des navires ; le nombre en fut d'abord fixé à 6 par port ; ils étaient nourris par le capitaine, comme les autres officiers, en vertu de l'ordonnance de 1673. Ils étaient secondés par des aides-chirurgiens pris de levée, et confondus à bord avec les agents subalternes des professions diverses.

L'ordonnance du 13 avril 1689, premier code de la marine militaire, fixa très nettement les attributions des médecins et chirurgiens tant à terre qu'à la mer ; elle imposa au médecin du port l'obligation de faire des dissections anatomiques devant les chirurgiens, et de les initier aux connaissances nécessaires pour soigner les gens de mer ; elle fut ainsi le véritable point de départ des écoles de médecine navale. Le chirurgien-major devait, de son côté, initier les chirurgiens entretenus du port à la pratique des opérations ; mais il était tenu, ainsi que les autres chirurgiens, dans une situation subalterne vis-à-vis du premier médecin : de là des conflits incessants, des compétitions éternelles nuisibles au bien du service. Les médecins nantis du titre de docteur affectaient de ne voir dans les chirurgiens des ports que des gens illettrés, de simples apprentis devenus maîtres, ou même des barbiers parvenus.

Cette différence d'origine, source de luttes incessantes entre les médecins et les chirurgiens sur tous les points du royaume, a pesé lourdement pendant de longues années sur le Corps de Santé de la Marine ; et le titre de chirurgien, conservé jusqu'à nos jours aux médecins embarqués, n'a pas peu contribué à fausser les idées du personnel maritime sur la valeur de ces praticiens aussi instruits que dévoués.

Sans doute, les hauts témoignages d'estime et d'affection que leur prodiguaient les officiers et les marins les vengeaient amplement de ces injustes préventions ; mais il leur fallut lutter pied à pied pendant deux siècles pour conquérir une assimilation complète avec les autres corps de la Marine. Le Corps des officiers de marine, recruté presque exclusivement dans les rangs de la noblesse jusqu'à la Révolution, ne pouvait guère vivre sur un pied d'égalité parfaite à bord des navires avec des hommes dont il appréciait les services, mais auxquels il ne pouvait pardonner leur origine plébéienne.

A terre, dans les hôpitaux, médecins, chirurgiens, apothicaires, élèves, étaient subordonnés au commissaire de l'hôpital ; à bord, la clef de la caisse des instruments de chirurgie était entre les mains de l'écrivain du roi et de l'aumônier, et pourtant la considération du Corps de Santé de la Marine gagnait chaque jour du terrain, grâce aux preuves multiples de savoir et de dévouement que donnaient les élèves des Cochon-Dupuy, des de Courcelle et des Durand, dans les trois écoles de chirurgie navale.

La nomination de Poissonnier aux fonctions d'inspecteur général dans les ports et dans les colonies en 1763 vint donner aux médecins et aux chirurgiens la garantie que désormais leurs travaux et leurs services seraient appréciés par un juge compétent ; l'enseignement fut dès lors uniformément institué dans les trois écoles, et le principe de l'avancement aux différents grades par voie de concours fut consacré par un règlement qui ne cessa de nous régir qu'à une époque très rapprochée de nous ; le mode de procéder fut seul diversement modifié.

Ce règlement, très sage et très complet pour l'époque, eut le tort de ne pas exiger des garanties suffisantes d'instruction pour l'admission des élèves dans les écoles ; il suffisait de justifier des connaissances techniques pour aspirer au grade de chirurgien entretenu, tandis que les médecins provenant des Facultés possédaient une instruction préliminaire bien supérieure ; ainsi se perpétuait un antagonisme regrettable entre deux classes de serviteurs également recommandables.

Cette situation, envenimée par des luttes personnelles, prit un caractère encore plus aigu pendant la tourmente révolutionnaire, et on agita plusieurs fois, sans la résoudre, la question d'appliquer indistinctement le titre de médecins à tous les hommes de l'art, tant à terre qu'à bord.

On attendait de jour en jour une décision ministérielle favorable aux intérêts du corps, si longtemps méconnus, lorsque, par un arrêté du 12 novembre 1794, le Comité de Salut public fusionna brusquement les Services de Santé de l'Armée et de la Marine ; cet état de choses dura peu, et les chirurgiens de la Marine, assimilés par cette mesure aux officiers de l'armée de terre, perdirent cet avantage par leur rattachement à la Marine ; ils n'en avaient joui que pendant trois ans.

Le Corps subit, à partir de cette époque, sous le Directoire, le Consulat et l'Empire, de nombreuses fluctuations ; mais, en dépit de l'instabilité de nos règlements et de l'incertitude de chacun sur son avenir, les trois écoles demeurèrent debout et les chirurgiens de la Marine se maintinrent toujours à la hauteur de leur mission.

L'ordonnance royale du 17 juillet 1835 vint enfin accorder à ces dignes serviteurs l'assimilation qu'ils revendiquaient depuis si longtemps ; notre corps a vécu près de 20 années sous l'empire de ces institutions qui étaient pourtant bien loin de réaliser toutes ses aspirations. C'est ainsi que, pour la plupart des chirurgiens, le grade de 1re classe était le bâton de maréchal : car nul ne pouvait prétendre aux grades élevés de la hiérarchie s'il n'obtenait au concours le grade de professeur, et les concours de ce genre étaient fort rares.

L'ordonnance laissait en outre subsister une classe de serviteurs temporaires dits auxiliaires, qui, sauf quelques honorables exceptions, étaient recrutés un peu partout, souvent fruits secs des Facultés ou de nos écoles, sans garanties suffisantes d'instruction.

L'insuffisance des cadres nécessitait parfois l'embarquement en qualité de chirurgiens-majors sur les bâtiments de flottille de ces médecins fort inexpérimentés, ainsi que de jeunes chirurgiens entretenus, qui, nantis d'un premier grade au sortir de nos écoles, ne pourraient offrir la surface nécessaire pour affronter la responsabilité de telles fonctions.

On disait, non sans raison, qu'il n'y avait pas de petits malades, et qu'il ne devait pas y avoir de petits médecins ; et on réclamait, pour les médecins-majors de tous les navires, des garanties égales d'instruction.

Toutes ces imperfections, entrevues dès les premières années du fonctionnement de l'ordonnance de 1835, appelaient d'importantes modifications. La création des grades de directeur et de chirurgien principal, due à l'initiative personnelle du ministre Ducos, en 1854, fut accueillie avec la plus vive reconnaissance par le Corps tout entier, qui se trouvait enfin placé sur un même rang que les autres corps assimilés de la Marine, et bientôt, en 1855, un autre ministre, Chasseloup-Laubat, accrut dans une notable proportion le nombre de médecins principaux. Ces deux noms doivent demeurer profondément gravés dans le cœur des officiers du Corps de Santé de la Marine. C'est à partir de cette époque que disparut définitivement la distinction surannée entre médecins et chirurgiens : tous portèrent indistinctement le titre de médecins.

L'organisation de 1865 comportait en outre une réforme importante : elle exigeait de tous les jeunes médecins le grade de docteur pour les embarquer en qualité de chirurgiens-majors, et ne leur permettait de concourir pour le grade de médecin de 2° classe qu'après l'obtention du diplôme universitaire qui, jusqu'ici, n'avait été que facultatif. C'était une satisfaction à l'opinion publique, un gage ostensible de sécurité pour les populations maritimes.

Les médecins formés de 1865 à 1875 sous l'empire de ces règlements ont fourni à la Marine un excellent recrutement ; la plupart occupent aujourd'hui avec distinction les grades élevés de la hiérarchie ; mais ce système entraînait pour la plupart des aides-médecins un séjour assez prolongé auprès des Facultés ; les professeurs de l'Université, réduits au simple rôle d'examinateurs ¡vis-à-vis d'élèves qu'ils n'avaient pas formés, et qui n'avaient pas trouvé dans nos écoles un reflet assez vif de leur enseignement, trouvaient cette tâche un peu ingrate. Une fois docteurs, les jeunes médecins, séduits par le mirage de la clientèle civile, démissionnaient en grand nombre, et rendaient improductifs les sacrifices que s'imposait la Marine pour assurer leurs études universitaires.

L'ordonnance de 1875 reporta au passage de la 2e classe à la 1re l'obligation du doctorat, dans l'espoir de retenir au service les médecins qui y avaient déjà passé dix ou douze ans ; elle augmentait en même temps l'effectif des différents grades, et, faisant une part légitime aux médecins du cadre naviguant, elle créait pour eux trois places de Directeurs.

Les trois écoles conservaient à leur tête des Directeurs exclusivement choisis dans le cadre enseignant, et les professeurs, nommés au concours, étaient maintenus dans les ports.

Cette organisation, qui consacrait des avantages sérieux pour les médecins de la Marine, ne parut pas cependant suffisante, et les médecins naviguants ne cessèrent de revendiquer la fusion complète des professeurs et des médecins principaux par la formation d'un seul et même cadre d'officiers supérieurs.

Le décret du 24 juin 1886 apporta dans nos institutions de profondes modifications ; le grade d'inspecteur général fut supprimé; et le professorat cessa d'être un grade pour devenir une fonction ; les médecins en chef faisant partie du personnel des écoles durent rentrer dans le cadre général des officiers supérieurs de leur grade et y prendre rang d'après leur ancienneté. Les fonctions de professeur furent conférées, après concours, pour une période de 5 années.

Jusqu'ici, à part la temporarité des fonctions de professeur, l'existence des Écoles, bien souvent menacée, n'avait pas été sérieusement atteinte, et les élèves allaient à tour de rôle dans les Facultés subir leurs examens pour le Doctorat ; mais les épreuves universitaires allaient se multipliant de jour en jour ; certains examens étaient dédoublés, les exigences des Facultés augmentaient, et nos laboratoires, nos cours complémentaires menaçaient de ne plus répondre aux besoins du moment ; il fallait s'imposer de lourds sacrifices pécuniaires, grouper dans une école unique de plein exercice tous les éléments d'enseignement éparpillés dans les trois écoles. L'amiral Krantz, alors ministre, y songea sérieusement ; il dut s'arrêter devant la dépense et peut-être aussi devant les compétitions de clocher, et, après quelques démarches infructueuses en vue d'assurer le recrutement du Corps de Santé de la Marine par l'école de santé militaire, ou se décida, en s'inspirant du système adopté par l'armée, à fonder auprès de la Faculté de Bordeaux une école principale de Santé de la Marine ; les anciennes écoles furent maintenues à titre d'annexes dans les ports, en vue d'assurer le recrutement et de compléter l'instruction des médecins stagiaires formés par les soins de la Faculté.

Cette école fut inaugurée en 1890.

La même année vit s'accomplir une réforme impatiemment attendue depuis deux siècles ; déjà en 1691. l'Intendant de Brest, fort satisfait des services d'Olivier, premier médecin de ce port, avait demandé pour lui une commission de commissaire de l'hôpital qui fut refusée ; et pourtant qui pouvait mieux administrer, c'est-à-dire prévoir les besoins d'un grand hôpital que les médecins. sans cesse attachés au bien-être de leurs malades ? L'autonomie du Corps de Santé mit fin à l'ingérence ordinairement courtoise, mais toujours un peu blessante, du commissaire de l'hôpital dans le service médical ; il avait toujours été fort difficile, pour ne pas dire plus, d'établir une ligne de démarcation bien nette entre la partie technique et le côté administratif des soins hospitaliers.

Je ne puis terminer ce court aperçu sans mentionner la secousse aussi profonde qu'inattendue qu'a subie le Corps de Santé au cours de cette même année 1890. Habitué jusque-là à assurer avec un dévouement sans bornes le service de nos colonies, il a vu tout à coup s'élever, à côté de lui, un Corps de Santé colonial dont les éléments ont été empruntés à son cadre par voie d'option. Il ne nous appartient pas d'apprécier l'opportunité de cette création motivée par l'expansion de nos colonies et de nos pays de protectorat ; tout ce que nous pouvons constater, c'est qu'il en est résulté, par la suppression du roulement entre le cadre des ports et celui des colonies, un ralentissement très marqué dans l'avancement des médecins demeurés fidèles à la carrière militaire, et qu'ils souffriront longtemps de l'immobilisme de notre corps. Il est devenu, par le fait de cette scission, plus restreint mais aussi plus homogène et s'est soudé plus intimement à l'élément militaire qui apprécie hautement sa valeur et son dévouement.

Grâce aux puissantes sympathies qu'il a su conquérir. il est permis d'espérer qu'un balancement équitable de nos cadres établira des chances d'avancement analogues à celle des médecins de l'armée, et donnera satisfaction à nos légitimes satisfactions.

PREMIÈRE PARTIE

TITRE Ier

COMMENT ON ENTRE DANS LE CORPS DE SANTÉ

CHAPITRE PREMIER

DÉCRETS FONDAMENTAUX.

Après l'historique succinct des phases par lesquelles sont passées nos écoles, nous abordons immédiatement la création de l'Ecole principale du Service de Santé de la Marine à Bordeaux (décret du 10 avril 1890), succédant aux anciennes écoles basées sur l'équivalence des études médicales accordée par les Facultés.

Le décret du 10 avril 1890 (B. O. p. 361), en créant l'École principale près d'une Faculté dans une ville à désigner ultérieurement, établit comme annexes trois succursales dans les ports militaires (1).

Le décret du 22 juillet 1890 (B. O. 2e sem., p. 62) décide que Bordeaux doit être choisi comme occupant une position presque centrale par rapport aux ports militaires. L'Ecole relève du vice-amiral, préfet maritime ; le même décret détermine les suppléments de toute nature attribués aux directeurs, trésoriers et répétiteurs (B. O. 2e sem., p. 64) (2).

Le décret du 23 juillet 1890 détermine la composition de l'uniforme des élèves du Service de Santé de la Marine (B. O. 2e sem , p. 65) et se base sur la loi du 15 juillet 1889 (B. O. p. 1088, 2e sem.) sur le recrutement de l'armée.

L'article 22 du décret du 8 octobre 1889, réglant les conditions d'admission aux écoles de médecine navale, est toujours en vigueur ; et les jeunes gens qui sollicitent leur nomination d'élèves du Service de Santé de la Marine contractent un engagement d'une durée de trois ans, et s'obligent à servir six années dans l'armée active à partir de leur nomination au grade de médecin ou de pharmacien de 2e classe. Inutile de dire que les mêmes conditions existent pour le Service de Santé militaire. (Art. 29 de la loi du 15 juillet 1889. B. O. 2e sem., p. 1099.)

Ce même décret rappelle celui du 9 octobre 1889 (B. O. p. 534,

---

(1) Vestiges des anciennes écoles.
(2) Nous en parlerons à l'article : Solde.

2e sem.), fixant la composition des conseils de guerre pour le jugement des élèves du Service de Santé de la Marine, et la décision présidentielle du 31 du même mois (B. O. p. 777) qui a assimilé ces élèves aux aspirants de 2e classe pour les frais de route et le traitement à l'hôpital.

Nous l'indiquerons à l'article : « Uniforme et tenue », où se trouve la description de celui des élèves du Service de Santé.

L'arrêté ministériel du 23 juillet 1890 (B. O. p. 68) (1) concernant l'institution de l'Ecole du Service de Santé de la Marine et de ses trois annexes, le mode et les conditions d'admission des élèves, le régime, la police et la discipline, l'administration et la comptabilité, l'enseignement et les programmes de concours, a été modifié par l'arrêté ministériel du 12 octobre 1894 (B. O. p. 955).

Il est inutile et il serait trop long d'insister sur les changements apportés à divers articles.

Rappelons ici, du reste, que toutes les questions ayant trait aux fonctions de professeurs dans les écoles annexes seront traitées en temps et lieu.

Les instructions du 30 décembre 1893 (B. O. p. 930) pour l'admission dans les 3 écoles annexes de médecine navale en 1894 donnent des renseignements sur l'Ecole du Service de Santé de la Marine à Bordeaux.

La nouvelle loi sur l'enseignement de la médecine applicable pour l'année scolaire 1895-96 y introduira des modifications forcées.

Elles nous disent comment on entre dans le corps de Santé de la Marine.

Nous regrettons que les limites que nous nous sommes imposées et surtout le changement qui aura lieu en 95-96, ne nous permettent pas de commenter tout au long ces instructions élaborées d'après les décrets et arrêtés ministériels cités plus haut et les décisions du Conseil de perfectionnement de l'Ecole du Service de Santé de la Marine et de ses trois annexes (2) ; elles contiennent une foule de renseignements utiles sur les actes d'engagement des étudiants, les demandes de bourses, etc. (3).

---

(1) Cet arrêté se trouve reproduit tout au long dans les archives de médecine navale (2e semestre, p. 321).

Dans le même volume se trouvent l'inauguration de l'Ecole de Bordeaux et les discours prononcés (p. 385).

(2) Le Conseil de perfectionnement est ainsi composé :
Un officier général de la marine, président.
Le président du Conseil de santé de la marine.
Le sous-directeur chargé du bureau des corps entretenus.
Le directeur de l'école du Service de santé de la marine.
Un membre du Conseil supérieur de santé de la marine.
Un professeur d'une des écoles annexes.
Un commis rédacteur à la direction du personnel, secrétaire.

A titre éventuel et avec voix consultative, tout officier du corps de santé ou toute personne que le président jugera utile de convoquer.

Le Conseil tient ses séances à Paris. Il est convoqué par le ministre toutes les fois que cela est nécessaire.

(3) Une dépêche du 27 mai 1893 repousse jusqu'au 10 septembre la date limite de la demande à adresser au Ministre pour la bourse.

Nous pouvons dire pourtant que les écoles annexes étaient instituées dans les ports militaires de Brest, Rochefort et Toulon : 1° pour préparer au premier examen de doctorat les jeunes gens qui se destinent à la médecine navale et faire accomplir par les candidats à la carrière pharmaceutique les trois années de stage réglementaires ;

2° Pour initier les docteurs en médecine et les pharmaciens universitaires de 1re classe, nommés médecins et pharmaciens auxiliaires de 2e classe de la Marine, aux connaissances spécialement requises pour le service du département.

Le mode et les conditions d'admission des élèves ont été réglés conformément aux autres écoles militaires ; on peut se reporter au numéro du *Journal officiel* qui a paru le 11 février 1894 et qui a reproduit tout au long ces instructions.

Les mêmes instructions ont coordonné d'une façon plus stricte, plus complète et plus précise les conditions d'admission. Quant à l'aptitude physique devant être constatée d'après le 12 octobre 1891 à l'arrivée de tout candidat dans une École annexe, examinée de nouveau avant le concours d'admission à l'Ecole de Bordeaux, elle sera l'objet d'un nouvel examen (examen régimentaire pour l'engagement) devant le commandant du bureau de recrutement, lors de l'entrée à l'Ecole de Bordeaux. (1). Les candidats devaient présenter une acuité visuelle susceptible d'être ramenée par des verres correcteurs au moins à 3|5 pour l'un des yeux et à 2|5 pour l'autre ; dans tous les cas, la myopie, quand elle était supérieure à 4 dioptries, était un motif d'exclusion ; mais la décision du 15 novembre 1893 (B. O. p 693) dit qu'on n'imposera plus aux candidats pour la vision *que les conditions d'aptitude au service militaire.*

Les autres articles des Instructions pour les écoles annexes diffèrent peu de ceux de l'article ministériel du 12 octobre 1891 ; signalons pourtant celui qui a trait aux étudiants en pharmacie, qui dit expressément que : *si pendant la durée de leurs trois années de stage ils se trouvent dans le cas d'être appelés sous les drapeaux pour effectuer leur année de service* militaire actif, ils devront interrompre leur stage *pendant cette période.*

L'article 82 du 12 octobre 1891 (B. O. p. 976) dit : Aucun élève ne peut être autorisé à redoubler une année d'études, à moins que des circonstances graves ne lui aient occasionné une suspension forcée de travail pendant plus de deux mois, et dans le cas où, ayant échoué au premier examen de doctorat ou au concours d'admission à Bordeaux, il serait proposé par son directeur pour le redoublement de l'année d'études (2).

Le personnel et le fonctionnement des Ecoles annexes présentent aussi peu de changements.

---

(1) En pratique, cet examen est passé à l'Ecole, et il est délivré, s'il y a lieu, un certificat d'aptitude pour l'engagement.
(2) Certains étudiants ont même obtenu de faire trois ans de suite.

CHAPITRE II

DES ÉCOLES ANNEXES.

ART. Ier. — *Fonctionnement des écoles annexes.*

Les écoles annexes, dont nous avons dit plus haut le lieu et le but, en même temps que les conditions à remplir pour y être admis, ont un effectif variable suivant les décisions du Ministre de la Marine qui prononce l'admission des étudiants au 1er novembre de chaque année (B. O. 2e sem. 1891, p. 976). Les instructions citées plus haut ont décidé que les postulants adresseraient les pièces exigées au préfet de leur département.

Les étudiants sont portés sur une matricule, dont copie est adressée au Commissaire aux Revues ; ceux en médecine font une année d'études, et doivent se trouver prêts à subir le 1er examen de doctorat dès le 1er juillet ; ceux en pharmacie font leurs trois ans de stage et subissent leurs examens de validation, puis ils prennent part au concours d'admission à l'Ecole de Bordeaux (1).

Les étudiants sont libres, logent en ville, ne portent pas d'uniforme, et ne contractent aucun engagement militaire ; ils acquittent les droits des quatre premières inscriptions et du premier examen de doctorat, au moment où ils vont passer cet examen.

Ceux refusés au 1er examen de doctorat ou au concours d'admission peuvent, sur la proposition du Directeur de l'Ecole annexe, être autorisés à redoubler, pour une fois seulement (2), leur année d'études ; il en est de même de ceux auxquels des circonstances graves ont occasionné une suspension forcée de travail pendant plus de deux mois. La décision ministérielle du 15 novembre 1893 (B. O. p. 693) remet en vigueur les dispositions de l'arrêté ministériel du 25 juin 1874 portant règlement disciplinaire pour les écoles de médecine navale ; l'échelle est la suivante :

1° Réprimande par le chef de service ;
2° Arrêts simples par le chef de service ;
3° Réprimande par le Directeur en séance du Conseil de Santé ;
4° Arrêts de rigueur par le Directeur ;
5° Exclusion de l'Ecole.

Lorsque l'exclusion d'un élève aura été décidée par le Ministre, cette mesure sera portée à la connaissance des deux autres écoles annexes.

---

(1) Un étudiant ayant demandé l'autorisation de se présenter au concours pour l'école de Santé militaire ayant lieu avant celui de la marine pour se ménager deux chances, s'est vu refuser cette faveur. (Dép. ministérielle, Rochefort, 3 juin 1892.)
(2) Plusieurs étudiants ont même obtenu cette faveur deux fois.

Le personnel enseignant des Ecoles annexes est ainsi composé :

Trois pharmaciens en chef, principaux, ou de 1re classe, et quatre médecins principaux, ou de 1re classe, professeurs, nommés au concours.

L'Ecole est dirigée par le Directeur du Service de Santé du port militaire où elle est située.

Les pharmaciens préparent les étudiants au premier examen de doctorat et au concours, en ce qui concerne les sciences physiques et naturelles ; deux médecins de 1re classe leur enseignent pour le concours l'anatomie (ostéologie et syndesmologie) et la petite chirurgie.

Deux médecins principaux ou de 1re classe sont chargés des cours d'application à faire aux médecins auxiliaires stagiaires (chirurgie militaire et navale ; pathologie exotique et hygiène navale).

Les pharmaciens auxiliaires de 2e classe suivent un cours de pharmacie pratique et sont exercés aux analyses dans les laboratoires de chimie et de pharmacie.

L'année scolaire pour le cours des étudiants commence le 3 novembre et finit le 31 juillet ; mais il est bien entendu qu'ils doivent être en mesure de passer leur premier examen de doctorat dès le 1er juillet.

Les cours de stage ont lieu du 1er février au 1er septembre de chaque année, à moins que des circonstances exceptionnelles ne forcent le Ministre à titulariser dans l'intervalle de cette période les médecins ou les pharmaciens auxiliaires. (Art. 4 du décret du 26 octobre 1891, B. O. p. 977.)

A la fin de chaque période d'instruction ou d'enseignement, chacun des professeurs rend compte de son cours ; il indique le nombre de leçons qu'il a faites, et les matières exposées dans chaque séance. Le professeur a la police de son cours, il y fait l'appel ; en rend compte au Directeur, qui inflige, s'il y a lieu, les punitions aux absents.

Chaque professeur fait des interrogations fréquentes amenant des notes de 0 à 20, totalisées, pour être mises sous les yeux du jury pour le concours d'admission à l'Ecole principale, en même temps que l'opinion du Directeur sur la valeur d'ensemble du candidat ; ceux des cours d'application font de même, et le total, joint à l'avis du Directeur, sert au classement de stage prévu par l'art. 28 du décret du 12 octobre 1891. Il est adressé trimestriellement au Ministre un état nominatif des médecins et pharmaciens stagiaires, ainsi que des étudiants, avec indication des notes sur la conduite, la discipline, l'assiduité au travail de chacun d'eux.

Les médecins stagiaires doivent être dispensés de tout service extérieur pouvant les empêcher de suivre les cours ou les exercices pratiques de médecine opératoire ; répartis dans les divers services hospitaliers, ils se forment au service des salles et dans leurs fonctions de prévôts qui seront définies plus loin (2e partie) ils acquièrent rapidement l'autorité sur les étudiants qui leur doivent obéissance et respect.

Les étudiants suivent les cours avec assiduité et s'efforcent par leur bonne tenue et leur conduite de mériter du Directeur une bonne note d'ensemble qui jouera un grand rôle dans le concours d'admission (1).

Des bibliothèques, des cabinets d'histoire naturelle, des jardins botaniques, des amphithéâtres de dissection, des musées d'anatomie, des laboratoires d'histologie (2), de chimie, des cabinets de physique, sont à la disposition des élèves, qui doivent verser au trésorier de la bibliothèque une somme de 50 francs, pour l'achat des livres.

La bibliothèque est confiée à un conservateur, médecin de la marine en retraite (auquel est adjoint un gardien de bureau qui reçoit un supplément de 10 fr. par mois). Le Conseil de Santé, en tout ou en partie, s'occupe de la gestion au point de vue de l'acquisition des livres et des ressources financières créées par les cotisations des étudiants ou celles remontant à une époque plus reculée des officiers du corps de santé.

Un registre est ouvert pour permettre aux officiers du corps de santé d'indiquer les ouvrages qu'ils pensent devoir être achetés ; ces demandes sont soumises à l'appréciation du Conseil de Santé. Les heures d'ouverture et de fermeture doivent varier suivant les ports. Une dépêche du 22 décembre 1871 a autorisé l'ouverture de la Bibliothèque jusqu'à 10 heures du soir.

Le catalogue doit être tenu à jour avec grand soin ; la bibliothèque est soumise aux recensements et aux inventaires des officiers du Commissariat, comme tout le matériel de la marine.

Les étudiants en entrant dans les Ecoles annexes versent 50 francs, mais cette somme ne reste pas entièrement dans la caisse, au moins pour ceux qui sont reçus à l'Ecole principale. Une dépêche du 15 septembre 1890 exige en effet pour l'installation et l'entretien de la bibliothèque de l'Ecole de Bordeaux une somme de 35 fr. par élève reçu à Bordeaux pour chaque école annexe.

Les jardins botaniques confiés aux soins de jardiniers-botanistes qui peuvent avoir l'assimilation de maître principal, ayant sous leurs ordres des ouvriers spéciaux, ne présentent rien d'intéressant au point de vue du fonctionnement des écoles annexes ; les étudiants y trouvent ample matière à instruction pour leur premier examen de doctorat.

Toutes les autres dépendances de l'Ecole annexe sont, au point de vue du matériel scientifique qu'elles renferment, placées sous la surveillance du professeur chargé du cours auquel se rapportent les collections. (Art. 11 de l'arrêté ministériel du 24 juin 1886.)

Des concours sont institués pour les emplois de professeurs dans les écoles annexes ; nous avons vu plus haut quelles sont les chaires à pourvoir.

---

(1) D'après la décision du 15 novembre 1893, l'appréciation du directeur n'a pas seulement une valeur morale, mais bien une effective, puisqu'elle a même un coefficient.

(2) Disons, en passant, qu'une dépêche du 6 avril 1893 a autorisé la création à Rochefort d'un laboratoire de bactériologie.

Si l'on se tient au décret et arrêté ministériel du 24 juin 1886, les professeurs doivent rester en fonction pendant cinq ans; mais cette période peut être prolongée. C'est du moins ce que disait la dépêche ministérielle du 13 juillet 1893.

Mais la décision présidentielle du 6 novembre 1893 notifiée par la dépêche du 16 du même mois, accordant des suppléments de fonctions aux professeurs, *fixe le maximum à cinq années*, tout en disant qu'après deux années d'exercice les professeurs titulaires pourront demander à reparaître sur la liste d'embarquement.

Art. 2. — *Concours des stagiaires.*

Le décret du 26 octobre 1891 (B. O. p. 996) modifie les articles 7 et 13 du décret du 24 juin 1886 (B. O. p. 1146 et 1148); les auxiliaires ne venant plus, comme à cette époque, des Facultés civiles, mais de l'École principale du service de santé, n'auront plus deux ans de stage à faire et seront titularisés au 1er septembre de chaque année, si leur conduite et leurs notes sont bonnes. Cette mesure est d'autant plus juste que leurs collègues qui passent dans le corps de santé des colonies sont titularisés dès leur sortie de l'École. L'article 4 du même décret (B. O. p. 998) décide que, si pour cas de force majeure le stage de sept mois se trouve interrompu, les auxiliaires seront titularisés immédiatement; dans ce cas, ces médecins seront désignés dans l'ordre de classement de sortie de l'École de Bordeaux.

L'article 28 de l'arrêté ministériel du 12 octobre 1891, réglant la façon dont serait fait le classement de titularisation des médecins auxiliaires stagiaires, portait que le classement de sortie des Élèves nommés médecins ou pharmaciens auxiliaires de 2e classe serait conservé pour être combiné avec celui qui sera établi dans chacun des ports à école à l'issue du stage, le classement du stage entrant pour un quart et celui de l'École principale pour les trois quarts dans le classement définitif. Les exigences du service à la mer n'avaient pas permis d'appliquer cet article en 1892.

Le Ministre, après avoir par une dépêche en date du 15 mai 1893 demandé aux directeurs des ports et aux préfets maritimes leur avis sur les mesures à prendre pour opérer le classement à l'issue de leur stage, fit paraître à la date du 15 juin 1893 une instruction dont nous allons résumer les points principaux :

Le classement sera fait par un jury d'examen unique qui examinera tous les candidats.

Ce jury sera le même que celui chargé du concours d'admission à l'École de Bordeaux ; il est composé comme il suit :

Un directeur du Service de Santé, président ;

Un médecin en chef ou principal,
désignés par le Ministre.

Pour les examens des médecins, le pharmacien sera remplacé par un des deux médecins du port chargé du cours des stagiaires et désigné à cet effet par le Ministre.

Si un suppléant devenait nécessaire, il serait choisi par le directeur du Service de Santé du port.

Les examens des médecins seront au nombre de trois :

1° Un examen écrit sur un sujet de pathologie exotique, d'hygiène navale ou de chirurgie d'armée ;

2° Un examen clinique comprenant l'observation de deux malades, l'un de clinique externe, l'autre de clinique interne, et des interrogations facultatives sur le cas observé ;

3° Deux opérations, dont une ligature d'artère avec interrogations sur l'anatomie des régions opérées.

Les examens des pharmaciens seront aussi au nombre de trois :

1° Un examen écrit sur la physique, l'histoire naturelle ou la pharmacologie.

2° Une analyse chimique (qualitative ou quantitative ou toxicologique à opérer).

L'examen écrit sera passé simultanément dans les trois ports et le même jour que celui des étudiants; le sujet sera choisi par le Conseil supérieur de Santé dans les matières indiquées ci-dessus.

Quatre heures seront accordées pour la rédaction ; l'incognito étant inutile, les mémoires seront signés par les candidats; les mémoires devront parvenir en même temps que ceux des étudiants; ils seront notés à Paris par le jury.

Selon la nature des mémoires à corriger, le médecin ou le pharmacien sera remplacé par un pharmacien ou par un médecin, membre du Conseil supérieur de Santé et désigné par le Ministre.

Des notes de 0 à 20 sont données par chaque membre du jury ; il en sera pris la moyenne qui sera multipliée par le coefficient 10. Pour la 2ᵉ épreuve, examen clinique (pour les médecins); analyse chimique (pour les pharmaciens), les malades à examiner, les analyses, le temps, seront déterminés par le jury ; le coefficient est de 15. Pour la 3ᵉ épreuve, pratique de deux opérations (pour les médecins); analyses pathologiques (pour les pharmaciens), les opérations, les analyses, le temps seront déterminés par le jury. Coefficient 20.

Ces deux épreuves pourront, au gré du jury, être faites simultanément ou avec un intervalle de quelques heures. Il y aura dans tous les cas un vote pour chacune.

Enfin une note spéciale de conduite, tenue, assiduité et aptitude sera donnée par le jury en s'inspirant du classement par ordre de mérite établi par le Directeur et les professeurs du port. Le coefficient sera de 5. A cet effet, le Directeur du service devra remettre à la fin de juillet au Préfet maritime le classement par ordre de mérite avec l'indication de son appréciation exprimée par un chiffre (0 à 20) sur la valeur de chaque stagiaire envisagée au point de vue en question. Les renseignements seront remis par le Ministre au Président du jury d'examen.

D'après les indications qui précèdent, le nombre maximum de points que pourraient obtenir les stagiaires dans ce concours est de 1000, c'est-à-dire égal au maximum du nombre des points de classement de sortie de l'Ecole de Bordeaux (abstraction faite des points exceptionnels de majoration).

Les opérations seront conduites aussi rapidement que possible, de façon qu'à la date du 15 septembre au plus tard, elles soient terminées partout, au moins pour les stagiaires, par l'examen desquels le jury débutera dans chaque port.

Dès que les épreuves des stagiaires seront subies dans le dernier port, le jury établira le classement définitif et le remettra, avec tout le dossier dont il doit être accompagné, au Préfet maritime qui l'expédiera immédiatement à Paris.

Ce classement définitif, d'après la décision du 15 novembre 1893 (B. O. p. 694), sera déterminé par le jury en totalisant, pour chaque candidat, les deux tiers des points qu'il aura obtenus à la sortie de l'Ecole principale avec le tiers de ceux qui lui auront été attribués en dernier lieu à la suite des épreuves de l'examen (1).

La promotion au grade de médecin et de pharmacien titulaire de 2e classe sera faite suivant l'ordre de ce classement, et comptera du 1er septembre, ainsi que le prescrit le Décret du 26 octobre 1891.

Une dépêche du 4 novembre 1893 décide que les élèves reçus au concours de chef de clinique médicale et chirurgicale, tout en étant nommés médecins auxiliaires de 2e classe, seront maintenus à Bordeaux sous les ordres directs du Directeur de l'Ecole jusqu'à l'époque des examens exigés pour leur titularisation. A cette date, ils seront dirigés sur Rochefort. Le Directeur de l'Ecole de Bordeaux, tout en leur laissant la liberté nécessaire à l'exercice de leurs fonctions, devra les charger, dans leurs services, de faire exécuter, une fois par semaine, des exercices pratiques aux élèves de l'Ecole ; il devra fournir un rapport trimestriel sur leur manière de servir.

Une dépêche du 2 février 1894 spécifie que les chefs de clinique adjoints ne jouissent pas de cette faveur.

ART. 3. — *Concours des professeurs des Ecoles annexes.*

Voici le texte exact de la dépêche qui a notifié l'adoption des progammes de concours :

Paris, le 27 novembre 1891.

MONSIEUR LE VICE-AMIRAL,

J'ai l'honneur de vous informer qu'en vue de fixer d'une manière certaine les candidats aux emplois de professeurs dans les Ecoles annexes de Médecine navale sur la nature des questions qui

---

(1) La dépêche du 15 juin 1893 disait un quart pour l'examen et trois quarts pour l'Ecole de Bordeaux.

leur seront posées, j'ai, d'après l'avis du Conseil supérieur de Santé, arrêté les programmes suivants, savoir :

1° PETITE CHIRURGIE.

1er Examen (verbal). — Pathologie interne. — 2e Examen (verbal). — Théorie et pratique de deux opérations chirurgicales.

2° ANATOMIE DESCRIPTIVE.

1er Examen (verbal). — Anatomie descriptive. — 2e Examen (verbal). — Préparation, description et démonstration d'une région anatomique.

3° HISTOIRE NATURELLE.

1er Examen (verbal). — Botanique (organographie). — Physiologie (familles). — 2e Examen (verbal). — Zoologie, minéralogie, géologie. — 3e Examen (pratique). — Manipulations.

4° PHARMACIE ET PHYSIQUE.

1er Examen (verbal). — Pharmacie générale, Pharmacie théorique et pratique. — 2e Examen (verbal. — Physique, physique médicale, météorologie. — 3e Examen (pratique). — Recherche d'une falsification.

5° CHIMIE.

1er Examen (verbal). — Chimie inorganique et Toxicologie. — 2e Examen (verbal). — Chimie organique et philosophie chimique. (Leçon orale après 24 heures de préparation sur une question posée par le jury et choisie parmi les sujets offrant le plus d'actualité.) — 3e Examen (pratique). — 1re partie. Analyse qualitative et quantitative. — 2e partie. Analyse toxicologique.

6° CHIRURGIE MILITAIRE ET NAVALE.

1er Examen (verbal). — Chirurgie militaire et navale. (Leçon orale après 24 heures de réflexion sur un sujet choisi par le jury dans le programme du cours). — 2e Examen (verbal). — Clinique externe (deux malades). — 3e Examen (pratique). — Théorie et pratique de deux opérations chirurgicales.

7° PATHOLOGIE EXOTIQUE ET HYGIÈNE NAVALE.

1er Examen (verbal). — Pathologie exotique. (Leçon orale après 24 heures de réflexion sur un sujet choisi par le jury dans le programme du cours.) — 2e Examen (verbal). — Clinique interne. (deux malades). — 3e Examen (écrit). — Hygiène navale. Le sujet de la composition écrite sera choisi par le jury parmi les questions offrant le plus d'actualité. Le jury déterminera aussi le temps qui sera accordé aux candidats pour le traiter. Il procédera le lendemain à l'examen des mémoires.

Le décret du 24 juin 1886 est encore en vigueur, et c'est du reste le seul qui règle les conditions d'admission aux concours pour les emplois de professeur dans les Écoles annexes et la façon de procéder.

Voyons d'abord les conditions d'admission : Tout ce qui a trait aux concours est compris entre la page 1164 et la page 1173 du Bulletin officiel de 1886 (1er semestre). Nous indiquerons seulement les points principaux : annonce des concours deux mois à l'avance, registre au secrétariat du Conseil de Santé sur lequel on peut s'inscrire jusqu'à la veille du concours (1) ; pièces à fournir, dispense du service à la mer après inscription régulière (2). Reddition d'un congé ou d'un emploi mettant le candidat en dehors de la liste d'embarquement un mois avant l'ouverture du concours (3) ; destination hors tour pour le service à la mer d'un candidat qui, après avoir été réservé, ne subit pas toutes les épreuves ; autorisation aux médecins et pharmaciens de se rendre dans le port où a lieu le concours avec indemnité de route, *s'ils subissent toutes les épreuves.*

Le concours pour la nomination aux emplois de professeur a lieu dans le port où s'ouvre la vacance. Le jury se compose de trois juges titulaires et d'un juge suppléant appartenant au personnel de l'enseignement et nommés par le Ministre.

Les trois juges titulaires et le juge suppléant sont, autant que possible, pris dans la ligne où existe la vacance à pourvoir. A défaut, le jury est complété par l'adjonction d'un juge appartenant à la ligne dont l'enseignement diffère le moins de celui de la vacance.

Il est présidé par le directeur du service de santé, ou, à défaut, par le plus ancien professeur.

Si, au cours des épreuves, il y a lieu de recourir à un nouveau juge suppléant, un officier du corps de santé est désigné par le Préfet maritime.

On n'a recours à la suppléance, pour cause de maladie, ou pour tout motif autre que celui qui est prévu par l'article 3 ci-après, qu'autant que l'absence d'un juge doit durer plus de 48 heures.

Si un membre du jury est parent ou allié d'un candidat jusqu'au 4e degré inclusivement, il ne fait pas partie du jury pour les examens dans lesquels ce candidat doit figurer. A cet effet, il est rem-

---

(1) On a pris cependant l'habitude de fixer une date (quinze jours) pour l'inscription des candidats. L'article serait-il aboli ?
(2) Dép. du 16 mai 1894. Rochefort.
(3) Un médecin de 1re classe a cependant, étant en congé de convalescence, obtenu l'autorisation de concourir pour une place de répétiteur à Bordeaux. (Dép. du 2 juillet 1894.)

placé par un officier du corps de santé qui siège à sa place pour tous les examens du grade auquel aspire le candidat.

Ne peuvent siéger dans le même jury deux parents ou alliés jusqu'au degré de cousin germain inclusivement.

Le programme du concours comprend l'ensemble des connaissances nécessaires pour occuper la chaire vacante ; les questions sont déterminées, en comité secret, pour chaque concours, par le Conseil supérieur de santé ; le ministre les fait parvenir sous pli scellé et cacheté, la veille du concours, au Préfet maritime du port, qui les remet au président du jury, chargé d'en prendre connaissance et d'en donner lecture à l'ouverture de la séance.

Le concours est public ; le secrétaire est le moins élevé en grade ou, à grade égal, le moins ancien ; il fait l'appel des candidats inscrits. L'ordre des candidats est déterminé par l'ordre de sortie de l'urne des noms. Pas de marque d'approbation ou d'improbation ; surveillance d'un membre du jury pendant la préparation de la question.

Les candidats qui ont été examinés ne sont appelés à subir une nouvelle épreuve qu'après un intervalle de 48 heures.

Tout candidat qui reste sans répondre à une épreuve ou à une partie distincte de l'épreuve, est exclu du concours.

Lorsque la réponse paraît insuffisante à l'un des membres, il en fait la déclaration au président, qui appelle sur ce fait l'attention des autres juges. Le jury statue à la majorité des voix.

Immédiatement après avoir entendu le dernier candidat dans chaque examen, le président remet à chacun des membres deux listes des candidats, établies par ordre alphabétique.

Sur ces deux listes chaque membre inscrit, à côté du nom du candidat, un chiffre allant de 0 (nul) à 20 (très bien). Chaque liste, signée, close et cachetée par le membre votant, doit porter pour suscription l'indication de la chaire mise au concours et le numéro de l'examen.

Les listes de chaque examen, formant une double série, sont comptées par le président du jury, renfermées dans deux enveloppes distinctes (une pour chaque série), lesquelles sont revêtues de la signature de tous les membres votants et déposées en lieu sûr.

Le dépouillement général des votes s'opère à la Préfecture maritime ; les listes générales sont signées par tous les membres et contresignées par le Préfet maritime.

Aucun candidat ne peut être proposé pour l'emploi de professeur, s'il n'a obtenu au moins un total de 135 points.

ART. 4. — *Programme des cours des Écoles annexes.*

Les programmes des cours faits aux étudiants sont assez définis par la liste des questions reproduite par les instructions annuelles.

Après avis demandés dans les ports, le programme des cours d'application des Ecoles annexes a été réglé comme suit :

1° Programme du cours de pathologie exotique et d'hygiène navale.

I. — Pathologie exotique.

Etude succincte de géographie médicale. Maladies endémiques ; maladies épidémiques ; — étiologie générale des maladies exotiques.

A. — Influence du climat, du sol, des localités et des races.
B. — Rôle de la chaleur, du froid et de l'humidité.
C. — Influence des parasites et des organismes microscopiques.

Fièvres climatériques.
Insolation, coup de chaleur.
Etiologie générale du paludisme.
Fièvres paludéennes intermittentes, simples et pernicieuses.
Fièvres rémittentes, rémittentes bilieuses, bilieuses hématuriques.
Fièvres continues et typho-malariennes.
Anémie et cachexie paludéennes.
Prophylaxie et thérapeutique des fièvres paludéennes.
Typhus exanthématique et récurrent.
Diarrhée et dysenterie endémique des pays chauds.
Congestion et hypertrophie du foie ; hépatites.
Fièvre jaune. Distribution géographique, étiologie.
Anatomo-pathologie ; séméiologie, diagnostic différentiel avec les formes graves du paludisme ; traitement, prophylaxie.
Choléra indien, endémo-épidémique. Etiologie, anatomopathologie, diagnostic, traitement ; prophylaxie.
Peste d'Orient.
Béribéri.
Dengue.
Maladie du sommeil.
Lymphangite endémique — Chylurie et hématochylurie. — Eléphantiasis.

Lèpre ; domaine géographique ; historique. Etiologie, anatomopathologie, traitement, prophylaxie, léproseries
Ainhum.
Scorbut, historique, étiologie, symptomatologie, traitement, prophylaxie.
Coliques sèches et saturnines ; théorie sur leur identité et sur leur non-identité.
Manifestations pathologiques de la peau dans les pays chauds (bouton d'Alep), herpès, pian, verruga, etc., ulcères phagédéniques.

Parasites des pays chauds (filaires de Médine, chique, lucilia, pied de Madura).

Accidents produits par les animaux venimeux, les poissons toxicophores et les végétaux exotiques.

II. — Hygiène navale.

Recrutement des soldats et des marins. — Provenances, conditions d'aptitude physique. Règlements en vigueur, conditions requises pour l'aptitude aux diverses spécialités.

Hygiène morale du marin. — Conditions spéciales de la vie nautique.

Le navire, matériaux, constructions, aménagements et changements considérés sous le rapport de l'hygiène.

Des principaux types de navires. Navires de combat, croiseurs, avisos, bâtiments-écoles, transports et bâtiments, hôpitaux, torpilleurs.

Modes d'aération et de ventilation sur les divers types de navires.

Lavages, application de lait de chaux, etc., de peinture, assainissement. Désinfection ; désinfectant en usage à bord.

Eclairage et chauffage à bord des navires.

Valeur hygiénique des divers types de navires.

Vêtements et couchage du marin, modifications suivant les saisons et la nature des campagnes.

Aliments du marin, approvisionnements et conservation des vivres réglementaires ; altérations ; falsifications ; expertises usuelles ; préparation des aliments à bord. Composition et valeur nutritive de la ration ; comparaison avec les marines étrangères, modifications de la ration suivant les spécialités, les circonstances ou la nature des campagnes.

De l'eau à bord des navires. Approvisionnement, conservation, distribution ; examen des eaux potables ; de l'eau distillée ; historique, avantages et inconvénients. De l'influence des eaux de mauvaise qualité sur la production des maladies.

Influence de l'habitation du navire sur la santé générale et les diverses fonctions.

Hygiène de la vue, de l'ouïe, de la bouche et de la peau. — Alcoolisme.

Syphilis.— Prophylaxie de la syphilis et des maladies vénériennes; des inspections de santé.

Maladies professionnelles de l'homme de mer (matelots de pont, gabiers, canonniers, fusiliers, mécaniciens et chauffeurs, agents de la cambuse et de la cale, torpilleurs), prophylaxie.

Accidents de compression et de décompression de l'air.

Des devoirs du médecin en cas d'épidémie; mesures prophylactiques ; installation éventuelle d'une ambulance à terre.

Prophylaxie des maladies contagieuses. Mesures réglementaires de quarantaine et de désinfection sanitaire

Navigation et campagnes. Influence des changements de climat sur la santé des équipages, acclimatement, et acclimatation des Européens dans les pays chauds.

NOTA. — Le programme ci-dessus représente une sorte de cadre destiné surtout à tracer les limites de l'enseignement qui devra être donné aux médecins stagiaires. Mais, en raison des connexions étroites qui existent entre certaines questions de pathologie exotique et celles dont s'occupe l'hygiène, le professeur ne sera pas astreint à suivre l'ordre des matières tel qu'il est exposé ci-dessus. Il pourra, s'il le juge utile, faire alterner les leçons d'hygiène avec les leçons de pathologie exotique, remplacer quelques-unes de ces dernières par des leçons cliniques sur les mêmes sujets, et enfin demander au Préfet maritime, par l'intermédiaire du Directeur, l'autorisation de visiter avec les stagiaires certains ateliers de l'arsenal, ou certains types de navires.

2° Programme du cours de chirurgie militaire et navale.

I. — Chirurgie militaire.

Notions élémentaires sur l'organisation et le fonctionnement du service de santé de l'armée à l'intérieur.

Notions élémentaires sur l'organisation et le fonctionnement du service de santé de l'armée en campagne.

Personnel, matériel, droit de réquisition. Service de l'avant, service de l'arrière.

Postes de secours, ambulances, hôpitaux de campagne.

Mode de relèvement et de transport des blessés.

Service des évacuations, hôpitaux d'évacuation.

Infirmerie de gare, trains sanitaires, transport des malades et des blessés par eau.

Fonctionnement du service de santé dans les places fortes. Hôpitaux temporaires.

Convention de Genève. Fonctionnement des sociétés de secours aux blessés ; hôpitaux auxiliaires.

II. — Chirurgie navale.

Du service chirurgical à bord en temps de paix ; personnel, matériel, locaux, pansements, opérations.

Branle-bas de combat. — Préparatifs, passages des blessés, moyens de transport. — Coffres de combat.

Poste et rôle des médecins à bord pendant le combat ; pansements, opérations d'urgence.

Du service chirurgical après le combat, pansements définitifs, opérations, évacuations.

Du service chirurgical dans les compagnies de débarquement ; personnel, matériel, sac chirurgical, installation d'une ambulance à terre ; évacuations : sur le bâtiment, sur une ambulance de 2° ligne, sur un hôpital.

Du service chirurgical dans les colonnes expéditionnaires des pays d'outre-mer — postes détachés ; — évacuation et transport des blessés.

Articles additionnels de la convention de Genève concernant la marine ; intervention des sociétés de secours aux blessés dans les guerres maritimes.

III. — Blessures professionnelles et blessures de guerre.

Des principales causes des lésions traumatiques à bord des bâtiments de la flotte.

Blessures produites par les accidents de machine et par les accidents d'artillerie.

Blessures professionnelles (matelots de pont, gabiers, fusiliers, canonniers, mécaniciens, chauffeurs, torpilleurs).

Étude succincte des maladies chirurgicales les plus fréquentes à bord (panaris, phlegmon diffus, arthrites et hygromas, affections de la bouche et des dents, etc.).

Des blessures produites par les armes de guerre ; étude succincte des armes modernes.

Plaies produites par les armes blanches ; marche ; traitement.

Des lésions produites par la poudre et par les substances explosibles.

Des lésions produites par les gros projectiles et par leurs éclats.

Des plaies produites par les petits projectiles ; caractères généraux des blessures des parties molles par les balles ; mode d'action de ces projectiles sur les tissus.

Accidents primitifs des plaies des parties molles par coup de feu. Corps étrangers ; exploration ; extraction ; lésion des vaisseaux artériels et veineux ; hémorragies primitives ; lésions des nerfs : commotion, stupeur générale et locale ; délire nerveux.

Accidents consécutifs des blessures des parties molles par coup de feu ; accidents inflammatoires ; gangrènes secondaires ; névrite traumatique ; tétanos.

Des pansements utilisés en chirurgie d'armée ; du paquet individuel de pansement.

Lésions des os par armes de guerre ; sections ; fractures ; des types de fractures par coup de feu des diaphyses, des os longs ; accidents primitifs et consécutifs des fractures par coup de feu.

Du traitement des fractures par arme de guerre.

De la méthode conservatrice ; ses indications, ses procédés ; ablation des esquilles ; appareils contentifs utilisables et utilisés en chirurgie d'armée.

De l'amputation primitive dans les plaies par armes à feu, et en particulier dans le cas de fractures. Indications.

Des plaies articulaires et péri-articulaires par projectiles ; marche et accidents de ces plaies ; traitement ; conservation ; résection ; amputation.

Étude succincte des blessures de guerre par régions.

Influence des pays chauds sur la marche des plaies ; blessures spéciales ; plaies par flèches empoisonnées, etc., etc. Suites éloignées des blessures par armes de guerre ; indications de l'intervention chirurgicale ; prothèse.

Conséquences légales des blessures par arme de guerre ou des infirmités consécutives ; des droits qu'elles confèrent soit à la pension de retraite, soit à la réforme n° 1, avec ou sans gratification renouvelable.

IV. — Exercices de médecine opératoire.

Ligatures ; amputations ; résections ; opérations d'urgence (trachéotomie, trépanation). Kélotomie, sutures intestinales, laparotomie, ponction de la vessie ; uréthrotomie interne et externe, etc.

Nota. — Le programme précédent représente une sorte de cadre destiné surtout à tracer les limites de l'enseignement qui devra être donné aux médecins stagiaires. Le professeur pourra modifier, s'il le juge utile pour les besoins de son enseignement, l'ordre des matières exposé ci-dessus. Dans tous les cas, les exercices de médecine opératoire à l'amphithéâtre devront alterner, pendant toute la durée de la période d'instruction, avec les leçons didactiques de manière que les stagiaires acquièrent une aptitude suffisante à la pratique des opérations usuelles.

Les leçons théoriques devront être, en outre, complétées, aussi souvent que possible, par des démonstrations et des exercices pratiques.

Enfin, lorsque le professeur le jugera utile, il pourra être autorisé par le Préfet maritime, sur la proposition du directeur du Service de Santé, à visiter avec les stagiaires certains types de bâtiments au point de vue des installations qui concernent le service chirurgical à bord.

Signé : Barbey.

3° *Programme du cours de législation et d'administration.*

1re Partie.

Etat militaire et civil de l'officier. — Devoirs. — Obligations. — Concessions qui lui sont faites.

Loi du 19 mai 1834 concernant l'état des officiers, grade, activité, emploi, position hors cadres.

Non-activité, réforme, retraite, démission, hiérarchie, subordination, honneurs militaires et funèbres, préséances, uniforme et tenue.

Notes individuelles, ancienneté et choix, récompenses, punitions, justice maritime.

Visites de corps et visites individuelles. — Convocations, demandes, et réclamations, correspondance officielle, publications, solde et accessoire de solde, congés et permissions, indemnités de route et de séjour, passages par bâtiments.

Notions succinctes sur le service administratif dans les ports militaires. Conseil d'Administration, chefs de service. État civil de l'officier, acte de naissance, mariage, testament, décès, transport des restes mortels.

Pension de retraite pour ancienneté de service, traitement et pension de réforme.

Passage des officiers dans la réserve de l'armée de mer.

Pensions de retraite des veuves et secours aux orphelins, bureaux de tabac, bourses dans les lycées des ports militaires.

2ᵉ Partie.

Organisation du corps de santé de la marine

Considérations historiques succinctes sur son origine. Son passé et les modifications successives apportées à son organisation depuis l'arrêté du Directoire exécutif du 19 pluviôse an VI jusqu'au décret du 24 juin 1886 inclus.

Recrutement actuel. Décret du 22 juillet 1890 portant création d'une École principale du Service de Santé de la marine à Bordeaux et de trois Écoles annexes. Arrêtés ministériels et règlements, hiérarchie, cadres, assimilations, avancement, concours et examens. Publications scientifiques. Archives et médecine navale. — Prix de médecine navale. Prix du Dr Blache.

3ᵉ Partie.

Service à terre.

§ 1. — Attributions du directeur du Service de Santé, du sous-directeur, du médecin résident. Décret et arrêté ministériel du 31 mars 1890.

Conseils de santé. — Décret du 24 juin 1886.

§ 2. — Du service dans les hôpitaux, — Personnel spécialement affecté au service des malades; — médecins ; — pharmaciens ; — Sœurs ; — aumôniers ; — infirmiers.

Analyse succincte du décret du 15 septembre 1882 et de l'arrêté ministériel du 19 mars 1888 concernant les infirmiers de la flotte. Dispositions des décrets et arrêté ministériel du 26 mai 1891 concernant les équipages de la flotte, applicables à l'avancement des infirmiers.

Admission des malades dans les hôpitaux ; personnel y ayant droit ou pouvant y être admis ; — billet d'hôpital ; entrées d'urgence ; classement des malades; — rôle du médecin de garde et du commis aux entrées ; registres des entrées ; — billets de salle.

Visite des malades. Cahier de visite. Extraits du cahier de visite, feuilles de clinique.

Régime alimentaire des hôpitaux ; approvisionnement, préparation et distribution des aliments.

Service de la pharmacie de détail. Cahier de visite ; relevé journalier ; préparation et distribution des médicaments ; enregistrement des consommations.

Service des bains, de la buanderie et des désinfections.

Décès, autopsies, registre d'autopsies.

Registre des certifications médicales ; extrait des feuilles de clinique.

Sortie des malades ; formalités à remplir ; évacuation des aliénés.

Service et consigne du médecin de garde.

Discipline, police, surveillance dans les hôpitaux.

§ 3. — Notions élémentaires sur l'administration et la comptabilité des hôpitaux.

Personnel affecté à ces fonctions.

Sous-directeur. Agent administratif. Commis. Agent comptable. Agents subalternes ; commis et journaliers.

Constitution des approvisionnements ; commandes ; achats ; recettes ; états de prévision.

Garde et conservation du matériel; délivrance; remises; recensements.

Consommations alimentaires et pharmaceutiques ; ateliers des hôpitaux; emploi aux travaux ; comptabilité.

§ 4. — Fonctionnement du service médical dans les ambulances des arsenaux. — Visite des ouvriers à domicile.

§ 5. — Fonctionnement du service médical dans les infirmeries des dépôts des équipages de la flotte et des corps de troupe de la marine.

4ᵉ PARTIE.

Service à la mer.

Embarquement des médecins. — Tour d'embarquement ; — ordre d'embarquement ; permutations.

Délivrance et entretien d'une caisse d'instruments de chirurgie ; — trousse à pansements. Embarquement des infirmiers.

Installation de l'hôpital et de la pharmacie à bord.

Études et commentaires du chapitre VII (Titre IX du décret du 20 mai 1885 sur le service à bord des bâtiments de la flotte).

Service journalier ; régime alimentaire des malades ; — approvisionnements, préparation et distribution des aliments; service de la pharmacie (laisser de côté tous les détails concernant le service technique qui sont compris dans les programmes des cours d'hygiène navale et de chirurgie militaire et navale).

Règlement d'armement et feuille d'armement (article du médecin);

demandes ; remises ; — procès-verbaux de perte ou de condamnation. Registre-balance ; — livre-journal ; — État mensuel des recettes et des dépenses. État des consommations.

Cahier de visite ; — extrait, situation journalière des malades.

Enregistrement journalier des malades. — Résumés et tableaux de statistique médicale.

Registre des observations et certifications médicales. — Cas dans lesquels il y a lieu d'en établir. Certificat d'origine de blessures, maladies ou infirmités.

Envoi des malades dans les hôpitaux ; établissement du billet d'hôpital. Rapports médicaux ; documents techniques et administratifs à transmettre au Conseil de Santé. Examen de la comptabilité.

5ᵉ Partie.

Intervention des officiers du corps de santé dans le service général.

De l'admission dans les divers corps et services de la marine. Conditions générales relatives à l'aptitude physique (renvoyer pour les détails au cours d'hygiène navale). Admission des inscrits maritimes. Recrutement. Engagements volontaires. Réadmissions et rengagements. Libération et congédiement.

Vaccination et revaccination dans les divers services de la Marine ; prescriptions réglementaires ; mesures adoptées.

Congés de convalescence, pièces à établir ; présentation au Conseil de santé. Certificat de contre-visite, délivrance du congé.

Congés pour les eaux thermales, hospitalisation, formalités à remplir, présentation au Conseil de santé. Certificat individuel.

Commissions spéciales de réforme, congédiement des inscrits maritimes reconnus impropres au service. Congés de réforme nº 1 et nº 2 ; gratification de réforme renouvelable.

Mise en non-activité pour infirmités temporaires ; formalités à accomplir. Rappel à l'activité. Réforme pour infirmités incurables.

Pensions de retraite pour blessures ou infirmités contractées au service. Loi du 18 avril 1831, Ordonnance du 26 janvier 1832. Instruction ministérielle du 28 novembre 1887 et tableau de classification y annexé ; formalités réglementaires. Établissement des certificats médicaux. Instruction ministérielle du 17 avril 1891.

Pensions des veuves et des orphelins (Lois du 18 avril 1831 et du 15 avril 1885); justifications à produire (ordonnance du 26 janvier 1832 et instruction ministérielle du 17 avril 1891).

Signé : Barbey.

CHAPITRE III

DE L'ÉCOLE PRINCIPALE.

ARTICLE 1er.— *Admission.*

Nul n'est admis à l'Ecole du Service de Santé de la Marine que par voie de concours. Le concours a lieu tous les ans dans les ports de Brest, Rochefort et Toulon.

Le Ministre de la Marine en détermine les conditions; chaque année il en arrête le programme et en fixe l'époque. L'arrêté du Ministre est rendu public. Le jury du concours d'admission à l'Ecole de Bordeaux est composé d'un directeur du Service de Santé, président; d'un médecin en chef ou principal, d'un pharmacien en chef ou principal.

Le président et les membres du jury sont annuellement désignés par le Ministre.

En plus des pièces qu'ils ont fournies à leur entrée à l'Ecole annexe, les étudiants doivent fournir :

1° Une déclaration, sur papier timbré, par laquelle les parents (père, mère ou tuteur) s'engagent à payer au Trésor public, par trimestre et d'avance, une pension annuelle de 700 fr. ;

2° D'un second acte, sur papier timbré, portant engagement de payer le trousseau, les livres et les objets nécessaires aux études.

Ces deux engagements, qui deviennent nuls en tout ou en partie, en cas de concession d'une bourse ou d'une demi-bourse, d'un trousseau ou d'un demi-trousseau, doivent être libellés comme l'indiquent les modèles 1 et 2 annexées à l'Instruction que les familles peuvent retrouver tout au long dans le *Journal officiel* de la République française du 1er février 1894, et qu'il leur sera utile de consulter pour les bourses et trousseaux.

Les limites que nous nous sommes imposées ne nous permettent pas, à notre grand regret, de reproduire les renseignements sur l'Ecole principale de Bordeaux donnés par ladite instruction. L'organisation de cette Ecole est du reste essentiellement modifiable, étant donnée la présence d'un Conseil de perfectionnement; depuis quatre ans, bien des changements, bien des améliorations ont eu lieu, tant pour l'admission que pour le régime intérieur; nous ne traiterons donc, laissant de côté la vie intime de l'Ecole, que les points qui sont en rapport avec les Ecoles annexes, surtout au point de vue des emplois de professeurs-répétiteurs, et du personnel dirigeant; cependant il n'est pas inutile de rappeler ici ce qui a trait au concours pour l'admission, dans la circulaire du 15 novembre 1893 (B. O. p. 693).

Le classement des candidats à l'École de Bordeaux sera établi en tenant compte des notes que les élèves auront obtenues dans les Écoles annexes de médecine navale. La manière de procéder sera la suivante :

La Commission d'examen, dans laquelle figure un représentant de chaque École annexe, donnera à chacun des candidats une note d'aptitude visant spécialement la tenue et la conduite. Cette note sera naturellement basée sur les appréciations des trois directeurs, et le rôle de la Commission consistera surtout, sur ce point, à égaliser le taux des notations des différents ports. La note d'aptitude aura 10 pour coefficient, et elle entrera en ligne de compte avec les notes obtenues dans les épreuves écrites, pour déterminer l'admissibilité aux épreuves orales. Il ne sera d'ailleurs apporté aucun changement aux autres coefficients.

Ainsi l'admissibilité sera prononcée après correction des compositions écrites et en appliquant aux diverses notes les coefficients indiqués ci-après, savoir :

Composition écrite	partie scientifique.	12
	partie littéraire.	4
Langue étrangère.		4
Note d'aptitude.		10
	Total.	30

Les candidats qui auront réuni 380 points seront seuls déclarés admissibles.

Pour les épreuves orales auxquelles sont soumis les candidats admissibles, les coefficients attribués à chacune des matières restent les mêmes, savoir :

Chimie	10	
Physique	10	soit pour deux questions 20
Histoire naturelle	10	
Anatomie et petite chirurgie (1)		10
Total des coefficients des examens oraux (1) :		30

Ainsi la moyenne de toutes les notes obtenues à l'épreuve orale doit être multipliée par 30. Le produit s'ajoute au nombre de points qui ont déterminé l'admissibilité (et dont le minimum est 380), et ce total représente l'ensemble général des points de chaque candidat, lequel permet au jury d'établir la liste définitive par ordre de mérite. Cette liste est adressée au Ministre. Le nombre des admissions continuera d'être fixé suivant les besoins ; les candidats ayant réuni en tout **740** points pourront seuls être admis.

---

1) L'anatomie et la petite chirurgie sont destinées à remplacer à l'oral la branche de sciences physiques ou naturelles donnée à l'examen écrit.

ART. 2. — *Personnel médical de l'Ecole.*

Le règlement sur le service intérieur de l'Ecole du Service de Santé de la Marine à Bordeaux n'a pas été inséré au Bulletin officiel ; il a paru d'abord en 1890 sous forme de fascicule édité chez O. Doin et dans les Archives de médecine navale, volume 53, p. 406. Un nouveau règlement a paru à la fin de 1893 ; il est utile d'y jeter un coup d'œil.

Le titre premier traite du personnel : de direction, d'enseignement et d'administration.

Le directeur (1) exerce son action sur tout le personnel et sur toutes les parties du service : police, discipline, instruction, administration et service de santé ; ordres, dispositions à prendre, rapports du personnel, correspondance avec le Ministre ou le Préfet maritime, notes sur la conduite, discipline, assiduité au travail, degré d'avancement d'études des élèves, extrait des notes adressé aux familles après le classement annuel, congés ou permissions, propositions d'avancement et récompenses, suspension ou révocation des employés et agents civils, etc.

Le sous-directeur 2) est l'intermédiaire du directeur dans toutes les parties du service : études, contrôle général de l'enseignement, police, discipline, surveillance du personnel militaire et civil, remplacement du directeur en cas d'absence et dans la présidence de tous les Conseils ; entente d'après les ordres du directeur avec les différents services de la Faculté pour les cours, relations entre l'Ecole, la Faculté et l'administration des hospices civils ; présence suivant sa convenance aux cours, cliniques, conférences tant de la Faculté que de l'Ecole. Suppléé dans son service par le médecin qui le suit comme grade ou ancienneté de grade. Reçoit les rapports ou les demandes, à moins d'urgence ou d'empêchement.

Les répétiteurs (3) ont des fonctions multiples : conférences et répétitions ; interrogations au moins une fois par mois sur les matières traitées aux cours magistraux de la Faculté, entraînant des notes

(1) Il est nommé par le Ministre ; il peut être médecin en chef ou directeur du Service de Santé.

(2) Nommé par le Ministre ; peut être médecin en chef ou principal.

(3) Nommés aussi par le Ministre, 6 dont 5 médecins de 1re classe et un pharmacien de 1re classe. — A l'organisation, on a pris des professeurs des Ecoles existantes ; depuis, un répétiteur supplémentaire a été nommé ; c'était un professeur de petite chirurgie à l'Ecole annexe de Brest.

Une dépêche du 27 mai 1893 annonça pour la première fois l'ouverture d'un concours pour une place vacante ; 2 autres concours eurent lieu à Rochefort en janvier et mars 1893 ; 2 autres ont eu lieu en juillet de la même année.

Le sous-directeur, les répétiteurs et le trésorier sont nommés pour deux ans ; cette période peut être renouvelée une fois. S'ils sont promus au grade supérieur, ils peuvent être maintenus à l'Ecole avec leur nouveau grade, jusqu'à l'expiration de leurs deux années d'exercice, renouvelées ou non. Le jury de concours a été composé d'un directeur du Service de Santé président, d'un directeur de l'Ecole principale, et d'un professeur de l'Ecole annexe, avec un uge suppléant ; jusqu'à présent ils ont eu lieu à Rochefort.

pour le classement ; applications spéciales au service de la Marine au cours des interrogations ; discipline, bon ordre des élèves, appels au cours, présence aux cours de la Faculté ; autant que possible surveillance de la tenue des élèves tant à l'intérieur qu'à l'extérieur de l'Ecole. Leur service est réparti de telle façon qu'il y ait toujours un répétiteur de service à l'Ecole et un autre dans les hôpitaux ou locaux de la Faculté : le premier est chargé du service intérieur de l'Ecole et secondé par le surveillant de garde ; il fait un rapport journalier, veille à l'inscription régulière des ordres sur le livre d'ordres, à leur affichage et à leur lecture aux élèves ; préside la commission de recettes ; visites les locaux disciplinaires. A la tête de chaque division d'élèves est placé un médecin répétiteur qui prend le titre de chef de la Division et remplit les fonctions de capitaine de la compagnie.

Au point de vue technique, il y a :

1° Un répétiteur d'anatomie, de physiologie et d'histologie.

2° Un répétiteur de pathologie interne et de clinique médicale.

3° Un répétiteur de pathologie externe, de clinique chirurgicale, de médecine opératoire et d'accouchements.

4° Un répétiteur de matière médicale et thérapeutique.

5° Un répétiteur de physique, de chimie et d'histoire naturelle (Analyses diverses. — Exercices de laboratoire. — Manipulations). Jusqu'à présent le sous-directeur faisait les répétitions d'accouchements ; la décision du 15 novembre a résolu la création d'un 6e répétiteur.

TITRE II

DU MÉDECIN A LA SORTIE DES ÉCOLES.

SECTION Iʳᵉ

ETAT MILITAIRE DE L'OFFICIER.

CHAPITRE PREMIER

LOIS FONDAMENTALES.

ART. 1ᵉʳ. — *Loi du 19 mai 1834. — Grade, activité. — Non-activité. Retrait d'emploi.*

La loi du 19 mai 1834, définissant l'état d'officier, est applicable aux officiers du corps de santé de la marine ; mais il convient tout d'abord de définir certains termes d'un emploi habituel :

D'une manière générale, on désigne sous le nom d'officiers, tous les fonctionnaires militaires ayant le grade et l'état d'officier ; pourtant le mot *officier* s'applique spécialement aux officiers de marine et aux officiers des corps de troupes qui commandent des unités militaires : les autres font partie des corps entretenus, pouvant être ainsi définis : personnel autre que celui des officiers de marine et des officiers de troupe, qui, se consacrant entièrement au service de l'Etat, reçoit comme rémunération des allocations en deniers ou en nature destinés à pourvoir à tous ses besoins.

A ce titre on distingue dans le personnel militaire :

1° Le personnel jouissant de l'état d'officier ;

2° Le personnel n'ayant pas rang d'officier ;

3° Le personnel officier de la réserve.

Les officiers du corps de santé de la marine sont classés dans la 2ᵉ catégorie du personnel militaire jouissant de l'état d'officier. La qualité d'officier dont ils sont revêtus, en fait une classe de citoyens à part, astreinte, en vertu d'une législation qui lui est propre, à certaines obligations compensées par l'attribution de certains avantages, que nous allons passer en revue.

La loi du 19 mai 1834 (B. O. R. p. 230), commune aux armées de terre et de mer (art. 44), fixe l'état de *l'officier*, les *conditions générales* de son contrat, les obligations réciproques qui en résultent (1).

Le grade conféré par le chef du pouvoir exécutif, attribut consécutif de cet état (art. 1er), appartient en propre à l'officier, qui ne peut le perdre que de l'une des manières suivantes :

1° Démission acceptée par le chef de l'État.

2° Perte de la qualité de Français prononcée par jugement.

3° Condamnation à une peine afflictive ou infamante.

4° Condamnation à une peine correctionnelle pour délits prévus par la section 1re (vols) et les articles de 401 à 407 du chapitre II, titre II du Code pénal (banqueroute, escroquerie ou abus de confiance).

5° Condamnation à une peine correctionnelle d'emprisonnement avec surveillance de la haute police, et interdiction des droits civiques, civils et de famille.

6° Destitution prononcée par un jugement du conseil de guerre ou bien entraînée (*ipso facto*) par une absence illégale de l'officier pendant trois mois, ou bien par une résidence à l'étranger pendant quinze jours sans autorisation.

Tel est le caractère général du *grade :* il ne peut être enlevé que pour des *causes déterminées qui ont leur origine dans le fait du titulaire* ; il en est autrement de *l'emploi*, c'est-à-dire du maintien dans le service actif, et de la *fonction*, c'est-à-dire de l'affectation spéciale à un service déterminé. L'un et l'autre sont essentiellement révocables.

Les officiers peuvent d'ailleurs, *tout en conservant leur grade*, se trouver placés dans quatre positions différentes : l'activité, la non-activité, la réforme et la retraite. Nous nous occuperons seulement des deux premières, réservant les deux autres pour la 3e partie de cet ouvrage.

1° *Activité :* position de l'officier appartenant à un cadre, pourvu d'emploi, et de l'officier hors cadre employé temporairement à un service ou à une mission. Elle cesse à l'âge fixé pour l'admission à la retraite.

2° *La non-activité* (Loi de 1834, art. 4, 5, 6, B. O. R.) : position de l'officier hors cadre et sans emploi, est prononcée :

A. — Par décision ministérielle ; licenciement de corps, suppression d'emploi, rentrée de captivité, infirmités temporaires pour les corps ou grades qui n'ont pas de cadre de réserve.

B. — Par décision du chef de l'État, sur le rapport du Ministre (retrait d'emploi).

Le temps passé en non-activité pour licenciement, suppression d'emploi, rentrée de captivité, compte au point de vue de l'avancement, et les officiers dans cette position sont appelés à remplir la moitié des vacances de l'activité. Dans le cas d'infirmités temporaires

______

(1) L'application aux médecins de la marine découle de l'art. 26 de la loi elle-même (B. O. R. p. 236) et du décret du 14 juillet 1865.

ou de retrait ou suspension, il ne compte que pour la réforme ou la retraite ; toute condamnation par jugement à un emprisonnement de plus de six mois entraîne la suspension d'emploi ; dans ce cas, le temps passé en prison n'est pas même compté pour la retraite.

Nous parlerons plus loin, dans la 3e partie, de la mise en non-activité pour infirmités temporaires et de la façon de procéder ; disons seulement pour le moment qu'elle est prononcée d'office, après un an de congé de convalescence, pour les officiers des divers corps de la Marine, à moins qu'il n'ait été reconnu, par l'autorité médicale, qu'un nouveau congé de six mois permettra aux officiers de reprendre du service actif. Le rappel à l'activité ne peut avoir lieu qu'après visite et contre-visite (1).

Le temps du retrait d'emploi est indéterminé, sans qu'il puisse excéder trois ans ; après ce terme, l'officier passe devant un conseil d'enquête. La limite de la suspension est au contraire définie. Le retrait d'emploi et la suspension sont en somme de vraies peines, puisqu'il en résulte : la déchéance des droits à l'avancement (*art. 8*), la réduction de la solde aux deux cinquièmes, l'interdiction du port de l'uniforme, à moins de comparution obligée devant l'autorité maritime ou militaire. Rappelons aussi que la décision qui met un officier en non-activité n'est pas susceptible d'un recours au Conseil d'Etat par la voie contentieuse.

La non-activité entraine en outre :

A. — Des obligations de résidence : les officiers ne peuvent en avoir une autre que celle fixée par le Ministre (2).

B. — Des inspections bisannuelles en avril et en septembre passées par le chef d'état-major de l'arrondissement ; dans les ports secondaires par le chef du service de la Marine ; dans le reste de la France par les généraux commandant les divisions militaires.

Nous parlerons dans la 3e partie de la réforme, de la retraite et de la position d'officier de réserve.

ART. 2. — *Position hors cadres.*

Les officiers peuvent, comme nous l'avons vu plus haut, tout en étant en activité, être hors cadres et autorisés à servir dans le commerce ou l'industrie. Le décret du 12 juin 1886 (B. O. p. 1039) a coordonné et modifié les dispositions adoptées par ceux du 5 juillet 1875, du 2 octobre 1878 et du 20 septembre 1885.

Il est basé sur ce fait que la situation des officiers de Marine commandant des paquebots, et par cela même continuant le métier de la mer, n'est pas la même que celle des officiers autorisés à servir

---

(1) Dans le chapitre qui traitera de l'intervention des officiers du corps de Santé dans le Service général, nous traiterons de la procédure à employer pour la mise en non-activité pour infirmités temporaires.

(2) Une dépêche du 11 février 1891 traite des justifications à produire par les officiers et assimilés en non-activité par retrait d'emploi, qui désirent résider à Paris.

aux Colonies ou à seconder des entreprises industrielles se rattachant à la Marine.

En conséquence, les officiers de marine commandant des paquebots sont hors cadres pendant 13 ans, et les autres pendant 6 ans seulement ; ils perdent tous le droit à l'avancement et peuvent être remplacés dans les cadres. A la fin de ces périodes (13 et 6 ans), les officiers qui n'ont pas droit à une pension de retraite, sont tenus de rentrer dans le corps auquel ils appartiennent.

Le traitement, puisque ces officiers sont sans solde, est à la charge des compagnies de navigation, ou industrielles, ou des gouvernements étrangers.

On ne peut rentrer dans l'activité que dans la proportion d'une place sur deux vacances, la première de ces vacances étant attribuée à un officier en activité.

On peut toujours être rappelé d'office, si les circonstances l'exigent

Un officier réadmis dans le cadre d'activité reprend ses droits à l'avancement à compter du jour de la décision qui le concerne ; mais son temps de non-activité est déduit de son ancienneté de grade ; l'officier réadmis est replacé sur la nouvelle liste générale à sa nouvelle date d'ancienneté.

Le temps passé par les *officiers de la marine* (1) à bord des paquebots et des navires de commerce n'est pas considéré comme constituant un service à la mer dans le grade ; mais il compte pour la retraite comme service en France.

Conformément à la Loi de finances du 8 août 1885, les officiers en congé sans solde et hors cadres versent à la caisse des Invalides de la marine le 5 0/0 de l'intégralité des émoluments reçus des Compagnies de navigation ou de l'industrie.

Rien n'est retenu pour ceux qui seront auprès des gouvernements étrangers

Les articles suivants ont rapport aux officiers qui occupent des emplois soldés sur le chap. 1er du budget, au point de vue de leur maintien sur la liste d'ancienneté, et à des dispositions transitoires.

Voyons maintenant quelles sont les positions que peuvent occuper les médecins de la Marine en congé sans solde et hors cadre :

La Compagnie générale transatlantique demande à la Marine des médecins de 1re ou de 2e classe pour être embarqués en qualité de médecins-majors sur ses paquebots ; ils doivent être docteurs en médecine. Les officiers qui désirent servir aux paquebots font parvenir leur demande au Ministre par la voie hiérarchique ; il peut être donné une suite favorable à ces demandes lorsque la Compagnie s'adresse au ministre pour avoir un médecin.

Les médecins détachés reçoivent de la Compagnie une solde de 6000 francs par an, plus 25 fr. de frais de caisse de chirurgie par

---

(1) Bien remarquer que le décret dit : « Officiers de la marine », non : Officiers de marine le premier terme englobe les officiers des corps entretenus.

mois, et un traitement de table de 4 fr. par jour pour le temps passé à terre.

D'après les termes du décret de 1886, un médecin de la Marine obtiendrait sans doute facilement de servir aux Messageries maritimes, la condition essentielle semblant être de servir dans une entreprise ayant quelque rapport avec la marine (1).

CHAPITRE II

DEVOIRS GÉNÉRAUX DE L'OFFICIER.

ART. 1er. — *Hiérarchie. — Assimilation. — Subordination.*

La hiérarchie est l'ensemble des divers degrés d'autorité ou de pouvoirs subordonnés les uns aux autres dans les divers corps de l'armée ou de la marine.

Nous ne jugeons pas utile d'insister sur la hiérarchie propre au corps de santé ; rappelons cependant que le décret du 24 juin 1886 a supprimé l'inspecteur général, autrefois placé à la tête du corps, et les aides-médecins qui en constituaient le premier échelon.

L'assimilation des officiers du corps de Santé a été réglée par l'ordonnance du 17 juillet 1836 (A. M. p. 1835), par le décret du 25 avril 1870 (B. O. p. 383).

Les Directeurs du Service de Santé prennent rang avec les Commissaires généraux, les Directeurs des constructions navales, les inspecteurs en chef, c'est-à-dire après les contre-amiraux et avant les capitaines de vaisseau. Décret du 11 avril 1854 (B. O. p. 497) déterminant l'assimilation des Directeurs des constructions navales par rapport aux officiers de vaisseau.

Actuellement il existe encore un aide-médecin de la promotion de 1884. (Annuaire de 1894.)

La subordination des officiers du corps de santé peut être considérée :

1° Hors de leur hiérarchie ;

2° Dans leur hiérarchie.

1° Hors de leur hiérarchie. — L'autorité appartient au commandant, c'est-à-dire à l'officier militaire.

Les décrets des 13 novembre 1880 (B. O. p. 867), 28 novembre

---

1) Ou avec l'administration coloniale ; un médecin a été nommé résident et placé hors cadres ; ou bien avec l'enseignement (chef de clinique, chirurgien des hôpitaux).

1880 (B. O. p. 870), 30 novembre 1880 (B. O. p. 87), ont aboli la seule exception à cette règle : à savoir l'autorité des ordonnateurs sur les officiers du corps de santé dans les colonies.

2° Dans leur hiérarchie : subordination de l'inférieur au supérieur ; autorité exercée à grade égal par le plus ancien ; supériorité d'emploi donne le même droit au commandement que la supériorité de grade ou d'ancienneté (Ordonnance du 16 mars 1830), qui trouve son application dans la création des emplois de sous-directeurs (Décret 31 mars 1890, B. O. p. 349). Ces fonctions devant toujours être exercées par un médecin, il peut arriver qu'un pharmacien supérieur en grade ou plus ancien dans le même grade soit placé sous ses ordres. Tout officier doit le salut à son supérieur, lequel à son tour est tenu de le rendre. Cette règle est étendue au personnel militarisé des forêts et des douanes (Circulaire du 3 janvier 1878, B. O. p. 256) ; mais à grade égal les douaniers doivent les premiers le salut. Les sapeurs-pompiers des communes sont aussi soumis à la même règle. (Circulaire du 16 février 1884, B. O. p. 233.)

ART. 2. — *Honneurs militaires et funèbres.*

Les officiers et fonctionnaires ayant rang d'officier, en *uniforme*, sont salués par les sentinelles et plantons, lesquels, à cet effet, et suivant le grade (1), présentent ou portent les armes, ou gardent l'immobilité, l'arme sous le bras ou au pied (art. 291 à 295 sur le service des places du 4 octobre 1891). L'assimilation de certains fonctionnaires n'entraîne pas forcément le droit aux honneurs dus à ceux à qui ils sont assimilés ; les intérimaires ne peuvent prétendre non plus aux honneurs revenant aux titulaires qu'ils remplacent.

L'article 209 du 4 octobre 1891 dit expressément que tout inférieur doit le salut à son supérieur, soit de jour, soit de nuit ; *dans le service*, le fonctionnaire ou employé assimilé doit le premier le salut à l'officier revêtu de ses insignes qui est son supérieur *ou son égal en rang*. La phrase : *dans le service*, indique que l'officier et le fonctionnaire doivent se trouver réunis pour une raison de service, et elle spécifie nettement que, dans la rue, par exemple, rien n'a été réglé au point de vue de la priorité du salut pour des égaux en rang. Les seules règles à adopter à cet égard sont celles de l'urbanité, dont ne doivent jamais se départir les officiers d'un même corps ou d'armes différentes, aucune dépêche ministérielle n'ayant réglé cette question (2). Une circulaire du 4 novembre 1891 (B. O. p. 763) prescrit,

____

(1) Présentation des armes aux officiers généraux et supérieurs ; port des armes aux officiers subalternes, immobilité sous les armes pour les aspirants de 2ᵉ classe, les adjudants et les maîtres, etc...

(2) Dépêche ministérielle du 29 juin 1891 et du 30 juin au sujet des marques extérieures de respect pour les gardes d'artillerie et les adjudants principaux.

Les gardes d'artillerie doivent le salut à leurs chefs hiérarchiques directs, aux officiers supérieurs et généraux, aux capitaines de toutes armes ; ils ne sont pas tenus de saluer les lieutenants et n'ont pas droit non plus au salut de ces officiers ; en somme, la loi de 1875 leur donne l'état d'officier, mais leur corps a une hiérarchie à part.

dans la Marine, l'usage du salut militaire. Une deuxième circulaire du 2 décembre 1892 (B. O. p. 623) recommande à bord des paquebots de montrer du respect aux supérieurs dont on ne peut ignorer la présence (1).

Il convient de consulter, pour tout ce qui concerne les honneurs militaires, le décret du 24 messidor an XII (B. O. R. 1er vol. p. 226), qui est toujours en vigueur, sauf quelques modifications. Voir aussi le décret du 6 frimaire an XIII pour les honneurs dans les ports et arsenaux (B. O. R. p. 251). Le paragraphe 338 du décret du 4 octobre 1891 distingue nettement les honneurs militaires qui ne se rendent que du lever au coucher du soleil, des marques extérieures de respect que tout militaire doit à son supérieur dans toutes les circonstances. L'art. 270 du décret du 4 octobre 1891 disant que les officiers généraux assimilés des armées de terre et de mer ont droit à une sentinelle pendant la durée de leur inspection ou mission, il parait naturel que les Directeurs du service de santé doivent jouir des mêmes prérogatives, quoiqu'on n'ait cité pour l'armée de mer que leurs égaux en grade et en rang : les commissaires généraux.

Nous verrons dans le « Service à bord » les règles des honneurs funèbres pour les officiers embarqués.

A terre, le décret du 4 octobre 1891 (2) régit la matière.

L'article 315 établit qu'un bataillon ou deux escadrons commandés par un colonel ou par un capitaine de vaisseau prennent les armes pour les fonctionnaires et assimilés des armées de terre et de mer, ayant rang de général de brigade, pour les colonels, pour les capitaines de vaisseau, pour les commandeurs de la Légion d'honneur, ce qui implique qu'un Directeur du service de santé dans l'exercice de ses fonctions prenant rang entre les contre-amiraux et les capitaines de vaisseau a droit à ces honneurs.

Les articles 316, 317, 318, 319, 320, 321, règlent le nombre d'hommes, et la qualité du commandant pour tous les autres officiers, militaires et marins.

L'article 323 établit que les honneurs définis plus haut appartiennent exclusivement aux officiers généraux du cadre d'activité ou du cadre de réserve, et aux officiers, fonctionnaires et employés qui décèdent en position d'activité ou dans l'exercice de leurs fonctions. En retraite, non-activité, réforme, ils n'ont droit qu'à la moitié de ces mêmes honneurs. Il est pourtant à remarquer que les honneurs dus *aux membres de la Légion d'honneur leur sont dus dans toutes les positions.*

Aucun honneur n'est rendu *en raison de leur grade* aux officiers, fonctionnaires et employés mis en réforme pour mesure de discipline ; les officiers et soldats de la réserve et ceux de l'armée

---

1) Une circulaire du 4 septembre 1893 au sujet du salut entre officiers règle ainsi le salut échangé entre un officier isolé et un groupe d'officiers : l'isolé doit s'adresser au plus élevé en grade du groupe pour rendre le salut ou l'exiger de lui, à moins que les officiers ne se trouvent *fortuitement* à côté les uns des autres.

(2) Sur le service dans les places de guerre et les villes ouvertes.

territoriale ont droit, *lorsqu'ils décèdent sous les drapeaux*, aux mêmes honneurs que les officiers et soldats de l'armée active.

Il nous semble utile de commenter les articles 325 et 326 sur le service des officiers commandés ; il suffit de dire que pour les officiers décédés en dehors du service il sera commandé une députation d'au moins 4 personnes de grade ou de rang égal à celui du décédé, et à défaut, de quatre personnes du grade ou du rang inférieur. Cette députation accompagnera le corps jusqu'à l'endroit où se terminent les cérémonies funèbres.

Mais il y a une distinction essentielle entre les honneurs rendus aux militaires en activité de service et ceux rendus aux retraités ; pour ceux-ci, les troupes assistent seulement à la levée du corps; pour les premiers, elles vont jusqu'au cimetière où elles rendent les mêmes honneurs qu'à la maison mortuaire.

Les honneurs funèbres ne sont rendus qu'une seule fois. Dans les ports militaires, les détachements commandés sont composés de troupes de la guerre et de la marine en nombre égal ; ils sont commandés par un officier du département auquel appartient la personne décédée.

D'après une décision du 30 avril 1862, tous les corps doivent être représentés au convoi de tout officier ou fonctionnaire ayant droit aux honneurs funèbres. La tenue est indiquée sur l'ordre de convocation ; nous verrons du reste plus loin à l'article : « Uniforme et tenue », qu'elle est toujours la même, sauf à Paris. Chaque chef de corps ou de service adresse au chef de l'état-major de l'arrondissement la liste des officiers désignés pour assister à un enterrement, Des ordres locaux règlent le nombre des officiers à désigner.

ART. 3. — *Préséances* (1).

Un décret du 28 septembre 1875 (B. O. p. 882) porte règlement sur les rangs, préséances et honneurs des autorités dans les cérémonies publiques. Celui du 4 octobre 1891 sur le service des places (1) fixe l'ordre dans lequel se placent dans les cérémonies et réunions officielles les autorités militaires ayant *rang individuel*.

L'art. 247 classe les groupes d'état-major ; il nous suffira d'indiquer que, dans les ports chefs-lieux d'arrondissement maritime, l'état-major de la Préfecture maritime est placé avant l'état-major du corps d'armée.

Le second paragraphe de cet article s'occupe de l'armée de mer ; en première ligne : les états-majors relevant directement du Ministre

(1) L'officier assimilé ne peut concourir avec l'officier combattant : ainsi l'inspecteur général du Génie maritime, bien qu'assimilé aux contre-amiraux, passe après tous ces officiers généraux ; cette règle doit être observée pour les tables de bord, mais n'est pas d'application rigoureuse aux dîners à terre, sans que l'on puisse réclamer à ce sujet Cette circulaire du 7 avril 1894 (B. O. p 398) rappelle en même temps que l'officier général ou le haut fonctionnaire envoyé en service dans un port doit toujours emporter sa grande tenue pour pouvoir répondre à toutes les éventualités de service ou autres.

de la Marine ; puis l'état-major de la Préfecture maritime dans
lequel le Directeur du service de santé est placé entre l'Inspecteur
en chef et le chef d'état-major de l'arrondissement, lorsqu'il n'est
pas contre-amiral ; puis l'état-major de la Majorité générale dans
lequel les officiers du service de santé sont placés entre les officiers
de l'inspection et le personnel de la justice maritime.

Dans chaque groupe de chaque état-major, comme dans l'armée
de terre, les officiers généraux et autres, les fonctionnaires et
employés se placent par service suivant leur grade et leur rang,
le plus ancien prenant la droite.

Les corps d'officiers de troupes prennent rang après les états-
majors.

Dans les ports et villes qui ne sont pas sièges de préfecture maritime, le chef du service de la Marine se réunit, ainsi que les commandants sur rade ou dans le port, à l'état-major le plus élevé ;
tous les autres officiers, fonctionnaires ou employés de la Marine se
réunissent à l'état-major de la place,

Une circulaire du 2 mai 1891 applique cette règle à l'Ecole principale du service de santé à Bordeaux. Le Directeur se rend à l'état-
major du corps d'armée, les officiers sous ses ordres à l'état-major
de la place.

Ajoutons que les officiers de tous grades retirés du service peuvent assister en tenue aux cérémonies publiques ; les officiers généraux se réunissent à l'état-major du corps d'armée ou de la
Préfecture maritime à la suite des officiers généraux du cadre d'activité ; les officiers supérieurs et autres à l'état-major de l'arrondissement, ou de la place après tous les officiers en activité ou en disponibilité.

Dans l'enceinte de l'arsenal, et sur les terrains de la Marine, les
troupes de l'armée de mer prennent la droite ; à terre, hors de
l'arsenal et des terrains de la Marine, elles prennent la gauche.

Art. 4. — *Uniforme et tenue.*

Le décret du 3 juin 1891 et l'arrêté ministériel du 6 juin (B. O.
p. 194) qui lui fait suite, ont coordonné toutes les modifications survenues depuis le décret du 29 juin 1853 qui réglait l'uniforme de
tous les corps de la Marine. Nous indiquerons ce qui a trait à notre
corps le plus brièvement possible, renvoyant pour les détails à l'arrêté
précité.

Le gilet bleu ou blanc, suivant la tenue, est autorisé ; il est sans
col, et boutonnant avec 9 petits boutons d'uniforme ; facultatif,
quand les vêtements sont portés boutonnés, *obligatoire s'ils sont
portés ouverts* (art. 74) : ce qui, rapproché du paragraphe 1er des
dispositions générales s'appliquant à tous les corps, et disant que,
dans toutes les tenues comportant le port de l'arme, la redingote est
boutonnée du haut en bas, indique bien que dans la tenue n° 5

(ancienne tenue de bureau), tenue du jour, *la redingote peut être déboutonnée.*

Suppression régularisée de l'ancien habit, dit habit politique, qui était l'habit de ville avec boutons d'uniforme et galons. Les pattes d'épaules qui se portent dans toutes les circonstances où les officiers de Marine ont l'épaulette rehaussent suffisamment l'uniforme des corps entretenus. (Décret du 25 février 1889. B. O. p. 395.)

Le ceinturon pour les corps entretenus sera porté *par-dessus l'habit* ; excepté pour les hauts fonctionnaires qui auront un porte-épée analogue à celui des contre-amiraux et ne porteront en petite tenue que le ceinturon bleu et or ou bleu et argent.

La ganse à grosses torsades au chapeau sera substituée à la ganse plate pour certains corps et pour tous les grades : ingénieurs, commissaires, médecins et inspecteurs, l'ancien chapeau ressemblant trop à celui de certains employés civils ; mais les glands aux cornes du chapeau monté, pour lesquels il existait dans le décret de 1853 (B. O. 1ᵉʳ sem. p. 67) (1) une certaine équivoque, ont complètement disparu. (Art. 41 du Décret du 3 juin 1891, p. 223.)

Suppression de l'amovibilité des insignes du manteau, ce qui a amené une modification dans la coupe et en a fait une capote avec deux rangées de boutons d'uniforme (2).

L'arrêté n'est pas seulement une énumération sèche, et un texte explicatif de planches ; c'est aussi un Code aussi complet que possible, qui peut guider les officiers dans les diverses circonstances de la vie maritime ; il envisage cinq tenues différentes :

1° La grande tenue ; — 2° la tenue en redingote, pattes, chapeau et arme ; — 3° tenue en redingote, casquette, pattes et arme ; — 4° tenue en redingote, sans pattes, casquette et arme ; — 5° redingote, casquette, sans arme (3). Les Directeurs seuls portent le ceinturon bleu et or avec la tenue n° 2, 3 et 4. (Voir les tableaux B. O. p. 249 et 272.) Le veston d'hiver ou d'été, autorisé par un Décret en date du 8 août 1889 (B. O. p. 491), ne devra jamais être porté à terre en France en dehors de l'enceinte des arsenaux.

Le Décret du 10 mars 1891 (B. O. p. 499) relatif au port des décorations trouve sa place dans un chapitre traitant de l'uniforme ; il est à remarquer que l'art. 5 de ce décret autorisant à ne pas porter

---

(1) En effet, l'art. 25 du décret disait que les cornes du chapeau monté pour les officiers de vaisseau étaient ornées de glands ; et plus loin l'art. 39 disait que la coiffure de grande tenue des officiers des corps entretenus était semblable pour la forme, la dimension et la disposition, au chapeau des officiers de vaisseau.

(2) Le 2ᵉ paragraphe de l'art. 70 relatif aux insignes que l'on doit porter sur les manches du manteau est un peu obscur par suite de la mention de l'insigne que portent les hauts fonctionnaires et qui est différent suivant leur spécialité. Il est tout simple que l'insigne du directeur des constructions navales, par exemple, n'étant pas le même que celui du directeur du Service de Santé, *le velours du parement soit supprimé*, comme le dit l'arrêté ; mais pour les autres grades, il ne doit pas y avoir de confusion, pensons-nous, et le velours distinctif du corps doit exister d'une manière apparente, encore qu'il n'aille pas jusqu'au bas de la manche. En résumé, pour nous la dernière phrase du 2ᵉ paragraphe de l'art. 70 ne s'adresse qu'aux hauts fonctionnaires.

(3) Les élèves du Service de Santé ne portent jamais les pattes d'épaule. Ils n'ont que le ceinturon noir avec l'arme.

les décorations avec la petite tenue sans arme, on peut dans l'espèce tolérer le port du ruban ou de la rosette.

Il faut aussi se souvenir de l'ordre dans lequel les décorations et médailles sont portées sur la poitrine, et de l'obligation de les tourner du côté de l'effigie. Il était accordé un an à partir du 6 juin 1891 pour les modifications prescrites.

La pèlerine à capuchon doit, comme le manteau, être munie de boutons d'uniforme, dont l'art. 70 ne détermine pas la grosseur ; mais qui, par analogie avec ceux des corps de troupes, paraissent devoir être du diamètre moyen, c'est-à-dire de 15 $^{m}/_{m}$.

Les marques distinctives du grade : parements et insignes, sont portées sur le manteau ; les hauts fonctionnaires portent sans parements de velours les mêmes insignes que sur le veston (v. pl. XVI).

Les autres articles traitent de la coiffure : casquettes et casque (art. 72, 73, 74); du port de la barbe (art. 76) (1), de la cravate noire *sans bouts flottants* ; des gants obligatoires (*ainsi que le dit l'errata*) : à terre avec toutes les tenues ; à bord, avec celles qui comportent l'épaulette et la patte d'épaule. Ils doivent être de couleur blanche avec la grande tenue et dans toutes les circonstances où le port de l'épaulette et la patte d'épaule est prescrit. Ils peuvent être de nuance chamois foncé dans tous les autres cas.

Les aumôniers portent des gants de soie noire.

Les deuils de famille se portent avec un crêpe noir au bras gauche (2) ; les deuils militaires se portent avec un crêpe à la poignée de l'épée.

Les officiers de réserve portent l'uniforme des officiers de leur grade en activité ; la grande tenue n'est pas obligatoire. Les officiers en retraite depuis moins de cinq ans, comme les officiers de réserve, se présentent en tenue, lorsqu'ils sont convoqués par l'autorité maritime, soit pour une réunion de service, soit pour assister à des cérémonies officielles.

En dehors de ces cas, ces officiers, ainsi que les officiers en retraite depuis plus de cinq ans, peuvent porter l'uniforme en public :

1° Dans toutes les cérémonies officielles ;

2° Dans les réunions ou fêtes (dîners, bals et soirées) ayant lieu chez les fonctionnaires de l'État, quand ils sont invités à titre officiel ;

3° Dans l'accomplissement de tous les actes qui se rattachent directement à leur situation d'officier, tels qu'assistance à un mariage militaire, à un convoi militaire.

Dans toutes les autres circonstances, les officiers de réserve et les officiers en retraite ne pourront paraître publiquement en uniforme qu'après en avoir obtenu l'autorisation de l'autorité maritime de laquelle ils relèvent. De même que pour les officiers en activité, l'uniforme militaire ne peut être porté à l'étranger qu'avec l'auto-

---

(1) On peut porter toute la barbe ; pas les moustaches seules ; la barbe ne doit pas dépasser 6 c/m de longueur ; elle peut être portée seule en collier ou les favoris seuls.

(2) Et non comme on le fait encore assez souvent, avec crêpe sur les galons de casquette.

risation expresse du Ministre de la Marine, demandée par voie hiérarchique.

Le port de l'uniforme à l'étranger a été réglementé par une Circulaire du 25 avril 1891 insérée au Bulletin officiel de la Guerre, p. 544, et la Marine s'est conformée à cette décision, en mettant cependant cette restriction que pour les officiers embarqués l'autorisation nécessaire pour revêtir l'uniforme à l'étranger sera accordée par le commandant du bâtiment. (Circ. du B. O. 1er sem. 19 mai 1891 ; voir la circulaire du Ministre de la guerre qui suit.

Nous verrons plus loin, quand nous parlerons du service dans les ports, quelle est l'autorité chargée de faire observer les règlements sur la tenue.

CHAPITRE III.

OBLIGATIONS DE L'OFFICIER.

Art. 1. — *Visites de corps.* — *Visites individuelles.*

Les visites de corps sont régies par le décret du 4 octobre 1891 sur le service des places ; il est donc nécessaire de reproduire presqu'en entier les articles qui y ont trait, nos collègues ne pouvant trouver ailleurs de règles précises.

« Art. 253. — Les corps d'officiers de troupes des armées de terre et de mer, les *officiers sans troupes*, fonctionnaires et employés de la guerre et de la marine ayant rang d'officiers, présents dans la localité, doivent des visites de corps... »

Suit toute la hiérarchie jusqu'au grade de contre-amiral ou assimilé dans l'armée de terre, puis aux chefs d'état-major des arrondissements maritimes, qui ne sont pas contre-amiraux, à l'inspecteur général du Génie maritime, à l'inspecteur général du Service de Santé (armée de mer), si *ce grade était rétabli* ; aux inspecteurs du Service de Santé (armée de terre) ; aux commandants d'armes, aux cardinaux, archevêques et évêques ; aux conseillers d'État en mission extraordinaire ; aux premiers présidents des Cours d'appel, aux préfets, au président de la Cour d'assises.

Toutefois, pour ce dernier magistrat, les visites de corps ne comprennent qu'un officier supérieur et un officier de chaque grade par corps et un fonctionnaire ou employé de chaque service ; mais tous les officiers de la gendarmerie doivent y prendre part.

L'obligation des visites de corps aux officiers, fonctionnaires et employés des armées de terre et de mer est subordonnée à la restriction consacrée par l'article ci-après :

« Art. 254. — Les corps d'officiers, les officiers sans troupes, fonctionnaires et employés de l'armée de terre, en ce qui concerne leurs obligations à l'égard des autorités militaires, ne font de visites de corps qu'aux officiers généraux.

« Réciproquement, les corps d'officiers, les officiers sans troupes, fonctionnaires et employés de l'armée de mer dans les mêmes circonstances ne doivent de visites qu'aux officiers généraux.

« Art. 255. — Les officiers, fonctionnaires et employés de la guerre et de la marine doivent des visites de corps aux officiers et fonctionnaires chefs de corps ou chefs de service sous les ordres desquels ils sont directement placés, ou qui ont une mission des Ministres de la Guerre ou de la Marine près du service dont ils dépendent (1).

« Art. 256. — Les visites de corps sont faites en grande tenue de service (tenue n° 1 du tableau des 5 tenues, B. O. 1891, p. 244) pour la Marine. Elles ont lieu dans les quatre jours qui suivent l'arrivée dans la place des personnes à qui elles sont dues, sur l'avis que ces personnes ont préalablement adressé à celle des autorités militaires ou maritimes qui a qualité pour donner les ordres nécessaires.

« Le lendemain de l'arrivée, et la veille du départ d'un corps de troupes, des visites sont également faites par le corps d'officiers, dans les formes et aux heures indiquées par l'autorité militaire ou maritime. Par exception, ces visites se font en tenue de route.

« Art. 258. — Les officiers d'un grade ou d'un rang *supérieur* à celui de la personne à qui la visite est due sont dispensés personnellement d'y prendre part. » Cet article trouve pour nous son application dans la Marine au sujet des visites dues au chef d'état-major capitaine de vaisseau ; seuls les hauts fonctionnaires ne lui en font pas.

« Art. 260. — Les dispositions auxquelles les corps d'officiers, fonctionnaires ou employés de la Guerre et de la Marine doivent se conformer pour se réunir en vue des visites de corps qu'ils ont à faire, sont toujours prescrites à l'avance par l'autorité militaire ou maritime compétente.

Les officiers du corps de santé occupent dans l'ordre des visites de corps une place entre les officiers de l'inspection et les aumôniers.

Dans chacune des catégories, les officiers, fonctionnaires et employés sont placés entre eux suivant leur grade et leur rang.

Les visites individuelles sont aussi réglées par des articles du décret du 4 octobre 1891 sur le service des places.

L'article 307 dit que, dans les armées de terre et de mer, les officiers généraux et hauts fonctionnaires des divers services se doivent réciproquement des visites.

Elles ont lieu lorsqu'ils prennent possession de leurs comman-

____

(1) C'est ainsi qu'un Directeur du Service de santé en mission dans un port, ou à l'Ecole de Bordeaux, par exemple, a droit aux visites de corps des officiers du corps de santé.

dements (1) ou lorsqu'ils arrivent sur les lieux étant en mission. La première visite est faite par l'inférieur en grade, et à égalité de grade ou de rang, par l'arrivant.

Les visites sont rendues dans les vingt-quatre heures.

ART. 308. — Tout officier, fonctionnaire ou employé ayant rang d'officier, venant prendre possession d'un emploi dans une place ou dans un port, doit, à son arrivée, faire une visite aux officiers sous les ordres directs desquels il est placé (2).

Dans les mêmes circonstances, les officiers généraux ou supérieurs et les fonctionnaires assimilés des armées de terre et de mer doivent faire une visite aux officiers généraux des armées de terre et de mer et au commandant d'armes.

Les officiers, fonctionnaires ou employés en mission ne doivent des visites qu'au commandant d'armes ou au chef d'état-major dans les ports de guerre, ainsi qu'aux chefs des services que leur mission concerne. Toutes ces visites doivent être faites non à la résidence privée de l'officier, mais à l'endroit où il se tient pour le service.

Les tenues différentes qu'il y a lieu d'adopter sont décrites p. 244 du B. O. de 1891, 2e semestre. (Tableau nº 1.)

Un extrait en ce qui concerne notre corps, tiré du tableau nº 2 (Circonstances où les diverses tenues doivent être portées ; B. O. 2e sem. 1891, p. 252), trouve ici sa place en offrant l'avantage de rappeler les obligations de service.

1º *Tenue nº 1*. — Solennités à bord et à terre ; cérémonies et réceptions officielles ; visites de corps dans les conditions des art. 253, 254, 255, 256 du 4 octobre 1891 ; revues d'honneur des inspections générales ; visites faites aux ambassadeurs, ministres plénipotentiaires, résidents, etc... (art. 850 du décret du 20 mai 1885, p. 244 du Tome supplémentaire, modifié par celui du 14 janvier 1889) ; visites des officiers généraux et hauts fonctionnaires dans les conditions de l'art. 307 du décret du 4 octobre 1891 ; enterrements militaires *à Paris*.

2º *Tenue nº 2*. — Visites aux résidents, chargés d'affaires, consuls généraux (art. 850 du décret du 20 mai 1885) ; visites aux gouverneurs généraux de l'Algérie et de l'Indo-Chine et aux gouverneurs des colonies ; visites aux officiers des nations étrangères (article 851 du décret du 20 mai 1885) ; conseils de guerre et tribunaux maritimes ; enterrements militaires *en dehors de Paris* ; inspections diverses passées à terre par les officiers généraux, les capitaines de vaisseau majors généraux par intérim, ou chefs d'état-major.

3º *Tenue. nº 3*. — Visites aux chefs de service indiqués à l'art. 257 du décret du 20 mai 1885 par les officiers de tous grades venant prendre un commandement ; visites dues par les officiers généraux, supérieurs et fonctionnaires assimilés, aux officiers généraux des

---

(1) L'article est ainsi rédigé. Pour les **Directeurs du Service de santé** des Constructions navales et les **Commissaires généraux**, les Inspecteurs en chef qui sont de hauts fonctionnaires, on aurait pu ajouter : « et de leurs fonctions ».

(2) Une dépêche du 4 février 1886 prescrit aux officiers, se trouvant dans un port autre que le leur, d'aller voir le chef d'état-major.

armées de terre et de mer et au commandant d'armes (art. 308 du décret du 4 octobre 1891) ; visites des officiers supérieurs et autres, des fonctionnaires, employés ou agents de l'armée de mer, aux commandants d'armes dans les cas prévus par l'art. 308 du décret du 4 octobre 1891 ; visites dues au préfet maritime, au chef d'état-major et aux chefs de service, sous les ordres directs desquels il se trouve placé, par tout officier, fonctionnaire ou employé ayant rang d'officier venant prendre possession d'un emploi dans un port (décret du 30 novembre 1871) ; visites aux gouverneurs de 4ᵉ classe et aux lieutenants-gouverneurs ; visites aux consuls (art. 850 du décret du 20 mai 1885) ; présentation des officiers généraux, officiers des états-majors généraux et commandants de deux forces navales qui se rencontrent, présentation aux préfets maritimes des états-majors ; visites officielles entre officiers des divers corps de la Marine (art. 845 du décret du 20 mai 1885) ; tenue d'inspection et de service en rade les dimanches et jours de fête ; visites dues aux commandants d'armes par les officiers de tous grades en mission dans les villes de l'intérieur ou les ports de commerce.

Tenue nº 4. — Tenue de corvée hors du bord ; exercice du branlebas de combat et de la compagnie de débarquement à bord et à terre ; inspection du dimanche et des jours de fête à la mer ; conseils de justice, d'enquête et de discipline.

Tenue nº 5. — Tenue de ville ; tenue de bord dans toutes les circonstances ne comportant pas une des autres tenues.

ART. 2. — *Convocations.*

La convocation pour une cérémonie, pour une visite, une commission, ou un acte quelconque de la vie militaire est un ordre ; on ne peut s'y soustraire.

Elle émane : soit de l'autorité supérieure centrale (ministre à Paris), soit de l'autorité supérieure locale (préfet maritime dans les ports). On peut poser en principe que tout fait de service non prévu dans les errements habituels exige une convocation notifiée aux intéressés, soit par la voie d'un cahier d'ordres, soit par celle d'une circulaire.

Le cahier d'ordres qui doit exister dans chaque service, et à bord de tous les bâtiments, est destiné à enregistrer les ordres du commandant en chef ; ceux-ci peuvent être de diverses sortes : ordres du jour, ordres de service ; ordres rappelant à l'exécution des règlements ; ordres nommant des commissions.

Le chef de service a le devoir de les porter à la connaissance des intéressés, soit par la transmission des cahiers d'ordres, soit, (ce qui est préférable) par des circulaires en reproduisant exactement les termes, et que chacun doit émarger.

Les papiers imprimés dits : « Notes, Demande et Réponse », sont utilisés parfois dans ce cas ; dans la partie : « Réponse », sont inscrits par ordre d'ancienneté les noms des officiers du corps qui doivent apposer leur visa en face de leurs noms.

Les convocations les plus ordinaires sont :

1° Cérémonies publiques et fêtes nationales ;

2° Visites de corps à l'arrivée d'un officier général ou d'un haut fonctionnaire ayant droit aux visites de corps (1) ;

3° Réunion à l'hôpital pour la visite d'un inspecteur général de la marine ou des troupes ;

4° Obsèques d'un officier en activité, en retraite ;

5° Commissions prévues à l'avance ;

6° Commissions inopinées.

Nous ne reviendrons pas sur ce que nous avons dit plus haut au sujet des visites de corps ; ajoutons seulement que tous les officiers convoqués, à moins d'excuse bien légitime, qu'ils doivent porter à la connaissance du chef de service, sont tenus de se rendre au lieu et à l'heure de la convocation dans la tenue prescrite.

Lorsqu'un inspecteur général de la Marine ou des Troupes vient visiter l'hôpital, le directeur convoque *au moins* tous les médecins attachés au service des salles, dans la tenue prescrite par l'inspecteur, ainsi que les pharmaciens chargés de la préparation des médicaments.

Les officiers désignés pour assister à des obsèques doivent se présenter devant la maison mortuaire au plus ancien d'entre eux, qui est considéré comme le chef de la députation. Il ne faut pas qu'ils oublient que leurs noms ayant été signalés à l'état-major de l'arrondissement, leur absence peut être remarquée ; ils doivent accompagner le corps jusqu'à la fin de la cérémonie. Dans tous les services, il existe un tour de roulement pour ces corvées. Il en existe aussi un pour les commissions prévues à l'avance ; les règlements locaux peuvent varier de port à port, mais il existe pourtant une règle unique, indépendante du temps pendant lequel les officiers feront partie des Commissions : à savoir, qu'une fois désignés, ils sont soumis, en ce qui regarde la Commission dont ils font partie, à l'autorité du président qui les convoque. A l'article « Service en dehors de l'hôpital », nous parlerons des préséances ; ici nous n'avons pour but que d'envisager les préliminaires.

Nous entendons par Commissions inopinées (en ce qui regarde notre service), surtout celles de visite et de contre-visite ; et dont nous parlerons plus loin, à propos des pensions et des demi-soldes. Le directeur désigne les officiers qui doivent procéder à ces opérations suivant un tour de roulement, et parfois bien peu de temps à l'avance, sur l'ordre de l'autorité supérieure.

Il existe une Commission pour laquelle un officier du Corps de Santé est convoqué par le Commissaire général président : c'est celle des marchés dont fait partie le sous-directeur.

Il n'est pas inutile de faire remarquer que, dans le langage militaire, *une invitation est un ordre* ; lorsque le directeur convoque

____

(1) Voir aux visites de corps et individuelles.

les officiers de son corps, de cette manière par exemple : « Le directeur du Service de Santé a l'honneur d'inviter Messieurs les officiers du Corps de Santé à se trouver réunis, etc... », personne ne peut s'en dispenser. Si au contraire l'ordre est conçu en ces termes : « Le directeur a l'honneur d'informer Messieurs les officiers qu'une cérémonie... de telle ou telle nature aura lieu à tel endroit et qu'ils peuvent y assister, en telle ou telle tenue », ou autre formule analogue, les officiers sont libres de s'abstenir. Le visa qu'ils mettent alors en face de leur nom n'implique nullement une contrainte, mais un avertissement.

Si la tenue est prescrite par un ordre supérieur, du préfet par exemple, pour une cérémonie publique n'entraînant pas une convocation officielle, les officiers qui y assistent doivent se trouver dans cette tenue ou bien en civil (cérémonies religieuses, distributions de prix) (1).

Bien entendu, à la préfecture maritime (bals, soirées, dîners), l'officier ne peut paraître en civil et doit revêtir la tenue prescrite.

ART. 3. — *Demandes ; réclamations ; correspondance officielle.*

Les officiers devront toujours se rappeler, dans leur intérêt même, que les demandes de toute nature doivent être conçues dans la forme la plus respectueuse, et suivant le modèle réglementaire. Autant que possible, le papier est dit « Ministre » ; mais il faut surtout que la lettre écrite à un supérieur, même immédiat, soit bien conçue comme style, et, si possible, bien écrite et *lisible*.

Toute demande doit passer par la voie hiérarchique (2). C'est là un principe absolu appliqué dans tous les ministères, et qui est basé sur le respect de la discipline, et, il faut bien le dire aussi, sur l'avantage sérieux de permettre à l'intéressé la réflexion. Tel officier ne serait plus dans le corps, et le regretterait maintenant, si son offre de retraite ou de démission avait pu parvenir brutalement au Ministre sans aucun intermédiaire ; tel autre aurait encouru un blâme sévère, si son chef direct n'avait pas arrêté au passage les écarts d'une plume intempérante.

A terre, un officier du Corps de Santé portera sa demande de désignation pour un poste quelconque *en dehors du port*, en France, ou à la mer, au directeur du Service de Santé qui, l'apostillant de la façon qu'il juge convenable, la transmettra au préfet maritime.

Si le chef de service juge la demande juste et opportune, il l'appuie favorablement dans son apostille ; s'il s'agit d'une demande dont il n'a pas les moyens d'apprécier l'opportunité, il la transmet en l'anno-

---

(1) Mais, alors, qu'ils restent confondus dans la foule, sans réclamer des places qui ne sont attribuées qu'à leur situation militaire.

(2) Citons à ce propos la dépêche du 25 août 1892 au sujet des cartes d'identité qui consacrent ce principe.

tant de cette mention : « pour la suite qu'elle peut comporter (1) ».

De nombreuses dépêches, (notamment celle du 26 mars 1871, B. O. p. 154), ont recommandé aux chefs de corps et de service d'examiner attentivement les réclamations des intéressés, et s'ils sont d'un avis contraire, de leur faire comprendre qu'elles sont inadmissibles.

Le décret du 20 mars 1885 (art. 61), tome supplémentaire du Bulletin officiel, établit la façon de procéder pour un inférieur se croyant fondé à se plaindre d'un acte illégal ou d'un procédé offensant ; il est autorisé à adresser à son supérieur *par écrit* des représentations respectueuses, *sans que toutefois l'exécution des ordres reçus puisse être retardée*. La réclamation n'est permise à l'inférieur que lorsqu'il a obéi.

Dans le cas où ses représentations ne seraient pas accueillies, l'inférieur peut les transmettre à l'autorité supérieure compétente suivant le mode déterminé à l'art. 62. Toutes adresses et réclamations collectives sont interdites.

ART. 62. — Toute réclamation, tout écrit officiel, si ce n'est dans les cas prévus par les règlements spéciaux, adressé au Ministre de la Marine ou au commandant en chef par une personne embarquée, doit être remis ouvert au commandant du bâtiment. Celui-ci prend connaissance de cette pièce et la transmet sans délai au commandant en chef, en y joignant, s'il le juge à propos, ses propres observations, et dans tous les cas son visa. Si l'écrit est adressé au Ministre, le commandant en chef peut surseoir à le transmettre ; dans ce cas, il en informe l'auteur de l'écrit.

Si, après un délai qui ne peut excéder huit jours, celui-ci persiste dans sa première détermination, le commandant en chef adresse la pièce au Ministre, en y joignant ses propres observations.

Par analogie, les chefs de service dans les ports doivent agir comme les commandants à la mer, et les préfets maritimes comme les commandants en chef.

Il ne nous semble pas inutile de parler ici, à propos des demandes faites par les intéressés, de celles que les officiers seraient tentés de faire parvenir au Ministre par des personnes étrangères à la marine (sénateurs, députés, préfets, hauts fonctionnaires du personnel civil ou de la magistrature). Plusieurs circulaires ont rappelé au sentiment de la voie hiérarchique : 1° 21 mai 1872 (B. O. p. 514) ; 2° 23 février 1884 (B. O. p. 260) ; 3° 8 août 1892 (B. O. p. 148).

Les officiers, fonctionnaires ou agents qui sollicitent des emplois auprès d'autres ministères doivent en informer leurs chefs hiérarchiques (27 avril 1898, B. O. p. 318).

Les formes de la correspondance officielle ont été réglementées par divers décrets et arrêtés ; le plus récent est celui du 9 avril

---

(1) Dans les troupes, les médecins sont soumis à cet égard aux règlements spéciaux qu' égissent les officiers des corps de troupes ; c'est ainsi que le médecin-major d'un régiment adressera sa demande ou réclamation au lieutenant-colonel qui la transmettra au colonel ; les médecins aides-majors l'adresseront tout d'abord au médecin-major. A bord, les médecins en sous-ordre agiront de même ; mais ici le médecin-major est en relation directe avec le commandant.

1884 (B. O. p. 554), qui modifie le protocole en usage de la façon suivante :

Localité d'origine de la lettre. Date et année.
Qualité de l'expéditeur (nom et grade) (1).
Qualité du destinataire (grade).

Monsieur le..., ou Amiral... Commandant, etc...

Analyse succincte de la lettre.

Texte de la lettre.

Courtoisie.

Signature...

Le même arrêté recommande aux officiers et fonctionnaires de s'abstenir de traiter, dans la même lettre, d'affaires concernant plusieurs services. Un blanc d'un centimètre devra être laissé à l'extrémité de chaque ligne, en vue de faciliter, s'il y a lieu, la reliure des documents.

Les relations écrites de l'inférieur au supérieur doivent consacrer l'expression du respect, ce qui est indiqué dans le modèle par la ligne : « Courtoisie ».

Voici les formules de respect d'après le modèle n° 7 (p. 271 du D. du 20 mai 1885. B. O., tome supplémentaire):

Je suis avec le plus profond respect } Monsieur le Ministre (2). Monsieur l'Amiral (3).

Je suis : avec un profond respect { Amiral Monsieur le.... (4) (assimilé à officier général).

Je suis : avec respect } pour tout autre supérieur

Votre très obéissant serviteur.

Quant aux formules à employer dans les relations de supérieur à inférieur, d'égal à égal, ou d'inférieur à supérieur, vis-à-vis des fonctionnaires d'autres corps de la Marine, ou d'autres départements ministériels, elles semblent bien fixées par le modèle n° 8, p. 272 du D. du 20 mai 1885, qui a trait, il est vrai, aux relations des commandants avec les fonctionnaires coloniaux, mais qui peut servir de base pour tous les services.

Pour les lettres adressées à une autorité d'un rang hiérarchique supérieur : { Veuillez agréer, Monsieur le..... les assurances de ma respectueuse considération.

(1) Une circ. du 31 décembre 1886 (B. O. p. 1049) recommande expressément que chaque lettre officielle mentionne en tête, après le grade et la fonction, le nom du signataire, les signatures étant fréquemment illisibles.
(2) Une circ. du 22 novembre 1881 (B. O. p. 1034) a substitué cette dénomination à celle d'Excellence.
(3) De France.
(4) Pour les hauts fonctionnaires (Directeur du service de santé) et assimilés.

2*

Pour les autorités d'un rang hiérarchique égal :	Agréez, Monsieur le.......... les assurances de ma haute considération.
Pour les autorités d'un rang hiérarchique inférieur :	Recevez. Monsieur le..... les assurances de ma considération la plus distinguée, très distinguée, distinguée, suivant la hiérarchie.

Jusqu'ici nous n'avons parlé pour ainsi dire que des lettres officielles des officiers et fonctionnaires ayant pour but une demande ou une réclamation ; occupons-nous maintenant du mode d'envoi et de la forme de la correspondance officielle (pièces, dossiers, bordereaux, notes, etc.)

Tout d'abord une circulaire du 28 avril 1875 (B. O. p. 412) prescrit de formuler de la manière suivante la suscription des dépêches ou lettres officielles à adresser au préfet maritime : « Monsieur le vice-amiral, commandant en chef, préfet maritime. »

C'est en effet au préfet maritime que les chefs de service doivent s'adresser pour toutes les questions, et c'est lui aussi qui leur transmet les ordres du Ministre.

Plusieurs dépêches ne laissent aucun doute à cet égard.

1° 17 mars 1879. — Défense de correspondre avec les ports et établissements de la Marine en dehors des voies officielles. Toute la correspondance ayant pour but de donner ou de demander des renseignements, expédiée dans les ports, doit être transmise aux destinataires par l'intermédiaire des autorités maritimes et placée soit sous bande mobile, soit dans les enveloppes non fermées (1).

2° 7 juin 1882. — Se conformer aux prescriptions des 28 février 1872, 4 mars 1873 et 17 août 1879, qui attribuent aux préfets maritimes seuls la correspondance directe avec le Ministre ; considérer comme nulles et non avenues les instructions venues en dehors du préfet.

Une circulaire du 20 juillet 1886 (B. O. p. 33) rappelle aux Directeurs dans la métropole et aux chefs du Service de Santé dans les colonies qu'ils ne doivent rien envoyer directement au Conseil supérieur de santé à Paris, mais bien par la voie hiérarchique.

Le directeur du service de santé a trois manières de correspondre avec le préfet : 1° par lettre, — 2° par note, — 3° par bordereau.

La lettre sera du modèle réglementaire fixé par le 9 avril 1884 ; il faut éviter de traiter dans la même lettre des affaires différentes.

La note dite : « Demande et réponse », qui est d'un usage courant

(1) Avec les franchises postales on peut faire exception à cette règle dans les relations entre Directeurs du service de santé des ports ou entre ces chefs de service et les commissaires de l'inscription maritime. pour des questions de service. Un décret du 19 mai 1890 a donné aux Directeurs du service de santé la franchise postale avec les chefs du service de la marine dans les sous-arrondissements, les Commissaires de l'inscription maritime, les Directeurs des hôpitaux militaires, les maires, les médecins-chefs des hôpitaux militaires, les officiers d'administration comptable des hôpitaux, les Présidents des Conseils d'administration des dépôts des équipages, les sous-intendants militaires, les médecins-chefs des infirmeries-hôpitaux.

à terre dans tous les services, et à bord des bâtiments, s'emploie lorsque l'on veut simplifier la correspondance, ou qu'il y a urgence; elle peut aussi servir lorsque le renseignement demandé est court. Dans les mêmes circonstances, les officiers sont autorisés à l'employer pour correspondre avec le chef de service. Elle doit être écrite à la première personne du verbe ; mais le destinataire doit être désigné à la troisième ; c'est ainsi que le directeur du service de santé écrivant au préfet maritime mettra : « J'ai l'honneur d'informer M. le vice-amiral, commandant en chef, préfet maritime ». Un médecin en chef écrivant au directeur agira de la même façon.

Ces notes comportent-elles des formules de respect ? Au point de vue absolu, étant donné leur but, elles paraissent pouvoir s'en passer ; il est cependant d'usage dans la Marine de les faire suivre d'une formule plus brève et plus concise, mais basée comme celle des lettres sur les marques de respect que se doivent entre eux les officiers. Deux officiers généraux ou assimilés mettront simplement : « Haute considération ».en supprimant : Recevez, etc... » — Deux officiers supérieurs ou subalternes de grade égal mettront : « sentiments dévoués ». Enfin du supérieur à l'inférieur il y aura : sentiments distingués ; très distingués, suivant le grade ; l'inférieur mettra : « sentiments respectueux; profond respect ». si le supérieur est officier général ou assimilé.

Les bordereaux sont des enveloppes ouvertes destinées à renfermer un dossier ou des états qui doivent être transmis à certaines époques. ou, à proprement parler. en style administratif : « des chemises ». La première page est ainsi annotée :

<table>
<tr><td>Port d
ou
Établissement d

N° du Bordereau</td><td>MINISTÈRE DE LA MARINE

Direction d

Bureau d</td><td>INDICATION
DU SERVICE
ou
Détail Expéditeur</td></tr>
</table>

BORDEREAU RÉCAPITULATIF
Des pièces adressées ci-jointes au Ministre de la Marine

Le   18

NUMÉROS	NOMBRE de PIÈCES	SOMMAIRE	OBSERVATIONS
1	2	3	4

Sur la seconde page se continue le tableau ci dessus et l'on y voit la qualité du signataire du Bordereau,

Le ....

Enregistré au Secrétariat :
Le Chef du Secrétariat,

Enregistré au Secrétariat de la préfecture maritime :
Le Chef du Secrétariat,

Il suffit du reste de se reporter à la circulaire du 6 mars 1856 (B. O. p. 147) pour avoir tous les renseignements sur ce mode d'expédition, qui offre le grand avantage, tout en ménageant les intérêts de la hiérarchie, de simplifier les écritures. Les bordereaux ne doivent contenir que des documents destinés à un même bureau de l'Administration ; ils ne doivent pas renfermer plusieurs dossiers différents (Dép. du 24 sept. 1884) (1).

Une dépêche du 29 décembre 1887 prescrit d'inscrire à l'encre rouge en gros caractères en tête des bordereaux, s'il y a lieu : « Réponse télégraphique demandée ».

Une dépêche du 20 février 1889 recommande sur les lettres ou bordereaux transmis à Paris de mentionner la date des dépêches visées, ainsi que le timbre du bureau dont elles émanent ; même recommandation en novembre 1893.

Enfin une circulaire du 2 juin 1891 (B. O. p. 834) rappelle aux prescriptions de la dépêche du 14 sept. 1883 interdisant d'envoyer sous un même bordereau des pièces ayant trait à des affaires différentes.

Toutes les fois qu'il s'agit de documents ou pièces ayant un caractère confidentiel (mobilisation), on aura soin de l'indiquer sur le texte même de la lettre ou note, et sur l'enveloppe qui devra alors être cachetée avec soin, de préférence à la cire. Il ne faut pas oublier que quiconque détient un document confidentiel qu'il n'a pas qualité pour connaître, tombe sous le coup de la Loi du 18 avril 1886 sur l'espionnage.

S'il s'agit d'une affaire dont la solution est pressée, la lettre ou note portera en exergue la mention : « Urgent ». Si l'affaire ne comporte aucun retard, on mettra : « Très urgent ». Ces deux indications seront reproduites sur l'enveloppe ou bande, afin d'éviter que la lettre ne reste en souffrance dans un bureau avant de parvenir au destinataire.

L'arrêté ministériel relatif à l'application du décret du 21 octobre 1891 (B. O. p. 180) portant modifications dans les attributions de certains chefs de service dans les ports militaires, dit expressément à l'art. 3 que la 3e section du service de l'état-major de l'arrondissement doit recevoir la correspondance du directeur du service de santé. Le chef de la section est un officier du Commissariat ; les enveloppes doivent donc, tout en portant l'adresse du vice-amiral, commandant en chef, préfet maritime, porter l'indication de la section.

Enfin le directeur du Service de Santé peut répondre sur la lettre même que le préfet maritime lui envoie en communication au sujet d'un fait de service, si ce dernier lui demande un examen et avis en marge de cette lettre.

Les officiers du corps de santé doivent s'abstenir de toute lettre

____

(1) A moins cependant que tous ces dossiers ne se rapportent à un même acte ou fait regardant un seul bureau. Ex. : renvoi à Paris des dossiers des étudiants admis dans les écoles-annexes après inscription sur la matricule. Dans ce cas, faire une liste nominative dans la colonne intitulée : Sommaire. La dépêche du 17 avril 1891 fait les mêmes observations au sujet d'affaires différentes contenues dans le même bordereau.

ou note de service ayant quelque importance adressée directement aux chefs des différents détails du port, médecins et fonctionnaires des autres ports, à moins cependant de réclamations au sujet de la solde, adressées au commissaire aux revues.

ART. 4. — *Publications scientifiques.* — *Travaux de toute nature.*

L'officier n'est pas libre de publier quoi que ce soit dans un journal, une revue, etc..., ou bien de faire imprimer une brochure ou un livre, sans avoir obtenu l'autorisation du Ministre ; et il ne faut pas que les officiers du corps de santé soient portés à croire qu'en raison de leurs études techniques ils échappent à cette règle, même pour des ouvrages exclusivement médicaux. Toutefois aucune observation ministérielle n'a été dirigée contre les médecins de la Marine membres de sociétés savantes dont les travaux ont été jugés dignes de l'insertion dans un compte-rendu, un bulletin ou une revue scientifique. Bien entendu, des études confinant à des sujets interdits, soit en raison de leur nature spéciale et encore mal déterminée (1), soit en raison des conséquences que peuvent amener les conclusions (2), doivent être publiées avec la plus grande réserve.

Maintes fois le Ministre a rappelé à l'observation de ce principe :

1° 8 juillet 1871 (B. O. p. 2).

2° Dép. du 28 mars 1877.

3° 25 octobre 1883. — Rappel à l'observation des prescriptions antérieures (B. O. p. 501). — Défense de publier quoi que ce soit sans autorisation, que l'écrit soit signé, non signé ou signé d'un pseudonyme. Il faut envoyer au Ministère l'ouvrage à publier.

4° Circ. du 8 juin 1887 (B. O. p. 635). Circ. 19 mars 1890 (B. O. p. 343) : rappel très sévère.

Nous pouvons ranger dans les obligations des officiers le concours qu'ils sont invités à prêter aux revues scientifiques et techniques autorisées.

1° *Les Archives de médecine navale et coloniale* portaient simplement le titre d'*Archives de médecine navale* avant la scission de notre corps. Fondées par le comte de Chasseloup-Laubat, ancien Ministre de la marine (3), et publiées autrefois sous la surveillance de l'Inspecteur Général du Service de Santé, puis du Directeur, président du Conseil supérieur, depuis le mois de mars 1892, elles portent seulement la mention : « Recueil publié par ordre du Ministre de la Marine et des Colonies. »

Le 18 juin 1890, le Directeur du personnel, se basant sur le double but de ce recueil mensuel : publication des meilleurs rapports des médecins embarqués et des mémoires de médecine exotique, et sur l'inconvénient au point de vue budgétaire et scientifique

---

(1) Interdiction de l'hypnotisme dans la marine, 20 février 1880 (B. O. p. 124).

(2) Études hygiéniques ou autres, intéressant soit le département de la marine, soit des départements ministériels étrangers et critiquant les règles en vigueur.

(3) Décision ministérielle du 4 mars 1864.

de son dédoublement, proposa au Ministre de la Marine de confier la direction à deux officiers supérieurs : l'un du corps de santé de la Marine, l'autre des Colonies. Cette proposition fut adoptée ; le médecin inspecteur des Colonies et un médecin principal membre du Conseil supérieur furent chargés de la Direction. Le président du Conseil supérieur continuait à être chargé de la surveillance des *Archives de médecine navale et coloniale*.

Les art. 49, 50 et 51 de l'arrêté ministériel du 24 juin 1886 (B. O. p. 1153), plus ou moins modifiés, sont applicables à ce recueil.

Une dépêche ministérielle du 6 oct. 1866, relative à la médaille de 500 fr. qui pourra être décernée, dit que tout mémoire publié séparément, soit dans les *Archives de médecine navale*, soit dans tout autre recueil scientifique, avant le 1er octobre de chaque année, sera rigoureusement écarté.

Les travaux doivent être transmis par la voie hiérarchique avant le 1er octobre. Les rapports de fin de campagne seront examinés par le Conseil supérieur de santé qui retiendra les meilleurs.

Le 20 avril 1891, M. le médecin inspecteur des Colonies fut remplacé à la Direction des *Archives* par un médecin en chef de 1re classe promu depuis inspecteur de 2e classe ; un second directeur est un membre du Conseil supérieur de Santé. M. le Directeur du Service de Santé Brassac a fait paraître un répertoire de tous les articles parus dans les *Archives* depuis le T. 1er jusqu'à l'année 1890 inclusivement, qui rend un grand service aux médecins de la Marine désireux de rechercher tel ou tel article.

2° *La Revue maritime et coloniale* est une publication destinée à renfermer tous les travaux qui se rapportent à la Marine ; elle fait suite aux volumes des sciences et arts des Annales maritimes.

La circ. du 26 décembre 1871 (B. O. p. 529) engage les officiers de tous les corps de la Marine à envoyer des travaux desquels il sera tenu grand compte, et des dép. des 31 décembre 1882 et 20 décembre 1884 insistent sur ce point.

La circ. du 5 février 1874 (B. O. p. 50) institue les médailles d'or de 200, 150 et 100 fr. que peuvent obtenir les officiers du corps de santé. Les travaux des officiers destinés à la Revue devaient, en vertu d'une circ. du 15 juillet 1887 (B. O. p. 17), rappelant une C. du 30 novembre 1872 (B. O. p. 652), être soumis à l'examen d'une Commission locale présidée par le Major de la Marine, et dont le Ministre fixe la composition (1).

Les Éditeurs de la *Revue maritime et coloniale* consentent à une réduction de prix de moitié (soit 25 fr. par an) pour les officiers, fonctionnaires et agents des divers corps de la Marine.

Les demandes d'abonnement doivent être adressées franco, visées par les chefs de corps ou les chefs de service, à M. Baudoin, rue et passage Dauphine, à Paris, n° 30.

---

(1) Le ministre a supprimé l'examen des travaux et propositions par la Commission locale. Ils seront examinés par l'état-major général, et les services compétents à Paris. Suivant le cas, il y aurait, que l'auteur l'ait sollicitée ou non, publication dans la *Revue maritime*. (19 octobre 1892, B. O. p. 400.)

Une circ. du 3 février 1892 (B. O. p. 135) autorise les officiers et fonctionnaires à collaborer à la *Revue générale d'administration* publiée par le Ministère de l'Intérieur ; l'envoi des articles se fera de la même façon que pour la *Revue maritime et coloniale*.

CHAPITRE IV.

CONCESSIONS FAITES A L'OFFICIER. — RÉCOMPENSES.

Art. 1er. — *Avancement à l'ancienneté et au choix. — Notes individuelles. — Tableau d'avancement.*

Les officiers du Corps de Santé peuvent avancer à l'ancienneté et au choix.

L'avancement est la conséquence d'un long temps passé dans un même grade, et en considération duquel la loi a permis qu'on pût être appelé à entrer en possession d'un autre grade.

Le grade de Directeur du Service de Santé est divisé en deux classes ; la première classe est attribuée à l'ancienneté par décision ministérielle.

Sont nommés à l'ancienneté dans le corps de santé de la Marine : les médecins et pharmaciens de 1re classe pour deux tiers ; les médecins et pharmaciens principaux pour une moitié.

Le choix est la conséquence de services distingués mis en relief par des notes individuelles, et permettant au ministre de conférer un nouveau grade après inscription sur la liste spéciale dite « tableau d'avancement » (1).

Sont nommés au choix :

1° Les Directeurs du Service de Santé de 2e classe (pour les hauts fonctionnaires il n'y a pas de tableau d'avancement ; le Ministre les nomme d'après les notes, quand ils ont rempli les conditions de temps de grade).

2° Les médecins et pharmaciens en chef.

3° Les médecins principaux pour une moitié.

4° Les médecins de 1re classe pour un tiers.

L'avancement à l'ancienneté ou au choix ne peut être accordé sans les conditions réglementaires de temps de grade. C'est ainsi que

---

(1) Il est pourtant nécessaire que les officiers remplissent les conditions d'ancienneté de grade ou de temps de service à la mer ou aux colonies exigé.

les Directeurs du Service de Santé sont choisis parmi les médecins en chef ayant 3 ans de grade.

Les médecins en chef sont pris parmi les médecins principaux ayant au moins trois années de grade.

Les médecins principaux sont pris parmi les médecins de 1re classe ayant au moins trois années de grade.

L'art. 4 du décret du 24 juin 1886, qui fermait la porte à l'avancement des médecins et pharmaciens en chef ou principaux de l'enseignement, a été modifié par un décret en date du 28 juillet 1887 (B. O. p. 173), en ce sens qu'ils peuvent être promus au grade supérieur sans avoir satisfait pendant leur période d'enseignement aux conditions d'embarquement exigées par les art. 9, 10, 11, 15 et 16 du décret du 24 juin 1886 qui sont les suivantes :

Les Directeurs du Service de Santé sont choisis parmi les médecins en chef ayant trois ans de grade et un tour réglementaire de service à la mer.

Les médecins en chef parmi les médecins principaux ayant 3 ans et un tour réglementaire dans leur grade.

Les médecins principaux parmi les médecins de 1re classe ayant trois années de grade et une période réglementaire.

Les médecins de 1re classe parmi les médecins de 2e classe ayant accompli une période réglementaire pendant leurs deux années de service.

Pour les promotions il y a deux tours : le premier à l'ancienneté, le second au choix ; ils ne peuvent être intervertis et ils recommencent dans le même ordre lorsqu'ils sont épuisés.

Après une promotion qui a comporté plusieurs nominations faites à l'ancienneté et au choix, les officiers sont classés sur la liste générale de leur nouveau grade d'après leur ancienneté respective dans le grade inférieur.

A égalité de date de nomination dans un nouveau grade, l'ancienneté résulte entre deux officiers du rang que chacun d'eux occupe dans la promotion. Celui-là est réputé le plus ancien qui est inscrit sur l'Annuaire avant l'autre. Lorsqu'il s'agit d'avancement à l'ancienneté, le temps passé en non-activité pour infirmités temporaires et par retrait ou suspension d'emploi doit être déduit de la durée des services effectifs.

Les nominations au choix ont lieu par l'initiative du Ministre de la Marine qui, pour certains grades, peut faire porter son choix, sans intermédiaire, sur tel ou tel officier, et qui pour d'autres grades ne peut nommer au choix que des officiers préalablement inscrits sur un tableau d'avancement ; il est, dans les deux cas, nécessaire que les officiers remplissent les conditions d'ancienneté de grade, ou de temps de service à la mer exigé par la loi ; cependant l'art. 22 de la loi du 20 avril 1822 (*Ann. Maritimes.* p. 269) a formulé des dispenses pour l'avancement au grade dans le cas d'action d'éclat.

Avant de parler du tableau d'avancement, et de la façon de le dresser, il semble logique de traiter *des notes individuelles* données aux officiers du corps de santé à terre par les chefs de service ou chefs de corps ; à bord par leurs commandants.

1° *A terre* : — Les notes individuelles sont adressées chaque année à des époques fixes (1) ou dans des circonstances exceptionnelles, au Ministre de la Marine. Elles visent le mérite, l'aptitude, la conduite des officiers. Elles contiennent, s'il y a lieu, les propositions pour l'avancement et la décoration.

Les médecins et les pharmaciens du service général sont notés par le directeur du service de santé ; ceux attachés aux corps de troupes, aux dépôts, aux bâtiments en réserve, sont notés par les chefs de corps ou commandants dont ils dépendent. Les bulletins individuels de notes sont les mêmes à terre que pour le service à bord ; le modèle est à la page 253 du décret du 29 mai 1885 (Supp. du B. O.). Le Ministre de la Marine a par une circ. du 23 octobre 1874 (B. O. p. 482) recommandé aux autorités maritimes de ne pas faire connaître à leurs subordonnés si des demandes de récompenses ont été faites en leur faveur ; de là le caractère essentiellement confidentiel de ces notes.

Les bulletins individuels sont adressés au préfet maritime qui les transmet au Ministre avec son appréciation.

Pour les médecins attachés aux corps de troupes, il est ouvert le feuillet dit : *de personnel*, sur lequel figurent les notes confidentielles qui leur sont données par les chefs de corps et les inspecteurs généraux (9 oct. 1874). Lorsque des officiers sont dans des situations tout à fait exceptionnelles, attachés à des missions particulières, il appartient au Directeur du personnel de dresser leur bulletin de notes.

Les médecins détachés à Paris (membres du Conseil supérieur), par exemple, sont notés par le Directeur du personnel ; mais le président du Conseil supérieur de santé reçoit les notes directement du Ministre.

Les officiers de tous les corps de la Marine détachés dans un service quelconque, en dehors de l'autorité des préfets maritimes et des commandants en chef à la mer, sont notés par les chefs sous les ordres desquels ils seront directement.

Les propositions émanant d'une autorité, après qu'elle a cessé les fonctions qui lui donneraient qualité pour noter, sont nulles et non avenues.

2° *A bord des bâtiments* (art. 97 du 20 mai 1885). — Tous les ans, au moment de l'inspection générale, le commandant en chef (d'escadre) se fait remettre en simple expédition, par les commandants des bâtiments, des bulletins individuels de notes (modèle n° 1), concernant les officiers de tous grades, aspirants et autres personnes composant les états-majors des bâtiments qu'ils commandent. Il se fait remettre également des bulletins individuels de notes :

1° Par le chef d'état-major, en ce qui concerne les différents chefs de service (Médecin en chef d'escadre).

---

(1) Circulaire du 18 janvier 1888 (B. O. p. 71). Les notes tant des bâtiments que des autres services doivent arriver avant le 20 octobre au ministère.

Circ. du 26 juin 1889 (B. O. p. 908), rappel de la précédente circulaire au sujet des officiers du corps de santé en service aux colonies et de ceux embarqués.

Il reçoit également du médecin en chef d'escadre des *renseignements écrits* sur la valeur professionnelle des officiers du corps de santé embarqués à bord des bâtiments de la force navale (art. 98). Il adresse ces bulletins, après les avoir annotés, au Ministre de la Marine, de manière à ce qu'ils parviennent à Paris avant le 20 octobre. Les notes du commandant en chef doivent faire mention des appréciations du médecin en chef.

Il accompagne les bulletins individuels de notes d'états récapitulatifs, établis pour chaque corps et résumant par ordre de préférence les différentes propositions.

ART. 99. — Dans le courant de l'année, si un bâtiment cesse d'être sous ses ordres, ou au débarquement d'un officier, il se fait remettre des bulletins individuels, si les officiers comptent au moins trois mois d'embarquement depuis la dernière inspection générale ; il conserve ces bulletins jusqu'à l'inspection générale suivante.

Il est bon de rappeler ici certaines recommandations au sujet des notes individuelles qui visent le temps pendant lequel l'officier doit avoir servi au port pour être dûment noté ou le temps nécessaire pour qu'une proposition soit valable. Tout d'abord une circ. du 14 février 1878 (B. O. p. 138) prescrit de ne pas pas oublier de fournir dans les notes des renseignements sur les travaux scientifiques, littéraires ou autres accomplis par les officiers des différents corps de la Marine ; une autre circ. du 5 septembre 1878 (B. O. p. 377) prescrit d'indiquer sur le bulletin des notes le lieu de résidence de la famille de l'officier. Une circ. du 20 janvier 1881 (B. O. p. 31) rappelle aux prescriptions relatives à l'établissement des notes confidentielles. (Circ. du 9 juillet 1868, 20 mars 1874 et 1er mai 1880.)

Une dépêche du 4 février 1888, au sujet des bulletins des notes des officiers et assimilés, recommande aux chefs de service et chefs de corps la plus grande attention dans la rédaction des notes de leurs subordonnés. Tous les faits qui ont trait à la conduite et à la moralité de l'officier doivent être relatés d'une façon claire et précise, des termes vagues étant compromettants pour le service ou pour l'intéressé lui-même.

Les propositions pour le grade ou la Légion d'honneur doivent être nettement formulées (9 février 1851, B. O. p. 156).

La circulaire du 13 août 1857 (B. O. p. 738) dit que les notes comprendront les officiers de tous grades qui auront continué leurs services au port *pendant trois mois au moins au delà de la date de l'expédition des dernières notes*. En cas de changement de service ou de port, le nouveau chef qui les a sous ses ordres les notera s'ils ont servi pendant le même laps de temps.

Une circulaire du 5 mai 1873 (B. O. p. 919) dit qu'aucune proposition ne doit être faite en faveur des officiers qui ne réunissent pas, au 1er janvier suivant, le temps de service exigé par les règlements. Une dépêche du 21 septembre 1885 confirme cette circulaire, en établissant que les tableaux devant toujours porter la date du 1er janvier, la proposition est valable, lorsque l'officier, au 1er janvier de l'année qui suit la proposition, a accompli les conditions requises pour l'avancement.

Voyons maintenant comment se dresse le *tableau d'avancement* pour les officiers du corps de santé.

Le décret du 21 octobre 1890 (B. O. p. 448) a créé une commission de classement des officiers des divers corps de la Marine pour le grade supérieur. Elle est composée de la manière suivante:

Pour tous les corps sont membres de la Commission : les Inspecteurs généraux de la Marine et le Directeur du personnel : pour les officiers du Corps de Santé, on y adjoint le président du Conseil supérieur de Santé, deux médecins en chef ou deux pharmaciens en chef désignés par le Ministre, suivant qu'il s'agit d'examiner les titres des médecins ou des pharmaciens.

Chaque année, lorsque les rapports d'inspection générale, les notes individuelles et les propositions pour l'avancement émanant des autorités compétentes sont parvenus à la Direction du personnel, le Ministre désigne les officiers et fonctionnaires autres que les membres permanents qui doivent faire partie de la commission de classement et donne l'ordre de réunion de cette commission.

Les médecins en chef ne sont pas compris dans le travail de la commission de classement.

Nul ne peut être avancé au choix, s'il n'est porté sur le tableau d'avancement par la commission ou par le Ministre qui peut ordonner l'inscription d'office pour faits de guerre, services extraordinaires, missions spéciales.

Des doutes s'étant élevés sur la question de savoir si le Ministre pouvait porter d'office au tableau un officier ne remplissant pas les conditions de temps de grade voulues par les décrets organiques pour passer d'un grade à un autre, il a été établi par un rapport du Directeur du personnel approuvé par le Ministre en date du 9 décembre 1892 (B. O. p. 643) que les officiers du corps de santé portés au tableau d'office dans ces conditions ne pourront être promus au grade supérieur que lorsqu'ils les auront accomplies, s'ils ne sont pas promus au cours de la colonne expéditionnaire ou pendant la période comprise entre les décrets d'ouverture et de clôture accordant ou faisant cesser le bénéfice de l'avancement en campagne (loi du 20 avril 1832).

Les tableaux comportent un nombre total d'inscriptions égal au nombre des avancements certains par suite des retraites par limite d'âge prévues pendant les 18 mois qui suivront la formation du tableau, augmenté d'un nombre égal à la moyenne des vacances qui se sont produites pendant chacune des cinq années précédentes (retraites anticipées, démissions, décès), etc.

Chaque année, lors de la formation des tableaux d'avancement, la commission de classement appréciera de nouveau les titres des officiers qui y figurent depuis deux ans, si le cas se présente, et remplacera ceux qu'elle ne jugera pas susceptibles d'être maintenus. Les officiers nouvellement inscrits seront classés par rang de préférence à la suite de ceux qui auront été maintenus, et de ceux qui auront été portés au tableau l'année précédente.

Les officiers maintenus ou inscrits au tableau peuvent en être rayés pour faute grave et à la suite d'une délibération de la commission saisie par le Ministre.

Un arrêté ministériel du 21 octobre 1890 (B. O. p. 461) règle le fonctionnement de la commission de classement ; en voici les principaux articles : le Directeur du personnel adresse au Président de la commission les calepins des officiers qui figurent au tableau depuis deux ans, ainsi que ceux des officiers qui ont été l'objet d'une proposition pour l'avancement, et les listes de préférence des commandants en chef ; les membres de la commission en prennent immédiatement connaissance.

La commission commence par maintenir ou par rayer les officiers qui figurent sur le tableau depuis deux années ; puis le président donne lecture des notes qui accompagnent les propositions et de toutes celles dont la lecture est demandée par un membre de la commission ; il fait connaître également le numéro de préférence sur les listes mentionnées plus haut.

Le vote a lieu par bulletin de liste, et au scrutin secret ; nul ne pourra être inscrit au tableau à la suite du 1er tour de scrutin s'il ne réunit la majorité des votants.

Cependant, quand le 1er vote donnera un nombre de candidats ayant obtenu la majorité absolue inférieur à celui des inscriptions à faire au tableau, il sera acquis pour ces candidats. Le vote sera renouvelé pour ceux qui doivent compléter le tableau d'avancement au nombre fixé par le Ministre.

Il aura lieu dans ce cas à la majorité relative des votants, et ne pourra concerner que ceux des candidats qui auront deux voix au 1er tour (1) ; lors du dépouillement de ce scrutin, à nombre égal de voix, l'ancienneté prévaudra.

Si le nombre des candidats ayant obtenu la majorité absolue des voix est supérieur au chiffre des inscriptions fixé par le Ministre, les candidats ayant le plus grand nombre de voix seront définitivement inscrits jusqu'à concurrence de ce chiffre.

Si ce chiffre n'est pas atteint, sans que des candidats ayant même nombre de voix, et en plus grand nombre que celui des inscriptions qui restent à faire, se trouvent appelés à le compléter, un nouveau tour de scrutin à la majorité relative déterminera quels sont ceux de ces derniers candidats à inscrire définitivement (2).

---

(1) Exemple : 8 votants : majorité absolue : 5.

10, nombre des candidats à inscrire fixé par le ministre. 7 candidats (nombre inférieur à celui des inscriptions à faire) ont obtenu la majorité absolue et sont inscrits ; 8 autres ont obtenu quatre voix ; 2 trois voix ; 2 deux voix. Il n'y aura de soumis au renouvellement du vote que ceux qui ont obtenu au moins 2 voix, et alors la majorité sera relative.

(2) Ex. : 8 votants. Majorité absolue : 5. — 10, nombre de candidats à inscrire fixé par le ministre ; 15 candidats ont obtenu la majorité absolue, dont 3 ont obtenu huit voix ; 4, sept voix ; 4, six voix ; 4, cinq voix.

Tous ceux qui ont obtenu 8 voix et 7 voix; au total 7, sont définitivement inscrits. Le chiffre 10 fixé par le Ministre n'est pas atteint ; les candidats qui ont 6 voix. au nombre de 4, nombre

Ces opérations terminées, il sera procédé par un nouveau vote au classement des officiers nouvellement élus, qui seront inscrits dans l'ordre de ce classement, à la suite de ceux du tableau précédent.

Chacun des votants dressera une liste des officiers dont on doit faire le classement par ordre de préférence, et le rang d'inscription résultera de la somme des points obtenus ; à nombre égal de points, l'ancienneté prévaudra.

Les tableaux d'avancement sont autant que possible arrêtés séance tenante, ils sont remis immédiatement au Ministre. Les calepins sont, après la séance, renvoyés aux Directeurs compétents.

Des dépêches fréquemment renouvelées recommandent aux officiers de s'abstenir de visites à Paris, peu de temps avant, ou au moment de la réunion de la commission de classement pour le tableau d'avancement. Dép. du 7 oct. 1887, du 30 oct.1888. Une dernière dépêche du 19 octobre 1889 donne à ces recommandations un caractère de permanence.

ART. 2. — *Décorations et médailles commémoratives.*

L'ordre de la Légion d'honneur, créé par la loi du 29 floréal an X et réorganisé par décret du 16 mars 1854 (B. O. 677), possède une hiérarchie qui comprend cinq grades accessibles aux conditions suivantes :

1° Chevalier : 20 ans de fonctions civiles ou militaires accomplies avec distinction ;

2° Officier : 4 ans de chevalier ;

3° Commandeur : 2 ans d'officier ;

4° Grand-officier : 3 ans de commandeur ;

5° Grand'croix : 3 ans de grand-officier.

Les campagnes comptent double, mais jamais plus.

Les actions d'éclat les blessures graves en temps de guerre, les services extraordinaires dispensent des conditions de temps à condition de ne pas franchir de grade.

Nul ne peut porter la décoration du grade auquel il aura été nommé ou promu qu'après sa réception, à moins que cette décoration ne lui soit remise par le chef de l'État.

Le traitement attaché à la décoration (chevaliers 250 fr. ; officiers 500 fr. ; commandeurs 1000 fr. ; grand-officier 2000 fr. ; grand'croix 3000 fr.), payable par semestre les 1er juin et 1er décembre (29 août 1881, B. O. p. 320), n'est dû qu'aux militaires *promus étant en activité de service* et se trouvant dans les catégories suivantes :

1° Officiers de Marine, officiers mécaniciens, du génie maritime, ingénieurs hydrographes, commissaires, inspecteurs, médecins, aumôniers, officiers et soldats des corps de troupes.

2° Officiers mariniers, quartiers-maîtres marins et assimilés.

3° Certains fonctionnaires et agents ayant accompli certaines conditions de navigation.

de candidats ayant le même nombre de voix et plus grand que celui des inscriptions qui reste à faire, sont seuls soumis à un nouveau tour de scrutin.

Le traitement attaché au grade est continué dans la position de retraite.

La valeur de la décoration est imputée sur la 1re annuité. Des brevets revêtus de la signature du chef de l'État sont délivrés à tous les membres de la Légion ; les commandeurs sont assimilés aux colonels, les officiers aux chefs de bataillon, les chevaliers aux lieutenants, pour les honneurs militaires et funèbres.

Par tolérance il est permis de porter sur l'habit de ville un simple ruban, une rosette ou des croix d'un diamètre différent de celui prescrit par les statuts de l'Ordre ; sur le costume officiel et sur l'uniforme on ne doit porter que les insignes qu'on a reçus de la Grande Chancellerie. Voir le décret du 10 mars 1891 (B. O. p. 499) au sujet du port des décorations.

La Légion d'honneur donne droit à certains honneurs (présentation ou port des armes par les sentinelles, salut, rang dans les cérémonies) ; D. du 17 février 1876, B. O. p. 304 (1). Les membres de l'Ordre sont soumis à une discipline qui a pour sanction : la censure, la suspension totale ou partielle, l'exclusion ; ils perdent leur qualité par les mêmes motifs qui font perdre la qualité de Français. Les propositions pour la Légion d'honneur sont faites dans les notes individuelles, après les inspections générales, à la fin d'une campagne ou au désarmement des navires (art. 97 et D. du 20 mai 1885 ; circulaire du 13 mai 1873, B. O. p. 582). Pour tout le personnel à terre, elles sont formulées dans les notes annuelles. Elles doivent être limitées aux actions d'éclat ou de dévouement, aux services signalés, aux publications d'ouvrages d'une utilité incontestable. Les officiers subalternes ne peuvent être proposés pour le grade d'officier que s'ils ont accompli une action d'éclat ou une action ayant un caractère d'importance toute particulière. Dans ce cas, il est dressé un état de proposition spécial avec rapport à l'appui. (Circ. du 10 mai 1878, B. O. p. 814.)

Les propositions en faveur des officiers sur leurs notes individuelles ont un caractère confidentiel, en ce sens que les intéressés doivent les ignorer ; pour les officiers mariniers, quartiers-maîtres, marins et agents, il n'en est pas de même ; car elles sont portées sur leur livret, mais seulement après l'approbation du commandant en chef. (C. du 20 nov. 1883, B. O. p. 724. D. du 20 mai 1885, art. 104.)

Des secours sont accordés aux veuves des légionnaires décédés sans fortune ; la demande de ces secours comporte une pétition au grand chancelier mentionnant la date de la décoration et le numéro du livret, un extrait des actes de mariage et de décès, un certificat du maire indiquant la situation de la famille de la veuve. Les veuves des médaillés militaires n'obtiennent pas ces allocations.

Le paiement du traitement s'effectue de la manière suivante : pour des officiers sans troupes, les militaires de tous grades détachés des corps, les fonctionnaires et les employés militaires (et les médecins et

---

(1) Tout officier en retrait d'emploi pour inconduite habituelle ou faute contre l'honneur peut être suspendu de tout ou en partie des droits, prérogatives, traitements attachés à la légion d'honneur (D. du 24 nov. 1852). Cette suspension emporte celle de l'autorisation de porter les insignes d'un Ordre quelconque.

pharmaciens entrent dans une de ces catégories), les intéressés remettent ou envoient au trésorier-payeur général du département où ils résident un certificat de vie quittancé et un certificat d'inscription qui est délivré par la Grande Chancellerie (papier bleu). Le trésorier-payeur général remet ou renvoie aux titulaires les certificats de vie et d'inscription sur lesquels il a apposé un timbre-estampille et son vu « bon à payer » par le receveur ou le percepteur de la localité (1).

Les officiers peuvent faire toucher leur traitement par les mains d'un tiers porteur du certificat d'inscription et du certificat de vie.

Les certificats de vie et d'inscription sont transmis en franchise (18 juin 1862, B. O. p. 4). Un décret du 9 décembre 1862 a soumis à la prescription quinquennale les traitements de la Légion d'honneur. Est puni d'un emprisonnement de deux mois à deux ans, tout marin qui porte publiquement des décorations, médailles et insignes sans en avoir le droit.

Une circulaire du 8 juillet 1874 (B. O. p. 5) établit que toutes les pièces relatives à la réception, au paiement, etc., doivent être transmises au grand chancelier de la Légion d'honneur en franchise. (Circ. du 4 septembre 1873.) Toutes les lettres adressées au grand chancelier doivent être écrites à la première personne. On ne doit pas se servir d'imprimés.

Mode de réception. — Le grand chancelier de la Légion d'honneur délègue à un membre de la Légion d'honneur ses pouvoirs pour procéder à la réception d'un autre membre. Le délégué doit être d'un grade dans la Légion au moins égal à celui du récipiendaire. Les officiers du corps de santé décorés sont reçus devant les troupes comme leurs collègues dans l'Ordre appartenant à d'autres corps par le commandant en chef, à terre ou à bord ; si aucune cérémonie militaire n'a lieu à cette époque, le préfet maritime délègue au directeur de service de santé les pouvoirs qu'il tient du grand chancelier, et celui-ci procède à la réception du nouveau légionnaire ou du promu dans l'Ordre, d'une façon plus intime, mais qui ne doit cependant pas exclure une certaine solennité.

Voyons comment se fait la réception devant les troupes. Une circulaire du 15 juillet 1886 applique aux troupes de la marine le décret du 10 mai 1886 réglementant le mode de réception des membres de la Légion d'honneur. Le § 3 de l'art. 1er dit que les officiers sans troupes et les assimilés (c'est le cas des médecins de la marine) sont reçus devant la garnison convoquée pour être passée en revue par le commandant d'armes ou son délégué (dans la marine, commandant en chef ou son délégué). A l'issue de la revue, le commandant des troupes fait sortir du rang, sans leur garde, les drapeaux et étendards et les fait placer devant le centre. Tous les légionnaires présents se groupent derrière les drapeaux ou étendards, et les récipiendaires se placent à dix pas en avant. L'officier délégué par le grand chancelier de la Légion d'honneur pour procéder à la réception se place en face

---

(1) Une dépêche du 4 juin 1888 établit que pour les légionnaires en activité de service les certificats de vie seront délivrés par l'administration de leur port d'attache.

du récipiendaire, fait porter les armes et ouvrir un ban. Il adresse ensuite à haute voix, à chacun des nouveaux nommés dans la Légion d'honneur, les paroles suivantes :

« Au nom du président de la République et en vertu des pouvoirs qui me sont conférés, nous vous faisons (chevalier, officier, etc.....) de la Légion d'honneur. » Puis, comme il est dit dans l'art. 30 du décret organique, il frappe le récipiendaire du plat de l'épée sur chaque épaule, lui attache la décoration sur la poitrine et lui donne l'accolade.

Les drapeaux et les anciens légionnaires rentrent dans le rang, et le commandant des troupes fait fermer le ban, et défiler l'arme sur l'épaule droite.

Pendant le défilé, les nouveaux légionnaires se tiennent à quatre pas derrière le commandant des troupes.

Après la réception, procès-verbal est dressé par le délégué et le récipiendaire qui signe également le reçu de décoration. Les pièces sont envoyées directement au grand chancelier, qui plus tard fait parvenir le certificat d'inscription et le livret au récipiendaire. Une circulaire du 4 décembre 1870 (B. O. p. 842), tout en maintenant le droit de correspondre directement avec le grand chancelier de la Légion d'honneur pour l'envoi des pièces relatives aux décorations, recommande de ne pas se servir d'imprimés (note de service), de ne pas parler à la troisième personne ; en un mot, de correspondre par lettre et avec les formules et salutations d'usage.

Un procès-verbal d'individualité est dressé par le détail des revues du port ; il a pour but de constater par la comparaison de l'extrait de naissance du légionnaire et de la lettre de nomination que les noms et prénoms sont bien les mêmes, et qu'en cas de divergence le titulaire est désigné de telle façon sur l'extrait de naissance et de telle autre sur la lettre de nomination. Les imprimés des procès-verbaux de réception et d'individualité, le reçu de décoration arrivent en même temps que la croix ; le légionnaire n'a qu'à porter l'imprimé du procès-verbal d'individualité au bureau des revues en même temps que sa lettre de nomination qui lui a été remise peu de temps après le décret de promotion. Le commissaire aux revues établit le procès-verbal d'individualité.

En dehors de la Légion d'honneur, il existe d'autres distinctions honorifiques françaises, qui ne peuvent être obtenues que sur les propositions du Ministre de la Marine, éclairé par des notes spéciales sur les travaux scientifiques et littéraires des officiers (15 janvier 1876, p. 44 ; circ. du 14 février 1878, B. O. p.138).

En premier lieu, les *palmes académiques*, décorations universitaires, peuvent être distribuées aux officiers du corps de santé comme à ceux des autres corps de Marine. Elles ne comprennent que deux grades : celui d'officier d'académie répondant à celui de chevalier de la Légion d'honneur ; celui d'officier de l'instruction publique répondant aux autres grades plus élevés de l'Ordre national. Une circulaire du 23 juin 1891 (B. O. p. 993) règle les propositions pour les palmes en faveur des divers corps de la Marine ; un modèle d'état y est annexé. Elle recommande de ne proposer que des candidats pourvus des titres les plus sérieux.

Citons pour mémoire que les officiers du corps de santé peuvent être décorés du *Mérite agricole* fondé par décret du 7 juillet 1883 (B. des lois, p. 955).

Enfin ils peuvent aussi obtenir des médailles d'honneur et de sauvetage (1). Diverses dépêches recommandent de ne proposer qu'à bon escient, et sous réserve de l'acceptation des intéressés, pour les médailles de sauvetage ; d'autres en autorisent le port ostensible. Une circ. du 4 avril 1864 (B. O. p. 860) établit les règles de propositions qui, d'après la circ. du 13 novembre 1883, se prescriront par une année. *Des médailles commémoratives*, françaises ou étrangères, ont été instituées dans le but de récompenser les militaires et marins ayant fait partie d'une expédition pénible et dangereuse, sans que leur mérite ou leur valeur soient suffisants pour les distinguer plus grandement.

Voici en premier lieu les anciennes :

1° Médaille anglaise de Crimée (circ. du 28 janvier 1856, B. O. p. 125) pour les militaires et marins ayant fait partie de l'expédition, avec agrafes indiquant la présence au feu pour les corps militaires. Les corps non combattants portent la médaille sans les agrafes ; les officiers d'un bâtiment armé en guerre ou d'un transport sont admis à porter la médaille.

2° Médaille de la Baltique pour les deux campagnes qui ont eu lieu dans cette mer ; la 1re compte du 27 mars 1854 au 6 novembre suivant ; la 2e du 1er mai 1855 au 11 décembre suivant ; elle n'a pas d'agrafes.

3° Médaille d'Italie (D. du 10 août 1859, B. O. p. 240).

4° Médaille de Chine (D. du 23 janvier 1861. B. p. 149).

5° Médaille du Mexique (D. du 30 août 1863, B. O. p. 187).

Donnée à tous ceux qui ont fait partie de l'expédition (7 janvier 1862 au 17 mars 1867).

6° Médaille du Mérite militaire du Mexique (circ. du 9 juillet 1868, B. O. p. 106). — Médaille sarde de la Valeur militaire, 10 juin 1857 (B. O. p. 613) ; la médaille du Pape, 3 avril 1848 (B. O. p. 418).

Les médailles commémoratives récentes offrent un plus grand intérêt en raison de leur actualité et de l'extension qu'elles ont prise depuis les dernières expéditions coloniales.

1° Médaille du Tonkin : loi du 6 septembre 1885 (B. O. p. 1226), le droit commençant du 1er janvier 1883 ; loi du 26 juillet 1887 (B. O. p. 179) complétant la précédente, prorogeant la limite jusqu'au 31 décembre 1886, et décidant que les militaires et marins qui ont accompagné Francis Garnier de 1873 à 1883 sont compris parmi les ayants droit (2).

---

(1) Une dépêche du 26 juin 1891 interdit aux officiers, militaires et marins en activité d'accepter des croix, insignes ou brevets délivrés par des Sociétés de sauveteurs ou de sauvetage.

(2) La loi de juillet 1887 disait que la médaille commémorative ne devait plus être accordée d'une façon générale à partir du 1er janvier 1887, mais bien aux seuls militaires et marins qui

2° Médaille de Madagascar : loi du 31 juillet 1886 (B. O. p. 152), le droit commençant le 8 mai 1883 pour finir le 13 mars 1886.

3° Médaille du Dahomey (loi du 24 novembre 1892, B. O. p. 594) ; les droits à l'obtention cessent le 5 février 1894.

Tout le monde connaît ces médailles et la disposition et couleurs de leurs rubans ; ajoutons que les titulaires sont soumis à la législation disciplinaire qui régit la Légion d'honneur, et que les rubans de médailles commémoratives ne peuvent être portés sans la médaille (avis de la Grande Chancellerie. B. O. 11 novembre 1875).

4° Médaille coloniale. Elle est destinée à récompenser les services militaires résultant de la participation à des opérations de guerre dans les colonies françaises ou pays de protectorat. Le décret du 6 mars 1894 en donne les conditions d'obtention et contient les instructions relatives à sa délivrance.

Elle est exclusivement réservée au personnel ayant servi à un titre militaire (officiers des différents corps de la marine jouissant du bénéfice de la loi de 1834, médecins et pharmaciens par conséquent, etc...) ; elle ne sera concédée que sur la demande des intéressés qui s'adresseront directement au commissaire aux revues de leur port d'attache, en indiquant la date de la ou des campagnes donnant droit à la médaille, le corps, le grade, le bâtiment, etc...

Les actions ou campagnes de guerre donnant déjà droit à des médailles commémoratives ne peuvent compter en même temps pour la médaille coloniale ; sans remonter jusqu'au 12 juillet 1827, comme le fait le décret du 6 mars 1894 pour l'Algérie, nous commencerons à la Cochinchine.

Cochinchine : conquête, du 12 décembre 1857 au 5 juin 1862.

Du 5 juin 1862 au 12 juillet 1867 ; ainsi que du 30 avril 1868 au 2 décembre 1868 : la médaille ne sera plus attribuée qu'aux militaires et marins qui ont pris part, d'une manière effective, à des opérations de guerre.

Côte-d'Or : du 16 mars 1849 au 22 novembre 1849 ; du 25 octobre 1852 au 24 octobre 1853.

Iles-Marquises : du 18 septembre 1842 au 31 décembre 1843.

Nossi-Bé : du 26 mai 1849 au 5 août 1849.

Nouvelle-Calédonie : du 27 septembre 1853 au 31 décembre 1858 ; du 25 mai 1859 au 25 septembre 1859 ; du 25 juin 1878 au 12 mars 1879.

Sénégal et Soudan : Personnel ayant obtenu le bénéfice de campagne de guerre depuis l'année 1833 inclusivement, soit en vertu de l'état de guerre général, soit par suite d'expéditions particulières tant dans le Bas-Sénégal et les rivières du sud que sur le Haut-Fleuve et dans le Soudan français.

Iles de la Société : du 13 mars 1844 au 7 janvier 1847.

Tunisie : du 4 avril 1881 au 10 décembre 1881.

auraient pris part, *d'une manière effective,* à des opérations de guerre au Tonkin et en Annam. Une circulaire du 13 juillet 1893 (B. O. p. 56) décide que les droits à l'obtention de cette distinction honorifique cesseront définitivement d'être acquis à partir du 1er octobre 1893, l'ère des véritables opérations de guerre pouvant être considérée comme close.

Inutile de décrire ici la médaille coloniale, qui recevra autant d'agrafes que le titulaire aura accompli de campagnes dans des possessions différentes.

Décorations étrangères. — Tous les Ordres étrangers sont dans les attributions du grand chancelier de la Légion d'honneur ; les décorations doivent être conférées par une puissance souveraine ; sont considérées comme illégalement ou abusivement obtenues, toutes les décorations qualifiées françaises ou étrangères et conférées par des chapitres, corporations, confréries, prétendus grands maîtres ou leurs délégués. Une dépêche du 23 mars 1891 ne reconnaît pas l'ordre de l'Etoile Noire créé par le roi Toffa et interdit d'en porter les insignes.

Il est nécessaire d'obtenir du chef de l'Etat l'autorisation d'accepter et de porter les décorations étrangères.

La circ. du 17 décembre 1887 (B. O. p. 633) donne l'énumération des pièces à fournir en même temps que la demande (1) : 1° Demande en autorisation au grand chancelier (transmis par voie hiérarchique). — 2° Brevet original accompagné de la traduction officielle. — 3° Extrait d'acte de naissance (si le titulaire n'est pas médaillé militaire ou décoré de la Légion d'honneur). — 4° Récépissé constatant le versement à la recette centrale de la Seine, place Vendôme, n° 16, ou à celle d'un receveur des finances des départements de la somme fixée pour droit de chancellerie (2). Les officiers en activité de service jusques et y compris le grade de capitaine et de lieutenant de vaisseau versent seulement une somme de 10 fr. pour prix du brevet (D. du 8 novembre 1883). Les sous-officiers et soldats sont exempts de tous droits.

Elle fixe aussi les règles adoptées pour le port des insignes. Les titulaires de décorations étrangères dont le ruban est rouge ou contient du rouge en quantité plus ou moins notable, ne peuvent porter à la boutonnière les insignes de ces ordres qu'en suspendant à leurs rubans ou rosettes une croix d'un diamètre au moins égal à celui de la rosette ou à la largeur du ruban (déc. présid. du 11 avril 1882), 8 juin 1885 et 10 juin 1887).

La circulaire du 11 novembre 1879 (B. O. p. 756) dit expressément que pour porter des décorations avec rosette il faut avoir au moins le grade de capitaine ; les décorations en sautoir seront portées par les officiers supérieurs ; celles avec plaques ou grand cordon, par les officiers généraux.

La circ. précitée du 17 décembre 1887 dit que si le grade n'est pas assez élevé pour la classe de la décoration étrangère, l'officier peut porter les insignes de la classe immédiatement inférieure : c'est ainsi

---

(1) Une circulaire du 1er juin 1891 établit que des demandes en autorisation de port d'Ordres étrangers doivent être accompagnées de la justification des services rendus (B. O. p. 829).

(2) Le décret du 22 mars 1875 fixe ainsi les droits de chancellerie :
100 fr. pour décorations portées à la boutonnière ;
150 fr. pour les décorations portées en sautoir ;
200 fr. pour les décorations portées en sautoir avec plaque ;
300 fr. pour les décorations portées en écharpe avec plaque.

qu'un médecin de 1re classe fait commandeur d'un ordre étranger pourra demander à porter les insignes d'officier de ce même ordre.

Les dispositions disciplinaires des lois, décrets et ordonnances sur la Légion d'honneur sont applicables aux Français décorés d'ordres étrangers ; en conséquence, le droit de porter les insignes de ces ordres peut être suspendu ou retiré dans le cas et suivant les formes déterminées par les membres de la Légion d'honneur. (Voir le décret du 10 mars 1891 (B. O. p. 499), au sujet du rang dans lequel doivent être placées sur les poitrines les décorations et médailles) ; il est du reste utile de le reproduire en entier :

ART. 1er. — Les décorations et médailles françaises et étrangères se portent sur le côté gauche de la poitrine, le ruban ou la rosette posés :

1° Sur l'uniforme militaire (tunique, dolman, veste, capote, habit ou redingote) à la hauteur de la 2e rangée de boutons.

2° Sur le costume officiel civil (frac, robe, soutane), à la hauteur du sein gauche.

3° Sur l'habit ou la redingote de ville, à la première boutonnière.

ART. 2. — La croix de la Légion d'honneur, la Médaille militaire et tous les insignes à l'effigie de la République doivent présenter la face sur laquelle se trouve l'effigie.

ART. 3. — Les décorations françaises sont placées les premières et dans l'ordre suivant, de droite à gauche, sur le côté gauche de la poitrine :

Légion d'honneur. — Médaille militaire. — Médailles commémoratives. — Décorations universitaires. — Décoration du Mérite agricole. — Médailles d'honneur.

ART. 4. — Les décorations étrangères viennent à la suite et à la gauche des décorations françaises.

ART. 5. — Sur l'uniforme, en costume officiel, militaire ou civil, dans la petite tenue en armes, toutes les décorations et médailles françaises et étrangères doivent être portées avec leurs insignes réglementaires ; le port des rubans ou rosettes seuls à la boutonnière est formellement interdit.

ART. 6. — Les personnes en tenue de ville sont seules autorisées à porter à la boutonnière des rubans ou des rosettes sans insignes, excepté s'il s'agit de décorations étrangères qui contiennent du rouge en quantité plus ou moins notable, et dont le port a été réglementé par les décisions présidentielles des 11 avril 1882, 8 juin 1885 et 10 juin 1887. La notification du décret du 3 juin 1891 et de l'arrêté ministériel du 6 juin 1891 dit à l'avant-dernier paragraphe qu'il ressort des termes de l'article 5 du décret du 10 mars que le port des décorations, avec *la petite tenue, sans armes*, est facultatif ; il y aura donc lieu d'autoriser, dans l'espèce, le port du ruban avec la petite tenue sans armes.

Dans ce cas, doit-on porter le ruban ou la rosette sur la poitrine ou à la boutonnière ? Les uns, s'appuyant sur la dernière phrase de l'art. 5, veulent qu'ils soient portés comme s'ils étaient accompagnés de leurs insignes, à la hauteur de la 2e rangée de boutons ; les autres continuent à les arborer à la 1re boutonnière gauche. Il est bien entendu que le premier mode est le seul indiqué si la redingote est portée boutonnée jusqu'en haut, quoique l'officier soit sans armes ; mais en été surtout, si la redingote est portée ouverte, avec un gilet bleu ou blanc (art. 71 du décret du 3 juin sur l'uniforme), la place du ruban ou de la rosette est indiquée à la boutonnière. Du reste, n'est-ce pas une tenue de ville que la petite tenue sans armes, et, par conséquent, justiciable de l'article 6 ? (Voir le tableau des circonstances dans lequelles se portent les tenues.)

Bien entendu, l'autorité militaire est seule juge de la question et la résout à son gré, à terre ou à bord (1).

Art. 3. — *Bourses dans les lycées. — Écoles spéciales. — Bureaux de tabac, perceptions. — Témoignages de satisfaction. — Prix.*

La profession militaire est une carrière d'honneur et de sacrifice ; on n'y amasse point. Mais, en retour, l'État aide ses serviteurs dans une certaine mesure par des facilités, des immunités, des encouragements, et étend même sa protection sur leurs familles (Fournier et Neveu, *Traité d'administration de la marine*).

Des bourses et fractions de bourses dans les lycées et collèges des ports (internat, demi-pensionnat, externat simple et surveillé) peuvent être concédées jusqu'à 19 ans, et même parfois au delà, dans l'ordre de préférence suivant, aux enfants de 11 ans au moins, appartenant à des familles dont un ou plusieurs membres sont ou ont été au service de la marine :

1° Orphelins de pères tués en service commandé, morts de suites de leurs blessures ou de maladies résultant du service.

2° Orphelins d'officiers, fonctionnaires ou agents compris au tarif n° 1 de la loi du 5 août 1879 (B. O. p. 265). Officiers du corps de troupes, maîtres et conducteurs, entretenus, officiers mariniers et sous-officiers des troupes de la marine, chevaliers de la Légion d'honneur ou décorés de la médaille militaire.

3° Fils de pères amputés, estropiés ou infirmes par suite des blessures reçues en service ou de maladies résultant du service.

4° Fils des officiers, fonctionnaires, mentionnés au tarif n° 1 de la loi du 5 août 1879, en activité, ou en retraite et sans fortune, frères et neveux des mêmes à la charge de leurs frères et oncles.

5° Fils des maîtres et conducteurs entretenus.

6° Fils des officiers mariniers, sous-officiers, etc..., décorés.

7° Descendants de marins qui ont rendu des services signalés.

Les demandes en concession ou en augmentation de bourses, instruites par une Commission que préside le chef d'état-major dans chaque port et transmises par le préfet maritime au Ministre, avec les pièces voulues et un classement par ordre de préférence, le 1er août (C. 21 octobre 1879 et dép. du 3 janv. 1883, état-major), sont examinées et classées à Paris par une Commission spéciale présidée par un officier général de la marine. Le Ministre prononce l'admission des can-

---

(1) Tout ce qui a trait à la Légion d'honneur, aux décorations et aux médailles commémoratives se trouve traité, avec de grands détails, dans la *Revue maritime* de 1886 et années suivantes, par M. Delarbre.

didats ; mais la faveur peut être retirée à ceux qui, après deux avertissements, persistent à se conduire mal et à ne pas travailler. (D. 24 oct. 1881. B. O. p. 876.) (1).

Ajoutons que les services rendus à la marine donnent aussi *des titres* à l'obtention des bourses nationales, départementales et communales dans tous les lycées et collèges.

L'instruction du 23 mai 1892 (B. O. p. 505), qui a coordonné tous les règlements relatifs aux bourses dans les lycées et collèges des ports, donne du reste tous les renseignements nécessaires, en même temps que la liste des ayant droit. Il suffit de s'y référer ; nous donnerons seulement l'énumération des pièces à fournir avec la demande de première concession :

1° Acte de naissance de l'enfant.

2° Certificat de vaccination et de santé, dûment légalisé et signé par un docteur en médecine.

3° Un état authentique des services pour servir de base à la demande.

4° S'il y a lieu, un certificat de bonne conduite délivré par le chef d'établissement où le candidat a commencé ses études.

5° Engagement écrit des parents de payer les frais de trousseau et de pension.

6° Un bulletin des contributions et indicatif des ressources et du revenu de la famille, ainsi que du nombre, de la situation et de l'âge des autres enfants ; énumération des charges à supporter ; le bulletin doit être certifié par le maire de la commune ; pour une prolongation ou une promotion, les mêmes pièces avec indication des changements survenus, et le bulletin de notes délivré par le proviseur du lycée ou collège.

Les bourses et demi-bourses avec trousseau et demi-trousseau concédés : par le Ministre de la guerre à l'École polytechnique, à l'École militaire, et par le Ministre de la marine à l'École navale et à l'École du Service de Santé de la marine, ne sont pas le privilège exclusif de fils de fonctionnaires militaires ; mais la qualité d'officier jointe à l'insuffisance de fortune est un motif de plus pour l'obtention de ces faveurs (D. du 5 juin 1850. B. O. R. T. 5. p. 346.)

Une circulaire du 23 avril 1891 (B. O. p. 546) établit qu'un aïeul peut faire valoir ses droits à l'obtention d'une bourse de la marine en faveur de son petit-fils orphelin.

Voir aussi pour les bourses dans les lycées de filles un décret du 28 juillet 1882 (B. Lois. p. 999).

La liste des ayant droit au 1er mai 1892, qui fait suite à l'instruction du 23 mai 1892, comprend tous les officiers du corps de santé, moins les *médecins et pharmaciens auxiliaires de* 2e *classe* ; les agents administratifs des directions, depuis l'emploi de commis principal ou

---

(1) Composition de la Commission des bourses dans chaque port :

1° Chef d'état-major de l'arrondissement (Circ. du 17 février 1892) ;

2° Un capitaine de vaisseau ;

3° Un officier de grade assimilé, soit du Génie maritime ou du Commissariat de la marine ;

4° Un officier supérieur du Corps de Santé ;

magasinier principal, les jardiniers botanistes principaux de 1re et 2e classe ; les jardiniers botanistes entretenus.

Le Prytanée militaire de la Flèche est spécialement institué pour les fils de militaires des armées de terre et de mer, qui y sont admis de 9 à 16 et même 18 ans après examen, et y reçoivent une éducation les préparant à la carrière militaire, et exceptionnellement à d'autres carrières. 300 places gratuites et 100 demi-places sont réservées aux enfants d'officiers sans fortune et de sous-officiers morts au champ d'honneur. Les parents ont à fournir un trousseau de 400 francs environ.

Le Prytanée reçoit en outre, après examen, des élèves pensionnaires au prix de 550 fr.

Voir l'instruction pour l'admission au Prytanée en 1885, le 6 mars 1885, J. M. P. 305.

Les maisons nationales d'éducation de la Légion d'honneur organisées par l'Ordonnance du 9 mars 1816, complétée par décret du 30 juin 1881, J. O. du 10 septembre 1881, comprennent :

1° La maison de Saint-Denis qui reçoit 400 élèves gratuites âgées de 9 à 11 ans, filles légitimes d'officiers sans fortune du grade de capitaine et au-dessus, en activité, et de fonctionnaires civils du même rang, membres de la Légion d'honneur, et 75 pensionnaires payant 1000 fr., filles, petites-filles, sœurs ou nièces des membres de l'Ordre ; il ne peut être obtenu qu'une place gratuite par famille ; avant l'admission de toute élève, il est versé 300 francs pour le trousseau. Voir, pour les conditions à remplir, le décret du 30 juin 1881 (J. O du 10 septembre 1881).

Les maisons d'Ecouen et des Loges, succursales établies : la première pour les filles des officiers d'un grade inférieur à celui de capitaine ou des fonctionnaires d'un rang correspondant, et la seconde pour celles des sous-officiers et soldats membres de l'Ordre, reçoivent 400 élèves gratuites et 40 payant 700 francs ; ces élèves doivent avoir de 9 à 11 ans et sortent à 18 ans. Le trousseau est fourni par l'Etat aux élèves gratuites et payé 250 fr. par les autres (D. du 30 juin 1881).

La direction de la maison de Saint-Denis est confiée à une surintendante ayant sous ses ordres un personnel déterminé par le décret du 30 juin 1881. Chacune des maisons d'Ecouen et des Loges est dirigée par une intendante et inspectée deux fois par an par la surintendante.

Les anciens militaires, leurs veuves et leurs orphelins peuvent obtenir des bureaux de tabac, sur demandes transmises par le préfet maritime après enquête préalable (D. du 28 novembre 1873, B. t. 949 ; circ. du 26 février 1878, p. 374). Voir la dépêche ministérielle du 7 janvier 1888 qui fixe la nature des pièces qui devront accompagner la demande des bureaux de tabac ; elle a été insérée à la page 40 du B. O.

1° Demande au Ministre des finances sur papier timbré, indiquant l'âge, le domicile et les titres.

2° Etat authentique, sur copie certifiée, des services militaires ou civils du mari, ou du père, indiquant leur durée et leur importance, et le chiffre des derniers traitements civils.

3° Bulletin de naissance du pétitionnaire.

4° Bulletin de mariage du pétitionnaire ou celui des père et mère du pétitionnaire, suivant que celui-ci est marié ou veuf dans le premier cas ou célibataire dans le second (1).

5° Bulletin de décès du mari ou des père et mère.

6° Bordereau des hypothèques et justification des dettes non hypothécaires.

7° Extrait des rôles des contributions payées par le postulant, ou certificat de non-inscription sur les rôles.

8° Pièces à l'appui : sous cette rubrique on entend toutes les pièces que le postulant peut joindre à sa demande, afin de prouver ses titres ou la difficulté de sa situation.

Le Ministre prescrit aux préfets maritimes de faire une enquête sérieuse sur les titres et la situation des postulants et de joindre au dossier son avis personnel.

Les bureaux de tabac sont accordés d'après une liste de candidats qu'établit une commission de 10 membres : par le Ministre des finances pour les débits d'un produit supérieur à 4.000 fr. ; par les préfets des départements pour les autres. La liste comprend 4 catégories de candidats :

1° Anciens officiers supérieurs, leurs veuves et orphelins, officiers inférieurs qui se sont signalés par une action d'éclat, fonctionnaires ou employés supérieurs des services publics.

2° Officiers inférieurs, agents civils ou fonctionnaires inférieurs.

3° Anciens militaires de tous grades mis hors de service pour blessures graves.

4° Personnes ayant accompli, dans un intérêt public, des actes de courage et de dévouement.

La concession de *perceptions* à d'anciens militaires est soumise aux mêmes formalités.

La circulaire du 19 octobre 1892, relative au mode d'examen des travaux des officiers, dit expressément qu'il est dans les intentions du Ministre de tenir compte aux officiers et fonctionnaires relevant du département, en raison des propositions qui lui seront faites, de l'importance théorique ou de l'application possible de leurs travaux, soit par une inscription au calepin, soit par un *témoignage de satisfaction* inséré au *Bulletin officiel*.

Une circulaire du 3 décembre 1892 (B. O. p. 639) réglemente les diverses marques de satisfaction. Tout officier qui s'est signalé dans l'accomplissement d'une mission ou par l'envoi d'un travail, doit être l'objet d'une marque de satisfaction transmise par la voie hiérarchique et visée par le directeur du personnel :

1° Quand un officier aura présenté un travail témoignant de son zèle, mais que l'examen passé par l'état-major général et par les directions compétentes aura fait juger comme n'étant susceptible d'au-

____

(1) Les actes de l'état civil peuvent être remplacés par des extraits sur papier libre délivrés sans frais par la Mairie.

cune suite, le cabinet du Ministre lui accusera réception de son envoi, en le remerciant par une lettre adressée à son chef de service et dont il lui sera remis copie.

2° Quand le travail transmis présentera un intérêt réel, l'accusé de réception exprimera pour l'auteur des félicitations, et mentionnera, s'il y a lieu, la suite donnée aux propositions formulées.

3° Un officier qui, par son initiative personnelle, par les qualités déployées au cours d'une mission extraordinaire, ou par la production d'un travail de haute portée, aura mérité que ses chefs attirent sur lui l'attention particulière du Ministre, pourra recevoir par lettre un témoignage de satisfaction du Ministre. Une copie de cette lettre sera jointe, par les soins de la direction du personnel, au dossier de l'officier, mais non insérée au *Bulletin officiel*.

4° Dans les cas très rares où cette lettre, adressée à l'officier personnellement, ne semblerait pas une récompense suffisante du service rendu, le témoignage de satisfaction pourra être rendu public par une insertion au *Bulletin officiel* de la marine.

Indépendamment des médailles d'or de la *Revue maritime et coloniale*, de celles des *Archives de médecine navale* (1), nous avons encore à citer le *prix* Blache, qui est décerné tous les trois ans au médecin de la marine, auteur de la découverte la plus utile ou du meilleur travail sur la thérapeutique exclusivement médicale (A. du 20 septembre 1881, p. 686), et qui est constitué par les arrérages d'une rente de 400 fr.

CHAPITRE V.

SANCTIONS DES DEVOIRS ET OBLIGATIONS DE L'OFFICIER.

ART. 1er. — *Punitions.* — *Peines disciplinaires.*

Il était nécessaire que les officiers ayant manqué à leurs devoirs fussent ramenés dans le droit chemin par une répression venant du pouvoir disciplinaire, et la loi du 4 juin 1858, mise en vigueur par le décret du 21 juin 1858, confie (§ 369) à l'autorité maritime le soin de punir les officiers, fonctionnaires et agents sous ses ordres, quand la faute commise n'est pas assez grave pour une juridiction plus élevée. Les peines disciplinaires ainsi prononcées sont sans appel, sauf le droit de réclamation à l'autorité supérieure par la voie gracieuse et hiérarchique, le réclamant devant d'abord se soumettre à la peine. Dans les ports, arsenaux ou établissements de la marine, la police et

(1) Nous avons parlé à l'article : « Travaux des officiers », de ces médailles.

la discipline appartiennent au chef maritime du lieu. Les chefs de corps, les chefs de service et de détail sont chargés sous son autorité de maintenir la seconde.

Dans les armées navales, escadres ou divisions, la police et la discipline appartiennent au commandant en chef ; au commandant du bâtiment, s'il navigue isolément.

Dans les corps organisés de la marine, et à bord des bâtiments de l'État, les peines disciplinaires sont appliquées conformément au règlement sur le service intérieur de ces corps et conformément à l'art. 5 du décret du 21 juin 1858 pour les peines à infliger aux officiers et assimilés embarqués.

Dans les autres services de la marine, l'application de la peine est faite, conformément aux art. 5 et 6 du présent décret, par le chef de détail ou le chef de service. La fixation de la durée de la peine n'appartient qu'au chef de service, qui prononce dans les 24 heures.

Pour les officiers, cette répression peut s'exercer de deux façons :

1º Par mesure administrative.

2º Par mesures afflictives.

1º La seule mesure *administrative* qu'on puisse prendre à titre de punition contre un officier est la radiation du tableau d'avancement qui est prononcée par le Ministre pour faute grave, et à la suite d'une délibération du comité des inspecteurs généraux, ayant remplacé le Conseil d'amirauté (ordonnance du 16 mars 1838, B. O., p. 430 ; décret du 23 octobre 1891, art. 19, p. 401). L'officier ne pourrait sans doute être reporté sur le tableau d'avancement que par le comité des inspecteurs, sur proposition du Ministre.

2º Les mesures *afflictives* doivent être envisagées à bord et à terre, non pas au point de vue de leur gravité qui est la même, mais au point de vue de leur application et de leur mode d'exécution.

A. — *A bord* (1). Le pouvoir disciplinaire est exercé par le commandant directement, en ce qui concerne les officiers, et dans les limites fixées par le décret du 21 juin 1858, rendu en exécution de l'art. 269 du code de justice militaire pour l'armée de mer ; au delà de la limite de ses pouvoirs concernant la nature et la durée des punitions disciplinaires, il provoque, s'il y a lieu, du chef dont il relève, l'application des peines de discipline prévues par le même décret. Il inscrit sur un registre particulier les punitions infligées aux divers membres de l'État-major et les motifs qui les ont déterminées (art. 269 du D. du 20 mai 1885, p. 86). Les articles 45 à 50 du décret du 20 mai 1885 ont trait aux punitions ; tout supérieur se trouvant dans le cas de punir un inférieur du rang d'officier peut, s'il le juge nécessaire, ordonner à cet officier de se rendre immédiatement aux arrêts. Il en informe l'officier en second et en rend compte sans retard au

---

(1) La police et la discipline d'une force navale appartiennent au commandant en chef, qui a le droit de suspendre de ses fonctions et de renvoyer en France à la disposition du Ministre tout officier auquel il aurait à reprocher une conduite ou des actes qui, n'étant pas susceptibles d'être jugés par un conseil de guerre, lui paraîtraient cependant de nature à motiver cette mesure.

commandant, qui fixe la nature et la durée de la punition. Tel est le mode de procéder pour un médecin-major ayant à punir son médecin en sous-ordre.

Si un supérieur ayant rang d'officier se trouve dans le cas de faire punir un inférieur n'ayant pas le rang d'officier, il informe l'officier en second du motif de la punition qu'il réclame, et prévient également l'officier de quart. Tel est le mode de procéder pour le médecin-major ayant à se plaindre d'un inférieur, ou de toute autre personne de l'équipage n'ayant pas rang d'officier. Le médecin en sous-ordre dans les mêmes conditions devra, bien entendu, en référer tout d'abord à son médecin-major.

Si un supérieur se trouve dans le cas de demander une punition pour un inférieur n'appartenant pas à son bâtiment, il rend compte à son propre commandant des circonstances de l'infraction. Celui-ci adresse la plainte par la voie hiérarchique au commandant en chef de corps sous les ordres duquel est placé l'inférieur inculpé, et auquel il appartient de fixer la nature et la durée de la punition. Tel est le mode de procéder d'un médecin-major ayant à se plaindre d'un manque d'égards ou de respect de la part d'un officier d'un grade inférieur d'un autre bâtiment ou du service à terre. Le médecin d'armée, d'escadre ou de division provoque, s'il y a lieu, de la part du commandant en chef les réprimandes ou punitions qu'il croit nécessaire d'infliger aux officiers du Corps de Santé embarqués sur les bâtiments de la force navale.

Il résulte de tout cela que le médecin-major ne peut à bord être puni que par le commandant, mais devra obéir à toute injonction de se rendre aux arrêts venant de la part de l'officier en second, quel que soit le grade de ce dernier, puisque, selon le § 2 de l'art. 394 du D. du 20 mai 1885, le second a autorité, quel que soit son grade et son ancienneté, sur les membres de l'État-major.

Les peines sont les suivantes :

Arrêts simples pendant 30 jours.

Arrêts de rigueur pendant 30 jours.

Détention à l'amiral ou dans un fort, 15 jours.

Le commandant en chef peut prolonger l'emprisonnement jusqu'à 60 jours.

B. — *A terre*. Les officiers du corps de santé du service général à terre sont punis par le Directeur du Service de Santé soit directement, soit sur la plainte d'un médecin supérieur en grade ou d'un officier d'un autre corps. Les peines sont les suivantes :

Arrêts simples pendant 1 mois au plus.

Arrêts de rigueur pendant le même temps.

Détention à l'amiral ou dans un fort pendant quinze jours au plus.

L'officier aux arrêts est tenu de garder la chambre ; la punition des arrêts simples n'exempte d'aucun service.

Les arrêts de rigueur et la détention à l'amiral suspendent de toutes fonctions ; ces punitions entraînent pour l'officier l'obligation de remettre son arme et de payer la sentinelle, lorsqu'il est jugé nécessaire d'en placer une à sa porte. Tout officier dont la punition est expirée doit se présenter chez celui sur l'ordre ou sur le rapport duquel il a été puni, lorsque ce dernier, sur la demande que l'officier est tenu de lui adresser, lui a fait connaître l'heure et le lieu où il pourra le recevoir.

Lorsque les arrêts de rigueur et la détention à l'amiral ou dans un fort sont infligés, il en est rendu compte immédiatement au préfet maritime, qui peut changer la punition, la diminuer ou l'augmenter en prolongeant l'emprisonnement jusqu'à deux mois.

Le Directeur du Service de Santé punissant un médecin sur la plainte ou le rapport d'un supérieur fixe la nature et la durée de la peine et doit se prononcer dans les 24 heures.

Les officiers du Corps de Santé en service dans les dépôts des équipages de la flotte sont punis par le commandant ; les peines sont de même nature et de même limite.

Bien entendu, tant à terre qu'à bord, le commandant en chef peut infliger directement des punitions disciplinaires à tous ses subordonnés, il en fixe la nature et la durée et se borne à informer les chefs directs de ces subordonnés.

Aux degrés moindres de l'échelle des punitions nous trouvons les *blâmes*, qui sont du ressort du Ministre et qui sont infligés souvent, indépendamment des mesures disciplinaires, aux officiers coupables de négligence dans leur service. Ces blâmes sont portés à la connaissance des intéressés par les commandants en chef, qui peuvent les transmettre par la voie de l'ordre ou en les accompagnant d'une apostille destinée à les mettre en relief.

ART. 2. — *Justice maritime. — Conseils de guerre. — Tribunaux maritimes* (1).

Tout le personnel militaire de la Marine et même toute la partie du personnel civil du département justiciable de la législation criminelle maritime, forme une sorte de société à part qui a ses tribunaux propres, sa criminalité spéciale, son système de répression.

Pour les faits coupables graves, crimes et délits, ses juges à terre sont les Conseils de guerre dans les corps expéditionnaires, avec des tribunaux de cassation correspondants, les Conseils de revision.

Pour les faits coupables de peu de gravité et non définis par la loi, le juge est le supérieur hiérarchique qui applique les peines disciplinaires, comme nous l'avons vu plus haut.

Dans chaque arrondissement maritime, il y a deux Conseils de guerre permanents ; le second ne siège qu'après annulation de la sentence du premier par le Conseil de revision.

Sont justiciables des Conseils de guerre permanents :

Les individus appartenant à l'armée navale faisant partie des corps

____

(1) Tout ce qui a trait aux Conseils de guerre et à la Justice maritime est emprunté au Traité d'Administration de MM. Fournier et Neveu.

organisés de la Marine, soit en vertu d'un brevet, d'une commission ou d'un engagement, soit en vertu de la loi de l'inscription maritime, ou de celle du recrutement, ou assimilés aux marins et militaires de l'armée de mer par les ordonnances ou décrets d'organisation.

Le décret du 21 juin 1858 (B. O. T. suppl.) donne l'énumération de tout ce personnel. On doit y ajouter les élèves du Service de Santé de la Marine qui, de même que les élèves commissaires (D. du 9 août 1878), ont été déclarés justiciables des Conseils de guerre par le décret du 9 octobre 1889 (B. O. p. 534). Le Conseil de guerre est ainsi composé : 1 capitaine de vaisseau ou de frégate, colonel ou lieutenant-colonel, président ; 1 capitaine de frégate ou chef de bataillon ou d'escadron, 2 lieutenants de vaisseau ou capitaines, 3 enseignes de vaisseau ou un lieutenant et 2 sous-lieutenants. Sont justiciables des Conseils de guerre *pour tous les crimes et délits* (1), quand ils se trouvent dans les positions suivantes, les individus énumérés ci-dessus :

En activité de service, à terre dans les arsenaux ou établissements de la Marine, ou détachés pour un service spécial.

Absents sans permission, tant qu'ils n'ont pas été déclarés déserteurs, traités dans les hôpitaux, détenus dans les prisons, voyageant sous l'escorte de la force publique.

Ils sont justiciables des mêmes Conseils, *seulement pour les crimes ou délits purement maritimes,* prévus par les art. 262 et 263 du Code, lorsqu'ils se trouvent dans les positions suivantes :

En congé ou en permission, en *disponibilité* ou en *non-activité.*

Les officiers de réserve sont justiciables des Conseils de guerre en cas de mobilisation, de convocation pour des manœuvres, exercices ou séjour dans les hôpitaux militaires, ou dans les prisons. En conséquence, pour fixer les idées, un officier du corps de santé commettant un crime ou un délit de droit commun, *sans complices,* passera devant le Conseil de guerre s'il est en activité de service, ou absent sans permission régulière ; si au contraire il est en congé ou en permission, en non-activité, en réserve, il tombe sous le coup de la juridiction des tribunaux ordinaires. Il en est de même s'il a des complices justiciables des tribunaux ordinaires ; car, dans ce cas, la juridiction *la moins exceptionnelle* est compétente ; si l'acte coupable a été commis dans l'hôpital maritime par exemple, *et qu'il soit de nature par sa gravité à compromettre la police et la sûreté de cet établissement,* son auteur sera déféré devant le tribunal maritime de l'arrondissement.

La composition normale des Conseils de guerre est de 7 membres, *tous officiers militaires* (officiers de marine ou officiers du corps de troupes, un capitaine de vaisseau ou de frégate, colonel, ou lieutenant-colonel, président. La qualité du président et des juges varie suivant le grade de l'accusé ou d'après l'assimilation judiciaire établie

---

(1) Sauf : 1° Cas de complicité qui entraînent tous les prévenus devant les tribunaux ordinaires. — 2° Crimes et délits commis dans l'intérieur des arsenaux contre leur police et sûreté, qui sont jugés par les tribunaux maritimes.

par des décrets. Voir les décrets des 23 février 1867 (B. O. p. 215) et 27 juillet 1878 (B. O. p. 129).

Le décret du 21 juin 1858 (Code de justice maritime, p. 185) détermine la composition des Conseils de guerre pour les officiers du corps de santé conformément à l'article 10 :

Pour un Directeur du Service de Santé, le Conseil comporterait :

Un amiral ou maréchal de France comme président (1), 4 vice-amiraux ou généraux de division, 2 contre-amiraux ou généraux de brigade.

Pour un médecin ou pharmacien en chef :

Un vice-amiral ou général de division comme président, 4 contre-amiraux ou généraux de brigade, 2 capitaines de vaisseau ou colonels.

Pour un médecin ou pharmacien principal :

Un contre-amiral ou général de brigade comme président, 2 capitaines de vaisseau ou colonels, 4 capitaines de frégate ou 2 lieutenants-colonels et 2 chefs de bataillon, d'escadron ou majors.

Pour un médecin ou pharmacien de 1re classe :

Un capitaine de vaisseau ou de frégate ou colonel, 4 capitaines de frégate ou 1 lieutenant-colonel et 3 chefs de bataillon, etc..., et 2 lieutenants de vaisseau ou capitaines.

Pour un médecin ou pharmacien de 2e classe :

Un capitaine de vaisseau ou de frégate, un colonel ou lieutenant-colonel, un capitaine de frégate ou un chef de bataillon, etc..., 3 lieutenants de vaisseau ou capitaines, 2 enseignes de vaisseau ou lieutenants.

Il nous semble long et inutile d'étudier la procédure employée, l'action de la police judiciaire, l'information, l'instruction, la mise en jugement et convocation du Conseil, les débats, délibérations, jugements, formalités exigées sous peine de nullité, tous renseignements que nos collègues trouveront, si besoin est, dans le Code de justice maritime (30 T supplém. 1858).

Le Conseil de révision permanent à Brest ne peut casser que les jugements entachés d'un vice de forme : dans ce cas, l'affaire est renvoyée devant le 2me Conseil de guerre de l'arrondissement. Les Conseils de guerre des corps expéditionnaires sont composés comme les Conseils de guerre du Code de justice militaire. Disons un mot des tribunaux maritimes permanents.

Au nombre de deux dans chaque arrondissement, ils constituent un ordre de juridiction toute spéciale, qui n'a d'analogie dans aucun service public. Ils sont saisis, non en raison de la qualité des personnes, mais en raison de la nature des faits coupables, et du lieu où ils se sont produits ; leur compétence principale *atteint tous individus*, encore qu'ils ne soient ni marins, ni militaires, auteurs ou complices de crimes ou délits commis dans *l'intérieur des ports*, arsenaux ou établissements de la Marine, lorsqu'ils sont de nature à compro-

---

(1) Dans tous les cas, il faudrait que le vice-amiral ou général de division président fût plus ancien que les juges.

mettre *soit la police ou la sûreté de ces établissements, soit le service maritime.* Une circulaire du 6 août 1852 (B. O. p. 157) explique ce qu'il faut entendre par le service maritime. Ils sont présidés par un capitaine de vaisseau ou de frégate et admettent dans leur composition deux magistrats civils : un juge et un juge suppléant ; ils peuvent être modifiés suivant le grade de l'accusé. Ils sont, comme les Conseils de guerre, revisés par un tribunal de revision permanent à Brest.

A bord, les Conseils de guerre, n'étant pas permanents, ne sont constitués que pour juger un fait déterminé ; leur composition est la même en principe que celle du Conseil de guerre à terre ; le Conseil de revision est formé en même temps que le Conseil de guerre et agit comme le Conseil de revision permanent à terre.

Nous ne parlerons pas des Conseils de justice, qui ne sont pas applicables aux officiers.

Examinons maintenant les crimes et délits maritimes prévus et punis par la loi du 4 juin 1858, en ce qui concerne tous les officiers en général et ceux du corps de santé en particulier, en même temps que les peines qui leur sont appliquées :

1º **Trahison, espionnage, embauchage** : Mort seulement, si l'officier n'a fait que porter les armes contre la France ; mort avec dégradation militaire, s'il s'agit d'intelligence avec l'ennemi, de livraisons de plans, secrets, etc., de provocation à la fuite.

2º **Crimes et délits contre le devoir maritime et le devoir militaire** : User d'embarcation sans autorisation est un délit qui peut être puni de l'emprisonnement.

Manquer volontairement une mission en temps de paix est un délit qui est puni de la destitution ; la manquer par négligence en temps de guerre comporte la même peine.

3º **Révolte, insubordination, rébellion** : Les officiers sont punis de l'emprisonnement et de la destitution, s'ils ont participé à la révolte (délit) ; les instigateurs et les chefs de révolte seuls sont condamnés à mort (crime).

Complot contre l'autorité du commandant ou la sûreté du bâtiment (crime) : détention.

Refus d'exécuter un ordre en présence de l'ennemi (crime) : mort et dégradation.

Violence à main armée envers une sentinelle (crime) : mort.

Violence sans armes envers une sentinelle (délit) : emprisonnement et destitution.

Insultes à une sentinelle (délit) : emprisonnement.

Refus d'obéir de la part d'un individu employé dans un établissement maritime soit en présence de l'ennemi, soit dans un incendie ou tout autre danger menaçant l'établissement (délit) : emprisonnement.

Voies de fait envers un supérieur avec préméditation (crime) : mort et dégradation ; sans préméditation, mais pendant le service ou à l'occasion du service : emprisonnement et destitution ; hors du service : emprisonnement.

Outrages par paroles, gestes, menaces, ou par écrit envers un supérieur pendant le service ou à l'occasion du service (circ. du 19 janvier 1880, B. O. p. 145) (délit) : emprisonnement et destitution.

Passager coupable de voies de fait envers un officier de service (délit) : emprisonnement.

Voies de fait envers un inférieur hors le cas de légitime défense, le ralliement de fuyards, les manœuvres urgentes, le maintien de l'ordre en cas de révolte (délit) : emprisonnement.

4° **Désertion.** — Est déserteur à l'intérieur tout officier absent de son bâtiment, de son corps, de son poste, sans autorisation, depuis plus de 6 jours, ou qui ne s'y présente pas 15 jours après l'expiration de son congé ou de sa permission, sans préjudice des dispositions de l'art. 1er de la loi du 19 mai 1834 sur l'état des officiers. — En temps de guerre, les délais indiqués ci-dessus sont réduits des 2/3 (délit) : emprisonnement en temps de paix, destitution en plus en temps de guerre.

Désertion d'un officier à l'étranger en temps de paix (délit) : emprisonnement et destitution.

Désertion d'un officier à l'étranger en temps de guerre ou d'un territoire à l'état de siège (crime) : détention et destitution.

Désertion d'un officier à l'ennemi (crime) : mort et dégradation ; en présence de l'ennemi : détention et destitution.

5° **Vol.** — Argent de la gamelle, de la solde soustrait par des officiers qui en sont comptables (crime) : travaux forcés ; si circonstances atténuantes : réclusion.

Si les individus n'étaient pas comptables (crime) : réclusion ; avec circonstances atténuantes (délit) : emprisonnement et destitution.

Vol à bord d'une prise non encore amarinée (délit) : emprisonnement et destitution.

Soustraction ou destruction frauduleuse des papiers de bord d'un bâtiment saisi ou capturé (délit) : dégradation.

6° **Pillage, destruction, dévastation de bâtiments, d'édifices, de matériel naval à main armée.** — Instigateurs (crime) : mort et dégradation ; si circonstances atténuantes : travaux forcés. Pour les autres coupables : travaux forcés ; et si circonstances atténuantes : réclusion.

Dans les autres cas : avec circonstances atténuantes (délit) : emprisonnement et destitution.

Incendie volontaire ou destruction par matières explosives de bâtiments, embarcations, édifices (crime) : mort et dégradation ; si circonstances atténuantes : travaux forcés.

Incendie par négligence dans les rades, ports, arsenaux (délit) : emprisonnement.

Allumer un feu à bord en temps de guerre sans autorisation (délit) : emprisonnement ; malgré défense : destitution.

Destruction de matériel à bord : en temps de guerre, épidémie, naufrage (crime) : travaux forcés ; si circonstances atténuantes : réclusion.

Dans les autres cas (crime) : dégradation ; si circonstances atténuantes (délit) : destitution. Destruction volontaire de registres (crime) : réclusion.

7° Faux en matière d'administration maritime. — Faux commis dans les comptes dans l'exercice des fonctions (crime) : travaux forcés ; si circonstances atténuantes : réclusion, et même (délit) ; emprisonnement.

Contrefaçon de sceaux, timbres, marques (crime) : réclusion. Comptable faisant usage de faux poids et de fausses mesures (délits) : emprisonnement.

Application frauduleuse des vrais sceaux ou usage préjudiciable à l'Etat ou aux marins (crime) : dégradation.

Suppression des marques apposées sur les objets de matériel (délit) : emprisonnement dont la durée est augmentée si le coupable était comptable des objets.

8° Corruption, prévarication, infidélité dans le service et l'administration :

Officier de santé de la marine qui, dans l'exercice de ses fonctions, et pour favoriser quelqu'un, se laisse tenter par des dons ou promesses et certifie faussement ou dissimule l'existence de maladies (crime) : dégradation. S'il n'y a eu ni dons ni promesses (délit) : emprisonnement, auquel on peut ajouter la destitution.

L'administrateur comptable ou autre, coupable du crime de corruption ou contrainte : dégradation ; si circonstances atténuantes ou si la tentative n'a eu aucun effet (délit) : emprisonnement.

Soustractions de deniers, pièces, titres, effets mobiliers entre ses mains en vertu de ses fonctions (crime) : travaux forcés.

Concessions, intérêts pris dans des actes, adjudications ou marchés dont il a l'administration ou la surveillance ou dans une affaire dont il ordonne le paiement ou fait la liquidation (crime) : travaux forcés ; si circonstances atténuantes (délit) : réclusion, et même emprisonnement et destitution.

Falsification de substances, matières et denrées, délivrance de viandes et matières corrompues dont on connaît l'état (crime) : réclusion ; si circonstances atténuantes (délit) : emprisonnement et destitution.

Administrateur comptable ou autre trafiquant à son profit des fonds appartenant à l'Etat (caisse des Invalides) (délit) : emprisonnement.

9° Usurpation d'uniformes, costumes, insignes, décorations, port public de *décorations françaises* sans en avoir le droit ou de *décorations étrangères* sans y être autorisé (délit) : emprisonnement.

En ce qui concerne les crimes et délits non prévus par le Code de justice maritime du 4 juin 1858, les Conseils de guerre et les tribunaux de la Marine appliquent les peines édictées par le Code de justice militaire pour l'armée de terre ou le Code pénal ordinaire.

Voyons maintenant en quoi consistent les peines, et les effets qu'elles entraînent.

Tout d'abord les infractions que les lois punissent d'une peine afflictive et infamante sont des crimes ; celles qu'elles punissent d'une peine correctionnelle sont des délits.

La mort en matière d'infraction militaire, lorsque la dégradation n'est pas prononcée, est afflictive seulement ; la dégradation est toujours prononcée contre les marins et militaires condamnés en vertu des lois ordinaires ; les condamnés sont fusillés ; s'ils sont décorés, ils sont rayés de la Légion d'honneur, et leur veuve n'a pas de pension.

Les peines suivantes sont *afflictives et infamantes :*

Les travaux forcés à perpétuité (Nouvelle-Calédonie) sont remplacés, à partir de 60 ans, par la réclusion perpétuelle.

La déportation simple (île des Pins) ou dans une enceinte fortifiée (presqu'île Ducos) est le maintien à perpétuité hors de France dans un lieu désigné par la loi.

Les travaux forcés à temps pour 5 ans au moins et 20 ans au plus; la détention dans une forteresse en France pendant le même temps ; la réclusion dans une maison de force pour 5 ans au moins et 10 ans au plus.

Enfin les peines infamantes seulement sont :

Le bannissement pour 5 ans au moins et 10 au plus, n'entraînant pas d'interdiction légale, c'est-à-dire l'administration des biens par un tuteur.

La dégradation, qui est militaire ou civique, suivant la qualité du condamné, et qui peut être appliquée comme peine principale ou peine accessoire. Dans le premier cas, elle est toujours accompagnée d'emprisonnement qui ne peut excéder 5 ans. *Elle est toujours accessoire des peines afflictives et infamantes.* La dégradation militaire est exécutée effectivement devant l'équipage ou la troupe assemblée sous les armes (voir art. 242 du Code de 1851, T. suppl.), à moins qu'elle ne soit accessoire de la peine de mort. Elle entraîne la privation du grade et des insignes, l'incapacité absolue de servir dans les emplois militaires ou civils ; la privation du droit de porter aucune décoration, la déchéance de tout droit à pension, privation du droit de vote, élection, port d'armes, incapacité d'être expert, témoin, tuteur, etc.

La dégradation civique, qui n'est appliquée qu'aux *justiciables,* n'est pas exécutée effectivement et entraine seulement les effets civils et politiques énumérés dans l'art 33 du Code pénal.

Les *peines correctionnelles* sont :

La destitution spéciale aux officiers qui entraine la privation du grade ou du rang et du droit de porter les insignes et l'uniforme. L'officier destitué par jugement ne peut obtenir ni pension ni récompense en raison de ses services antérieurs. La perte du grade résulte encore :

1º De toute condamnation pour vol, filouterie, abus de confiance;

2º De toute condamnation à une peine afflictive ou infamante;

3º D'une condamnation à une peine correctionnelle d'emprisonnement avec surveillance de la haute police et interdiction des droits civiques, civils et de famille ;

4º De la perte de qualité de Français.

La destitution prononcée par le chef de l'Etat pour absence illégale et prolongée n'entraine pas la déchéance du droit à pension.

Tout officier condamné par jugement à un emprisonnement de plus de six mois pour causes autres que celles indiquées ci-dessus sera suspendu de son emploi ou mis en réforme (art. 27 de la loi du 19 mai 1834).

Lorsqu'en raison de la qualité de *justiciable*, la peine de la destitution ne pourrait être appliquée, elle serait remplacée par un emprisonnement de 1 à 5 ans.

L'emprisonnement qui a une durée de 6 jours à 5 ans remplace, pour certains justiciables, les peines maritimes qui ne peuvent être appliquées, et parfois les amendes dans la limite de 6 jours à 6 mois.

Les conseils de guerre et tribunaux maritimes peuvent juger par contumace ou par défaut ; ils peuvent, comme nous l'avons vu plus haut, accorder à leurs justiciables le bénéfice des circonstances atténuantes, dans le cas où ils font application du Code pénal ordinaire ; s'il s'agit d'un fait dont ils trouvent la répression dans le Code de justice militaire ou maritime, ce droit ne leur appartient que si l'article applicable le stipule expressément. Ils peuvent l'accorder aux individus qui, n'étant ni marins ni soldats, comparaissent devant eux pour faits prévus par le Code maritime. Ils peuvent signer un recours en grâce.

CHAPITRE VI.

DE LA SOLDE.

Art. 1er. — *Solde en général.* — *Les différentes soldes.*

Les officiers du corps de santé qui font partie du personnel entretenu sont administrés au point de vue de la solde, lorsqu'ils sont à terre, par le commissaires aux revues ; lorsqu'ils sont embarqués, par le commissaire de leur bateau et le commissaire aux armements.

Le droit à la solde, c'est-à-dire aux prestations en deniers, destinées à assurer leur entretien, est fixé en général par des décrets et tarifs annexés. Ces prestations comprennent :

1º La solde, allocation fondamentale.

2º Les accessoires de la solde.

3º Le traitement de table.

4º Les indemnités de route et de séjour.

Les trois premières espèces de prestations ont été réglées en dernier lieu par le décret du 1er juin 1875 (B. O. p. 22), dont les tarifs ont été remplacés par ceux du 12 janvier 1880 (B. O. p. 3). Pour le moment, nous laisserons de côté le traitement de table, dont il sera parlé à l'article « Service à la mer », et les indemnités de route et de séjour qui trouveront leur place aux chapitres « Voyage par terre et par mer ».

1° SOLDE.

Les allocations de solde dépendent des positions générales de l'officier, qui sont au nombre de 4 : activité ; réserve ; non-activité ; réforme. La première comprend la solde de présence et la solde d'absence.

A. — Solde d'activité. — Le droit s'ouvre en principe du jour de la nomination, c'est-à-dire de la date du décret conférant le grade ou la fonction ou rappelant à l'activité ; il cesse du lendemain de la notification de la décision qui rompt le lien avec l'Etat, ou en modifie la nature (démission, non-activité, réforme). Pour les officiers admis à la retraite, la solde d'activité finit à compter du jour de la cessation de leurs fonctions. Le droit cesse encore, ou parfois subit une réduction dans certains cas particuliers (absence irrégulière, permission dépassée, suppression d'emploi).

Elle ne peut être allouée en principe pour un temps antérieur à la nomination à un grade, excepté pour les avancements en classe, qui ne constituent pas un grade. Elle se divise en solde de présence et solde d'absence.

1° *La solde de présence* est allouée aux officiers présents à leur poste ou faisant route pour s'y rendre, à ceux en mission, ou momentanément détachés par ordre.

A la mer, elle est égale à la solde à terre, augmentée d'un cinquième ; elle est allouée aux officiers embarqués sur les bâtiments armés, en armement ou placés dans la 1re catégorie de réserve, aux officiers de la défense mobile, à ceux détachés des bâtiments de l'Etat pour servir hors du bord, aux officiers embarqués par ordre supérieur comme passagers à bord d'un bâtiment de l'Etat ou d'un navire de commerce, à moins qu'il ne s'agisse d'officiers du service colonial, qui reçoivent dans cette position leur solde d'Europe comme solde de traversée (1) ; à ceux à terre, outre-mer, en expectative d'embarquement, pour suivre une destination ; rapatriés après naufrage hors de France, aux officiers appartenant à un bâtiment, lorsqu'ils sont admis dans un hôpital à terre, aux colonies ou à l'étranger, sous la déduction de la retenue d'hôpital, aux officiers embarqués admis à l'hôpital en France, lorsqu'ils rejoignent leur bâtiment à leur sortie, aux officiers en service près du président de la République, du ministre de la marine, des préfets maritimes. Les officiers supérieurs du corps de Santé embarqués en vertu d'une commission spéciale du

---

(1) Une dépêche du **26 avril 1892** décide que la solde de traversée des officiers du corps de santé de la marine prêtés au service colonial pour les hôpitaux à terre sera la solde à la mer.

Ministre pour exercer les fonctions de médecin en chef ou de médecin principal d'armée d'escadre ou de division, et les officiers du corps de Santé qui, tout en étant membres de l'Etat-major, sont pourvus d'une commission de médecin de division, ont droit à une solde spéciale appelée solde d'Etat-major général qui est égale à la solde à terre augmentée d'un tiers.

A terre. La solde à terre est la solde normale de tous les entretenus qui ne se trouvent pas dans les conditions spéciales d'une solde plus élevée ou moins élevée. Elle est attribuée d'une manière générale à tout fonctionnaire à terre en France, et même à ceux du service colonial en cours de traversée ; elle est allouée aux officiers généraux et assimilés dans toutes les positions qui ne leur donnent pas droit à un traitement supérieur ; à tous les officiers embarqués sur les bâtiments en 2me et 3me catégorie de réserve et sur le bâtiment central, aux officiers en résidence libre, aux officiers appelés en dehors de leur résidence à siéger au Conseil général ou appelés en témoignage, à ceux qui sont rappelés avant l'expiration de leur congé.

La solde *coloniale* est spéciale aux officiers et autres remplissant une fonction aux colonies ; elle est attribuée du jour du débarquement dans la colonie jusqu'au jour de l'embarquement pour rentrer en France.

La solde d'*Algérie* a été supprimée par une circulaire en date du 15 avril 1891, à partir du 1er janvier 1891 (B. O. p. 513).

2° *La solde d'absence* résulte des positions suivantes : permission, congé, mise en jugement ou en détention, captivité à l'extérieur ; si l'absence est illégale, il y a privation de solde.

La permission (1) donne droit à la solde entière (à terre ou à la mer), suivant la position du permissionnaire, pendant 30 jours dans une même année, aller et retour compris, 40 jours pour la Corse, 45 jours pour l'Algérie. Si dans une année *l'ensemble* des permissions dépasse les durées qui viennent d'être indiquées, les jours en plus sont à demi-solde. Toute absence de plus de 30 jours consécutifs constitue un congé.

Les congés suivant leur nature comportent différentes soldes : les congés pour affaires personnelles comportent la demi-solde, si ce *n'est pour les aumôniers*, à charge par eux de fournir à leur remplacement.

Les congés à deux tiers de solde s'accordent après une campagne de mer d'un an au moins, un séjour consécutif de 3 ans dans les colonies insalubres, de 5 ans dans les autres, pour le personnel colonial, ou après la période réglementaire de service aux colonies, pour les fonctionnaires métropolitains. Les 2/3 sont accordés pendant 6 mois avec prolongation possible à demi-solde jusqu'à une année ; ils doivent être pris dans les trois mois du retour en France. Des congés à solde entière d'Europe pendant deux mois sont accordés aux médecins et pharmaciens qui sont autorisés à suivre les cours

____

(1) L'entrée en jouissance est obligatoirement immédiate.

de l'institut Pasteur à Paris (bactériologie) (Décision présidentielle du 8 novembre 1893 (B. O. p 612) prise en conformité de l'art. 41 du D. du 1er juin 1875 sur la solde). Il semble donc résulter de là que, si les congés d'un an pour la préparation du professorat (grade aboli) n'existent plus, il n'en est pas de même de ceux de quatre mois accordés pour se perfectionner dans les Facultés, qui pourraient sans doute être encore accordés aux professeurs des Écoles annexes.

Dans ces cinq cas de congé, toute prolongation au delà d'une année entraîne la suppression de la solde.

Les congés de convalescence comportent en partie la demi-solde et par exception la solde entière dans des limites variant de 2 à 6 mois ; nous donnerons plus de détails à l'article : « Congés et permissions. »

Le congés pour les eaux thermales donnent droit à la solde entière.

Les congés pour servir au commerce et à l'industrie ne comportent pas de solde.

L'officier et le fonctionnaire en prison préventive ont droit à la moitié de la solde de présence sans accessoires, jusqu'au jour inclus où la décision judiciaire devient définitive ; acquittés, ils sont rappelés de la différence ; condamnés sans que la peine emporte perte du grade ou de l'emploi, ils continuent à toucher la demi-solde jusqu'à fixation nouvelle de la position, ou jusqu'à l'expiration de la peine. Les officiers qui au moment de l'emprisonnement se trouvaient en congé sans solde ne reçoivent aucun traitement.

La solde de captivité (1) est allouée du lendemain de la captivité jusqu'au jour de la rentrée en France ou de l'embarquement sur un bâtiment de l'État.

B. — La solde de réserve n'est pas applicable aux officiers du corps de santé de la marine, les hauts fonctionnaires n'ayant pas de cadre de réserve.

C. — Solde de non-activité : allouée aux officiers qui, placés dans cette position, sont présents dans le lieu où ils ont été autorisés à résider ; son taux est basé sur la 2ᵉ classe du grade et varie suivant les causes qui ont provoqué la mise en non-activité ; par mesure disciplinaire elle est égale au 2/5 de la solde d'activité sans accessoires ; dans les autres cas, elle atteint la moitié de la solde et même les 3/5 pour les lieutenants et sous-lieutenants. Les tarifs du 12 janvier 1880 applicables aux officiers du corps de santé, sans avoir été exactement calculés sur ces bases, s'en rapprochent sensiblement. Elle ne peut, sans préjudice des exceptions autorisées, se cumuler avec un traitement à la charge de l'État ou des communes. L'officier en non-activité qui s'absente de son domicile sans autorisation régulière n'a droit à aucun rappel de solde pour tout le temps de son absence.

D. — Solde de réforme. — Cette solde fixée aux 2/3 et à la moitié

(1) Pour obtenir le paiement, l'officier rentrant de captivité doit produire, à défaut d'un titre établissant son identité, un certificat du commissaire de la puissance près de laquelle il a été détenu, constatant son grade et le temps pendant lequel il est resté capturé. Le ministre peut autoriser les familles à recevoir les 2/3 de la solde de captivité des officiers prisonniers. En cas de décès du prisonnier, le trop perçu ne donnera lieu à aucune reprise.

dans le cas de réforme disciplinaire sera envisagée en temps et lieu dans la 3e partie de cet ouvrage.

ART. 2. — *Accessoires de solde.* — *Avances de solde.* — *Délégations.*

Les accessoires ne sont jamais alloués sans la solde et en subissent le sort en cas d'une suspension disciplinaire. Ils comprennent: les suppléments, les indemnités et gratifications.

A. — Supplements :

1° *Supplément de résidence à Paris* : dû en principe aux fonctionnaires et agents pourvus d'un emploi à Paris et ne recevant pas un traitement spécial en raison de leurs fonctions ; conservé pendant 2 mois en cas d'absence pour le service ; pendant un mois seulement si l'absence a un autre motif (D. du 26 juillet 1881, p. 34 ; circ. du 21 octobre 82, p. 772).

2° *Suppléments en raison de fonctions spéciales* : aux officiers et fonctionnaires des divers corps remplissant certaines fonctions désignées au tarif 32 (4) ; les suppléments sont attachés à l'exercice effectif des fonctions dans la position de présence, et même dans celle d'absence pour les chargés de cours (2).

Un supplément de cette nature de 100 fr. par mois était alloué aux médecins professeurs suppléants chargés d'un cours dont le titulaire est absent ou encore à désigner (arr. ministériel du 24 juin 1886).

3° *Un autre supplément de 25 fr. par mois* est alloué aux médecins et pharmaciens qui dans chaque port sont chargés de l'instruction technique des infirmiers (dépêche du 6 décembre 1886); nous verrons en temps et lieu qui doit remplir ces fonctions. Une décision présidentielle du 6 novembre 1893 (B. O. p. 611) alloue un supplément aux professeurs des écoles-annexes de médecine navale (814 fr. 68 par an), comme à tous les officiers chargés de cours dans la marine. Les professeurs suppléants ne toucheront désormais que cette somme, au lieu de 100 fr. par mois prévus par le décret de 1886.

4° *Supplément spécial à 12 ans de grade* : alloué dans toutes les positions d'activité dans les mêmes conditions que la solde aux lieutenants de vaisseau et aux assimilés des corps naviguants : médecin de 1re classe ayant 12 ans d'activité dans le grade. Rapport du 11 avril 1878 (B. O. 2e semestre. p. 255 ; circ. du 9 août 1875. p. 130 ; tarifs de 1880).

Une circulaire du 6 mars 1879 (B. O. p. 279) établit qu'il faut 12 années d'activité complète sans interruption de non-activité ou de congé sans solde.

B. — Indemnités et gratifications :

1° *Logement et ameublement.* — L'indemnité de logement dont le taux fixé selon le grade est augmenté de moitié en cas de séjour à

---

(1) Les suppléments de fonctions cessent d'être alloués en cas de mission, de congé, de permission ou d'entrée à l'hôpital. Ils sont donnés aux intérimaires.

Le décret du 24 juin 1886 a décidé de donner aux Directeurs du service de santé les mêmes suppléments de fonctions qu'aux commissaires généraux ; les sous-directeurs qui remplissent leurs fonctions par intérim touchent ce supplément.

(2) Mais ils doivent satisfaire aux conditions du programme fixé par l'autorité.

Paris et doublé aux colonies, est alloué dans toutes les positions de présence et d'absence, à condition que l'officier ne soit ni embarqué, ni logé par l'État ; elle n'est pas due aux officiers en congé sans solde ou en résidence libre, ni aux officiers généraux et assimilés sans emploi.

Elle est due aux officiers embarqués, lorsque le bâtiment rentre momentanément dans le port pour toute autre cause que le désarmement ou la mise en réserve ; à moins que l'officier ne se trouve en permission au moment où s'ouvre le droit. Elle n'est pas due dans la position de non-activité, de réserve ou de réforme, ni à l'officier autorisé à ne pas occuper le logement qui lui est assigné, ni aux élèves du service de santé envoyés en congé à la sortie de l'École.

Les officiers en congé, en prolongation de congé, en permission, en mission ou aux hôpitaux y ont droit. Les officiers embarqués et obligés de se loger à terre dans les colonies ont droit à l'indemnité de logement sur le pied colonial.

Si le logement fourni par l'État n'est pas meublé, il est accordé une fraction de l'indemnité de logement, dite indemnité d'ameublement.

2° *Indemnité en rassemblement.* — Spéciale aux rassemblements ordinaires de troupes ; est allouée aux officiers en raison de la cherté des vivres (1) ; elle n'est pas due aux officiers en permission, en mission, en congé ou à l'hôpital, et ne peut être allouée concurremment avec l'indemnité de séjour.

3° *Indemnité pour frais de bureau.* — Comprennent les fournitures de toutes sortes : papiers, registres, encre, plumes, etc. ; constituent une sorte d'abonnement.

Les frais de bureau sont payables du jour de l'entrée en fonctions, et dans toutes positions autres que celles de congé, à charge, en cas d'absence, de pourvoir aux dépenses de l'intérimaire. Les chefs de service doivent acheter tout ce qui n'est pas imprimé et délivré pour la comptabilité ou le service général : toute autre impression est à la charge du fonctionnaire ; les cartons de bureau, les cachets, les timbres et tampons sont à la charge de l'État. Nous verrons au tarif la quotité des frais de bureau alloués aux directeurs et sous-directeurs. Une circ. du 17 août 1876 (B. O. p. 272) fixe les frais de bureau alloués aux médecins chargés des infirmeries régimentaires, qui doivent être payés par les hôpitaux.

4° *Indemnités aux comptables des matières pour responsabilité.*

5° *Indemnités pour pertes d'effets et de matériel de table non fourni par l'État :* variable suivant que la perte est totale ou partielle, due par suite de naufrage, échouement ou cas de force majeure dérivant d'un service commandé ; même aux passagers ; toute constatation de perte pour justifier la demande d'indemnité (sauf le cas d'empêchement résultant de force majeure) doit être faite dans le délai d'un mois après l'événement.

---

(1) On peut assimiler au rassemblement l'indemnité pour cherté de vivres allouée en Nouvelle-Calédonie.

6° *Indemnité de perte de caisse de chirurgie.* Il est aussi payé aux médecins, pour perte de leur caisse de chirurgie (1), une indemnité dont le montant leur est payé après constatation régulière de l'événement, sur la proposition du Conseil de santé et en vertu de l'autorisation préfectorale (A. du 24 déc. 1883, B. O. p. 923).

7° *Indemnité aux médecins commissaires d'émigration,* allouée sur le budget colonial avec un supplément de 1800 fr. par an aux médecins affectés à ce service pendant le temps de l'embarquement sur le navire qui fait le transport des coolies (29 oct. 1874, B. O. p. 374).

8° *Indemnité de responsabilité aux trésoriers du Conseil d'administration de la solde du personnel ouvrier* (agent administratif de la direction du Service de Santé) : elle est égale à 0 fr. 25 pour 1.000 fr. des sommes payées, sans pouvoir dépasser 1.200 fr. par an (2). Cette indemnité est indépendante du supplément spécial de fonctions des agents administratifs trésoriers (R. 7 février 1865, B. O. p. 87).

9° *Indemnité représentative de la valeur de la caisse de chirurgie,* dans le cas où la caisse est la propriété du médecin, embarquant pour la première fois dans une des fonctions qui donnent droit à la délivrance de la caisse (3). Dans le cas de modifications importantes dans la composition de la caisse, il est tenu compte de la plus-value au propriétaire (A. 28 déc. 1883, p. 923).

10° *Indemnité d'entretien ou de réparation des caisses d'instruments de la chirurgie :* due, après constatation d'un entretien réel par le Conseil de santé, au médecin propriétaire ou chargé d'une caisse à titre d'inventaire (10 par mois) (4).

On peut aussi ranger parmi les indemnités : l'indemnité de lit de bord de 50 fr. allouée par approbation ministérielle aux fonctionnaires passagers sur les bâtiments de l'État et qui n'ont pas reçu d'effets de couchage (C. du 17 juillet 1880, B. O. p. 160) ; le remboursement des frais d'examen aux médecins qui obtiennent le doctorat (490 fr.), et aux pharmaciens munis du titre de pharmaciens universitaires (360 fr.).

De même que nous avons repoussé à l'article : « Voyages par terre et par mer », les indemnités de route et de séjour, nous remettrons le traitement de table à la seconde partie de cet ouvrage, où il sera parlé du service à la mer.

Voyons maintenant ce qu'on entend par *avances de solde.* Elles ont pour but de permettre à l'officier de faire avant son départ des achats pour la campagne qu'il va entreprendre, ou le séjour colonial qui lui est réservé. Il peut être payé des avances de 1 à 4 mois sui-

---

(1) Une dépêche du 28 avril 1891 (Rochefort) accorde à un médecin de 1re classe une indemnité pour la perte de sa caisse de chirurgie qu'il avait emportée avec lui en Annam, la cause (naufrage) ayant été dûment démontrée.

(2) Dépêche du 16 février 1893 et circ. du 15 juin 1893 (B. O. p. 921).

(3) Voir aux Caisses de chirurgie.

(4) Cette indemnité n'est pas accordée aux médecins commissaires d'émigration (C. 26 oct. 1874, p. 374) ni aux médecins du bâtiment central de la réserve et des navires de première catégorie dans le port, ni enfin à ceux détachés dans les établissements à terre. — Cependant une dépêche dont nous reparlerons à propos des infirmeries régimentaires a fixé à une demi-indemnité les frais de caisse à allouer aux médecins majors du régiment d'infanterie de marine et des dépôts (Dép. du 3 mars 1891).

vant la destination du bâtiment ; ces avances sont payables dans son port d'attache à l'officier qui va s'embarquer dans un autre port (1) ; jusqu'à ce qu'elles soient acquises il n'est pas fait *d'autre paiement.* Les avances de solde doivent comprendre le supplément de 12 ans de grade (C. du 11 mai 1871, B. O. p. 770).

On avance : 4 mois pour les ports et parages situés au delà du cap de Bonne-Espérance ou du cap Horn.

3 mois pour le Brésil et la Plata.

2 mois pour l'Islande, Terre-Neuve, les États-Unis d'Amérique, le golfe du Mexique, les Antilles, la Guyane, la Côte occidentale d'Afrique, les Açores et les ports de la Baltique.

1 mois pour toute autre destination.

Lorsque le bâtiment qui se rend en Cochinchine, en Chine, dans l'Inde, à la Réunion, à Mayotte, Nossi-Bé, Madagascar, passe par le canal de Suez, les avances sont réduites à trois mois. Toutes ces dispositions sont applicables aux officiers recevant une destination outre-mer.

Les officiers destinés à aller servir aux colonies, embarqués comme passagers, reçoivent, au moment de leur embarquement, des avances de solde sur le pied d'Europe, à raison de leur destination, savoir :

Trois mois pour les Colonies situées au delà du cap Horn et du cap de Bonne-Espérance.

Deux mois pour les colonies d'Amérique.

Un mois pour Terre-Neuve et les établissements de la Côte occidentale d'Afrique.

Si le bâtiment transite par l'isthme de Suez, le montant des avances se réduit à deux mois.

Les avances de solde sont réduites d'un tiers à l'égard des bâtiments qui, d'après les ordres donnés par le Ministre, doivent effectuer leur retour immédiatement après leur arrivée à destination.

Lorsqu'un officier est débarqué avant d'avoir acquis la totalité des sommes qui lui ont été payées à titre d'avances, la portion non acquise est précomptée par tiers sur sa solde courante, sans qu'il puisse prétendre à aucune indemnité ou dégrèvement. La reprise des avances de solde aux officiers débarqués aux colonies sera effectuée en tenant compte de la différence entre la solde coloniale et la solde d'Europe (C. du 3 avril 1879, B. O. p. 766).

En cas de désarmement avant que les avances de table (2) soient acquises, la reprise en est opérée par égales portions sur la solde des

---

(1) Une circ. du 23 juin dit que les officiers appelés à s'embarquer dans un port autre que celui de leur résidence peuvent toucher leurs avances de solde dans ce dernier port ; cependant, si l'officier a obtenu des délais de route ou plutôt un sursis de départ, il ne pourra recevoir les avances au lieu de sa résidence que si ces délais ne dépassent pas 15 jours, et sous la réserve qu'il ne doit arriver au port d'embarquement qu'au moment du départ du bâtiment.

(2) Les avances de traitement de table sont soumises aux mêmes règles que celles de la solde proprement dite.

officiers présents à bord au moment de la notification de l'ordre de désarmement (1). En cas de décès de l'officier, il n'est exercé à raison des sommes dont il serait resté personnellement débiteur envers l'Etat pour avance de solde ou de traitement de table, aucun recours contre les héritiers ni sur la succession, alors même que la liquidation de cette succession serait confiée à l'administration de la marine. Les reprises ne peuvent être opérées que sur les sommes dont le paiement n'aurait pas été effectué par le Trésor.

Les officiers embarqués à bord des bâtiments de l'Etat, ou attachés au service des colonies, ont seuls la faculté *de déléguer une partie de leurs appointements* à leurs familles ou à des tiers. Ils peuvent déléguer au maximum les trois quarts de leur solde à la mer proprement dite à leurs femmes, ascendants ou descendants, et les deux tiers aux autres personnes (2). En service aux colonies, ils peuvent déléguer la moitié de leur solde dégagée de tous accessoires à leurs femmes, ascendants ou descendants, et le quart de la même somme à d'autres délégataires. (D. du 1er juin 1875 sur la solde, art. 64, 67.)

Le déléguant doit, selon les circonstances, faire sa déclaration soit devant le Conseil d'administration ou le capitaine comptable du bâtiment, soit devant le commissaire aux armements ou le commissaire aux revues, soit à Paris, dans les bureaux de l'Administration centrale. Cette déclaration vaut pour tout le temps de l'absence, si elle n'est expressément révoquée (C. du 13 septembre 1879, B. O. p. 453).

Les délégations à des tiers, autres que la femme, les ascendants ou les descendants, ne peuvent avoir leur effet qu'après approbation des commandants en chef, des préfets maritimes, des gouverneurs ou du Ministre. Les délégations ne commencent à courir que lorsque les avances payées sont acquises ; elles cessent du jour du débarquement en France, et, en cas de décès du délégataire, font retour au déléguant. Elles sont payables par trimestre après constatation de la retenue faite ; toutefois cette restriction ne s'applique pas à celles qui ont été souscrites en faveur des femmes, ascendants ou descendants. Elles sont toujours révocables au gré du déléguant.

Les déclarations de délégation souscrites en faveur de familles domiciliées en Alsace-Lorraine indiqueront comme lieu de paiement la localité française la plus rapprochée de la résidence des intéressés (C. du 5 juin 1875, B. O. p. 620).

Une circulaire du 6 août 1881 (B. O. p. 299) donne des instructions au sujet des délégations coloniales.

Une circulaire du 30 octobre 1882 (B. O. p. 704) donne des instructions au sujet des délégations dites : « des familles ». On ne pourra les suspendre que si le département est prévenu, au début du troisième mois de chaque trimestre, de la volonté exprimée par le déléguant de suspendre sa délégation dans le courant du trimestre engagé.

---

(1) Néanmoins la suspension ou la révocation d'une mission, un naufrage ou accident de mer peuvent faire accorder par le ministre un dégrèvement d'une partie qui ne saurait dépasser la moitié des avances réglementaires perçues.

(2) Sans pouvoir consentir simultanément plus de deux délégations.

Enfin une circulaire du 8 décembre 1888 (B. O. p. 937) dit que les déclarations de délégations en faveur de personnes autres que les femmes, ascendants ou descendants seront seules adressées au Ministre.

Art. 3. — *Tarifs de solde. — Paiement de la solde.*

Les nombreuses modifications survenues dans la solde des officiers de la marine depuis la loi du 1er juin 1875 ont nécessité la confection des tarifs de solde du 12 janvier 1880 qui sont encore applicables actuellement. Nous ne nous occupons, bien entendu, que de la solde des officiers du corps de santé :

1° *Solde de présence.*

A. — A la mer proprement dite (1).

	Médecin et pharmacien en chef	Médecin et pharmacien principal	Médecin et pharmacien de 1re classe	Médecin et pharmacien de 2e classe
par an :	9.814 740	6.745 263	4.168 421	3.031 568
par mois :	817 895	562 105	347 368	252 630
par jour :	27 263	18 736	11 578	8 421

Supplément aux médecins et pharmaciens de 1re classe ayant 12 ans de grade.

par an :	530 526
par mois :	44 210
par jour :	1 475

B. — Solde de l'état-major général :

	Médecin et pharmacien en chef	Médecin et pharmacien principal	Médecin et pharmacien de 1re classe	Médecin et pharmacien de 2e classe
par an :	10.913 684	7.503 157	4.263 158	3.372 505
par mois :	909 473	625 263	385 263	281 042
par jour :	30 315	20 842	12 842	9 368

Le supplément de 12 ans de grade est le même.

C. — Solde à terre.

En Europe.

	Directeur du service de santé de 1re classe	Directeur du service de santé de 2e classe	Médecin et pharmacien en chef	Médecin et pharmacien principal	Médecin et pharmacien de 1re classe	Médecin et pharmacien de 2e classe
par an :	12.012 630	10.004 210	8.185 266	5.608 420	3.486 320	2.539 »
par mois :	1.001 052	833 684	682 105	467 365	290 526	211 583
par jour :	33 368	27 789	22 736	15 578	9 684	7 052

Le supplément de 12 ans de grade est le même.

(1) La solde à la mer des directeurs du service de santé n'est pas prévue ; il est à présumer qu'un haut fonctionnaire de ce grade embarqué dans une armée navale, par exemple, aurait la solde de contre-amiral, quoiqu'il ne soit pas directement assimilé à ce grade.

Aux Colonies.

Médecin et pharmacien en chef	Médecin ou pharmacien principal	Médecin et pharmacien de 1re classe	Médecin ou pharmacien de 2e classe
par an : 10.686 316	7.616 842	5.722 101	4.547 368
par mois : 890 526	634 736	476 842	378 947
par jour : 29 684	21 157	15 894	12 631

Le supplément de 12 ans de grade est le même. Les officiers, fonctionnaires ou agents mis en quarantaine, en revenant des colonies, n'ont que la solde d'Europe augmentée des indemnités de séjour (C. du 29 juin 1878, B. O. p. 1172). Les officiers forcés de séjourner aux colonies après la remise de leur service, reçoivent la solde d'Europe de leur emploi, ou la solde de leur grade si cette dernière est supérieure, sans pouvoir cumuler avec l'indemnité de séjour (C. du 17 mai 1879, B. O. p. 950).

2° *Solde d'absence.*

A. — La solde de congé peut être à 2|3 ou à 1|2 de la solde à terre en Europe. Les hauts fonctionnaires qui n'ont pas de solde de congé sont assimilés aux contre-amiraux et conservent l'intégralité de leur solde à terre (D. du 16 juillet 1881, B. O. p. 29).

La solde de captivité (1) est aussi fixée par jour.

Médecin et pharmacien en chef	Médecin et pharmacien principal	Médecin ou pharmacien de 1re classe	Médecin ou pharmacien de 2e classe
13 631	9 368	5 789	4 210

B. — La solde de non-activité peut être envisagée sur le pied d'Europe ou sur le pied colonial ; suivant la cause de la non-activité, elle est variable.

Par suite d'infirmités temporaires, licenciement de corps, suspension d'emploi :

1° *Sur le pied d'Europe* :

Directeur du service de santé de 1re classe.	Directeur du service de santé de 2e classe	Médecin et pharmacien en chef	Médecin et pharmacien principal	Médecin et pharmacien de 1re classe	Médecin et pharmacien de 2e classe
par an : 7.200	» 6.006 315	4.907 370	3.372 631	2.084 210	1.818 940
par mois : 600	» 500 526	408 947	281 052	173 684	151 578
par jour : 20	» 16 684	13 631	9 368	5 789	5 052

2° *Sur le pied colonial* :

Médecin et pharmacien en chef	Médecin et pharmacien principal	Médecin et pharmacien de 1re classe	Médecin et pharmacien de 2e classe
par jour : 14 842	10 578	7 947	7 578

(1) La solde de captivité du Directeur de service de santé n'a pas été fixée.

Par suite de retrait d'emploi ou suppression d'emploi :

1° *Sur le pied d'Europe.*

Directeur du service de santé de 1re classe	Directeur du service de santé de 2e classe	Médecin et pharmacien en chef	Médecin et pharmacien principal	Médecin et pharmacien de 1re classe	Médecin et pharmacien de 2e classe
par an : 5.760 »	4.805 520	3.925 900	2.698 105	1.667 669	1.212 627
par mois : 480 »	400 460	337 158	224 842	138 972	101 052
par jour : 16 »	13 248	10 905	7 494	4 631	3 368·

2° *Sur le pied colonial.*

Médecin et pharmacien en chef.	Médecin et pharmacien principal	Médecin et pharmacien de 1re classe	Médecin et pharmacien de 2e classe
par jour : 11 873	8 462	6 357	5 052

Il faut bien se rappeler que les différents genres *de solde proprement dite sont passibles de la retenue de 5 %* au profit de la *caisse des Invalides,* comme nous le verrons plus loin à l'article Retenue.

3° *Accessoires de solde.*

1° *Supplément de résidence dans Paris.*

Hauts fonctionnaires directeur du service de santé	Médecin et pharmacien en chef	Médecin et pharmacien principal	Médecin et pharmacien de 1re classe	Médecin et pharmacien de 2e classe
par an : 1.515 600	1.212 480	1.080	756	738 947
par mois : 126 300	101 040	90	63	61 578
par jour : 4 210	3 368	3	2 100	2 052

Ce supplément est passible de la retenue de 5 %.

2° *Suppléments en raison de fonctions spéciales.*

Le décret du 24 juin 1886 (art. 5, B. O. p. 1146) attribue aux directeurs de service de santé des suppléments de fonctions analogues à ceux des commissaires généraux.

Les Directeurs de Brest et de Toulon ont :

> par an : 2.008.080
> par mois : 167 340
> par jour : 5 578

Les Directeurs de Cherbourg, Lorient, Rochefort ont :

> par an : 1.004 840
> par mois : 83 736
> par jour : 2 791

Les médecins attachés aux dépôts des équipages de la flotte ont :

Médecins principaux	Médecins de 1re classe	Médecins de 2e classe
par an : 814 680	606 240	416 520
par mois : 67 890	50 520	34 710
par jour : 2 263	1 684	1 157

Les médecins attachés à Indret, Ruelle, la Chaussade et Nevers, touchent un supplément de 303,120 par an, soit 25,260 par mois et 0,842 par jour.

Les médecins embarqués sur les bâtiments de la 2e et de la 3e catégorie de réserve, ainsi que sur le bâtiment central, ont :

Médecin de 1re classe	Médecin de 2e classe
par an : 606 240	416 520
par mois : 50 520	34 710
par jour : 1 684	1 157

Rappelons enfin le supplément alloué au médecin chargé du cours des infirmiers (25 fr. par mois).

Le médecin major de l'École d'application des aspirants touche un supplément de 511 fr. 560 par an, soit 42 fr 630 par mois, soit 1 fr. 421 par jour.

Tous ces suppléments qui sont portés au tarif n° 32 sont passibles de la retenue de 5 %.

3° Indemnité de logement et d'ameublement.

Logement :

A. — En Europe.

Directeur du service de santé	Médecin ou pharmacien en chef	Médecin ou pharmacien principal	Médecin ou pharmacien de 1re classe	Médecin ou pharmacien de 2e classe
par an : 1.212 480	966 240	720	360	249 315
par mois : 101 040	80 520	60	30	20 526
par jour : 3 368	2 684	2	1	0 684

B. — A Paris.

par an : 1800 »	1440	1080	549 360	378 947
par mois : 150 »	120	90	45 780	31 378
par jour : 5 »	4	3	1 526	1 052

C. — Aux Colonies.

par an : 2.406 240	1932 480	1440	720	492 631
par mois : 200 520	165 040	120	0	41 052
par jour : 6 684	5 363	4	62	1 363

Ameublement :

A. — En Europe.

par an :	416 520	321 840	246 240	189 360	132 631
par mois :	34 710	26 820	20 520	15 780	11 052
par jour :	1 517	0 894	0 684	0 526	0 368

B. — A Paris.

par an :	606 240	492 480	360	284 040	189 473
par mois :	50 520	41 040	30	23 670	15 789
par jour :	1 684	1 368	1	0 789	0 526

C. — Aux Colonies.

par an :	814 680	644 040	492 480	360	246 315
par mois :	67 890	53 670	41 040	30	20 526
par jour :	2 263	1 789	1 368	1	0 684

Toutes ces allocations portées au tarif 36 sont passibles de la retenue de 5 % au profit de la caisse des Invalides.

4° Indemnité extraordinaire en rassemblement.

Elle est passible de la retenu de 5 0⁄0 ; elle est de 60 fr. par mois pour les officiers supérieurs, de 41 fr. pour les lieutenants de vaisseau et assimilés ; 31 fr. 578 pour les enseignes et assimilés. Elle peut, par décision ministérielle, être réduite à un taux inférieur à celui de ce tarif : à Toulon, par exemple, les officiers supérieurs et subalternes touchent tous 303 fr. 120 par an.

5° Indemnité pour perte d'effets.

L'art. 23 de la loi de finances du 29 décembre 1882 ayant enlevé à la caisse des Invalides les prélèvements ayant un caractère de subvention directe, toutes les allocations autres que la solde et les accessoires de solde proprement dite doivent être payées nettes ; aussi les tarifs de ces allocations ont-ils été réduits aux sommes nettes (19 décembre 1884, B. O. p. 1092).

L'indemnité déterminée pour perte d'effets est payée aux officiers des divers corps de la marine en raison de leur grade, suivant les fixations du tarif 40 (1). Les médecins principaux sont traités sur le même pied que les capitaines de frégate ne commandant pas ; elle varie suivant que la perte est totale ou partielle.

	Médecin en chef ou pharmacien	Médecin principal	Médecin de 1re classe	Médecin de 2e classe
1° perte totale :	1310	1.164	873	728
2° perte partielle : (N° 1.	873	776	582	485
(N° 2.	437	388	291	243

(1) Les Directeurs du service de santé toucheraient probablement une indemnité de contre-amiral, soit 2.037 fr. pour perte totale, 1.358 fr. ou 679 fr. pour la perte partielle.

6° *Tarif des abonnements pour frais de bureau.*

A. — *A terre.* — Les attributions conférées aux directeurs du Service de Santé par le décret du 31 mars 1890 furent la cause d'un remaniement du tarif des frais de bureau à attribuer au Commissariat de la marine et à la Direction du Service de Santé ; le tarif 45 avait donc été modifié par une décision présidentielle en date du 5 juillet 1890 (B. O. p. 9).

Les frais de bureau des directeurs, sous-directeurs et trésoriers des ports, autres que ceux comprenant des écoles annexes, restent seuls fixés par cette décision, ainsi que les frais de bureau des sous-directeurs et agents administratifs des ports à école.

	Cherbourg	Lorient
Cabinet et secrétariat du Directeur. . . .	193,80	97,20
Sous-directeur et agent administratif. . .	182,40	182,40

Les frais de bureau des directeurs des écoles annexes ont été réglés par le tableau annexé au décret du 22 juillet 1890. Il fallait en effet, pour donner des frais de bureau au personnel de l'école principale, diminuer un peu ceux des directeurs des écoles annexes, et c'est ce qui a été fait.

	Brest	Rochefort	Toulon
Directeur du Service de Santé (1).	388,20	291	388,20
Sous-directeur et agent administratif (2). .	198,60	182,40	198,60

Le même tarif annexé au décret du 22 juillet 1890 fixe ainsi les suppléments de fonctions et les frais de bureau du personnel de l'école de Bordeaux :

1° *Suppléments de fonctions.*

Directeur.	2008,08
Sous-Directeur.	1004,84
Répétiteur.	606,24
Trésorier.	606,24
Econome.	600,00

2° *Frais de bureau.*

Directeur.	388,40
Sous-directeur.	291,00
Trésorier.	261,00

(1) Au lieu des sommes respectives fixées par D. du 5 juillet 1890 : 582 ; 388, 40, 582 fr.

(2) Fixée par D. du 5 juillet 1890 (B. O. p. 9).

Une dépêche du 19 janvier 1891, adressée au port de Rochefort, dit expressément que la somme de 291 fr. fixée par le tableau annexé au D. du 22 juillet 1890 doit remplacer celle de 388 fr. 20 fixée par le nouveau tarif 45 du 5 juillet 1890 ; à plus forte raison ne peut-il y avoir cumul.

B. — *A la mer.*

Officier du corps de santé embarqué en chef :	d'une armée navale.	310.40
	d'une escadre.	193.80
	d'une division navale commandée par un officier général.	116.40
	d'une division navale sous le commandement d'un officier supérieur pourvu d'une commission.	78.00
Médecin en chef de l'escadre d'évolutions.		232 80

Officier du corps de santé, médecin-major d'un bâtiment de :	601 hommes et au-dessus.	58 20 par an.
	501 à 600 hommes.	46 80 —
	301 à 500 hommes.	46 80 —
	201 à 300 hommes.	34 80 —
	101 à 200 hommes.	23 40 —
	45 à 100 hommes.	23 40 —
	Au-dessous de 45 hommes.	7 40 —
Officier du corps de santé, médecin-major d'un bâtiment en réserve :	Croiseur de 3ᵉ classe à barbette et les bâtiments de rang supérieur, avisos de 1ʳᵉ classe à roues de 1000 tonneaux de déplacement et au-dessous. Avisos transport et transport de 1200 tonneaux et au-dessus.	23 40 par an
	Bâtiments de rang inférieur.	17 40 —
Médecins-majors du bâtiment central de la réserve :	A Brest et à Toulon.	58 20 —
	A Cherbourg, Lorient et Rochefort.	46 80 —

Voyons maintenant comment s'effectue *le paiement de la solde et des accessoires* que nous avons indiqués à terre et à la mer.

Dans les ports militaires et secondaires, l'agent d'administration et de liquidation est le commissaire aux Revues ; le commissaire général est l'agent d'ordonnancement (1) et de direction administrative ; dans les établissements hors des ports (fonderie de la marine), l'agent de liquidation et l'agent des directions des travaux chargé des détails administratifs ; l'agent d'ordonnancement est le Directeur de l'établissement. Dans les quartiers, le commissaire de l'inscription maritime ; le commissaire général ou le chef de service remplissent ces deux rôles ; à Paris, le chef du bureau de la solde liquide (C. du 9 oct. 1850, B. O. p. 222) et le Ministre ordonnance ; dans l'intérieur de la France, la solde peut être liquidée éventuellement par les sous-inten-

---

(1) Ordre d'emploi des deniers de l'Etat, signifié au comptable de ces deniers pour l'acquittement des droits acquis.

dants militaires, sauf remboursement par le Ministère de la marine (1). Aux colonies, les officiers et fonctionnaires de la métropole sont payés par les mêmes autorités qu'en France.

Pour assurer le paiement de la quotité de la solde et de ses accessoires du personnel entretenu dans toutes les positions qu'il peut occuper à terre, le commissaire aux Revues a à sa disposition deux registres : celui du contrôle et celui dit matricule ; le premier divisé par corps, par grade, par cases pour chaque officier, sorte de situation financière avec colonne réservée à l'émargement ; le second, sorte de notice biographique, prenant l'officier dès sa naissance (2) et mentionnant tous les actes de service militaire et même de sa vie civile ayant quelque rapport avec son état d'officier. Le registre du contrôle est annuel et établit le compte-courant des droits aux rémunérations immédiates en deniers ; celui dit matricule est permanent, et constate tous droits ou faits autres que ceux se rattachant à la rémunération immédiate.

Le livret est un titre personnel délivré à chaque officier par l'autorité administrative dont il relève ; il est destiné à tenir compte de tous les mouvements ayant influé sur la situation financière ; il doit être arrêté et constater le débit ou le crédit, quand le fonctionnaire change de position ; à bord, cette opération se fait tous les ans. Il est délivré gratuitement, n'est remplacé que lorsqu'il est terminé, et en cas de perte, sur déclaration par écrit du titulaire.

La liquidation (3) se fait chaque mois au moyen du registre dit de contrôle par le commissaire aux Revues, qui établit des mandats individuels ou collectifs ; les deux comportent un décompte des sommes dues ; le dernier est destiné à être émargé. Les accessoires de solde sont compris et décomptés sur les mêmes mandats, à l'exception des frais de bureau.

En principe, préalablement à la constatation du droit par état de décompte, le commissaire aux Revues doit s'assurer de la présence effective des ayants droit, *en faire pour ainsi dire la « revue »* ; en pratique, le décompte précède la revue administrative qui, pour les mandats collectifs, est remplacée par l'émargement de l'état joint au mandat. C'est cet état que l'on désigne sous le nom d'émargement, qui est déposé à la Direction du service de santé dans les derniers jours du mois. Les commissaires aux Revues peuvent exiger que tous les officiers et fonctionnaires, moins les officiers généraux et les chefs de service, viennent émarger au bureau des Revues pour rendre la Revue effective.

Le paiement est effectué entre les mains du titulaire même du mandat, au Trésor public, contre reçu de la somme ; s'il y a un mandat collectif (et c'est le cas pour les officiers du corps de Santé), un officier signe au nom de tous ceux de son corps le mandat, et va toucher au

(1) Une circulaire du 27 janvier 1876 indique l'intention de réduire autant que possible les opérations que l'intendant est appelé à effectuer pour le compte de la marine.

(2) Interdiction de faire usage du K dans l'inscription des noms propres (C. 19 avril 1881, p. 850).

(3) On entend par liquidation l'établissement de la situation de l'État envers ses créanciers ou constatation des droits acquis par ceux-ci.

Trésor la somme totale dont il est momentanément comptable ; il fait la répartition entre les ayants droit (1).

ART. 4. — *Privation de solde.* — *Retenues.* — *Parts de prises.*

L'officier qui s'absente de son poste sans autorisation régulière ne reçoit aucune solde pour le temps de son absence, indépendamment de la punition disciplinaire qu'il peut encourir. L'officier qui, se rendant à son poste avec ou sans frais de route, n'a pas rejoint dans les délais fixés, par la feuille de route, n'a droit, sauf le cas légitime et dûment constaté, à aucune solde pour le temps qui s'est écoulé depuis l'expiration de ces délais de route. La même disposition est applicable aux officiers en mission qui dépassent le temps fixé pour la durée de leur mission.

La privation de solde entraîne la privation d'une part proportionnelle des accessoires de solde.

Nous avons vu plus haut que les officiers embarqués ou en service aux colonies pouvaient déléguer une partie de leur solde, variable suivant qu'il s'agit de leurs femmes ou parents ou bien de tiers. Dans ce cas, la retenue est volontaire et consentie ; mais il est d'autres cas où l'État intervient, soit comme créancier direct, soit comme magistrat, juge de paix pour ainsi dire, et retient une partie de la solde dans des limites fixées d'avance, destinée à être payée à des tiers. Il opère ainsi des retenues forcées sur la solde.

Avant de les étudier, demandons-nous d'abord si l'officier peut faire exercer son droit par des mandataires ? Non, en principe, puisque la solde doit être payée sur revue de l'ayant droit. Cependant, s'il s'agit de fonds déposés à la caisse des Gens de mer, l'opération pourra se faire avec une procuration. La solde de captivité peut aussi être payée à un mandataire après constatation de l'existence du mandant, sous réserve des acomptes que, dans la proportion des deux tiers, le Ministre peut autoriser les familles à toucher.

En cas de disparition du bâtiment, les délégations ayant un caractère alimentaire (femme, enfants, ascendants) et les retenues alimentaires dont nous parlerons bientôt cessent d'être payées à la date de la présomption de la perte certaine, date établie par le Ministre : 3 mois après les dernières nouvelles pour les bâtiments naviguant dans les mers d'Europe ; 6 mois pour ceux qui naviguent dans l'Océan atlantique ; un an pour ceux qui dépassent les caps.

Le mandat établi au nom du véritable ayant droit est rendu payable par une mention expresse au délégataire ou au mandataire auquel il est remis contre reçu.

1° *Retenues alimentaires* : peuvent être imposées d'office par le Ministre dans les cas prévus aux art. 203, 205, 214 du Code civil, même

____

(1) Les officiers, fonctionnaires et agents en traitement dans les hôpiaux sont payés mensuellement de leur solde (D. du 23 juin 1882, B. O. p. 820).

sur la solde de réforme et sur les avances indépendantes de toutes les autres retenues (68. 205 du 1er juin 1875).

2° *Retenues faites par l'Etat, créancier direct* : traitement à l'hôpital, dettes pour trop payés, perte de matériel.

Le taux de la retenue journalière d'hôpital a été fixé par le tarif n° 32 (tarif du 12 janvier 1880) ; elle est uniformément de 5 fr. par jour en France pour les officiers généraux ou assimilés ; elle est de 4 fr. en France et de 6 fr. dans les colonies pour les officiers supérieurs du corps de santé ; de 2 fr. 60 en France et 4 fr. 50 dans les colonies pour les médecins et pharmaciens de 1re classe ; de 3 fr. en France et 4 fr. dans les colonies pour les médecins et pharmaciens de 2me classe (1).

Toutefois la retenue ne peut en aucun cas être supérieure à la moitié de la solde à laquelle l'officier a droit par jour, suivant sa position de non-activité, réforme ou congé. Tout officier, fonctionnaire ou agent ne jouissant pas d'un traitement colonial supporte les retenues sur le pied de France, lorsqu'il est admis dans les hôpitaux aux colonies.

Les officiers du corps de santé en retraite peuvent être admis à l'hôpital en cas de maladie aiguë ou nécessitant une opération ; ils supportent sur leur pension une retenue égale à celle exercée sur la solde des individus en activité. Les retenues d'hôpital sont prises sur la solde, c'est-à-dire déduites des créances acquises au moment de l'établissement des états de paiement ; elles sont portées sur l'état d'émargement collectif. Nous verrons plus loin, à l'article « Administration des hôpitaux », le mode de remboursement des journées d'hôpital des retraités.

Les retenues pour dettes envers l'Etat, créancier direct, ne peuvent excéder le cinquième des appointements, à moins qu'il ne s'agisse de remboursements d'avances non acquises, auquel cas elles peuvent atteindre le tiers (2). Le Ministre peut même ordonner une retenue du cinquième sur la solde de réforme. Les dettes envers l'Etat sont signalées par des avis.

Les retenues pour pertes de matériel s'exercent surtout au sujet des gamelles de bord ; nous en parlerons à l'article : « Traitement de table (service à la mer) ».

Des retenues de la valeur totale peuvent être ordonnées à l'égard des officiers comptables d'une fraction du matériel maritime, et qui ne peuvent justifier de la perte ou de la disparition de certains objets. Elles sont ordonnées par le Ministre après vérification des procès-verbaux de recensement et appréciation des motifs de décharge invoqués par les intéressés.

L'Etat est remboursé de la valeur des manuels et documents divers délivrés aux officiers, par une retenue sur leur solde ou un reversement direct au Trésor effectué par eux. Le prix des manuels est abondé de 2 p. % pour les cessions aux officiers.

----

(1) Les aumôniers attachés aux hôpitaux maritimes ne subissent pas les retenues d'hôpital. (Art. 4 du règlement du 18 janvier 1859 sur le service religieux.)

(2) Dans le cas de remboursement de sommes dues au Trésor (circ. du 10 mai 1884, B. O. p. 383) et art. 164 du règlement du 14 janvier 1869 sur la comptabilité publique.)

3° Retenues faites par l'État au profit de la caisse des Invalides ou de tiers. — L'État intervient pour le compte de la caisse des Invalides, institution destinée à récolter et centraliser une part minime des appointements et des suppléments, pour les convertir, au bout d'un certain nombre d'années déterminé par la loi, en pensions de retraite. Sur toutes les allocations de solde et accessoires, sauf sur les frais de voyage par terre et par mer (28 nov. 1883, p. 727), la caisse des Invalides perçoit une retenue de 5 ou 3 %.

La retenue est indiquée avec tous les tarifs de solde ; il suffit de s'y reporter. Elle s'exerce même sur les appointements versés par l'industrie aux officiers ayant obtenu des congés sans solde, et c'est à cette condition seule qu'ils sont maintenus dans le corps (C. 22 août 1879, p. 291). La caisse des Invalides reçoit encore : la portion de solde retenue aux officiers et fonctionnaires en congé, la solde entière et l'indemnité de logement de ceux qui sont en congé sans solde. Elle exerce ses droits au moment où les sommes sont versées à la caisse des Gens de mer ou payées aux ayant droit de la façon suivante :

La créance est ordonnancée pour la somme *brute* ; mais le payeur, d'après une indication spéciale du mandat, retient la prestation de la caisse des Invalides, qui entre en possession de ses fonds tous les dix jours. La retenue sur les allocations payées par l'industrie est versée directement au Trésor par les intéressés.

Les retenues faites par l'État au profit des tiers créanciers ont lieu en vertu de saisies-arrêts ou oppositions judiciaires. Le Ministre peut en ordonner d'office lorsqu'il le juge nécessaire. Les gouverneurs des colonies et les commandants en chef peuvent user du même droit. Elles ne peuvent excéder le cinquième de la solde brute des officiers en activité ou en non-activité, à moins de décisions contraires du Ministre (1).

Puisqu'il s'agit des dettes des officiers, citons incidemment une circulaire du 24 juillet 1880 qui dit que la réclamation de dettes contre un officier reconnue fondée sera portée sur le calepin (B. O. p. 117).

Les sommes retenues au profit des créanciers ne leur sont pas remises directement par le Trésor, mais font l'objet de versements à la Caisse des dépôts et consignations.

En cas de décès des ayants droit, la solde et les accessoires dus jusqu'au jour du décès inclus sont payés aux héritiers, sous déduction des reprises réglementaires. La solde des officiers en détention préventive décédés avant jugement est intégralement rappelée aux héritiers. En dehors de son droit de reprise sur les décomptes, l'État

---

(1) Une circulaire du 10 mars 1884 règle le mode de procéder en cas de réclamations pécuniaires formulées contre des officiers et des fonctionnaires. (Avis du Comité du contentieux de la marine.)

1° S'il s'agit d'une opposition purement officieuse, sans saisie-arrêt, l'officier ou le fonctionnaire fournira l'état de ses dettes.

2° La saisie arrêt annule toutes les décisions administratives antérieures.

Le cinquième ne doit être dépassé, si ce n'est pour le remboursement de sommes dues au Trésor. Elle rappelle que la solde est instituée, moins peut-être dans l'intérêt de l'officier, que pour arriver à l'exécution d'un service public, et qu'il y a lieu de s'inspirer de ce principe, toutes les fois qu'il s'agit de sanctionner un prélèvement par voie administrative.

n'exerce d'ailleurs aucun recours pour dettes résultant d'avances de solde de traitement de table à la charge d'un officier ou fonctionnaire décédé.

Les officiers qui ont des réclamations à former pour solde, accessoires de solde, sont tenus de s'adresser, selon le cas, par écrit au commissaire aux Revues ou aux Armements, qui sont tenus de répondre par écrit. Il peut être appelé de leur décision au Commissaire général, et enfin par la voie hiérarchique au Ministre, en envoyant, avec la réclamation, les réponses obtenues. Le recours au contentieux devant le Conseil d'Etat reste ouvert contre la décision ministérielle.

Les parts de prise attribuées à chaque homme de l'équipage du navire capteur ont été fixées par l'arrêté du 9 ventôse an IX (B. O. R.): un tiers entre les officiers généraux, les commandants de vaisseau, frégates et autres bâtiments, et les officiers et autres personnes composant les états-majors ; les deux tiers restant entre les équipages.

Le tiers attribué à l'état-major ne fait dans tous les cas qu'une seule masse dans laquelle tous les officiers d'une armée navale, escadre ou division, ou ceux d'un vaisseau ou autre bâtiment ayant une destination particulière, ont leur part réglée par leur grade, sans avoir égard à la forme des bâtiments.

Une dépêche du **19 juin 1829** dit que les parts de prise revenant aux officiers du corps de santé de 2ᵐᵉ classe, médecins-majors, sont réglés d'après leurs fonctions, et non d'après leur grade ; ils auraient donc droit aux parts d'état-major.

CHAPITRE VII.

CONGÉS ET PERMISSIONS.

ART. 1ᵉʳ. — *Congés pour affaires personnelles et congés après campagne de mer.*

Les congés et permissions ont fait l'objet d'un règlement nouveau coordonnant tous les décrets antérieurs (1) et qui a paru à la date du 22 janvier 1894 (B. O. p. 91) sous forme de décret relatif aux positions d'absence des officiers, fonctionnaires et agents de la marine, *les corps de troupes exceptés*. Nous en résumons ici les principales dispositions. Les congés sont concédés par le Ministre sur la proposition de l'autorité supérieure compétente ; les demandes sont toujours adressées au chef direct.

---

(1) Parmi lesquels nous citerons surtout le 1ᵉʳ juin 1875 sur la solde ; le 16 mars 1884 sur les congés.

Ils ne peuvent être concédés que par périodes successives de trois mois au maximum, et donnent droit à la moitié de la solde de présence à terre, excepté pour les aumôniers qui pourvoient eux-mêmes à leur remplacement.

Ceux accordés au retour d'une campagne de mer d'une année au moins donnent droit pendant six mois au plus aux deux tiers de la solde de présence à terre, excepté pour les officiers qui jouissent du bénéfice de la résidence libre. Ces congés ne peuvent être accordés que dans le mois qui suit le débarquement en France.

Si le congé doit se passer aux colonies ou à l'étranger, la solde à la mer n'est pas accordée pendant la traversée.

Pour des motifs sérieux, le Ministre peut accorder des congés sans solde pendant la durée maximum d'une année.

La durée des congés pour affaires personnelles comprend le temps de l'aller et celui du retour, excepté pour les officiers servant sur un point d'outre-mer et pour ceux servant en Europe et autorisés à se rendre en congé aux colonies ou à l'étranger. Dans ce cas, la durée du congé est indépendante du temps de la traversée d'aller et de retour et de celui de la quarantaine, quand elle est exigée. En conséquence, le congé ne prend date que du jour du débarquement ou de la sortie du lazaret et ne prend fin qu'à la date de l'embarquement de l'officier pour rejoindre sa destination.

Des congés de deux mois à solde entière peuvent être accordés aux officiers du corps de santé pour suivre les cours de bactériologie.

ART. 2. — *Congés de convalescence.*

Les congés de convalescence sont accordés :

1° Par le Ministre de la marine, aux officiers, fonctionnaires ou agents en service à Paris ou dans les établissements hors des ports ; aux officiers, etc..., en France, en Algérie ou à la mer, lorsque la durée du congé excède trois mois.

2° Par les préfets maritimes, aux officiers, etc..., lorsque la durée du congé ne doit pas dépasser trois mois.

3° Par le commandant de la marine en Algérie, pour les officiers, etc... dans les mêmes conditions de durée.

Si le congé de convalescence fait suite à un congé pour les eaux, la durée de ce dernier est comprise dans la période de trois mois que peuvent accorder les autorités autres que le Ministre.

Le Ministre est informé sans retard, par bulletin individuel (1), des congés accordés ; on y inscrit tous les renseignements sur la position de l'officier, qui est tenu d'informer son port de ses changements de résidence (2).

Les congés de convalescence accordés à la suite d'un séjour à l'hôpital ne prennent date que du jour de la sortie.

---

(1) Voir annexe n° 3, B. O. p. 116.
(2) En écrivant soit à son chef direct, soit aux commissaires aux Revues de son port.

Si l'entrée à l'hôpital a lieu au cours d'un congé de convalescence' le temps passé à l'hôpital est compris dans la durée assignée audit congé ; la date d'une prolongation est de même la date de la sortie, à moins que le congé ne soit pas terminé au moment de la sortie.

Aucun congé de convalescence ne peut être résilié *sans que le Conseil de santé qui a été saisi de la demande de congé* ou de sa prolongation ait été consulté, et mis au courant de la situation nouvelle de l'officier au point de vue du service. Les frais de déplacement seront à la charge des intéressés

Les dispositions de l'art. 72 de l'arrêté ministériel du 24 juin 1886 sur le service de santé sont applicables aux officiers et fonctionnaires.

Il nous faut les reproduire ici en les commentant :

L'officier du Corps de Santé, arrivé à la fin du congé, à quelque titre que ce soit, reprend son tour, à la date de son dernier débarquement, ou de sa rentrée de mission ; s'il lui est accordé de résilier son congé, par le même Conseil de santé qui l'a proposé, il reste en dehors du tour d'embarquement pendant trente jours, sauf le cas où le terme du congé se trouverait atteint avant que les trente jours fussent écoulés.

Pour les officiers, etc... présents en France, les congés de convalescence ne courent que du lendemain de la contre-visite des intéressés par le service de santé de la marine.

Pour ceux qui proviennent du service à la mer, ils ne courent que du lendemain de la contre-visite des intéressés prescrite par les soins de l'autorité maritime qui a son siège, soit dans le port de débarquement, soit dans le port militaire ou secondaire le plus voisin.

Les officiers, etc... provenant du service à la mer, qui obtiennent à leur débarquement dans un port autre que leur port d'attache, un congé de convalescence, ont droit aux délais de route réglementaires (1) ; ils ne sont considérés comme disponibles qu'à la date de l'expiration de ces délais, même s'ils rallient leur port d'attache à une date antérieure.

Les officiers, etc... en service à Paris sont déférés à l'examen du Conseil supérieur de santé par les soins du bureau qui administre leur corps, sur la proposition du chef de service sous les ordres duquel ils servent (2).

Si l'officier, etc... est en service dans un des cinq ports, ou est embarqué sur un bâtiment placé sous l'autorité du préfet maritime, celui-ci fait procéder à la visite et à la contre-visite par les soins du Conseil de santé du port ; il fait débarquer l'intéressé (3).

Si l'officier, etc... est embarqué sur un bâtiment ne relevant pas de l'autorité du préfet maritime, le malade devra être préalablement admis à l'hôpital pour y être examiné, et s'il est l'objet d'une propo-

----

(1) Du port où ils ont obtenu le congé à leur port d'attache (Voir Délais de route).

(2) C'est ainsi qu'un membre du Conseil supérieur sera adressé par le chef du bureau des corps entretenus, sur la proposition du Directeur président.

(3) Cet article ainsi conçu n'est pas assez clair ; il faut évidemment sous-entendre : si l'officier est proposé pour un congé de convalescence.

sition de congé de convalescence de la part du Conseil de santé du port, le préfet maritime accorde le congé et donne avis au commandant de la force navale, pour qu'il soit procédé au débarquement.

Si le malade est en service en Corse ou embarqué sur un des bâtiments de la station, le commandant de la marine fait parvenir sa demande au préfet maritime de Toulon.

Si le malade est en service en Algérie, ou embarqué sur un des bâtiments de la station, le commandant de la marine fait procéder à la visite et à la contre-visite (1), et, s'il y a lieu, fait débarquer l'intéressé.

Les officiers, etc... en service dans les établissements de la marine hors des ports sont visités par des médecins militaires ou civils; le dossier appuyé des certificats est soumis par le Ministre à l'examen du Conseil supérieur de santé.

Lorsque les Conseils de santé des colonies ou les commissions de santé prévues par l'art. 136, § 2, du décret du 20 mai 1885 sur le service à bord, renvoient en France des officiers, etc..., les formalités de la contre-visite sont remplies à l'arrivée par les soins de l'autorité maritime qui a son siège soit dans le port de débarquement, soit dans le port militaire ou secondaire le plus voisin. Les pièces sont transmises au préfet maritime de l'arrondissement dont dépendent les malades, pour la décision à intervenir (2).

Les officiers, etc... qui n'ont pas été proposés par lesdits Conseils de santé des colonies ou commissions de santé, doivent se présenter soit au Conseil de santé du port militaire le plus voisin de leur lieu de débarquement, soit à celui de leur port d'attache. Dans le premier cas, le préfet maritime accorde le congé et informe de sa décision l'autorité dont dépend le malade.

Toute présentation (3) au Conseil de santé d'un port militaire ne peut avoir lieu que sur une proposition émanant du chef d'état-major de l'arrondissement (4); la présentation au Conseil supérieur de Paris a lieu sur une proposition émanant de la direction du personnel (bureau dont relève l'intéressé).

Cette dernière ne peut avoir lieu que pour les officiers généraux, quelle que soit leur situation, et pour les officiers supérieurs et autres en service à Paris; ce n'est *qu'exceptionnellement*, et lorsque l'intéressé se trouve dans l'impossibilité de rallier son port d'attache, que la présentation peut avoir lieu devant le Conseil supérieur de santé pour ceux qui ne sont pas en service à Paris.

Les officiers en position régulière d'absence, qui désirent obtenir un

(1) Par qui? Il n'y a qu'un médecin de 1re classe à Alger; réunit-on donc une commission de santé comme dans les divisions navales?

(2) Dans ce cas, il peut être accordé par le préfet maritime ou le chef de service de la marine, une permission à valoir sur le congé.

(3) D'un officier fonctionnaire ou agent.

(4) Ce n'est donc plus, comme autrefois, le chef de service qui adresse directement au Conseil de santé l'officier, etc., placé sous ses ordres, pas plus que le commandant d'un bâtiment relevant de l'autorité du préfet maritime. Ces autorités (directeur du service de santé, commissaire général, etc.) doivent maintenant passer par l'intermédiaire du chef d'État-major représentant le préfet maritime.

congé ou une prolongation de congé de convalescence, *doivent rejoindre leur port d'attache ou leur poste* ; s'ils se trouvent dans l'impossibilité dûment constatée de rallier leur port d'attache ou leur poste, il est procédé ainsi qu'il suit. à leur égard :

Si le malade se trouve à Paris, il s'adresse au bureau qui administre son corps pour la suite à donner.

Si le malade se trouve dans un port militaire, il adresse sa demande à l'autorité maritime locale. laquelle fait procéder aux visites et contrevisites réglementaires par le Conseil de santé; si la prolongation de congé a pour effet de prolonger au delà de trois mois l'absence totale du malade, le préfet maritime la demande au Ministre ; dans ce dernier cas, c'est au Ministre qu'il appartient de donner avis à l'autorité sous les ordres de laquelle l'officier se rangera à l'expiration de son congé.

Si l'officier, etc.... se trouve dans une localité en dehors des ports où réside une autorité maritime (1), il s'adresse à cette autorité. qui fait procéder à la visite et transmet le dossier au chef du service auquel est attaché le malade qui fait donner à la demande la suite qu'elle comporte.

S'il n'y a pas d'autorité maritime. il s'adresse par la voie hiérarchique à l'autorité maritime dont il relève, en accompagnant sa demande d'un certificat délivré par un médecin militaire. ou, à défaut, par un médecin civil dont la signature doit être légalisée soit par le maire. soit par le juge de paix.

Dans ce cas, l'autorité maritime doit s'éclairer par tous les moyens en son pouvoir, jusqu'au supplément d'information par l'intermédiaire de la gendarmerie et même, dans les cas suspects. jusqu'à l'envoi d'un médecin de la marine pour visiter le malade.

Une manière analogue de procéder est suivie pour les officiers en Algérie ou en Corse; si l'officier est à l'étranger. le certificat médical doit être visé par le représentant de la France et le plus voisin de la localité, et suivant les usages établis en pareil cas dans les chancelleries françaises.

Les congés de convalescence donnent droit à la moitié de la solde de présence à terre. sauf les exceptions ci-après :

1° Les officiers. etc... qui obtiennent un congé dans les deux mois qui suivent leur débarquement. après un embarquement d'une année au moins (2) ou un séjour d'égale durée aux colonies, conservent la solde de présence à terre *dans la limite de trois mois.* sur la proposition de l'autorité supérieure locale, appuyée d'une délibération du Conseil de santé.

2° Sur l'avis au Conseil de santé (3). la solde entière peut être également accordée. *mais dans la limite de deux mois seulement,* par le Ministre ou les préfets maritimes aux officiers, etc.... servant en France ou en Algérie, à terre ou sur les bâtiments, en essais ou en

---

(1) Commissaire de l'inscription maritime, par exemple.
(2) Même sur les côtes de France et en escadre.
(3) Le Conseil peut se baser soit sur les fatigues du service considérées comme origine probable de la maladie. ou sur les soins longs et dispendieux qu'elle peut entraîner.

première catégorie de réserve, ainsi qu'à ceux qui, ayant été embarqués sur des bâtiments armés ou revenant des colonies, ne remplissent pas les conditions de temps et de présence énoncées ci-dessus.

3º La solde de présence à terre est conservée dans la limite de six mois aux officiers, etc.... se trouvant dans un des cas suivants :

1º Retour en France à la suite d'une maladie épidémique.

2º Embarquement d'une durée de trois mois au moins sur les pontons ou bâtiments des divisions navales ou des stations locales de l'Indo-Chine, de l'Océan Indien, de la côte ouest d'Afrique (du Sénégal au cap de Bonne-Espérance), de la Guyane et des Antilles, y compris le golfe du Mexique et les côtes des deux Amériques, dans la mer des Antilles.

3º Séjour de trois mois au moins dans une des colonies comprises dans les limites fixées ci-dessus (1).

Par mesure exceptionnelle, sur une proposition spéciale motivée, et sur l'avis du Conseil de santé, la solde entière peut être accordée.

Les officiers, etc.... qui après une *année d'absence* ne seraient pas en état de reprendre leur service, sont placés d'office dans la position de non-activité pour infirmités temporaires, à moins qu'il n'ait été reconnu par l'autorité médicale qu'un nouveau congé de six mois pourra leur permettre de reprendre le service actif. Cette nouvelle prolongation ne donnera droit qu'à la demi-solde, à moins d'une décision spéciale du Ministre appuyée d'un avis du Conseil de santé du port et du Conseil supérieur de santé.

Les congés de convalescence et leurs prolongations ne peuvent être accordés que par périodes successives de trois mois au *maximum* ; on peut accorder un ou deux mois.

Nous renvoyons à la partie de l'ouvrage (Intervention dans le service général) pour ce qui a trait à la non-activité pour infirmités temporaires.

ART. 3. — *Congés thermaux.*

1. — Sur la proposition de l'autorité supérieure locale, appuyée d'une délibération du Conseil de santé, des congés avec jouissance de la solde de présence à terre, ou de la solde d'Europe, peuvent être accordés pour faire usage des eaux thermales, aux officiers, aspirants, fonctionnaires ou agents des divers corps de la marine et des colonies qui auront contracté des maladies nécessitant ce traitement. La durée de ces congés est égale au double du temps passé dans les

---

(1) Circ. du 28 janvier 1886 (B. O. p. 115) ; mêmes avantages accordés au Tonkin et à l'Océan Indien.
    Circ. du 24 mars 1887 (B. O. p. 399) ; mêmes avantages accordés à Obock et Congo français.

stations thermales ou minérales, *sans pouvoir excéder la limite de deux mois.*

2. — Une prolongation d'un mois avec jouissance de la même solde pourra être accordée, par décision ultérieure du Ministre, lorsque le besoin d'un redoublement de saison aura été constaté par les médecins particuliers des eaux. Cette disposition est applicable de plein droit lorsque la saison des eaux est de 60 jours et au delà.

3. — Si les officiers, aspirants, fonctionnaires ou agents, qui, n'étant pas déjà en possession d'un congé d'une autre nature, quittent le service après avoir obtenu un congé pour faire usage des eaux, et ne s'y rendent pas, ils n'ont droit à aucune solde pendant leur absence qui ne peut dépasser un mois. Toutefois, s'ils n'ont pu se rendre aux eaux par suite d'un empêchement légitime dûment constaté, il leur est attribué une solde dont la quotité est fixée par le Ministre.

4. — Celui qui, s'étant rendu aux eaux, est empêché d'en faire usage par suite des prescriptions des médecins, conserve le droit à la solde entière pendant le temps qu'il a été contraint de passer dans la station thermale, s'il rapporte un certificat constatant la durée du séjour obligatoire.

5. — Les officiers, fonctionnaires ou agents, pour obtenir ultérieurement le rappel de leur solde, ont à produire un certificat du sous-intendant militaire, ou, à défaut, du médecin en chef de l'établissement, des eaux, constatant le temps pendant lequel ils ont été traités.

6. —Ceux qui viennent des établissements près desquels il existe un hôpital militaire ont à produire en outre un certificat du sous-intendant militaire ou de l'officier qui le remplace, constatant s'ils ont été ou non hospitalisés, et, dans le cas de l'affirmative, la durée de leur séjour à l'hôpital. Cette disposition n'est pas applicable aux officiers supérieurs, qui ne peuvent pas être hospitalisés.

7. — Les officiers, aspirants, fonctionnaires ou agents qui, étant en congé à solde réduite, obtiennent du Ministre l'autorisation de faire usage des eaux, recouvrent les droits à la solde entière pendant le double de la durée de leur séjour aux eaux, sans que cette concession puisse excéder deux mois, ainsi qu'il est dit au § 1er du présent article, si ce n'est dans le cas prévu par le § 2 du même article. Ceux qui, étant en possession d'un congé pour affaires personnelles, se rendent aux eaux sans avoir obtenu l'autorisation préalable, n'ont pas droit au paiement de la solde de présence à terre.

8. — Les congés pour faire usage des eaux ne donnent droit *à la solde de présence à terre* que *pendant deux années de suite.* Si l'on s'y rend consécutivement pendant trois années, le congé de la 3e année est à demi-solde, aussi bien pour les hospitalisés que pour les non-hospitalisés.

9. — Dans le cas d'autorisation de faire usage des eaux deux fois dans la même année, le deuxième congé à lui accorder est considéré comme un congé pour affaires personnelles et ne comporte que la demi-solde.

Les officiers, etc... autorisés à faire usage des eaux ont droit aux frais de route réglementaires pour se rendre dans ces établissements et en revenir.

Les officiers en non-activité par suspension ou par retrait d'emploi ne peuvent être autorisés à se rendre aux eaux.

Les officiers en non-activité pour infirmités temporaires n'ont pas droit à la solde entière pendant leur séjour aux eaux; mais il leur est concédé les frais de route réglementaires pour s'y rendre et en revenir.

L'officier ou le fonctionnaire qui a obtenu un congé de deux mois avec autorisation de faire usage des eaux ne peut être replacé sur la liste d'embarquement qu'à l'expiration de cette période de deux mois, *même s'il rallie son port d'attache à une date antérieure.* Il peut être employé à un service à terre dès sa rentrée au port, s'il en exprime le désir.

Voici quelques dépêches relatives aux congés de convalescence.

Recommandation aux Conseils de santé d'être très circonspects dans la délivrance de congés de convalescence ou pour les eaux à des officiers figurant en tête des listes de départ; car il pourrait en résulter pour eux la non-activité (circ. du 8 août 1887, B. O., p. 180) (1). Cette recommandation a été renouvelée par une dépêche en date du 1er février 1890.

Une dépêche du 6 juillet 1887 prescrit aux Conseils de santé d'apporter le plus grand soin à l'établissement des certificats médicaux destinés à être mis à l'appui des demandes de congés de convalescence, pour éviter des abus, soit au point de vue de la quotité de la solde, soit au point de vue de réclamations de pensions de retraite dans l'avenir, ces certificats devant être remis à l'intéressé. Le Ministre, consulté pour savoir si l'on devait accorder la solde entière aux officiers débarqués des affrétés après trois voyages consécutifs, et ayant obtenu un congé de convalescence, a répondu par la négative, se basant sur l'art. 42 du décret du 16 mars 1864 exigeant un an d'embarquement ou de séjour colonial pour la concession de la solde entière, pendant trois mois. Ces officiers sont considérés, il est vrai, comme ayant terminé leur corvée au bout de trois voyages, mais ils n'ont pas un an d'embarquement, et restant 80 jours à terre, ils peuvent se remettre des fatigues inhérentes à ce genre de navigation (Dép. du 6 avril 1889).

Une dépêche du 23 septembre 1889 (arch. de Rochefort) rappelle qu'un passage gratuit (7 mai 1879) ne peut être accordé à un officier, fonctionnaire, etc..., ayant obtenu un congé de convalescence pour une colonie, que si le Conseil de santé l'a signalé comme ayant, au point de vue de sa santé, un besoin urgent et indispensable de séjourner dans son pays d'origine.

Le paragraphe 4 des mesures motivées par la séparation des colonies du département de la marine (circ. du 29 avril 1891, B. O., p. 648) concerne les Conseils de santé; en voici la teneur:

« Les Conseils de santé continueront, à Paris et dans les ports, à « examiner toutes les questions techniques ayant trait au service de

---

(1) Au sujet des congés accordés à des officiers figurant sur les listes de départ.

« santé, à procéder à l'examen des fonctionnaires coloniaux au point
« de vue de la concession des congés, des mises en non-activité, de
« pensions de réforme, etc... La décision de ces conseils et les certifi-
« cats de visite et de contre-visite médicales seront directement adres-
« sés au sous-secrétaire d'État, à qui il appartiendra de statuer.

Nous n'avons pas l'intention de parler ici des congés de convalescence accordés aux équipages de la flotte et aux corps de troupes de la
marine; cette question trouvera sa place au chapitre: Fonctionnement
du Conseil de santé; il nous suffit pour le moment d'avoir indiqué les
droits de tous les officiers au point de vue : congés de convalescence
ou thermaux, en y ajoutant quelques remarques sur la solde qui peut
leur être attribuée.

En résumé, pour mieux nous faire comprendre, prenons plusieurs
cas :

1° Un médecin, dans les deux mois qui suivent son débarquement,
se présente au Conseil de santé pour obtenir un congé de convalescence; s'il a fait un an d'embarquement (1), *même en France, en escadre, par exemple, ou sur les côtes*, ou bien un séjour d'égale durée
aux colonies, il a droit à la solde entière dans la limite de trois mois;
le congé et la concession de la solde entière lui sont accordés par le
préfet maritime, sur une simple délibération du Conseil de santé.

2° Un médecin servant en France à terre, ou débarqué avant d'avoir
fait un an d'embarquement d'un navire, de l'escadre, des côtes de
France, ou des divisions navales, n'a droit à cette solde de présence
que si le Conseil de santé émet une délibération formelle et motivée,
basée sur l'état de santé de l'intéressé, les soins longs et dispendieux
nécessaires, et l'origine de la maladie due au service; encore n'est-
elle accordée que dans la limite de deux mois.

3° Un médecin de retour en France à la suite d'une maladie épidémique, d'un embarquement d'une durée de trois mois au moins sur
les pontons ou bâtiments des divisions navales et des stations locales
désignées plus haut (§ 2 de l'art. 42 du décret du 16 mars 1684) a
droit à la même solde dans la limite de six mois.

4° Un médecin qui demande une prolongation de congé doit s'attendre à la demi-solde, s'il dépasse les limites fixées plus haut, à
moins d'une décision spéciale du Ministre basée sur une proposition
motivée du Conseil de santé appuyée par le préfet maritime.

Il faut se souvenir que les congés de convalescence partent du lendemain de la contre-visite dans le port de débarquement, pour les
officiers munis d'un certificat d'un Conseil de santé colonial ou d'une
commission de santé; dans les ports militaires, ils datent du jour de
l'approbation par le préfet maritime. Il peut arriver que des officiers
embarqués sur un bateau encore en désarmement passent au Conseil
de santé avant que le bateau soit remis aux directions; dans ces
conditions, leur congé part du jour où ils sont remis à la disposition
de leurs chefs naturels ou du lendemain, suivant la date à laquelle on
établit l'autorisation d'entrer en jouissance.

______

(1) Voir la dépêche du 8 avril 1889 au sujet des médecins des affrétés.

Il nous semble opportun de traiter ici des eaux thermales au point de vue de leur concession et des différentes saisons qu'elles comportent, l'envoi aux eaux pouvant être considéré comme une concession faite à l'officier.

ART. 4. — *Eaux thermales.*

Nous avons vu que le décret du 22 janvier 1894 réglait les congés pour les eaux thermales ou minérales, en ce qui concerne l'autorité qui les accorde, leur durée, leurs conditions, etc.... ; nous ne reviendrons pas sur ce sujet. Mais il est évident que le Ministère de la Guerre admettant, comme il est dit plus haut, le Ministère de la Marine à profiter de ses hôpitaux thermaux, il y a une marche à suivre pour obtenir cette hospitalisation, qu'il s'agisse d'officiers, fonctionnaires ou agents ou de sous-officiers, militaires, marins ou assimilés.

Quel est le personnel de la Marine qui a droit aux congés pour les eaux thermales ou minérales? On peut dire d'une façon générale que, comme pour les militaires dans la guerre, *tous les marins*, qu'ils soient en activité de service, en non-activité, en réforme (1) ou en retraite, peuvent être admis dans les établissements des eaux thermales où le département de la Guerre a des places disponibles, lorsque la nécessité en est démontrée dans les formes réglementaires. En principe, tout marin ou agent maritime qui a droit à l'hospitalisation dans les hôpitaux de la Marine a droit aussi à l'hospitalisation dans les hôpitaux thermaux de la Guerre ; c'est pourquoi les ouvriers des arsenaux, quoique n'étant pas franchement militaires, et les retraités pensionnaires de la Marine y sont fréquemment envoyés.

Nous ne pouvons mieux faire, du reste, que de citer les articles qui nous intéressent du règlement sur le service de santé de la Guerre du 23 novembre 1889, en les adaptant aux règles suivies dans la Marine.

Si les sources ou les établissements appartiennent à la Guerre, les mêmes règles que dans les hôpitaux militaires sont suivies ; sinon, des conventions sont passées avec les propriétaires, soit pour la jouissance d'un certain nombre de bains, soit pour la mise en traitement d'un certain nombre de malades durant chaque saison.

Conditions d'admission. — Les marins, officiers et soldats ou traités comme tels sont admis, à charge de remboursement pour le Ministère de la Marine, dans les mêmes conditions que les militaires de l'armée. Une loi du 12 juillet 1873 détermine les conditions de l'envoi et du traitement aux frais de l'État dans les établissements d'eaux minérales des anciens militaires et marins blessés ou infirmes. Il suffit que les blessures ou infirmités contractées au service nécessitent l'emploi des eaux.

a. — Pour les militaires, la Commission instituée dans chaque département par l'instruction ministérielle du 3 mai 1844 donne son avis, et, le Ministre de la Guerre autorisant, ils sont transportés et hospitalisés aux frais de l'État dans les localités déterminées.

____

(1) Bien entendu, pour infirmités temporaires ou infirmités incurables.

Il est bien entendu que les officiers des armées de terre et de mer et leurs assimilés en possession d'une pension de retraite admis à bénéficier des eaux, continueront à subir la retenue établie par les dispositions ministérielles.

b. — Pour les marins, le paragraphe 4 des dispositions diverses du tarif n° 52 du décret du 1er juin 1875 édictant que les pensionnaires de la Marine et les demi-soldiers ne peuvent être admis dans les hôpitaux, aux frais de la Marine, qu'exceptionnellement, et par suite d'une autorisation spéciale de l'autorité maritime ultérieurement consacrée par le Ministre, il convient de les accompagner d'informations et explications qui permettent de statuer en toute connaissance de cause sur les noms des pensionnaires ou demi-soldiers qui pourraient figurer exceptionnellement dans les propositions d'admission aux eaux thermales.

Une circulaire du 24 février 1881 (B. O. p. 262) adapte à la Marine les prescriptions de la loi du 12 juillet 1873 *en annulant la circulaire précédente.* Le Ministre de la Marine ne devra plus recevoir, soit directement, soit par l'intermédiaire des administrations de sports, des demandes d'envoi aux eaux thermales en faveur d'anciens marins ou militaires des troupes de la Marine atteints de blessures ou d'infirmités contractées au service. Les demandes des parties, accompagnées d'un certificat délivré par un médecin de la localité et visé par le maire, doivent être adressées au général commandant la subdivision territoriale avant le 1er avril de chaque année pour les premières saisons thermales, et avant le 1er juin pour les dernières saisons.

Les officiers et leurs assimilés qui sont en possession d'une pension de retraite, subissent au profit du Trésor public la retenue réglementaire d'hôpital. (Il y a lieu de se rappeler cette circulaire, pour ne pas être tenté d'agir comme pour les officiers en activité et faire passer les propositions par les conseils d'administration des ports, après une contre-visite passée à tort par les conseils de santé.)

Toutefois, comme les places dont l'administration dispose dans les établissements de la Guerre sont ordinairement au-dessous des besoins, l'admission, qui est de droit pour tout le monde dans les hôpitaux ordinaires, est subordonnée dans les hôpitaux d'eaux minérales aux ressources qui y existent. On y reçoit en premier lieu les militaires et marins en activité, puis les militaires et marins en non-activité, en solde ou gratification de réforme et en retraite, enfin les individus étrangers au département de la Guerre ou de la Marine.

De l'hospitalisation. — Les militaires et marins en activité se divisent en deux catégories :

A. — La première comprend les soldats, les sous-officiers et les officiers jusqu'au grade de capitaine inclusivement. La deuxième comprend les officiers généraux et supérieurs qui ne sont hospitalisés qu'en vertu d'une autorisation nominative du Ministre de la Guerre. (Une circulaire du 29 octobre 1856 refuse dans tous les cas l'hospitalisation aux officiers supérieurs dans la marine.)

Dans le cas où, faute de place dans l'hôpital, les capitaines et subsidiairement les lieutenants et sous-lieutenants ne sont pas hospitalisés, ils peuvent, quand il y a lieu et sur leur demande, être autorisés à faire gratuitement usage des eaux dans la limite des ressources des établissements. (Dans la marine, les officiers subalternes et assimilés ne sont pas tenus à l'hospitalisation ; c'est du moins ce que semble établir une circulaire du 22 août 1885 qui recommande que les demandes de congés pour faire usage des eaux thermales ou minérales mentionnent toujours si les intéressés désirent ou non être hospitalisés.) Dans les cas de la négative, ces officiers ont-ils droit à la gratuité des eaux ? Une circulaire du 29 avril 1856, soumettant tous les officiers à l'hospitalisation, refusait la gratuité à ceux qui ne voulaient pas être hospitalisés ; mais nous avons vu que la circulaire du 22 août 1885 laissait l'hospitalisation facultative; d'un autre côté, d'après une circulaire du 1er juin 1858, les officiers supérieurs doivent être prévenus qu'aucun droit ne leur est acquis à la gratuité des eaux. On peut dire, en résumé, que, soit pour les officiers généraux ou supérieurs qui n'ont pas droit à l'hospitalisation, soit pour les officiers subalternes qui n'en veulent pas, il n'y a pas droit absolu à recevoir, à titre gratuit, des bains et des douches dans les hôpitaux d'eaux minérales. Cependant les autorisations de cette nature sont accordées, toutes les fois qu'il est possible, par le directeur du Service de Santé ou par le médecin chef de l'hôpital d'eaux minérales, mais dans des limites telles qu'il n'en résulte pas d'embarras pour le service, ni de dépenses trop considérables pour l'établissement.

Retenues d'hôpital. — Il nous semble utile de placer ici les retenues à opérer sur la solde des officiers et assimilés de l'armée de mer et des marins et militaires de tous grades admis dans les hôpitaux thermaux, que ce soient des hôpitaux militaires ou des établissements spéciaux. (Dépêche du 26 nov. 1891.)

1º *Hôpitaux militaires :*

Officier supérieur ou traité comme tel (pour mémoire),
    presque jamais hospitalisé. . . . . 4 »
    Officier subalterne. 3.45
    Sous-officier. 2.25
    Soldat. 2,15

2º *Établissements spéciaux :*

Le remboursement sera opéré d'après les prix fixés par la convention passée entre le Département de la Guerre et la Commission administrative de chaque établissement.

Disons en passant à ce propos que le même tarif sert pour le remboursement des frais de traitement des militaires de la Guerre dans les hôpitaux maritimes. Nous allons maintenant passer en revue les divers établissements d'eaux minérales sur lesquels peuvent être dirigés les militaires et les marins malades, puis, serrant la question d'un peu plus près au point de vue des opérations préliminaires à l'envoi aux eaux thermales, nous étudierons la façon d'établir les états de proposition, les certificats individuels, les dates auxquelles ces diverses pièces doivent être adressées dans le Département de la Marine, et enfin l'arrivée aux eaux, le traitement thermal et le retour.

Ce livre n'étant pas un *livre technique*, nous renvoyons à la notice 18 du Règlement du Service de Santé de la Guerre en date du 23 novembre 1889, au sujet des conditions générales du traitement thermal, et du mode d'action des différentes eaux en particulier.

Les établissements d'eaux minérales sur lesquels peuvent être dirigés les marins malades sont :

Amélie-les-Bains, — Barèges, — Bourbonne-les-Bains, — Bourbon-l'Archambault, — Vichy.

Conditions à remplir pour être envoyé aux Eaux. — L'envoi près des sources d'eaux minérales est impérieusement subordonné aux conditions suivantes :

1º Que l'affection ou l'infirmité soit de la nature de celles que les eaux minérales naturelles près desquelles il s'agit d'envoyer le malade peuvent le soulager ou le guérir ;

2º Que les moyens ordinaires de traitement aient été employés contre cette affection pendant un temps suffisant, et sans succès;

3º Que les eaux minérales artificielles, *dont la préparation est indiquée au Formulaire pharmaceutique des hôpitaux militaires* (ou pour la marine les eaux minérales transportées) aient été mises en usage avec des résultats susceptibles de faire présumer que les eaux naturelles (prises à la source) seront plus favorables ou plus efficaces.

Ces conditions doivent être constatées lors de la visite des militaires ou marins désignés pour l'envoi aux eaux, et mentionnées spécialement sur les états de proposition, ainsi que sur les certificats de visite et de contre-visite.

Comme ouverture de l'instance, la visite de l'intéressé est passée par le médecin du corps, s'il appartient à un corps de troupes ; du bateau, s'il est embarqué ; par le médecin chef de la salle, s'il se trouve dans un hôpital ; ou enfin par tout autre médecin désigné à cet effet aux époques réglementaires, ordinairement le médecin de 1re classe secrétaire du Conseil de santé, si c'est un officier sans troupes ou un fonctionnaire, agent ou employé de la marine.

La contre-visite est passée par le Conseil de santé du port ou par le Conseil de santé supérieur, s'il s'agit d'un officier se trouvant à Paris ; les certificats de visite ou de contre-visite qui doivent appuyer les demandes de congé pour faire usage des eaux thermales sont en somme délivrés après l'accomplissement des mêmes formalités que pour l'obtention des congés de convalescence ; et ces congés sont accordés, comme nous l'avons vu dans l'instruction du 20 septembre 1885, par le Ministre de la marine, s'il s'agit d'un officier en service à Paris, dans les établissements hors des ports, ou par les préfets maritimes, s'il s'agit d'un officier, fonctionnaire ou agent servant en France, en Algérie, ou à la mer.

Rien ne distinguerait donc les congés thermaux des congés de convalescence ordinaires au point de vue des pièces exigées, s'il n'existait un certificat particulier (nº 2085), portant le nom de certificat individuel , et qui est destiné à reproduire les résultats de la visite, de la contre-visite, d'une autre contre-visite au moment du départ, de la visite à l'arrivée à l'hôpital thermal au bout d'un certain temps. Il n'est pas de médecin de la marine qui ne connaisse ce certificat individuel ; et néanmoins il est important d'être fixé sur la façon de le rédiger, surtout au point de vue de la visite.

Après avoir rempli tous les vides de l'imprimé des renseignements demandés (nom, prénoms, lieu de naissance, etc...), le médecin visiteur fera connaître avec des détails suffisants la nature, l'origine, l'ancienneté de la maladie ou infirmité, les traitements employés avec ou sans succès. Il est absolument indispensable de se rappeler à ce sujet les conditions générales à remplir pour être envoyé aux eaux minérales.

1° Possibilité pour l'affection d'être soulagée ou guérie par l'eau minérale pour laquelle on propose.

2° Emploi non suivi de succès des moyens thérapeutiques ordinaires pendant un temps suffisant.

3° Emploi, suivi d'une certaine amélioration dans l'état du malade, des eaux artificielles (eaux sulfureuses en bains ou des eaux minérales transportées : Eaux-Bonnes ou eaux de Vichy en boisson), amélioration susceptible de faire présumer que les eaux prises à la source seront plus favorables ou plus efficaces. Un certificat individuel qui ne ferait pas mention de ces trois considérations et surtout des deux dernières à l'article « visite », serait un certificat mal établi et dont le moindre inconvénient serait, si le Conseil de santé passe outre et approuve les conclusions de la visite à l'endroit qui lui est réservé, de fournir au médecin traitant de l'hôpital ou de l'établissement thermal des renseignements erronés ou insuffisants.

La 2ᵉ partie du recto de l'imprimé est destinée à la contre-visite ; nous avons vu plus haut par qui elle était passée.

Le verso comprend aussi deux parties ; mais nous n'en parlerons que lorsque nous nous occuperons du traitement thermal ; pour le moment, nous n'en sommes qu'aux opérations et aux pièces exigées pour l'envoi aux eaux.

Le certificat individuel doit être délivré à tout marin ou militaire des troupes de la marine, quel que soit son grade, qu'il veuille ou non être hospitalisé. Il tombe sous le sens que dans le premier cas il est indispensable, et plusieurs circulaires ministérielles, particulièrement celle du 26 janvier 1867, recommandent de se conformer strictement à la délivrance des certificats individuels.

Mais son utilité pourrait être mise en doute pour les officiers généraux ou supérieurs qui ne peuvent pas être hospitalisés, ou pour les officiers subalternes qui n'ont pas demandé cette faveur. Cependant, si l'on réfléchit que l'autorisation de faire usage gratuitement des eaux thermales peut être accordée toutes les fois qu'elle est possible, à condition de ne pas gêner le service ou de ne pas occasionner trop de dépense, par le Directeur du service de santé ou par le médecin-chef de l'hôpital d'eaux minérales, on comprendra qu'il est nécessaire d'en munir les officiers non hospitalisés ; mais ce certificat peut leur être remis en mains propres et non envoyé à Paris comme ceux que l'on joint aux demandes d'hospitalisation. Indépendamment de la visite et de la contre-visite réglementaires auxquelles ils sont assujettis, les malades désignés pour l'envoi aux eaux thermales seront l'objet d'une nouvelle contre-visite au moment de les acheminer sur l'établissement où ils doivent être hospitalisés.

Les résultats de ce dernier examen qui sera effectué par les conseils de santé, et à défaut, par les médecins des corps ou des établissements maritimes, devront être consignés, en termes aussi explicites que possible, au bas de la première partie des certificats individuels délivrés aux malades.

De tout ceci, il résulte donc que pour un officier, fonctionnaire, agent, employé ou militaire de la Marine pour l'envoi aux eaux thermales, il faut procéder à une visite et deux contre-visites dont les résultats sont inscrits sur un certificat spécial, certificat individuel. Le Conseil de santé qui aura procédé à la première des contre-visites établira de plus un certificat dans la forme ordinaire des certificats pour congé de convalescence (Décret du 20 septembre 1885). C'est sur ce certificat que l'autorité maritime supérieure (Ministre ou préfet maritime) se basera pour accorder ou refuser le congé thermal, et non sur le certificat individuel qui, dans le cas de non-hospitalisation, sera remis directement à l'intéressé.

En dehors de toute classification de grade ou de corps, les candidats à *l'hospitalisation* doivent figurer sur les listes de propositions par établissement thermal, et dans l'ordre qu'assigne le degré d'urgence de leur envoi aux eaux. Cette pièce est destinée à établir une sorte de sélection basée sur le degré d'urgence d'envoi aux eaux, et non sur le grade ou le corps des intéressés. La circulaire du 16 mai 1862 (B. O. p. 465) recommandait d'indiquer sur cet état :

1° Si l'affection qui motive la proposition a été contractée dans un service commandé, soit aux colonies, soit à bord d'un bâtiment de l'État.

2° Si, à défaut de place dans l'hôpital désigné, le candidat ne peut pas être envoyé dans tel établissement analogue.

La première recommandation n'a plus sa raison d'être, le Décret du 16 mars 1884 (art. 44. § 1) ayant aboli les conditions de maladies contractées au service pour l'envoi aux eaux ; la seconde est au contraire des plus importantes, puisque nous avons vu précédemment que certaines eaux thermales avaient une action thérapeutique à peu près identique. Une dépêche du 7 mai 1884 recommande de reproduire les demandes d'hospitalisation pour la saison suivante, lorsqu'il n'y a pas de places vacantes dans les établissements thermaux.

Une circulaire du 29 juin 1867 recommande de se conformer aux prescriptions de la circulaire du 16 mai 1862 et de ne pas se contenter d'inscrire sur l'état de proposition l'expression sèche extraite d'une nomenclature nosologique ; on doit faire connaître les circonstances auxquelles est due l'origine de la maladie, sa durée, sa gravité présente, les traitements qui lui ont été opposés. Cette circulaire est suivie d'un modèle d'état de proposition à dresser à la main, qui se trouve à la page 624 du Bulletin officiel.

Une circulaire du 13 juillet 1888 rappelle les recommandations contenues dans les circulaires des 16 mai 1862, 12 avril et 29 juin 1867, au sujet de l'insuffisance des renseignements médicaux contenus dans les dossiers. Il a été reconnu que certains ports envoyaient un simple état, sans fournir aucune des pièces annexes (certificats individuels de visite et de contre-visite, propositions des médecins des corps, etc...). Ces renseignements sont indispensables en vue d'un classement général des malades ; et on ne devra pas omettre de donner un numéro de préférence aux malades qui seront portés sur les listes de propositions ou d'en dresser la liste d'après le degré d'urgence de leur envoi aux eaux.

Saisons et ouvertures. — Le Ministre de la Guerre, par une circulaire du 9 février 1874, a notifié les dispositions relatives au nombre des saisons et aux époques d'ouverture dans chaque établissement thermal. Cette circulaire a subi plusieurs modifications sur lesquelles il est inutile d'insister ; nous reproduirons ici le tableau de la notice n° 18 du Règlement sur le service de santé de la Guerre de 1889.

	1re saison	2e saison	3e saison	4e sais.	1re d'hiv.	2e d'hiv.
AMELIE - LES - BAINS.	15 avril au 31 mai.	1er juin au 14 juillet.	15 juillet au 31 août.	1er sept. au 15 oct.	15 nov. au 14 janv.	15 janv. au 15 mars
BARÈGES.	12 juin au 12 juillet.	13 juillet au 13 août.	14 août au 15 sept.			
BOURBONNE..	15 mai au 14 juillet.	15 juillet au 15 sept.				
BOURBON - L'AR-CHAMBAULT.	15 mai au 24 juin.	25 juin au 4 août	5 août au 15 septembre.			
PLOMBIÈRES.	15 mai au 14 juin.	15 juin au 14 juillet.	15 juillet au 14 août.	15 août au 15 sept.		
VICHY.	14 mai au 5 juin.	8 juin au 30 juin.	3 juillet au 25 juillet.	28 juil. au 19 août	22 août au 13 sept.	

(Décision du Ministre de la Guerre en date du 9 février 1891 applicable à la Marine par décision du 16 février. B. O. 293.)

En conformité de ce tableau, le Ministre de la Marine a pris des mesures pour que les états de proposition lui parviennent à temps pour combler les places vacantes dans les hôpitaux thermaux. Les dates fixées pour l'envoi des pièces sont à peu près les mêmes que celles qui ont été adoptées dans la Guerre pour la formation des relevés numériques par corps d'armée établis par les directeurs du Service de Santé des corps d'armée (art. 341 du 23 nov. 1889, Service de Santé de la guerre). Il faut donc transmettre au plus tard au Ministère à Paris les propositions aux dates indiquées ci-après :

15 mars	1re saison :	d'Amélie-les-Bains.
1er avril	—	de Vichy.
—	—	de Bourbon-l'Archambault.
—	—	de Bourbonne-les-Bains.
—	—	de Plombières.
1er mai	2e saison :	de Vichy.
—	—	d'Amélie-les-Bains.
—	—	de Bourbon-l'Archambault.
—	—	de Plombières.
—	1re saison :	de Barèges
1er juin	3e saison :	de Vichy.
—	—	de Plombières.
—	—	d'Amélie-les-Bains.
—	—	de Barèges.
—	—	de Bourbonne-les-Bains.
1er juillet	4e saison :	de Vichy.
—	3e	de Bourbon-l'Archambault
—	4e	de Plombières.
—	3e	de Barèges.
1er août	4e saison	d'Amélie-les-Bains.
—	5e	de Vichy.
15 octobre	5e (1re d'hiver)	d'Amélie-les-Bains.
15 décembre	6e (2e d'hiver)	d'Amélie-les-Bains.

Il est bien entendu que ces dates ne concernent que les marins ou militaires de la marine ; mais dans nos hôpitaux nous pouvons avoir à proposer pour les eaux thermales des militaires de la guerre, et il est essentiel que leurs propositions arrivent aux dates exactes fixées par ce ministère. Les voici telles qu'elles ont été réglées par l'art. 341 du règlement précité du 23 novembre 1889 :

Les directeurs du Service de Santé transmettront les relevés numériques au Ministre de la guerre le 15 mars pour les deux premières saisons de tous les établissements, excepté la deuxième de Bourbonne ; et les 15 mai pour les dernières saisons de tous les établissements, y compris la deuxième de Bourbonne.

Le 10 octobre pour la 1re saison d'hiver et le 15 décembre pour la 2e d'Amélie-les-Bains.

Il résulte de là que le médecin chef de salle dans nos hôpitaux devra se préoccuper de ces dates, s'il a l'intention de proposer pour les eaux thermales des militaires de la guerre se trouvant dans son service, et sans attendre la circulaire du Directeur du Service de Santé qui est destinée à lui rappeler le moment de la visite thermale, informer de ses intentions ce chef de service une quinzaine de jours avant les dates fixées pour la guerre.

Il est d'habitude, en effet, de faire passer à tous les services du port, à tous les corps de troupes et aux médecins chefs de salle de l'hôpital maritime une circulaire indiquant le jour où doivent être passées la visite et la contre-visite pour l'envoi aux établissements thermaux. La première est passée par les médecins des corps pour les officiers avec troupes, les sous-officiers et les soldats; les médecins chefs de salle pour les malades en traitement à l'hôpital.

Cette circulaire est généralement lancée 15 jours avant l'époque de la visite, de manière que tous les services aient le temps d'en prendre connaissance et de la communiquer à tous les officiers, fonctionnaires ou agents non présents au port chef-lieu. A ce sujet il existe deux circulaires qu'il est nécessaire de connaître au sujet des trésoriers des invalides hors des ports; la circulaire du 7 juin 1868 établit que les trésoriers des invalides peuvent être dispensés de la contre-visite du Conseil de santé, qui jugera sur un certificat du médecin civil; une circulaire du 26 août 1881 rappelle à l'observation de cette circulaire. Remarquons qu'il n'en est pas de même pour les officiers, agents ou employés des quartiers d'inscription maritime.

Il résulte donc de tout ce que nous venons de dire que la circulaire du 13 juillet 1879, relative à une période d'observation à l'hôpital avant la concession d'un congé thermal, a été abrogée, de même que pour les congés de convalescence pour le 16 mars 1884; et une circulaire du 31 mai de la même année confirme cette abrogation.

Traitement thermal. — A leur arrivée dans les hôpitaux thermaux, les malades porteurs de leur certificat individuel sont visités par le médecin-chef qui juge si les eaux peuvent leur être favorables, d'après l'examen rapproché de la première partie desdits certificats. En cas de négative, il provoque l'évacuation du malade sur l'hôpital le plus voisin, ou bien sur le corps, si l'état de santé le permet. Il est fait renvoi dans les 48 heures du certificat individuel au Ministère de la guerre. Si le militaire est admis définitivement à l'hôpital, le médecin traitant remplit la première moitié de la 2e partie du certificat individuel.

Si un malade contracte une nouvelle maladie à l'hôpital, il est traité, autant que possible, dans une salle particulière. Si l'usage des eaux est impossible, il peut être évacué sur un autre hôpital, afin de permettre l'usage des eaux à un autre malade.

Si le médecin traitant juge indispensable de prolonger le traitement d'un malade admis pour une saison, il en fait en temps utile la proposition au Ministre. Les militaires admis à l'hôpital se trouvent placés dans la situation des malades des hôpitaux ordinaires; toutefois leur alimentation est spéciale.

Les malades officiers qui ne sont pas hospitalisés, doivent, s'ils veulent avoir droit à la solde entière pendant leur congé thermal, aller voir aussi le médecin-chef et lui présenter leur certificat individuel, car il sera chargé, à la fin de leur cure, de leur remettre un certificat constatant qu'ils ont subi un traitement thermal et le temps de la cure. Du reste nous avons vu plus haut que, sans y avoir un droit absolu, ils peuvent obtenir du médecin-chef la gratuité du traitement.

Quand les militaires, à la fin de la saison, sortent de l'hôpital thermal, le médecin traitant complète sur la 2ᵉ partie de chaque certificat individuel la mention des indications qu'il peut fournir sur l'état des malades ; tous les certificats individuels sont alors réunis par le médecin-chef qui les fait parvenir au Directeur de Service de Santé ; ceux de la marine sont renvoyés au Ministre de la guerre, qui les fait parvenir à son collègue de la marine.

Il est en effet une dernière opération des plus importantes, qui a pour but de constater les effets consécutifs des eaux, pour fournir une base solide à la statistique des hôpitaux thermaux.

Le Ministre de la Marine envoie dans les ports ces certificats pour les faire compléter à la 3ᵉ partie par le Directeur du Service de Santé ; si l'indication ne peut être fournie par suite de décès ou de disparition, on en fait mention à la 3ᵉ partie du certificat, qui dans tous les cas doit être renvoyé au Ministre. Une dépêche du 28 avril 1884 établit qu'il ne suffit pas de répondre que les militaires ayant été traités aux eaux sont congédiés ou absents du port, mais qu'il faut s'adresser aux maires des localités qu'ils habitent pour obtenir des renseignements indispensables pour la tenue de la statistique des hôpitaux militaires. A ce même sujet, une dépêche du 25 mars 1878 avait établi que pour des officiers, agents ou fonctionnaires n'habitant pas le port chef-lieu, il suffisait d'un certificat d'un médecin civil pour constater les effets consécutifs des eaux ; cette manière de faire éviterait des dépenses de frais de route.

ART. 5. — *Permissions.*

Voici les dispositions fondamentales et la distinction qu'il faut faire entre les congés et permissions.

Hors les cas de maladie constatée, d'entrée à l'hôpital ou de mission, nul ne peut s'absenter de son poste qu'en vertu d'un congé ou d'une permission.

Toute absence autorisée prend le nom de congé, lorsqu'elle s'applique à une période de temps de plus de 30 jours, et celui de permission, lorsqu'elle se rapporte à une période égale ou inférieure à ce nombre de jours, sauf l'exception prévue pour les officiers qui se rendent en Corse ou en Algérie ou qui de ces deux points viennent en France.

L'officier a la faculté de recevoir sa solde à l'expiration de chaque mois, à condition qu'il ait un titre de congé bien en règle, son livret et sa feuille de route. Il doit s'adresser dans les ports militaires ou secondaires au commissaire aux Revues ; dans les quartiers d'inscription maritime, au commissaire ou à l'administrateur du quartier ; à Paris, dans les bureaux de l'administration centrale.

Les officiers en congé dans les départements de l'intérieur doivent s'adresser par écrit au Ministre de la marine.

Les permissions sont accordées : par le Ministre de la marine, pour tous les commandants de bâtiments et pour toutes les autorités supérieures placées directement sous ses ordres.

Par l'autorité maritime sous les ordres de laquelle servent les officiers, fonctionnaires et agents, dans les conditions suivantes :

Jusqu'à 30 jours : le Ministre, les préfets maritimes ; jusqu'à 15 jours et en vertu des ordres généraux de l'autorité supérieure, les Directeurs du Ministère, les chefs de service dans les ports militaires, et dans les sous-arrondissements, les directeurs des établissements hors des ports.

Jusqu'à 4 jours, et sous les mêmes conditions : les chefs de corps, les officiers chargés des détails, les commandants des bâtiments, et en général l'autorité à laquelle l'officier, fonctionnaire ou agent est immédiatement subordonné.

En quelque endroit qu'il se trouve, l'officier, fonctionnaire ou agent qui sollicite une prolongation d'absence, doit soumettre sa demande à l'autorité qui accorde la permission.

Cette autorité l'informe directement de la suite dont sa demande a été l'objet.

Dans aucun cas, un pensionnaire ne peut se croire autorisé à prolonger son absence au delà du terme prescrit pour attendre la réponse à une prolongation demandée.

Toute demande de prolongation de permission devant entraîner la concession d'un congé est soumise aux règles établies pour les concessions de congé de convalescence ou de congé pour affaires personnelles. Rappelons qu'au point de vue de la solde l'officier peut obtenir 30 jours de permission à solde entière du 1er janvier au 31 décembre ; mais il ne faut pas oublier que ce total est formé de toutes les sommes partielles représentant le nombre de jours obtenus à différentes reprises.

Toute permission accordée antérieurement à un congé doit être confondue dans ce congé, si le titulaire n'a pas rejoint son poste à l'expiration de sa permission, et avant d'avoir obtenu son congé.

Pour la Corse et réciproquement, la limite des permissions est de 40 jours ; pour l'Algérie, 45 jours ; les permissions sont accordées par l'autorité locale, mais une seule fois dans le cours de l'année.

Elles sont exclusives de toute autre permission d'absence à solde entière pendant la même période de temps.

Ces permissions d'absence et les délais de route doivent faire l'objet d'une mention spéciale sur les livrets de solde.

ART. 6. — *Dispositions générales.*

Un officier rentrant après le terme fixé ne reçoit aucune solde pour la durée de son absence illégale, à moins que le retard n'ait été causé par une circonstance de force majeure dûment constatée, ou par maladie. Dans ce dernier cas. il doit présenter soit un billet de sortie de l'hôpital, soit un certificat du médecin d'un hôpital maritime ou militaire, et à défaut un certificat dûment légalisé du médecin civil qui l'a soigné, indiquant la nature de la maladie, et le temps qu'a exigé le traitement.

L'officier qui, étant en congé avec ou sans solde, n'a pu, pour les causes énoncées ci-dessus, rentrer à son poste à l'expiration de son congé, doit prévenir immédiatement son chef direct. Il est considéré comme étant encore en congé, avec ou sans solde, pour tout le temps écoulé depuis l'expiration de son congé jusqu'au jour exclu de sa rentrée à son poste.

Toutefois l'officier qui jouit d'un congé de convalescence avec solde de présence cesse d'avoir droit à cette solde dès l'expiration de son congé ou de sa prolongation de congé. Il n'a droit au delà de ce terme qu'à la demi-solde.

Ces dispositions sont applicables aux permissions.

L'officier en congé ou en permission qui use de la faculté de rentrer à son poste avant le terme fixé recouvre ses droits à la solde de présence à compter du jour de son retour.

Tout officier rentrant de congé ou de permission est tenu de se présenter au détail des revues ou armements pour faire constater par un visa sur son congé ou sa permission sa rentrée à son poste.

Les officiers autorisés à se rendre à Paris en congé ou permission doivent à leur arrivée en donner avis à la Direction du personnel, au Ministère, pour qu'on puisse leur transmettre les ordres dont ils sont l'objet. (Dép. du 5 juillet 1845, rappelée par une dépêche du 18 mai 1889.) Les officiers doivent donner leur adresse au bureau de l'administration centrale dont ils dépendent (pour les officiers du corps de santé, c'est le bureau des corps entretenus). Il ne suffirait donc pas de laisser son adresse au Conseil supérieur de santé (1).

La prolongation des délais de route ordinaire entre dans la catégorie des permissions ; on ne peut obtenir de sursis de cette nature, qu'en s'adressant directement à l'autorité sous les ordres de laquelle on va servir, et qui seule peut apprécier, au point de vue du service, l'opportunité de la demande.

Les délais ne sont dus qu'au point d'où l'officier est expédié sur sa nouvelle destination.

Les officiers qui pour raisons de santé demandent à servir dans un port autre que leur port d'attache, doivent se présenter au Conseil de santé de leur port d'attache. Les déplacements que nécessite cette formalité sont aux frais des intéressés.

Les officiers généraux et hauts fonctionnaires peuvent avoir pendant l'année plus de 30 jours de permission à solde entière.

Les demandes de permission, d'absence et de congé pour l'étran-

---

(1) La même prescription est rappelée par la dépêche ayant trait aux abus qu'on pourrait faire des cartes d'identité. (Dép. du 1er nov. 1892.)

ger (1) ne sont accordées que par le Ministre ; elles sont l'objet des dispositions spéciales et doivent toujours être transmises au Ministre par la voie hiérarchique.

CHAPITRE VIII.

DES VOYAGES PAR TERRE ET PAR MER.

ART. 1ᵉʳ. — *Chemins de fer.* — *Feuilles de route.* — *Cartes d'identité.* — *Billets à demi-tarif.*

Les officiers ont droit, lorsqu'ils sont déplacés pour le service ou qu'ils sont munis d'une permission régulière, à une réduction sur les tarifs ordinaires des chemins de fer. Il faut d'abord poser en principe que depuis 1891, dans la marine, le titre de permission n'est plus exigé, et ne doit plus l'être par les cinq grandes compagnies et les réseaux de ceinture de Paris ; il suffit que l'officier prouve son droit et son identité par la présentation d'un titre permanent dont nous étudierons plus tard la nature et les conditions de délivrance. (Carte d'identité.)

L'officier déplacé pour le service est toujours muni d'une feuille de route qui est en même temps un sauf-conduit, une attestation du droit au quart de place (2), et un contrôle administratif au point de vue des sommes que lui doit l'État pour son déplacement de service (3). Il est fait mention sur ladite feuille de route si l'officier a ou non touché son dû, de manière qu'il puisse le réclamer à destination. Les autorités civiles et militaires sont priées de prêter main-forte au titulaire et de veiller à ce qu'il ne soit apporté aucun empêchement à son voyage. La feuille de route est indispensable toutes les fois que le déplacement entraîne des indemnités de route ou de séjour (envoi dans un autre port, commissions médicales pour examiner les candidats à l'École navale, envoi aux eaux thermales) ;

(1) Le port de l'uniforme à l'étranger en dehors des missions officielles est interdit. L'officier qui se rend dans *les territoires annexés* ne doit emporter avec lui aucun effet d'uniforme. Sur ces mêmes territoires, il doit dans le délai de vingt-quatre heures annoncer personnellement son arrivée aux autorités militaires allemandes, dans le cas où il séjourne soit dans le rayon d'une forteresse, soit dans une ville ouverte ayant une garnison, ou étant le siège d'un bureau de recrutement. Dans tout autre cas, il devra, dans le délai de vingt-quatre heures, notifier par écrit son arrivée au commandant du bureau de recrutement du district dans lequel il séjourne.

(2) Depuis le dégrèvement de l'impôt sur la grande vitesse, la réduction pour les militaires ou marins n'est pas tout à fait du quart du nouveau tarif.

(3) Une circulaire d'avril 1893 établit que la carte d'identité ne suffit pas pour réclamer le droit à des indemnités de route et de séjour, et qu'on doit se munir d'une feuille de route.

elle n'est pas nécessaire lorsque l'officier part en congé ou permission. Dans ce cas, elle peut être suppléée par les sauf-conduits, congés, permissions ou ordre de service délivrés par l'autorité compétente.

L'Etat B de l'arrêté du 2 juin 1894 comprend tous les officiers, fonctionnaires et agents qui ont droit au transport à prix réduit, non seulement de leur personne, mais encore de leur excédent de bagages. Bien entendu, tous les officiers du corps de santé y sont compris, ainsi que les élèves du Service de Santé. Quant au personnel administratif qui depuis le 31 mars 1890 nous intéresse au titre de personnel auxiliaire des Directions, il a droit à la même réduction dans les limites ci-dessous :

Si la feuille de route a été délivrée pour une mission ou un congé thermal, elle doit être visée dans tous les points où l'officier séjourne, autant dans son intérêt que dans celui de la régularité administrative. Les autorités compétentes pour ce visa sont : les fonctionnaires de l'administration centrale dûment autorisés, ceux de l'intendance ou du Commissariat de la Marine, les chefs de corps ou de détachements, de place, sous-préfets, maires et même brigadiers de gendarmerie.

Une circulaire du 17 octobre 1888 (B. O. p. 478) rappelle à l'observation de cette prescription.

Les officiers seuls et assimilés sont admis à voyager dans les voitures de 1re classe ; les mêmes, soit en uniforme, soit en habit bourgeois, peuvent occuper, si bon leur semble, des places autres que celles de 1re classe. Ils ont droit au transport gratuit de 30 kilos de bagages ; l'excédent est taxé au prix réduit fixé par le cahier des charges (un peu plus du quart du tarif ordinaire) ; mais il faut bien se souvenir que la réduction de taxe accordée à l'excédent de bagages n'est applicable qu'à leur armement personnel et aux effets d'habillement ou autres menus objets à leur usage.

Un officier qui désire occuper une place dite *de luxe* paie d'abord la 1re classe à quart de place, plus le supplément intégral exigé pour ces sortes de places. Enfin les dispositions applicables aux voyageurs ordinaires au point de vue de la police des chemins de fer sont applicables aux militaires et marins de tous grades, en tout ce qui n'est pas contraire à ce qui est dit plus haut. Les titres de permission ou carte d'identité ne peuvent être demandés qu'aux officiers en tenue civile.

Les cartes d'identité existaient déjà dans l'armée pour les officiers, lorsque leur usage fut adopté dans la Marine.

Une circulaire du 5 janvier 1891, en supprimant les cartes au tarif militaire (1) que les compagnies accordaient à certaines catégories d'officiers en raison de leurs fonctions, ainsi qu'à tous les officiers en service à Paris, notifie la délivrance par les cinq grandes compagnies, aux

---

(1) Certaines compagnies délivrent même actuellement à des officiers de tous grades et de tous corps des cartes de circulation gratuite ; le Ministre, dans une circulaire du 8 février 1894 (B. O. p. 200), établit que ces cartes étant personnelles ne devront jamais être recherchées par la voie hiérarchique, et que les officiers déplacés pour le service ne devront point en faire usage, puisqu'ils sont défrayés par le département. Ils ne s'en serviront qu'en dehors du service.

officiers et assimilés, de cartes d'identité analogues à celle de la Guerre.

Elle n'est pas obligatoire ; en conséquence, les billets militaires seront délivrés, comme par le passé, sur la présentation des feuilles de route ou autres pièces en tenant lieu.

Les officiers ou assimilés qui désireront faire usage de ladite carte en seront donc seuls pourvus ; il en sera de même pour les officiers généraux du cadre de réserve, ainsi que pour les officiers ou assimilés en retraite, s'ils sont employés dans les services de la justice maritime ou comme trésoriers des Invalides de la Marine.

Les officiers en non-activité et ceux de la réserve de l'armée de mer ne pourront, en raison même de leur situation, recevoir la carte d'identité.

Les officiers auront à rembourser le montant des frais de confection de ce document, évalués à 25 ou 30 centimes : ils devront en outre fournir la photographie (1).

Il nous semble inutile de donner ici un spécimen de la carte d'identité ou même une simple description ; rappelons seulement que le portrait doit être tiré en noir sur épreuve *non cartonnée* de 4 c/m sur 4 c/m, comprendre la tête avec une partie du buste et représenter l'officier en tenue civile. (Un nouveau portrait devra être fourni à chaque renouvellement de la carte d'identité.)

La 4e page comprend des indications très importantes sous forme d'extrait du règlement ; il est utile de les lire avec attention et de les retenir : restitution sans délai, si dans le courant de l'année le titulaire cesse d'être en activité ; exhibition forcée à toute réquisition des agents des chemins de fer, si l'on est en tenue civile : signature à apposer chaque fois qu'elle sera réclamée, sous peine de nullité ; *aucune surcharge, rature ou altération* (2) ne doit être faite ; toute carte trouvée en d'autres mains est retirée ou annulée, sans préjudice des poursuites judiciaires à exercer tant contre le porteur que contre le titulaire, s'il y a lieu.

Il faut bien se rappeler qu'en cas de perte de sa carte le titulaire doit en aviser immédiatement son supérieur hiérarchique et directement le chef de la gare desservant la résidence, autrement il est responsable des conséquences de cette perte, au point de vue de l'usage frauduleux qui pourrait être fait de la carte égarée.

La couleur de la carte varie chaque année.

Les sept grands réseaux ont chargé de la concentration du travail la Direction des chemins de fer de ceinture (16, rue de Londres).

Une dépêche du 11 février 1891 donne des instructions détaillées sur les opérations à effectuer pour la confection de ces cartes ; elle recommande *d'une façon expresse de ne pas les plier*, pour faciliter l'apposition des timbres qui doit être faite par le Ministère de la Marine et les Compagnies.

La délivrance des billets militaires se faisant toujours sur la produc-

---

(1) Depuis la création des cartes d'identité, aucune somme n'a été réclamée jusqu'à présent.

(2) En conséquence, si un officier est promu au grade supérieur, il devra se garder d'effacer sur sa carte la désignation de son ancien grade pour y substituer le nouveau.

tion de feuilles de route ou autres pièces analogues, il n'est pas nécessaire que les officiers nouvellement promus ou arrivant au port soient
immédiatement pourvus de ces cartes ; aussi recommande-t-on de ne
pas faire de demandes supplémentaires dans le courant de l'année.
La même dépêche charge les chefs de corps et de service du renvoi
des cartes dont les titulaires auraient laissé l'activité pour quelque
cause que ce soit.

Les officiers hors cadres placés en congé sans solde, soit pour servir à l'industrie ou auprès d'un gouvernement étranger, soit pour
servir sur les navires de Compagnies de navigation (Transatlantiques
ou autres), n'ont aucun droit au tarif de faveur, et s'il leur est délivré
par hasard des feuilles de route, elles devront porter en gros caractères la mention : *n'a pas droit au quart de place*. (Circ. du 13 mars
1891, B. O. p. 382.)

Citons, puisque les commis de direction sont sous nos ordres, que
les commis de 4e classe qui ont remplacé les écrivains et les distributeurs assimilés comme eux aux sous-officiers, n'ont pas droit aux
cartes ; la question est réservée pour les magasiniers, jusqu'à entente
avec M. le Ministre des travaux publics (Dép. du 20 nov. 1891) (1).

Les cartes d'identité ne sauraient créer un droit aux absences sans permission par suite des facilités qu'elles accordent pour l'obtention du quart
de place, et certainement, lors de leur création, tous les chefs de service
et de corps ont dû se préoccuper de prévenir les abus possibles.

Une dépêche ministérielle du 25 août 1892 attribue à l'usage de la
carte d'identité, *qui ne doit jamais dispenser d'une permission régulière*, les visites trop fréquentes dans les bureaux de l'Administration
centrale pour solliciter une faveur d'un ordre quelconque (prolongation de congé, sursis de départ, changement d'affectation, réclamation, etc.)... Le Ministre, après avoir rappelé ce principe et cette règle
que toute demande de cette nature doit être transmise hiérarchiquement, se propose de signaler à l'avenir toute démarche ayant un
caractère d'intérêt personnel qui ne paraîtrait pas avoir reçu l'assentiment préalable du préfet maritime. Dans le cas où la réponse n'éta-
blirait pas la régularité de l'absence de l'intéressé, il n'hésiterait pas
à sévir. La même dépêche rappelle que les officiers de passage à Paris
doivent se présenter au chef du service dont ils relèvent pour
signaler leur présence et indiquer leur adresse.

Les Sœurs des hôpitaux maritimes ont droit au demi-tarif sur les
voies ferrées (séance de la Chambre des députés du 19 novembre
1890), sur la production d'un certificat délivré par le Directeur du
service de santé (Dép. du 17 février 1891). Les Sœurs attachées à
l'hospice des orphelines à Rochefort n'ont pas droit à cette faveur,
cette maison n'étant pas, à proprement parler, un établissement hospitalier (Dép. du 2 mai 1891).

Un modèle spécial de demande de demi-place (registre à souche)
est créé pour les Sœurs des hôpitaux maritimes (no 2057) de la nomenclature générale des imprimés (C. du 21 août 1891, B. O. p. 287).

____

(1) Elle a été résolue affirmativement, croyons-nous.

Une dépêche du 9 novembre 1891 applique aux ministres des différents cultes affectés d'une façon permanente aux hôpitaux maritimes les dispositions bienveillantes de la circ. du 21 août 1891.

Bien entendu, il s'agit là des ministres protestants, rabbins, etc., ou prêtres catholiques non pourvus de l'emploi d'aumônier de la marine, ces derniers ayant droit au quart de place.

Une dépêche ministérielle du 26 janvier 1893 établit que la mesure précédente avait été prise par analogie avec celle adoptée par le Département de la Guerre à l'égard des aumôniers employés dans les salles militaires des hospices mixtes ; mais en présence d'une lettre du Ministre des Travaux publics, cette faveur accordée d'une manière générale a été retirée, et les Compagnies se réservent le droit d'examiner les cas isolés qui leur seront soumis.

En conséquence, la circulaire du 9 novembre 1891 est rapportée.

Une dépêche du 23 mars 1893 établit que le timbrage des carnets à souche contenant les demandes de demi-place sera effectué par la Compagnie à laquelle appartient la gare la plus rapprochée de l'établissement hospitalier desservi.

Le Département de la Marine, jaloux d'assurer à ses officiers, fonctionnaires et agents déplacés pour raison de service, le traitement le plus bienveillant dans la mesure du possible, au point de vue des charges pécuniaires qui peuvent survenir inopinément, a obtenu des Compagnies de chemin de fer une réduction de tarif de 50 pour 100 pour les familles des marins, militaires et assimilés de l'armée de mer, titulaires au quart de place. Pour bénéficier de ce traitement de faveur, les chefs de famille devront établir sur un imprimé spécial une demande conforme au modèle ci-contre, qui sera transmise par la voie hiérarchique et sous le timbre du bureau chargé d'administrer le corps des militaires et marins intéressés. Les permis délivrés par les Compagnies seront délivrés aussitôt qu'ils seront parvenus au ministère. La concession du demi-tarif étant une mesure *purement gracieuse*, les intéressés ne seront admis à formuler auprès des Compagnies aucune réclamation, soit à raison du rejet de leur demande, soit au cas où le permis leur serait tardivement délivré (D du 12 janvier 1893, B. O. p. 16).

Il est entendu en outre qu'on ne saurait proposer utilement pour la réduction de 50 pour 100 que les familles des marins et militaires déplacés par *raison de service* (1). La famille doit s'entendre de tous les parents du militaire qui vivent avec lui et peuvent être considérés comme étant à sa charge ; elle comprend également les nourrices, lorsqu'elles sont accompagnées de leur nourrisson et qu'elles voyagent avec la famille. En ce qui concerne la rédaction des demandes, il y a lieu de se conformer strictement aux indications suivantes :

1° Le nombre et la qualité de chacune des personnes appelées à bénéficier de la remise devront être mentionnés, ainsi que leur âge, s'il s'agit d'enfants.

(1) Des officiers déplacés pour le service à la mer (escadre) ont obtenu des billets à demi-tarif pour leurs familles.

2° On expliquera, s'il y a lieu, les motifs pour lesquels le point de départ ou d'arrivée n'est pas le même pour la famille que pour le chef.

3° Lorsque le voyage empruntera plusieurs réseaux, il devra être établi une demande distincte pour chacun d'eux, et dans ce cas les points de départ et de destination à inscrire sur les demandes seront les points extrêmes du trajet à parcourir sur le réseau que chaque demande concerne, et non le point de départ initial et le point de destination définitive. C'est ainsi qu'un officier envoyé de Cherbourg à Toulon devra rédiger trois demandes : l'une pour la Compagnie de l'Ouest avec indication des points extrêmes, Cherbourg au Mans ; l'autre pour la Compagnie d'Orléans avec indication Le Mans à Gannat, et la troisième pour la Compagnie de Paris-Lyon-Méditerranée avec indication : Gannat à Toulon.

Voici le modèle de demande qu'il est utile de connaître, les imprimés à cette date n'étant pas encore arrivés :

MODÈLE DE DEMANDE.

NOM DU PORT

OU

ÉTABLISSEMENT

MARINE

Réseau de ....

Le (grade, nom, affectation) désigné pour occuper un emploi de son grade à demande une réduction de tarif pour le transport en classe de à de sa famille composée de personnes, savoir (son père, sa femme, ses deux enfants âgés de 2 et 10 ans, etc......)

A ....le...............189

Signature et adresse.

Visa du chef de corps ou de service.

A ....le...............189

Le (grade et signature).

Une circulaire ministérielle du 4 septembre 1893 (B. O. p. 340) dit que les demandes de transport à tarif réduit des familles d'officiers et fonctionnaires de la marine doivent être formées dans les six mois du déplacement qui les légitime.

Une autre circulaire du 30 septembre 1893 (B. O. 504) rappelle qu'entre le point de départ et le point de destination indiqués sur un réseau le bénéficiaire du billet à tarif réduit ne peut prendre que l'itinéraire direct et que la concession du demi-tarif est une mesure purement gracieuse.

ART. 2. — *Indemnités de route et de séjour.*

1° *Indemnités de route*. — Le personnel entretenu de la marine a droit en France, lorsqu'il se déplace par ordre, *et que la distance à parcourir excède 4 kilomètres*, à des indemnités ou frais de route dont le taux et les règles d'allocation sont déterminés d'une manière fondamentale par le D. du 12 janvier 1870.

Ces règles sont applicables, ainsi que le taux fixé, au seul personnel entretenu, et non aux officiers des corps de troupes. Faisons remarquer cependant que les médecins de la marine attachés aux troupes sont traités sous ce rapport comme s'ils étaient isolés, et non comme les officiers de l'arme (C. du 17 novembre 1876. B. O. p. 652).

Les officiers en non-activité reçoivent aussi des frais de route pour se rendre au lieu de l'inspection bisannuelle ; il en est de même des officiers de réserve convoqués pour une période d'exercices, d'instruction ou de manœuvres, qui jouissent du reste pendant cette même période de tous les droits de leurs collègues en activité.

Le tarif des indemnités de route comprend deux colonnes : la première, dont les fixations sont plus élevées, s'applique au cas de *changement effectif et complet de résidence*; et l'autre, dont les chiffres sont plus faibles, et diffèrent de taux, suivant que les ayants droit jouissent ou non de la réduction sur les voies ferrées, est calculée de manière à couvrir les frais d'un *déplacement momentané*.

Il nous paraît nécessaire d'indiquer tout d'abord que le décret du 12 janvier 1870 a été modifié par celui du 17 août 1879 et du 3 mai 1888 dans un sens économique, tant au point de vue des frais de route que des indemnités de séjour.

Voici les positions qui donnent droit à l'indemnité de route prévue *par la colonne n° 1* (D. du 12 janvier 1870 modifié par actes subséquents cités plus haut) :

Art. 2. — 1° Officier se rendant à une première destination active. (L'indemnité de route est payée pour le trajet compris entre le lieu où l'officier reçoit l'ordre de déplacement et le lieu de destination.)

2° Passant d'une destination active à une autre, sauf le cas de destination ou de permutation demandée (1). L'indemnité est allouée si l'ordre ou la lettre de service ne mentionne pas exactement le fait de la demande).

3° Revenant soit de la mer, soit des colonies, en vertu d'un ordre de service et, hors le cas de congé ou de permission, rentrant en France après naufrage.

(L'indemnité est allouée du lieu de débarquement jusqu'à celui où

---

(1) Une dépêche du 1er juillet 1886 rappelle que les officiers déplacés sur leur demande n'ont pas droit aux frais de route ; une autre dépêche du 2 mai 1891 recommande d'établir avec le plus grand soin les ordres de service ou de déplacement, pour éviter des frais de route, si la destination est demandée ; dans ce cas, il y a lieu de le mentionner sur l'ordre.

l'officier reçoit l'ordre de se rendre ; toutefois, si, au moment du débarquement, il obtient un congé ou une permission, le droit à l'indemnité est suspendu jusqu'au moment où, quittant le lieu de sa résidence en congé ou en permission, il se met définitivement en route pour suivre la destination ordonnée.)

4° Recevant, pendant la durée ou l'expiration d'un congé ou d'une permission, un ordre de service ou d'embarquement entraînant changement de destination,

(L'indemnité est allouée du port où l'officier était en service, jusqu'au lieu de la destination.) (D. du 17 août 1879.)

5° Recevant, pendant qu'il est en résidence libre, un ordre de service ou d'embarquement pour un port autre que son port d'attache. (D. du 17 août 1888.)

Les positions qui donnent droit à l'indemnité de route fixée par *la colonne n° 2* sont les suivantes :

Art. 3. — 1° Officiers voyageant sur l'ordre du Ministre ou de toute autre autorité compétente pour remplir une mission temporaire (R.) (1).

(L'accomplissement d'une mission temporaire sur des routes non desservies par des voitures publiques donne droit à l'allocation kilométrique prévue par la première colonne des tarifs n°s 1 et 2.)

2° Appelé à faire partie, hors de leur résidence, d'un conseil, d'une commission d'enquête, d'un jury d'examen ou de toute autre commission (R.) (2).

3° Se transportant comme membre d'un tribunal maritime ou militaire, sur le lieu où un délit a été commis (R.).

4° Envoyé devant un conseil ou une commission d'enquête hors de leur résidence (R.).

5° Mis en liberté après jugement.

(L'indemnité est allouée du lieu où le jugement est prononcé jusqu'au lieu où l'officier est envoyé.)

6° Cité à comparaître comme témoin devant un tribunal civil ou militaire ou comme prévenu devant un tribunal correctionnel (R.).

(L'indemnité de route n'est due à l'officier cité devant un tribunal civil que sur la production d'un certificat du greffier attestant qu'il n'a pas reçu les indemnités correspondantes sur les frais de la justice civile.)

7° Allant prêter serment au siège le plus voisin d'un tribunal de 1re instance, lorsque cette obligation *résulte de la fonction* (R.).

8° Allant, comme trésorier, ou comptable, percevoir en dehors de sa résidence la solde d'un corps ou d'un établissement.

9° Allant, par ordre ou par autorisation du Ministre, subir les épreuves d'un examen ou d'un concours (R.).

(L'indemnité n'est due pour le retour que si l'officier justifie qu'il

---

(1) La lettre R. indique que l'indemnité de route est aussi due pour le retour.
(2) Les commissions pour l'examen physique des candidats à l'école navale sont dans ce cas.

a subi les épreuves ou qu'il en a été empêché par une maladie dûment constatée) (1).

10° Se rendant soit aux hôpitaux, soit aux eaux thermales, en vertu d'une décision spéciale (R.).

(Les officiers en non-activité pour infirmités temporaires ont dans les mêmes conditions, également droit à cette allocation. Pour avoir droit aux frais de route, l'officier envoyé aux eaux doit produire un certificat attestant qu'il a suivi un traitement complet.)

11° Évacué d'un hôpital ou établissement thermal sur un autre.

(Il doit dans ce cas être produit un certificat du médecin traitant.)

12° Renvoyé des eaux par suite de maladie ou parce que les eaux sont contraires.

(Dans ce cas, l'officier doit produire un certificat du médecin traitant.)

13° En congé recevant avant l'expiration du congé l'ordre de rejoindre son poste. (Les officiers qui obtiennent un congé après un an ou plus de service actif à la mer ou aux colonies ont seuls droit aux frais de route dans la position indiquée ci-contre. L'indemnité n'est pas due si l'officier, au moment où il se met en route pour rejoindre, n'a plus que le temps strictement nécessaire pour arriver à destination à l'expiration de son titre d'absence, en raison des délais de route ou de tolérance qui lui sont accordés.)

14° Rentrant en France après captivité.

(L'indemnité est due du lieu de débarquement ou de la rentrée en France au lieu où l'officier reçoit l'ordre de se rendre.)

15° Mis en réforme;

16° Passant de l'activité à la non-activité, et de la non-activité à l'activité.

17° Passant de ses foyers à l'hôtel des Invalides.

(La dépense est à la charge des Invalides de la marine.)

18° Admis à la retraite ou licencié du service (hors le cas de licenciement disciplinaire).

L'allocation est graduée d'après l'échelle suivante :

Officiers généraux et emplois correspondants.

Officiers supérieurs et emplois correspondants.

Officiers subalternes et emplois correspondants.

Aspirants et emplois correspondants.

Agents subalternes.

Elle est fixée par kilomètre et se paie pour la distance la plus courte, par voie ferrée ou à défaut par voie postale (voir l'état des distances à la suite du D. du 12 janvier 1870 lequel état a du reste été modifié par de nombreux actes subséquents, qu'il serait absolument inutile de rappeler ici.)

---

(1) Le § 9 vise spécialement les officiers du corps de santé ; il implique : 1° l'obligation de demander l'autorisation du ministre pour les candidats n'appartenant pas au port où a lieu le concours ; 2° l'obligation de demander avant leur départ un certificat au Directeur du service de santé constatant qu'ils ont subi les épreuves, et dans le cas de maladie, une attestation de ce même chef de service.

Pour compléter ce que nous venons de dire, il suffit d'ajouter qu'aucun autre cas que ceux prévus par les colonnes 1 et 2 ne donnent droit aux indemnités de route; l'allocation se paie par avance au point de départ pour toute la distance à parcourir sans station, et en cas de mission, elle est payée pour le trajet qui sépare le lieu où se trouve l'officier de la localité où il a ordre de s'arrêter.

Si, par suite de contre-ordre ou de non-exécution, la totalité ou une partie du voyage n'est pas accomplie, il est fait reprise sur la solde du montant de l'indemnité équivalant au trajet non parcouru. Le Ministre seul peut accorder un dégrèvement, et fixer le mode de paiement.

Le D. du 3 mai 1888 (B. O. p. 702) établit que, même si la distance excède 4 kilomètres, dans le cas où il existerait des moyens de transport économiques (voitures, tramways, bateaux), l'officier, fonctionnaire ou agent ne reçoit que la somme réellement dépensée, et le remboursement est effectué sur mémoire, immédiatement dans le cas où le déplacement est accidentel, mensuellement quand il s'agit de déplacements fréquents et périodiques. Aucune indemnité de route n'est due dans le cas où les moyens de transport auraient été fournis par le Département de la Marine.

Il nous suffira d'indiquer ici le tarif n° 1 qui fait suite au décret du 3 mai 1888 ; les sommes portées doivent être payées nettes aux ayants droit.

1° *Colonne n° 2, article 2* : Positions prévues par l'article 2. — L'indemnité de route par kilomètre est ainsi fixée

Sur les voies ferrées :

Directeur du service de santé.	0,233
Officiers supérieurs.	0,177
Officiers subalternes.	0,133

L'indemnité de mise en route (1) pour les mêmes positions est de 20 fr. pour les directeurs, 15 fr. pour les officiers supérieurs et 10 fr. pour les subalternes (2).

Lorsque les déplacements exigent qu'une partie du parcours soit effectuée par les voies ordinaires, le décompte du trajet kilométrique sur les voies ordinaires est établi d'après les fixations adoptées pour les voies ferrées, avec augmentation de moitié des allocations.

Les parcours effectués sur les voies ordinaires non desservies par des voitures publiques donnent droit à l'allocation kilométrique de la colonne n° 1 avec augmentation de moitié.

2° *Colonne n° 2* : Positions prévues par l'art. 3. — Il n'existe pas de mise en route.

---

(1) Cette indemnité dite de mise en route n'existait pas dans le décret du 12 octobre 1870; elle a été créée en raison de la diminution des nouvelles fixations et pour suppléer aux dépenses accessoires de voyage. Le tarif du 12 octobre 1870 distribuait en effet par kilomètre 0,265 aux officiers supérieurs, c'est-à-dire plus que le D. du 3 mai 1888 n'en accorde aux officiers généraux.

(2) Les élèves du service de santé sont, au point de vue du taux, assimilés aux aspirants de 2° classe ou aux élèves commissaires, 0,10 par kil.

L'indemnité de route est ainsi fixée :

Sur les voies ferrées :

Directeur du service de santé.	0,175
Officiers supérieurs.	0,058
Officiers subalternes.	0,052

Sur les voies ordinaires :

Directeur du service de santé. . .	0,480
Officiers supérieurs.	0,225
Officiers subalternes.	0,195

2° *L'indemnité de séjour* est une allocation journalière, attribuée aux fonctionnaires de tout ordre astreints à servir momentanément hors de leur résidence, dans le but de les indemniser des dépenses possibles résultant de leur déplacement.

De même que l'indemnité de route, elle ne peut se cumuler ici avec le traitement de table, ni avec des frais de déplacement fixes ; elle n'est jamais allouée simultanément avec le supplément de résidence dans Paris.

Elle est due à compter du jour de l'arrivée inclusivement, jusqu'à celui du départ exclusivement.

Le D. du 3 mai 1888, considérant que l'élévation du chiffre des dépenses qu'occasionnent les missions est en raison inverse de la durée du séjour dans une localité, maintient les fixations du tarif du 12 octobre 1870 pour les 30 premiers jours seulement, et les abaisse dans une mesure différente suivant les grades, pour les journées au delà de trente.

L'allocation est ainsi fixée :

Officiers généraux et assimilés (directeurs) : jusqu'à 30 jours, 20 fr. par jour ; au delà de 30 jours, 10 fr.

Officiers supérieurs et assimilés. .	15,00 et 7,50
Officiers subalternes.	10,00 et 5,00

Lorsque l'aller et le retour ont lieu dans la même journée, l'indemnité de séjour est réduite de moitié ; et le droit à cette demi-indemnité n'existe que si la mission ayant effectivement duré une journée, a entraîné des frais de nourriture ; le paiement est effectué sur la production d'un certificat du chef de service auquel appartient l'intéressé, ou du président pour les membres d'une commission.

L'indemnité de séjour est réduite d'un tiers dans le cas où l'officier, fonctionnaire ou agent est logé en nature.

Voici les positions qui donnent droit à l'indemnité de séjour ; il est bien entendu, tout d'abord, qu'elle ne peut, à moins d'une décision motivée du Ministre, être payée pendant plus de trois mois consécutifs dans la même résidence :

1° Officier remplissant une mission de service, et séjournant en route ou à destination, d'après l'ordre et en vertu des instructions du Ministre ou de toute autre autorité supérieure compétente.

2° Détaché temporairement de sa résidence pour aller remplir dans une autre localité des fonctions intérimaires.

(Le terme que l'allocation ne peut excéder est le temps nécessaire pour la mission ou la durée de l'intérim, sans pouvoir excéder le terme de trois mois.)

L'officier qui pendant le cours d'une mission revient dans la localité où il se trouvait en service, pour y continuer une mission déjà commencée, et qui ne doit pas finir dans cette localité, a droit sans interruption aux frais de séjour (1).

3° Tenu par ordre en séjour dans un port, soit *avant d'être embarqué pour une destination outre-mer*, soit au retour de captivité. La limite est de 15 jours à compter de la veille du jour fixe du départ des paquebots, et de l'avant-veille des départs fixes des transports ; (C. du 28 novembre 1879. B. O. p. 611.)

Le droit à l'indemnité n'existe pas d'ailleurs pour les officiers de marine et entretenus qui attendent dans un port militaire un embarquement ou une destination à la mer (C. du 15 février 1870, B. O. p. 154).

4° Tenu en quarantaine au lazaret, après son débarquement. (Le terme est le jour dûment constaté où expire la quarantaine. Une dépêche du 26 février 1883 a même prescrit le remboursement à un officier des dépenses obligatoires faites par lui à bord d'un paquebot retenu en quarantaine à l'arrivée en France.)

5° Appelé à faire partie hors de sa résidence, soit d'un conseil d'enquête, soit d'un tribunal maritime ou militaire, mais non d'un jury d'assises. (Dep. du 16 janvier 1890.)

Le terme est le jour dûment constaté où finit la mission.

6° Appelé, hors de sa résidence, en témoignage devant un tribunal à la requête du ministère public.

(L'indemnité n'est due à l'officier cité devant un tribunal civil que sur la production d'un certificat du greffier, attestant qu'il n'a pas reçu des indemnités correspondantes sur les frais de la justice civile.)

7° Envoyé devant un conseil d'enquête hors de sa résidence. (Le terme est le jour dûment constaté où le conseil a exprimé son vote).

8° Embarqué sur un bateau torpilleur et obligé, par suite du service, de séjourner hors du port (C. du 17 août 1883).

Il existe des dispositions communes aux indemnités de route et de séjour : mode de paiement ; obligation d'une feuille de route réglementaire délivrée par les autorités compétentes, visée, aux points d'arrêt ; prescription un mois après le terme du voyage, de la mission ou du séjour, à moins d'autorisation spéciale du Ministre. Il nous semble utile de parler ici du mode de paiement

Ces prestations en deniers, qui ont toujours un caractère d'urgence, sont servies au moyen de procédés expéditifs. La feuille de route servant en même temps de passeport, de titre pour la réduction, indiquant tous les éléments du droit de l'officier, sert aussi de compte-courant entre lui et l'État, quant aux frais de route et de séjour. Toute délivrance de feuille de route par le détail du commissariat compétent est inscrite sur un registre parafé à la fin de chaque jour et arrêté chaque mois.

Le montant est payé sur quittance comptable, ainsi nommée parce que l'ayant droit y appose son acquit en la recevant ; elle est émise par le commissaire liquidateur, et sa délivrance est mentionnée sur la feuille de route et sur le livret. Les frais de route et de séjour sont payés net : le montant en est par suite abondé de 3 p. 100 à l'infini ; car la caisse des Invalides ne peut pas perdre sa redevance (14 novembre 1870, solde).

Dans le cas de voyage sur mémoire (officiers et autres envoyés en mission à l'étranger (C. du 2 juillet 1875, p. 4), l'ayant droit remet au retour, à l'Administration, un état de ses dépenses, certifié par lui et accompagné, autant que possible, de quittances justificatives.

Cet état ne doit naturellement comprendre que les dépenses à la charge du Trésor (C. 12 mai 1879, B. O. p. 890).

Les paiements faits dans ces conditions sont apostillés sur le livret avec mention de la date et du numéro du mandat, afin de permettre au besoin de réclamer d'office les justifications. Nous citerons plus loin presqu'au complet, à l'article « Passages par bâtiments », la circulaire du 17 novembre 1871, B. O. 432. (Solution de diverses questions relatives aux passagers sur les paquebots français et étrangers.)

ART. 3. — *Délais de route.*

Les délais de route sont déterminés comme suit: un jour à raison de 120 kil. parcourus sur les voies ordinaires ; un jour à raison de 360 kil. parcourus sur les voies ferrées. Toute fraction de temps excédant une période de 24 heures sera comptée comme un jour plein, si la distance correspondante à cette fraction de temps excède 12 kilomètres sur les voies ordinaires ou 40 kilomètres sur les voies ferrées. Mais lorsque le trajet sera accompli, partie sur les voies ordinaires, partie sur les voies ferrées, les deux fractions seront réunies, s'il y a lieu, pour former une nouvelle période de 24 heures.

Ce qu'il nous importe surtout de connaître, c'est le nombre de jours de délai que l'on a de port à port et des ports à Paris, et réciproquement.

Paris à	Cherbourg. . . .	1 jour.
	Brest.	2
	Lorient. . . .	2
	Rochefort. . . .	2
	Toulon.	3
Cherbourg à	Brest.	2
	Lorient. . . .	2
	Rochefort. . . .	2
	Toulon.	4

Brest à	{	Lorient. . . .	1 jour.
		Rochefort. . . .	2
		Toulon.	4
Lorient à	{	Rochefort. . . .	1
		Toulon.	4
Rochefort à	{	Toulon.	3

Il importe que la remise de l'ordre à l'intéressé se fasse avec la plus grande célérité possible, afin que le délai de tolérance ne soit pas réduit. Lorsqu'il y a lieu d'adresser un ordre de déplacement à un officier se trouvant éloigné du port, l'autorité locale doit spécifier la date à laquelle l'officier devra être rendu à destination, en tenant compte, si les circonstances le permettent, des délais de route et de tolérance réglementaire, *ainsi que du temps nécessaire pour que l'ordre parvienne à l'intéressé.*

Une circulaire du 17 septembre 1874 (B. O. 218) définit le délai de tolérance pour la mise en route ; il est acquis de droit à l'officier ou agent qui reçoit l'ordre de se déplacer, à moins d'une mention contraire sur son ordre de service ou sa feuille de route. Il est de quatre jours et prend cours du jour même de la date de l'ordre, à quelque moment que l'officier se présente au détail des revues ou des armements pour être expédié, et sans tenir compte de la date à laquelle il se met en route. Exemple : un officier porteur d'un ordre du 1er septembre sur lequel il n'est fait aucune mention relativement aux délais de tolérance, et devant se rendre dans une localité donnant droit à trois jours de délai de route, est tenu de se présenter à destination le 8 au matin, à l'ouverture des bureaux. Il est indispensable de se conformer à la circ. du 4 juillet 1873, aux termes de laquelle on doit indiquer sur les feuilles de route le délai de route et la date de l'arrivée à destination. L'expression : « sans délai », accompagnant un ordre de déplacement, comporte la suppression du délai de tolérance. L'expression : « envoyer immédiatement », indique que l'officier doit faire toute la diligence possible pour se rendre à destination. L'ordre de déplacement peut spécifier la date de l'arrivée à destination

A l'article « Congés et permissions », nous avons dit que les délais de route supplémentaires étaient assimilés aux permissions et comptaient comme nombre de jours dans les trente jours par an que l'officier peut obtenir à solde entière. (C. du 29 décembre 1866, B. O. p. 690.)

Une circulaire du 29 janvier 1877 (B. O. p. 162) établit que les officiers envoyés en mission ne peuvent prétendre au délai de mise en route qu'au moment du départ du lieu de leur résidence, et non pas pour le retour.

Une dépêche du 2 décembre 1887 au sujet des mouvements prescrits dans le personnel d'arrondissement à arrondissement, se basant sur ce fait que les prolongations de délais de route entrent dans la catégorie des permissions, prescrit à l'officier de demander cette prolongation à l'autorité sous les ordres de laquelle il va se placer (1).

Enfin mentionnons que les officiers qui reviennent à leur port après un congé de convalescence, ont des délais de route qui doivent être ajoutés au temps de leur congé, sans qu'ils puissent être mis sur la liste avant leur expiration.

ART. 4. — *Passages par bâtiments de l'Etat — Passages par paquebots.*

Le décret du 7 mai 1879 (B. O. p. 922), conçu dans un but humanitaire, tout en tenant compte des intérêts de l'Etat, a modifié dans une large mesure le règlement du 1er mars 1831 relatif à la concession des passages aux frais du Trésor, sur les bâtiments de l'Etat ou du commerce, des officiers fonctionnaires ou agents, ainsi que de leurs familles, pour se rendre soit de France aux colonies, soit d'une colonie dans une autre, soit enfin pour revenir d'une colonie dans la métropole.

Il est nécessaire d'en reproduire ici les principaux articles, applicables aux officiers du Corps de Santé de la marine ou du corps spécial des colonies.

Obtiendront des passages sur les bâtiments de l'Etat et à défaut sur les bâtiments du commerce :

1° Les officiers, fonctionnaires, marins, militaires et divers agents du service de la marine envoyés de France aux colonies et réciproquement, ou chargés de missions à l'extérieur, ceux qui auront ordre de se rendre à bord des bâtiments de l'Etat, ou qui seront débarqués de ces bâtiments en cours de campagne.

2° Les créoles (officiers, fonctionnaires ou autres) attachés au service de la marine, ayant obtenu un congé de convalescence pour en jouir dans leur colonie d'origine, après avoir été signalés par le Service de Santé *comme ayant un besoin urgent et indispensable d'y séjourner*; dans ce cas, le passage sera également accordé pour le retour.

3° Les officiers, fonctionnaires, marins, militaires et divers agents du service des colonies, qui se rendent, par ordre, de France aux colonies et réciproquement, et d'un établissement colonial à l'autre ; leur femme et leurs enfants qui les accompagneront ou *qui partiront dans le délai d'un an pour les rejoindre.*

4° Les officiers, fonctionnaires et agents envoyés d'Europe qui, licenciés, révoqués ou admis à la retraite dans les colonies, demanderont dans le délai d'un an à rentrer en France.

5° Les officiers, fonctionnaires et agents créoles qui, licenciés, révo-

---

(1) Il est assez d'habitude de demander cette faveur par dépêche télégraphique à son chef de service ; si le temps ne presse pas, la forme épistolaire conviendra mieux : en cas d'urgence, la dépêche devra être claire, explicite et motivée, contenir même la formule de respect et être expédiée avec réponse payée.

qués ou admis à la retraite hors de leur colonie d'origine, demanderont dans le même délai à rentrer dans cette colonie.

6° Les femmes et enfants des officiers, fonctionnaires..... compris aux §§ 4 et 5, voyageant après eux ou qui s'embarqueront dans le délai d'un an pour les rejoindre.

7° Les veuves et enfants des officiers, etc....... du service des colonies, si le départ a lieu dans l'année qui suivra le décès du chef de famille.

8° Les officiers, etc..... auxquels il sera accordé des congés pour motifs de santé dûment constatés, et ceux qui obtiennent des congés à 2|3 de solde dans les conditions prévues aux §§ 2 de l'art. 37 et 3 de l'art. 40 du D. du 1er juin 1875 sur la solde.

9° Les créoles en service hors de leur colonie d'origine qui obtiendront des congés de convalescence à l'effet d'aller en jouir dans cette colonie, auront droit au passage d'aller et de retour, quand ils seront signalés par le Service de Santé de la marine *comme ayant un besoin urgent et indispensable d'y séjourner.*

Pour les dispositions fondamentales du décret, citons maintenant les clauses accessoires :

1° Les congés motivés par des affaires personnelles ne comportent aucune concession de passage à titre gratuit.

2° Les concessions relatives aux femmes et aux enfants sont limitées à 2 traversées ; celle d'aller pour se rendre de France aux colonies, ou d'une colonie dans une autre, et celle de retour ; toutefois n'ont droit qu'au passage dit de retour les familles des officiers, etc..... dont le mariage a eu lieu dans la colonie où ils sont en service. Le droit au passage pour la femme et les enfants est renouvelé lorsque le chef de la famille est renvoyé en France ou dans une autre colonie, par suite de changement de destination.

3° Quand la nécessité en aura été dûment constatée par des certificats émanant du Service de Santé de la marine, les officiers, etc.... porteurs d'un congé de convalescence seront autorisés à se faire accompagner ou à se faire rejoindre par leur famille.

Le passage de retour sera également accordé par anticipation en cas de nécessité dûment constatée par le service médical de la marine, à la famille des officiers, etc...... quand l'état de santé de cette famille ne lui permettra plus le séjour auprès de son chef. Dans ces deux cas, la concession des deux passages d'aller et retour ou du passage de retour sera épuisée ; tous les passages ultérieurs des femmes et des enfants des officiers, etc..... resteront à leur compte.

4° Lorsqu'un officier, fonctionnaire ou agent et sa famille compteront au minimum 4 ans de séjour consécutif au Gabon, ou en Cochinchine, 4 ans au Sénégal, à la Guyane-Mayotte, à Nossi-Bé, et à Sainte-Marie de Madagascar, ou 6 ans dans les autres colonies, il sera accordé à la famille un deuxième passage gratuit d'aller et retour en dehors des traversées prévues au § 2, que le chef de famille vienne en congé de convalescence ou qu'il soit porteur d'un congé à 2|3 de solde.

5° Il sera accordé passage aux enfants des officiers, etc.... et aux créoles venant en France pour profiter des bourses qu'ils auront obtenues dans les lycées, les collèges, ou dans les maisons de la Légion d'honneur.

Le passage pour retourner aux colonies leur sera de même accordé, s'ils s'embarquent à cet effet dans l'année qui suivra leur sortie définitive de ces établissements. S'ils quittent ces établissements avant d'avoir terminé leurs études, le passage de retour ne leur est accordé que si une décision du Conseil de santé constate qu'ils sont atteints d'une maladie ne leur permettant pas de prolonger leur séjour en France.

Des passages pourront être accordés, dans les mêmes conditions, sur la demande de l'administration locale des colonies, aux créoles, ainsi qu'aux enfants des officiers, fonctionnaires, etc... coloniaux qui obtiennent des subventions sur les budgets locaux pour faire leurs études en France.

Nous avons cru utile de reproduire tous les articles qui peuvent intéresser à la fois le Corps de Santé de la marine et le Corps de Santé des colonies, les officiers du premier étant encore prêtés au second.

Voici les dispositions générales qui nous sont applicables :

1° Le passage concédé aux enfants des officiers, etc... conformément aux articles précédents, est limité pour les fils à la majorité, et pour les filles à leur mariage.

2° Le délai d'un an ne pourra être prolongé que dans des cas exceptionnels, et par décision spéciale du Ministre de la marine rendue sur rapport motivé.

3° Suivant les conditions prévues par le décret du 28 avril 1858 (1), il sera accordé des passages gratuits pour les domestiques des officiers, etc... dans les circonstances ci-après :

A. — Lorsque le domestique accompagne l'officier.

B. — Lorsqu'il ira rejoindre isolément.

C. — Lorsqu'il accompagne la famille de l'officier voyageant isolément, tant à l'aller et qu'au retour.

D. — Lorsqu'il sera rapatrié après le décès du maître.

E. — Lorsqu'il sera renvoyé pour motif de santé ou de convenance personnelle.

Sous la réserve que le droit de l'officier sera épuisé lorsqu'il aura usé de la faculté de passage d'un domestique une fois pour l'aller et une fois pour le retour.

Les domestiques qui se sont séparés de leur maître n'ont pas droit au passage de rapatriement.

4° Les dispositions relatives à l'embarquement et au poids des bagages sont réglées par des décisions ministérielles dont nous parlerons plus loin.

5° Les frais de passage sont imputés sur les fonds du service qui

____

(1) 28 avril 1858, B. O. p. 571.

supporte soit le traitement, soit la solde des officiers, etc., ou sur les fonds du service qui motive le déplacement des passagers.

6° Les passages par paquebots subventionnés faisant le service entre la France, la Corse et l'Algérie, et sur le littoral algérien, sont réglés par des décisions ministérielles.

7° A moins de circonstances d'urgence ou de force majeure dont ils rendront compte au Ministre, les gouverneurs des colonies ne recourront aux paquebots, pour l'embarquement des passagers, autres que ceux voyageant à leurs frais, que si cette voie n'est pas sensiblement plus onéreuse pour le département de la marine que celle des autres bâtiments de l'Etat ou du commerce, sauf, bien entendu, le cas où des conventions particulières lieraient le département avec certaines compagnies de navigation (convention du **21** février 1876, avec la Compagnie générale Transatlantique).

Il résulte, en somme, de tout ce que nous venons de reproduire que le transport a lieu :

Autant que possible, par les bâtiments de l'Etat ;

A défaut, par les bâtiments du commerce ;

En cas de nécessité, par les paquebots français ;

Très exceptionnellement par les paquebots étrangers.

Nous avons maintenant à examiner les règles de ces **modes de** transport.

1° *Passages par bâtiments de l'Etat.*

Le personnel de la marine (le seul dont nous nous occupons ici) est traité à bord suivant son assimilation hiérarchique.

Le tableau du **23** février 1887 prévoit toutes les catégories du personnel des divers ministères admissibles à bord des bâtiments de l'Etat et sur les affrétés :

1° Le directeur du Service de Santé (1re catégorie);

2° Les officiers supérieurs du Corps de Santé (2me catégorie), sont admis à la table du commandant ;

3° Les officiers subalternes à la 2me table (table de l'Etat-Major) ;

4° Les aides-médecins ou aides-pharmaciens à la 3me table ou table des aspirants.

Les aumôniers sont admis à la 1re table (2me catégorie).

Il est posé en principe que, sauf le cas d'autorisation spéciale accordée par le Ministre, aucune personne à qui sa qualité ne donne pas droit à un passage ne peut, même à ses frais, être admise à bord d'un bâtiment de l'Etat (art. 4 D. du 17 mai 1879), et que tout passage avec engagement de se nourrir en nature est formellement interdit. Il en résulte donc que tout individu, quel que soit son grade ou son sexe, embarqué régulièrement à bord a droit à la ration. Il est admis à une table (et nous verrons plus loin, dans le Service à la mer, quelles sont les tables à bord) ; celle-ci reçoit pour lui la ration et des frais de passage fixés par le tarif n° 39 joint au décret du 9 janvier 1880 (B. O. p. 71). La ration est unique, mais les frais de passage varient suivant la catégorie pour la 4me table ou table du commandant : ils sont les mêmes pour les passagers des tables **2** et **3** (de l'Etat-Major et des aspirants). C'est encore à l'article : « Service à la mer », que nous parlerons de leur quotité.

On met à la disposition des passagers le matériel de literie et de toilette indispensable ; ils en répondent pécuniairement (voir à ce sujet le règlement du 23 novembre 1874, B. O. p. 433), et la circ. du 2 avril 1880, B. O. p. 630).

Chaque passager a le droit de prendre avec lui 400 kilos de bagage, s'il a rang d'officier, et 200 kilos s'il est employé ou agent inférieur. Les bagages doivent être divisés en deux lots, dont un, consistant en une malle, sera mis une fois par semaine à la disposition de son propriétaire. (Voir à cet égard le règlement du 30 décembre 1873 et la dépêche du 9 avril 1875, qui fixent les règles d'ordre matériel d'embarquement.)

Il n'est pas inutile de rappeler ici la ligne de conduite que doit observer un officier passager à bord d'un bâtiment de l'Etat. Tout d'abord aucun officier passager sur un transport spécial ne peut entrer dans le carré de l'Etat-Major sans autorisation ; aucun passager, quelle que soit sa position, ne peut intervenir sans ordre dans les services du bâtiment (1).

Les logements à bord des transports affectés spécialement à un service régulier sont distribués aux passagers d'après leur grade et leur ancienneté, sans distinction de corps, sauf l'exception prévue en faveur des passagers porteurs d'un certificat du Conseil de santé de la colonie.

Nous retrouverons du reste la question du logement et des tables dans l'article « Service à la mer ».

Enfin les passages gratuits pour les domestiques des officiers et fonctionnaires de la marine continuent à être accordés suivant les conditions déterminées par le décret du 28 mai 1858 (B. O. p. 571) ; l'art. 17 du décret de 1879 détermine les circonstances dans lesquelles on peut y prétendre.

Dans tous les cas, pour le Corps de Santé, il n'y a que les officiers généraux et supérieurs qui aient droit au passage gratuit d'un domestique.

Les rations des passagers et même les frais de passage attribués aux tables pour les personnes qu'elles nourrissent sont à la charge du budget de la Marine, du budget colonial ou des services locaux des colonies, suivant que les individus transportés voyagent pour le compte de l'un ou de l'autre de ces divers services.

Les passagers autorisés par le Ministre, conformément au décret de 1879, à voyager sur les bâtiments à leurs propres frais, remboursent d'avance le montant de leur passage calculé sur la durée moyenne de la traversée. (V. pour ces moyennes la circ. du 12 sept. 1883. B. O.

---

(1) Un médecin de la marine passager peut servir en sous-ordre avec le médecin-major du bateau supérieur en grade, en cas de malades très nombreux ou d'épidémie. Dans ce cas, il a droit au carré de l'Etat-Major et à la table.

p. 341) (1). Il est à remarquer que la loi de finances du 29 décembre 1882 ayant établi des sommes nettes, le prix total doit d'être abondé du 3 p. 100 pour la caisse des Invalides.

Enfin, quand le bâtiment transporteur doit partir à jour fixe, les passagers doivent arriver au point d'embarquement *l'avant-veille de cette date*. Depuis ce moment jusqu'au jour du départ, ils reçoivent des frais de séjour. (C. du 28 novembre 1872, B. O. p. 611.)

2° *Passages par les bâtiments de commerce.*

Sur les bâtiments ordinaires du commerce, les officiers et fonctionnaires transportés au compte de la marine sont placés à la table du capitaine. Leur embarquement fait l'objet d'un contrat à prix débattu entre l'administration et l'armement.

Il ne saurait être question ici des affrétés, pour lesquels des règlements militaires spéciaux ont été élaborés et qui par conséquent tiennent le milieu entre les transports de l'Etat et les paquebots.

Il n'est pas inutile de reproduire ici le tableau du nouveau service de l'Indo-Chine, tel qu'il a été fixé par la circulaire du 30 novembre 1893 (B. O. p. 766) :

Date des départs de Toulon.	Navires de l'Etat affrétés.
15 février.	Transport de l'Etat.
15 mai.	Vapeur affrété.
15 juin.	Transport de l'Etat.
10 juillet.	Vapeur affrété.
25 août.	Transport de l'Etat.
20 septembre.	Vapeur affrété.
10 octobre.	Transport de l'Etat.
10 décembre.	Vapeur affrété.

3° *Passages par les paquebots-poste français.*

Les Compagnies des Messageries maritimes et des paquebots transatlantiques sont obligées, en vertu de l'art. 33 de leurs cahiers des charges respectifs, de transporter avec un rabais de 30 p. 0|0 les passagers militaires et fonctionnaires, ainsi que leurs familles voyageant avec leurs chefs ou allant les rejoindre. (Convention du 21 février 1876, B. O. p. 586, pour la Compagnie Transatlantique ; C. du 4 septembre 1876, B. O. p. 311, pour la Compagnie des Messageries.) Les marins et les soldats convalescents, les rapatriés, les indigents embarqués aux frais de l'Etat et sur réquisitions, sont transportés à raison de 7 fr. par jour, ration d'équipage comprise

---

(1) Complétée ou modifiée par :
1° 21 octobre 1884 de Brest à Saïgon au Tonkin, B. O. p. 763 ; — 2° de Brest au Gabon, 8 décembre 1884 ; — 3° de Toulon au Tonkin, 10 décembre 1884 (B. O. p. 965).
13 janvier 1890. Modification du 12 septembre 1883 (B. O. p. 23).

Des passages militaires gratuits de droit de faveur *pouvaient être également accordés* entre la France. la Corse et le littoral Algérien. dans les conditions déterminées par la circ. du Ministre de la guerre en date du 13 avril 1881, insérée au Bulletin officiel à la suite de la circ. du 26 novembre de la même année. p. 1052. Sur les lignes de l'Algérie seulement. il existe enfin une troisième catégorie de passages à prix réduits pour les militaires de tous grades et pour leurs familles qui, n'ayant pas droit au passage gratuit. sont embarqués au moyen d'une réquisition de l'autorité militaire leur procurant le bénéfice d'une réduction sur les tarifs commerciaux de l'entreprise.

Une décision ministérielle du 28 avril 1893 (B. O. p. 547) supprime les passages de droit ou de faveur sur les paquebots pour les familles des officiers et fonctionnaires de la marine embarqués sur les bâtiments en station en Corse. en Algérie et en Tunisie. de même que pour ceux des Défenses mobiles, ces officiers jouissant de la solde à la mer et du traitement de table.

Les passagers qui voyagent aux frais de l'Etat jouissent de l'immunité pour le transport d'un certain poids de bagages. fixé par la circulaire du 13 janvier 1867 (1867, B O. t. 1. p. 6).

Officiers généraux, commandants de colonies et
    gouverneurs . . . . 1000 kil.
Officiers supérieurs, ordonnateurs, contrôleurs
    et assimilés. . . . . 500 kil.
Officiers inférieurs et assimilés . . . . . . 300 kil.

Au delà de ces quantités. les officiers doivent supporter les dépenses résultant du transport de leurs bagages et en payer directement le montant aux compagnies ; le surplus jouit de la réduction de 80 p. 0|0. V. circ. du 13 janvier 1869 (B. O. p. 6).

Les passagers sont classés à bord conformément aux circulaires des 18 mars 1872 (B. O. p. 312) ; 4 mai 1875 (B. O. p. 495) ; 4 sept. 1876 (B. O. p 311) ; 21 juillet 1879 (B. O. p. 51), et enfin 28 nov. 1892 (B. O. p 596).

La dernière est la plus importante ; elle assure un classement régulier sans de laborieuses recherches. et elle coordonne, dans un seul document. facile à consulter. des dispositions éparses.

Il nous semble inutile de reproduire ici le tableau annexé à la circulaire ; il a au reste été modifié par une décision toute récente.

Une circulaire du 4 septembre 1891 (B. O. p. 380) réalise un progrès au point de vue de la commodité des passagers. Ceux qui n'ont droit qu'à la 2e classe. peuvent être admis conditionnellement à la première sur les paquebots des lignes subventionnées (Compagnie générale transatlantique. Compagnie des Messageries maritimes). Cette admission se fera dans les limites des places disponibles, sur leur simple demande. et sans avoir à en solliciter l'autorisation du commandant du paquebot. ni des passagers de première classe, sous la seule condition d'acquitter de leurs deniers la différence entre le prix de la deuxième et celui de la première.

Si le nombre des demandes dépassait le chiffre des places disponibles à la première classe, le commandant du paquebot prononcerait les admissions en suivant l'ordre hiérarchique descendant, et en tenant compte au besoin de l'ancienneté.

Une circulaire du 21 *décembre* 1893 (B. O. p. 811) dit que les officiers subalternes qui seront appelés à prendre passage, aux frais du budget de la marine, sur les paquebots-poste des lignes subventionnées françaises desservant la Méditerranée, la mer des Indes et l'Extrême-Orient, *royageront en première classe.*

Cette disposition ne s'applique qu'au personnel militaire ou assimilé de la marine et des troupes jouissant du bénéfice de la loi du 19 mai 1834.

Il n'est apporté aucun autre changement à la circulaire du 28 novembre 1892 (B. O. p. 596).

Sur les lignes de la Guyane et des Antilles, tous les officiers et assimilés sont à la même table ; il n'y a de différence dans le traitement, d'après les grades, que pour le logement.

Le transport par les paquebots ne doit être employé qu'en cas d'urgence ou d'absence d'autres moyens (Circ. du 9 juillet 1861 et 20 juillet 1861 (B. O. 1862, t. 1, p. 145) ; 17 octobre 1867 (B. O. p. 379) ; 29 mai 1878 (B. O. p. 839). Ces différentes circulaires ont été rappelées par celles du 4 sept. 1876 (B. O. p. 311) et du 29 décembre 1881 (B. O. p 1197). La dernière recommande de rendre compte au Ministre de la cause qui a motivé l'emploi du paquebot et de dresser une liste des réquisitions par catégorie d'officiers. Le transport est fourni par une réquisition (1) émise par l'autorité administrative du point de départ. (Voir le modèle à la suite de la convention du 4 septembre 1876. B. O. p. 311.) Elle doit être distincte par catégorie de passagers, et établie de telle sorte qu'elle ne laisse aucune incertitude sur l'imputation et le chiffre des frais du passage.

Le commissaire aux Revues ou de l'Inscription maritime du port d'embarquement doit recevoir, 24 heures au moins d'avance, soit du Conseil d'administration du corps, soit des autorités expéditrices, des listes ou avis signalétiques des passagers. Les passagers isolés ne s'embarquent sur les paquebots qu'après s'être présentés à ce fonctionnaire, ou, en cas d'impossibilité résultant de l'urgence, qu'en l'informant par écrit de l'empêchement (23 sept. 1876, p. 438 ; 2 août 1877, p. 97 ; 2 novembre 1877, p. 696). Une circulaire du 17 décembre 1890 (B. O. p. 617) rappelle à l'exécution des précédentes et rend responsable l'autorité qui expédie de la non-mention de cette formalité à remplir sur l'ordre délivré à l'officier.

Si le paquebot doit partir à date fixe, les passagers doivent arriver *au point de départ la veille* (2) ; dès ce moment, jusqu'au départ, ils reçoivent des indemnités de séjour. (Circ. du 28 nov. 1872, p. 611.)

---

(1) Une dépêche du 28 nov. 1891 dit que les réquisitions de passage à établir en faveur des médecins de la marine appelés à servir aux colonies doivent être demandées par les autorités coloniales.

(2) Tandis que pour les transports de l'État, c'est l'avant-veille.

On peut aussi requérir les paquebots pour le transport des officiers voyageant à leurs frais ; mais il faut en ce cas faire verser d'avance au Trésor le prix du passage. (Circ. du 17 octobre 1867, B. O. p. 379 ; circ. 17 juin 1874, B. O. p. 743.) Le récépissé doit être envoyé au Ministre en vue de la réintégration de la somme au budget qui a supporté la dépense. La caisse des Invalides demeure étrangère au paiement qui est effectué à cette occasion, et qui, par suite, doit être fait à la somme nette. (Circ. du 11 décembre 1882, B. O. p. 987.)

4° *Passages par les paquebots étrangers.*

Ailleurs que sur les bâtiments de l'État et les paquebots français subventionnés, les passagers de la marine sont dans les conditions de tous les particuliers. L'État, lorsqu'il leur doit le transport, paie leurs places et celles de leurs familles sur les paquebots étrangers comme sur les chemins de fer étrangers, et les défraie de leurs débours obligatoires. La circ. du 17 novembre 1871 (B. O. p. 434), dont il est prescrit de donner connaissance à tout officier ou fonctionnaire qui reçoit des avances de route (12 mai 1879, B. O. p. 890), est utile à connaître et nous la reproduirons entièrement, en la faisant suivre des circulaires et dépêches qui l'ont complétée et modifiée :

A. *Frais de passage sur les navires étrangers.* — Les administrations maritimes et coloniales, les commandants des divisions navales et les autorités consulaires seront chargés d'assurer le paiement du prix des passages sur les navires étrangers, et d'acquitter le montant des excédents de bagages à la charge de l'État dans les limites de la circulaire du 13 mai 1867.

Dans les cas fort rares où le prix du passage ne pourra être acquitté par les autorités maritimes, coloniales ou consulaires, et par les chefs de divisions navales, il y aura lieu de mettre, comme par le passé, à la disposition des passagers la somme strictement nécessaire pour qu'ils puissent solder eux-mêmes la dépense à laquelle ils se trouveraient ainsi obligés de faire face directement.

B. *Frais accessoires de passage sur les navires étrangers.*

Le vin reste à la charge des passagers.

Cependant une circulaire du 15 juillet 1882 (B. O. p. 771) établit que sur les paquebots étrangers où le vin n'est pas accordé gratuitement comme boisson régulière de table (1), les passagers de l'État pourront faire usage de vin, et les frais qui en résulteront seront compris dans les dépenses régulières du passage. Dans aucun cas, les dépenses ne devront excéder une allocation journalière de 6 fr. 25. Une autre circulaire du 30 avril 1892 (B. O. p. 432) établit que la somme de 6 fr. 25 est un maximum ; on ne doit rembourser que la somme régulièrement dépensée, et à cet effet fournir des factures régulières.

Frais de maladie. — Seront remboursés aux passagers de l'État sur la présentation d'un mémoire dûment acquitté par le médecin du bord.

____

(1) Ou toute autre boisson analogue.

Gratifications aux domestiques. — A la charge des passagers.

Transport des bagages, frais d'embarquement et de débarquement. — La somme allouée varie suivant le grade et la catégorie dans laquelle se trouve placé à ce point de vue le pays étranger :

1re catégorie : Calcutta, Melbourne, Shanghaï, Hong-Kong, Batavia, La Havane.

2e catégorie : Singapour, Bombay et San-Francisco.

3e catégorie : Aden, Pointe de Galles, Panama, Valparaiso, Montevideo, Rio de Janeiro, Bahia, Buenos-Ayres et Sydney (Australie).

4e catégorie : Halifax, Sydney (Nouvelle-Ecosse), New-York et les Seychelles.

5e catégorie : Lisbonne et les autres villes du Portugal, Londres et les autres villes de l'Angleterre, les ports de la Grèce et de la Turquie.

Pour les 3 premières catégories, les officiers généraux et assimilés touchent 50 fr. ; les officiers supérieurs 40 fr ; les subalternes 30 fr. ; les aspirants et assimilés 25 fr.

Pour les 2 dernières, les sommes allouées sont respectivement 35, 25, 20 et 15.

C. *Séjour à l'étranger.* — Les officiers qui voyagent sur les paquebots ou sur les chemins de fer étrangers ont droit à l'indemnité de séjour, lorsqu'ils sont obligés de s'arrêter en route. Le séjour obligatoire sera dûment constaté par l'autorité locale, suivant les prescriptions du décret du 12 janvier 1870 sur les indemnités de séjour.

La quotité de cette indemnité est fixée comme suit, en tenant compte des catégories qui ont été établies plus haut pour le paiement des frais de transport de bagages ;

	Officiers généraux	Officiers supérieurs	Officiers subalternes	Aspirants
1re catégorie :	60 fr.	50 fr.	40 fr.	30 fr.
2e catégorie :	50	40	30	25
3e catégorie :	45	35	25	20
4e catégorie :	30	20	15	10

Les familles des officiers ont droit également à une indemnité pour les séjours obligés pendant le cours du voyage, sous la réserve des justifications à produire, ainsi qu'il est dit plus haut, en ce qui concerne les chefs de famille.

Ces indemnités sont basées sur le chiffre de l'allocation accordée au chef de la famille et dans les proportions ci-après :

1° Pour la femme, indemnité entière.

2° Pour les enfants âgés de plus de seize ans, quel que soit leur âge, les trois quarts.

3° Pour les enfants de cinq à seize ans, la moitié.

4° Pour les enfants de trois à cinq ans, le quart.

5° Pour un enfant seul au-dessous de trois ans, néant.

6° Pour deux enfants au-dessous de trois ans, le quart.

La dépense est limitée pour la Marine au nombre de domestiques qui est attribué à la catégorie à laquelle le passager appartient, et à raison de deux voyages accomplis, l'un pour l'aller, l'autre pour le retour.

Les frais de passage des domestiques congédiés incombent aux officiers, à moins que la cause du rapatriement ne soit une maladie dûment constatée par le Conseil de Santé.

La traversée de l'Angleterre rentre dans le droit commun ; les autorités consulaires acquittent le prix des places sur les chemins de fer, les packets, les indemnités de séjour.

Les officiers obligés de séjourner à terre en Égypte pendant la nuit ont droit à l'indemnité de séjour, sur le vu d'un certificat constatant qu'ils n'ont pu rester à bord ou être admis sur les paquebots.

Les officiers qui séjournent à Bangkok recevront les frais de séjour déterminés par la circulaire du 17 novembre 1871 (B. O. p. 142) pour les localités comprises dans la 2e catégorie (B. O. 3 juillet 1872, p. 40).

Par décision du 13 novembre 1873, le Ministre a classé tous les ports de l'Amérique du Sud et des Antilles, autres que La Havane, dans la 3e catégorie.

Une circ. du 5 septembre 1883 (p. 310) accorde aux passagers voyageant sur les voies ferrées d'Amérique une indemnité journalière pour frais de nourriture (1).

Les ordres et les feuilles de route des officiers prenant passage sur les paquebots ou transports partant à jour fixe porteront la date à laquelle l'officier doit arriver au port d'embarquement, la veille pour les paquebots, l'avant-veille pour les transports de l'État. (C. 28 nov. 1872. B. O. p. 611.)

Nous avons vu plus haut qu'en cas d'avances faites aux passagers, ceux-ci devaient justifier des dépenses à leur arrivée à destination. La circ. du 25 octobre 1878 (B. O p. 966) et celle du 15 septembre 1882 (B. O. p. 436) indiquent le mode de justification.

La circulaire du 25 octobre 1876 émmère les pièces à produire ; elle se trouve dans le *Bulletin officiel* de 1878 (t. II. p. 966).

La circ. du 20 juin 1877 (B. O. p. 1001) réclame, comme justification du prix du chemin de fer transaméricain, le livret de tarifs et des reçus, même de transport de bagages, lorsque c'est possible. Les trop-perçus sont remboursés au Trésor, au profit de l'agent comptable des traites, qui de cette manière ne doit faire ordonnancer la dépense que des sommes réellement employées, dont on lui a transmis les justifications. (Circ. du 16 avril 1872, p. 403.)

Une dépêche ministérielle du 1er août 1887 rappelle les prescriptions de la dépêche du 25 octobre 1877 : fournir un état détaillé des dépenses avec les quittances.

Une autre dépêche du 14 mars rappelle à la même circulaire, en recommandant de fournir les factures de frais d'hôtel.

Les officiers et fonctionnaires qui, ne pouvant prétendre qu'à un passage par bâtiment de l'État, ou par navire de commerce à voiles, préfèrent prendre la voie plus dispendieuse des paquebots, reçoivent

---

1) Elle est de 15 fr. par jour pour les officiers et assimilés ; la quotité à allouer à leurs familles sera calculée d'après les bases de la circ. du 17 novembre 1871.

sur les crédits du service débiteur le prix du passage dont ils n'ont pas usé.

Le mode d'après lequel doit être déterminée cette indemnité est fixé par la circ. du 22 nov. 1873 (B. O. p. 618) qu'il y aurait à consulter.

Elle est basée, pour les passages par bâtiments de l'Etat, sur la durée moyenne des traversées (C. 12 septembre 1883, B. O. p. 341), et pour les navires de commerce, d'après une moyenne conventionnelle. N'oublions pas que le versement préalable de la somme au Trésor est exigible.

SECTION II.

ETAT CIVIL DE L'OFFICIER.

CHAPITRE Ier

ART. 1er. — *Actes de naissance, résidence, domicile, contributions.*

Les actes de l'état civil des officiers sont soumis à la loi commune; à l'armée ou à bord, ils peuvent être rédigés dans des conditions particulières, mais qui sont applicables à tout le personnel de l'armée ou du bâtiment. (Code de justice maritime, Actes de l'état civil à bord. Voir Service à la mer.)

Occupons-nous d'abord de l'acte de naissance et des rapports qu'il a forcément avec la matricule de l'officier.

Toutes les indications à porter sur les registres matriculaires doivent résulter d'un extrait original des registres de l'état civil dûment légalisé; aucune copie d'extrait d'acte de naissance n'est admise.

L'officier qui s'attribuerait d'autres noms et prénoms que ceux portés sur cet acte de naissance devrait être signalé à l'autorité supérieure par tous fonctionnaires (19 nivôse an VI, 234).

Les militaires en activité réclamant des titres de noblesse doivent s'adresser à leur Ministre et à celui de la justice (circ. du 6 nov. 1829. B. O. R. T. 1); 19 mars, B. O. 164); la preuve en est faite par l'acte de naissance ou par des lettres patentes (circ. 28 mai 1845, B. O. R.). Il est enfin édicté certaines peines contre ceux qui s'attribuent faussement, dans des actes authentiques, des titres, particules, etc...

En tout cas, les officiers ne doivent jamais être appelés par leur titre nobiliaire, mais par la dénomination de leur grade.

Dans tous les cas, avant d'autoriser sur les matricules l'inscription d'un titre de noblesse, le Ministre examine les droits des intéressés, en se conformant d'ailleurs à la législation suivie par le conseil du sceau; la particule « de » ou les noms doubles non relatés sur les actes de naissance peuvent être établis par la production de l'acte de naissance d'un père ou d'un frère plus âgé.

L'acte de naissance est exigé pour l'admission dans les écoles annexes ; il fait partie plus tard du dossier de l'officier tenu à la direction du personnel à Paris.

Le lieu de résidence des officiers est ordinairement considéré comme leur domicile légal ; il est admis qu'ils peuvent être assignés devant les tribunaux du lieu de résidence en paiement de dettes de nourriture et d'entretien personnel.

Les officiers sans troupes sont soumis, en matière d'impôts, à la loi commune, et imposables à la contribution mobilière et personnelle ; les officiers avec troupes (et on peut se demander si les médecins de l'infanterie de marine et des dépôts y sont compris) (1), échappent à cette charge lorsque la valeur locative de leur habitation, non meublée, ne dépasse pas sensiblement la moitié de leur indemnité de logement ; mais ils supportent le logement des militaires de passage, à moins qu'ils ne soient logés eux-mêmes dans un immeuble appartenant à l'État ou loué par lui, ou qu'ils n'occupent un appartement dont la valeur locative n'excède pas l'indemnité de logement.

Les fonctionnaires logés dans des immeubles de l'État doivent la contribution personnelle et mobilière au prorata de leur temps d'exercice. En cas d'intérim ou de suppression de fonction, le dernier titulaire paie l'année entière (application aux médecins résidents).

ART. 2. — *Exemption de diverses obligations civiques et de famille.* — *Relations avec l'autorité civile et judiciaire.* — *Protection judiciaire.* — *Conservation des droits des absents.*

Les militaires en activité et pourvus d'un emploi ne peuvent être jurés. (Voir circ. des 5 mai 1869, p. 350 ; 31 janv. 1866, p. 113.)

Les militaires en activité de service sont exempts de la tutelle et de la curatelle, mais non exclus.

Les fonctionnaires militaires n'obéissent qu'à leurs chefs hiérarchiques et sont indépendants de l'autorité civile ; les corps administratifs et commerciaux ne doivent s'immiscer en rien dans les opérations maritimes ; bien entendu, les relations varient suivant l'état de paix, l'état de guerre et l'état de siège (pour les 2 dernières, se reporter au décret sur le service des places du 4 octobre 1891).

Les relations des officiers du corps de Santé de la marine avec l'autorité judiciaire sont importantes à connaître ; mais il ne s'agit ici que des réquisitions adressées par l'autorité judiciaire civile à des officiers du corps de Santé, et de leurs devoirs en tant que médecins.

Jusqu'en 1870 les officiers et fonctionnaires ne pouvaient être poursuivis pour des faits relatifs à leurs fonctions qu'après autorisation du Conseil d'État ; la loi du 10 septembre 1870, mettant un terme à cette entrave, dit en même temps qu'une loi ultérieure édictera dans l'intérêt public des peines contre les particuliers auteurs de poursuites téméraires. Cette loi n'ayant pas été faite, les officiers et fonctionnaires victimes de poursuites vexatoires à *l'occasion de leurs*

____

(1) La question a été jugée diversement dans les ports.

fonctions ne trouvent d'appui que dans le Code civil. Le tribunal des conflits a eu maintes fois à s'occuper de questions de ce genre (distinction entre un fait personnel et un fait administratif, refus de certificat de bonne conduite, etc...).

Les militaires et marins en service hors de leur domicile sont légalement considérés comme absents, et leurs biens sont protégés ; par exemple, si l'intéressé ne répond pas, un curateur est nommé, après avis du juge de paix et un mois écoulé, en cas de succession.

Plus tard, dans la partie : « Service à la mer ». nous parlerons des décès, testaments, procès-verbaux de disparition, et. en général. de tous les actes civils à dresser à bord ; pour le moment nous n'envisageons que le service à terre. Si un officier, fonctionnaire ou agent meurt à terre, il tombe sous la loi commune, et les actes de l'état civil lui sont applicables comme à tout citoyen. Ses héritiers entreront en possession de sa succession comme d'ordinaire. Il est cependant des cas où les intérêts de l'État ont besoin d'être sauvegardés : si le défunt, par exemple, a occupé une position le mettant à même de posséder des papiers secrets, pièces confidentielles intéressant la marine. Dans ce cas, le juge de paix. après avis à l'autorité maritime, appose les scellés sur toutes les pièces énumérées dans l'instruction du 4 novembre 1865 (B. O. p. 408). Une circulaire du 28 février 1876 (B. O. p. 274) établit que le juge de paix a seul le droit d'apposer les scellés sur les effets des officiers et fonctionnaires décédés dans les ports, et dans ce cas l'apposition faite dans l'intérêt de l'État est exempte de droits de timbre et d'enregistrement (circulaire du 28 sept. 1867, B. O. p. 249). L'autorité maritime désigne alors un délégué chargé d'assister à l'opération, de requérir la mise sous scellés de toutes pièces pouvant intéresser la marine, d'être présent à la levée des scellés et de procéder à l'examen et au triage des documents à réserver, et qui, inventoriés à part, lui seront remis sur reçu. En cas de contestation entre le délégué et le juge, il en est référé au président du tribunal.

Indiquons, quoique ceci trouve plutôt sa place dans le service à la mer, qu'à bord le commandant désigne un officier pour assister à l'inventaire et mettre de côté les papiers que la marine (I. du 4 novembre 1865, B. O. p. 308) aurait intérêt à conserver.

CHAPITRE II.

DU MARIAGE.

Pour des raisons de convenance et de dignité du corps dont il fait partie, nul officier (même en non-activité, circulaire du 6 sept 1836. B. O. p. 948), au cadre de réserve, ou en instance de retraite, ne peut se marier sans l'autorisation du Ministre, sous peine, dit le décret de principe du 16 juin 1808, confirmé par un arrêt du Conseil d'État du 16 mars 1836, *de destitution et de perte de ses droits*, et de ceux de sa femme et de ses enfants à toute pension ou récompense militaire.

Mais le Code de justice maritime, en abrogeant *expressément* toute pénalité antérieure en matière de crimes et délits militaires (art. 374), ne permettrait pas actuellement de prononcer la destitution d'un officier qui se marierait sans autorisation ; d'un autre côté, les lois de 1831 et de 1879 sur les pensions de retraite ont, par leur silence et en affirmant le droit absolu à la pension *pour le mari*, implicitement abrogé la disposition contraire du paragraphe 2 de l'art. 1er du décret de 1808. Il en résulte que le mariage *sans autorisation* d'un officier n'entraînerait perte du droit à pension que pour sa veuve et ses orphelins *et non pour lui-même* ; mais à part ces restrictions, le décret de 1808 reste en vigueur, et de plus la loi du 19 mai 1834, sur l'état des officiers, arme l'autorité d'un pouvoir disciplinaire répressif applicable dans l'espèce.

L'officier de l'état civil qui a célébré le mariage, sans s'assurer que la permission a été accordée, encourt la destitution.

Jusqu'en 1887, il n'existait de règlement, au point de vue de la production nécessaire des pièces pour l'autorisation de mariage, que pour les seuls officiers de troupes, et il était passé dans la pratique d'appliquer ces règles aux officiers de marine et assimilés. Le Ministre, dans une circulaire du 20 mai 1887, résume les formalités à remplir par les officiers, fonctionnaires et agents de la marine, autres que ceux des corps de troupes, pour obtenir l'autorisation de contracter mariage. Il est utile de la reproduire tout au long, ainsi que les modèles annexés.

Art. 1er. — Les officiers, fonctionnaires et agents des différents corps de la marine, autres que ceux des corps de troupes, sont tenus, pour contracter mariage, de solliciter et d'obtenir, préalablement, l'autorisation ministérielle.

Art. 2. — A cet effet, ils doivent adresser au Ministre, par la voie hiérarchique, *une demande d'autorisation.* (Circulaire du 17 décembre 1843 — Guerre, étendue à la Marine par la circulaire du 20 janvier 1844.)

Cette demande doit être accompagnée des pièces dont la désignation suit :

1° *Certificat de moralité et situation sociale*, établi dans la forme prescrite par la circulaire précitée du 17 décembre 1843.

Nous, maire de la commune de   département de certifions qu'il résulte des renseignements exacts que nous nous sommes procurés, que Mad.... (nom, prénoms, profession), âgée de   ans, fille de (nom, prénoms et profession du père) et de (nom, prénoms, profession, s'il y a lieu, de la mère), demandée en mariage par M. (nom, prénoms, grade et corps de l'officier qui doit épouser la future), jouit d'une bonne réputation, ainsi que sa famille ; qu'elle aura en mariage (indiquer le montant et la nature de la dot de la future) et que des espérances de fortune peuvent être évaluées à environ (indiquer la nature des espérances et en préciser la somme).

En foi de quoi nous avons délivré le présent certificat.

Fait à   le

(*Signature du Maire.*)

Vu et approuvé par nous, sous-préfet de l'arrondissement de

A   le

(*Signature du Sous-Préfet.*)

2° *Déclaration d'apport.* Cette déclaration doit être faite par acte notarié, et conformément au modèle fixé par la circulaire du 18 juin 1875 (B. O. p. 907) :

Par-devant   ont comparu :
M. (*nom, prénoms, grade et domicile du futur époux*),
          d'une part ;
et Mlle ou Mme (*nom, prénoms, qualité et domicile de la future épouse*),
          d'autre part ;
lesquels, pour se conformer aux prescriptions des circulaires de M. le Ministre de la Marine du 20 janvier 1844 et du 24 mars 1875, ont, en vue du mariage projeté entre eux, établi ainsi qu'il suit l'apport de Mlle (ou Mme)   , future épouse ;
Dans le contrat qui doit régler les clauses et conditions civiles de son mariage avec M.   Mlle (ou Mme)   comparante, apportera en mariage et se constituera en dot les biens et valeurs dont la désignation suit :
(Désigner les biens composant l'apport de la future.)
Déclarant et affirmant sur l'honneur, ici, les comparants, ès mains des notaires soussignés, l'existence des biens et valeurs ci-dessus désignés, lesquels seront et demeureront affectés réellement à la constitution de la dot, et n'ont été empruntés, ni en totalité, ni en partie, en vue du mariage projeté,
Dont acte,
Fait et passé, etc....

Si la future était mineure, elle devrait, dans la déclaration dont le modèle précède, être assistée de ceux dont le consentement est nécessaire pour la validité du mariage.

Si une dot devait être constituée ou une donation faite à la future épouse, il y aurait lieu de faire comparaître le donateur avec les futurs époux.

Et dans ce cas, après l'*apport personnel*, constaté comme dessus, on ajouterait :

De son côté, M. (le donateur) se propose, dans le même contrat qui doit régler les conditions civiles du mariage de M.   avec Mlle (ou Mme)   de faire à cette dernière une donation dans les termes suivants :
En considération du mariage projeté, M.   donne et constitue en dot à Mlle   , future épouse, les biens et valeurs dont la désignation suit :
(Désigner les biens et valeurs.)

Art. 3. — En transmettant le dossier au Ministre, l'autorité maritime doit toujours faire connaître son avis relativement à l'union projetée, après avoir pris, s'il y a lieu, des informations auprès de qui de droit.

Art. 4. — La déclaration d'apport doit certifier l'existence de l'apport de la future épouse, lequel ne doit pas être inférieur à 1,200 fr. de rente non viagère.

La preuve de l'apport des 1.200 fr. de revenu n'entraîne pas, *ipso facto*, l'autorisation du mariage que le Ministre peut toujours refuser.

Dans l'évaluation de cet apport, il ne doit être tenu compte ni de la valeur attribuée aux effets, bijoux et autres objets mobiliers composant le trousseau, non plus que des valeurs au porteur ou des sommes en argent comptant (circulaire du 24 mars 1875, B. O. p. 314).

Art. 5. — Lorsqu'un officier supérieur ou un lieutenant de vaisseau ou assimilé demandera l'autorisation d'épouser la fille d'un officier membre de la Légion d'honneur et que cette personne n'apportera point en dot un revenu non viager de 1,200 fr. au moins, ainsi que l'exigent les règlements de la Marine, le Ministre pourra exceptionnellement, et sur un rapport spécial du Directeur du personnel, autoriser le mariage de cet officier.

Art. 6. — L'officier, fonctionnaire ou agent qui, après avoir rempli les formalités ci-dessus, a contracté mariage, doit en donner connaissance au Ministre par la voie hiérarchique en lui adressant à cet effet un bulletin de mariage délivré par l'officier de l'état civil compétent (circulaire du 4 juin 1874, B. O. p. 710).

Une circulaire du 15 avril 1889 rappelle les officiers à l'observation de la prescription de l'art. 6 (B. O. p. 614). Une autre circulaire du 4 avril 1891 recommande de faire viser les bulletins de mariage au détail des Revues (en pratique donc, les chefs de service enverront au Commissaire aux Revues les bulletins de mariage que leurs subordonnés leur remettront). Dans le même but, les bulletins de mariage des officiers embarqués seront transmis à leur port d'attache pour la même formalité. Enfin il est nécessaire, pour envoyer ce bulletin, de ne pas dépasser le mois qui suit la célébration du mariage, et l'autorisation devra être renouvelée si un espace de six mois s'écoule entre la date de l'autorisation et la célébration.

Une autre circulaire du 13 février 1891 précise certaines dispositions de l'article 4 de l'Instruction du 20 mai 1887, au sujet de la rédaction du certificat d'apport :

1° Les valeurs au porteur ne pouvant entrer dans l'évaluation de l'apport dotal, il est nécessaire de les faire mettre au nom de la future épouse jusqu'à concurrence de 1200 fr. de rente non viagère ; mais il suffit de l'engagement pris dans le certificat d'apport notarié, d'effectuer cette opération après le mariage ; il en est de même des valeurs qui seraient au nom du donateur.

2° Si la dot consiste en une rente, le service de cette rente devra être garanti par une hypothèque sur immeuble de valeur suffisante ; mention en sera faite dans le certificat d'apport. Dans ce cas, les pièces ci-après devront être produites : un certificat d'expert constatant la valeur des immeubles hypothéqués et un certificat du conservateur des hypothèques faisant connaître, soit que lesdits immeubles sont francs et libres de toute charge, soit le montant des hypothèques dont ils seraient déjà grevés.

3° Si la dot est constituée en un ou plusieurs immeubles, le certificat d'apport devra spécifier la nature et la valeur de ces immeubles, ainsi que leurs revenus moyens, et être accompagné d'un certificat du **conservateur des hypothèques comme ci-dessus.**

SECTION III.

ÉTAT POLITIQUE DE L'OFFICIER.

CHAPITRE I.

DROIT DE VOTE.

Une circulaire ministérielle du 30 décembre 1873 (B. O. p. 716) interdit aux fonctionnaires militaires toute démonstration politique, incompatible du reste avec le caractère véritablement militaire, le maintien de la discipline et le refus du droit de voter.

En effet, pendant leur présence au corps ou dans le port où ils font du service, les officiers militaires, marins et assimilés ne peuvent prendre part à aucun vote pour aucune élection législative ou départementale, à moins qu'ils ne soient en résidence libre, en non-activité ou en congé régulier (non en simple permission toutefois). Pour se faire inscrire sur les listes électorales, il faudra donc justifier par pièces authentiques d'une de ces trois positions.

Ces prescriptions ont été renouvelées par dépêches ministérielles : le 13 juillet 1885, interdiction de s'occuper de politique et d'élections dans les arsenaux et établissements de la marine ; le 30 janvier 1886, recommandation expresse aux officiers et fonctionnaires de s'abstenir de toute propagande dans le même but.

CHAPITRE II.

DROIT D'ÉLIGIBILITÉ A DIVERSES FONCTIONS.

1° *Conseil d'État* : Peuvent en faire partie les officiers généraux et supérieurs, en conservant les droits afférents à leurs fonctions sans cumul des traitements. L'auditorat est accessible par le concours aux officiers de 21 à 25 ans et même aux candidats ayant satisfait aux examens de sortie de l'Ecole navale.

2° *Sénat* : Les seuls militaires pouvant en faire partie sont ceux de la réserve ou de l'armée territoriale, les maréchaux et amiraux, les officiers généraux du cadre de réserve et ceux maintenus sans commandement dans la première section du cadre de l'État-major général.

3° *Chambre des députés* : Aucun militaire en activité, en disponibilité ou en non-activité ne peut être député.

4° *Conseil général* : Les officiers peuvent en faire partie, moins les préfets maritimes, majors-généraux et commissaires de l'inscription maritime, dans le département où ils résident.

5° *Conseil d'arrondissement* : La loi du 26 juin 1833 (art. **23** toujours en vigueur), n'édicte aucune incompatibilité entre des fonctions militaires et le mandat de conseiller d'arrondissement.

6° *Conseil municipal* : Interdit à tout militaire en activité de service. Les corps civils : comptables, agents, commis, ouvriers des arsenaux, peuvent briguer ces fonctions, mais à la condition que par leur situation ils n'influent pas sur leurs électeurs, et que les fonctions qu'ils acceptent ne leur fassent pas oublier leurs devoirs de fonctionnaires.

Aussi ne doivent-ils être ni maires, ni adjoints, ni membres de Commissions. Sous ces réserves, la Marine voit d'un œil bienveillant leur candidature.

SECONDE PARTIE

COMMENT ON Y SERT

La deuxième partie de notre ouvrage doit traiter du service à terre et à la mer, et envisager toutes les positions qu'y peut occuper l'officier du corps de santé en corrélation avec ses devoirs et ses droits.

Nous entrons ici plus spécialement dans le vif de notre programme ; mais nous ne nous dissimulons pas la difficulté que nous allons éprouver à énoncer d'une façon claire et précise des règles qui n'ont pour elles, (surtout dans le service des hôpitaux), que la force de l'habitude, sans avoir encore été coordonnées par un règlement d'ensemble analogue à celui de la Guerre du 23 novembre 1889. Leur application peut différer dans les hôpitaux des cinq ports ; aussi prévenons-nous tout d'abord nos lecteurs que nous avons beaucoup hésité avant d'entreprendre un travail auquel notre incompétence ne semblait pas nous destiner. Le meilleur guide à suivre, croyons-nous, est le règlement de la Guerre cité plus haut, en tant qu'il ne choque pas les institutions maritimes.

La dépêche ministérielle du 28 avril 1890 a prescrit aux cinq ports de préparer un projet de règlement analogue à celui de la Guerre ; nous aidant du travail de M. le médecin en chef Gués, sous-directeur, et de M. le directeur Duplouÿ, encouragé d'un autre côté par M. le directeur Auffret, qui a bien voulu mettre à notre disposition les notes rédigées par lui quand il était sous-directeur à Brest, nous nous proposons de dire ce qui se fait actuellement dans deux de nos hôpitaux maritimes au point de vue du service intérieur, de l'administration et de la comptabilité.

Nous ne pourrons nous empêcher de nous reporter souvent à des articles du règlement de la Guerre, les affinités étant si intimes que par la force des choses les deux services doivent fonctionner à peu près de la même façon : mais nous nous garderons bien de proposer aucune modification, pour ne pas sortir de notre rôle.

Trop heureux si nos camarades peuvent trouver quelque profit dans ces notes, qui auront certainement à subir de nombreuses modifications, lorsqu'un règlement d'ensemble aura paru, mais qu'il nous était impossible de ne pas mettre au jour sous peine d'être incomplet, en négligeant une des parties les plus importantes de notre service et de nos devoirs.

TITRE PREMIER

SERVICE A TERRE

ORGANISATION GÉNÉRALE DU CORPS DE SANTÉ. — CADRES.
Décret du 24 juin 1886.

Avant de parler du service à terre proprement dit, il est indispensable de prendre dans le décret du 24 juin 1886 tout ce qui concerne l'organisation générale du corps et les cadres, l'admission et les conditions d'avancement ayant été traitées en leur lieu et place dans la 1re partie.

Le décret du 24 juin 1886, notifié à la page 1142 du *Bulletin officiel*, consacre la fusion des lignes enseignantes et navigantes, la suppression de l'Inspecteur général et du pharmacien inspecteur, alloue des suppléments de fonctions aux directeurs du Service de Santé (Voir 1re partie, Solde et accessoires); supprime le grade d'aide-médecin et d'aide-pharmacien et le concours pour l'avancement à tous les grades de la hiérarchie, en lui substituant le choix et l'ancienneté après accomplissement d'une période réglementaire de service à la la mer ou aux colonies.

Le même décret maintenait les écoles des trois ports comme écoles de plein exercice acheminant jusqu'au doctorat ou au grade de pharmacien universitaire; nous avons vu dans la première partie qu'elles ne sont plus maintenant que des écoles-annexes de l'école principale du Service de Santé créée en 1890.

Le rapport au Président de la République accompagnant le projet de décret disait que cette réglementation nouvelle avait été élaborée pour mettre fin aux retraites prématurées et aux démissions fréquentes dont le nombre ne faisait que s'accroître, et calmer l'état de malaise causé par la lenteur de l'avancement et l'inégalité des charges du Service entre les officiers du corps de Santé.

Ce décret, depuis son apparition, a été modifié dans quelques-uns de ses articles; nous ne le citerons pas en entier, ou du moins nous intervertirons l'ordre de ses principales dispositions pour les adapter au plan que nous avons choisi.

Le cadre du personnel du corps de Santé de la marine était fixé par le décret du 24 juin 1886 ; mais la séparation du corps de Santé colonial a modifié l'effectif ; nous ne reproduirons pas le cadre de 1886, mais bien celui qui est indiqué dans le budget de 1894, en y ajoutant la répartition éventuelle du 21 février 1891 (B. O. p. 321) dans les ports et à la mer.

Cadre fixé par le chapitre 12 (Personnel médical et hospitalier) :

Directeurs { 3 de 1re classe. / 3 de 2e classe.

Médecins en chef : 20, dont 3 à la mer.
Médecins principaux : 55, dont 23 à la mer.
Médecins de 1re classe (1) : 152.
Médecins de 2e classe : 160.
Pharmaciens en chef : 6.
Pharmaciens principaux : 7 (2).
Pharmaciens de 1re classe : 10 (3).
Pharmaciens de 2e classe : 20.

Voici maintenant la répartition éventuelle de 1891 ; nous n'avons pas besoin de faire remarquer que chacun de ses chiffres constitue un maximum pour tous les grades qui reviennent à chaque port. Du reste, depuis 1891, les cadres ont été un peu modifiés ; exemple : médecins principaux qui sont maintenant au nombre de 55.

Services à terre, à la mer et hors des ports

GRADES	Cherbourg	Brest	Lorient	Rochefort	Toulon	Indret	Guérigny	Ruelle	Alger	Paris	Bordeaux	TOTAUX	Service à la mer à déduire des effectifs ci-contre
Directeurs.	1	1	1	1	1	»	»	»	»	1	»	6	»
Sous-directeurs. . .	1	1	1	1	1	»	»	»	»	»	»	5	»
Médecins en chef. .	2	3	2	2	4	»	»	»	»	1	1	15	1
Médecins principaux.	8	10	8	8	11	1	1	1	»	2	1	51	15
Médecins de 1re classe.	30	42	25	30	42	»	»	»	1	»	3	173	56
Médecins de 2e classe.	23	26	18	22	26	2	1	1	»	»	»	119	69
Pharmaciens en chef.	1	1	1	1	1	»	»	»	»	1	»	6	»
Pharmaciens princip.	1	3	1	3	3	»	»	»	»	«	»	11	»
Pharmaciens de 1re cl.	2	3	2	3	3	»	»	»	»	»	1	14	»
Pharmaciens de 2e cl.	4	5	4	4	5	»	»	»	»	»	»	22	»
TOTAUX	73	95	63	75	97	3	2	2	1	5	6	422	141

(1) Il y aura 10 médecins de 1re classe en excédent à supprimer par extinction.
(2) Un à supprimer par extinction.
(3) Deux à supprimer par extinction.

Art. 2. — Nominations faites par le Chef de l'Etat, régime de la loi du 19 mai 1834 ; nominations des médecins et pharmaciens de 2e classe auxiliaires faites par le Ministre.

Art. 3. — Emplois du Service de Santé aux Colonies remplis par des médecins et pharmaciens de la marine. Cet article a été supprimé par le décret qui institue un corps spécial du Service de Santé colonial (1) (7 janvier 1890). Cependant maintenant encore des officiers du corps de santé de la marine servent aux Colonies soit sur leur demande, soit d'office, les cadres du corps de santé colonial n'étant pas encore constitués définitivement.

Art. 4. — Les emplois de médecin-major et aide-major des corps de troupes en France et aux Colonies sont tenus par des médecins de la marine.

Art. 5. — Solde et accessoires ; il en a été parlé dans la 1re partie (s'y reporter).

Les articles de 6 à 16 inclus parlent de l'admission et de l'avancement (se reporter à la 1re partie).

L'article 17 attribue 4 années de service à titre d'études préliminaires aux officiers du corps de santé admis à dater du décret avec les diplômes universitaires. Il n'est concédé que deux années au même titre aux médecins et pharmaciens des cadres actuels dont la nomination au grade d'aide-médecin ou pharmacien ou bien d'auxiliaire remonte à une époque antérieure à sa promulgation.

---

(1) Nous parlerons plus loin de ce corps de santé constitué avec des éléments qui nous sont empruntés, et avec lequel dans certaines conditions des permutations sont autorisées.

SECTION Ire

SERVICE A PARIS.

Art. 25. — Le Conseil supérieur de santé de la Marine, dont le président et les membres sont choisis par le Ministre, est établi à Paris.

Art. 26. — Il est composé d'un Directeur du Service de Santé président, de deux médecins en chef ou principaux, dont l'un est en même temps directeur de la rédaction des Archives de Médecine navale (1), et d'un pharmacien en chef. Un médecin principal ou un médecin de 1re classe (2), nommé par le Ministre, remplit les fonctions de secrétaire. Depuis la fondation du corps de santé colonial, un membre du corps de santé des Colonies, actuellement l'inspecteur de 2e classe, est délégué auprès de lui. (V. Corps colonial.) Le Conseil donne son avis sur les questions renvoyées à son examen par le Ministre.

Il est consulté : sur l'hygiène des équipages, des troupes, des ouvriers ;

Sur les projets de construction d'hôpitaux, de casernes, de prisons ;

Sur l'organisation des hôpitaux de la Marine ;

Sur l'organisation et le fonctionnement du Service de Santé à bord des bâtiments, dans les arsenaux et établissements ;

Sur les mesures spéciales à prendre, au point de vue du Service de Santé, dans les circonstances exceptionnelles : épidémies, cas de guerre, etc...

Art. 27. — Il reçoit communication des demandes de congé, en ce qui concerne l'envoi des malades aux eaux thermales.

Il donne également son avis sur les demandes des officiers en instance de retraite ou de réforme pour infirmités, et en instance pour être mis en non-activité pour infirmités temporaires, ou qui réclament leur rentrée au service actif.

Art. 28. — Il reçoit communication des rapports médicaux de

---

(1) Voir dans la 1re partie les changements survenus dans la rédaction des Archives de médecine navale depuis la création du Corps colonial.

(2) Depuis 1886, le secrétaire avait toujours été un médecin principal ; actuellement c'est un médecin de 1re classe.

toute espèce, qu'ils proviennent des arsenaux, des bâtiments armés (1), des corps de troupes ou de tout autre service auquel est attaché un médecin de la marine.

Art. 29. — Il fait les propositions ou émet les avis que lui suggère l'étude de ces documents, qui, classés par les soins du secrétaire, sont remis plus tard, par périodes décennales aux Archives du Ministère.

En résumé, le Conseil supérieur de santé concentre les attributions autrefois dévolues à l'Inspecteur général. Pour le mode de fonctionnement, il faut se reporter à l'arrêté ministériel du 14 janvier 1867 (B. O. p. 8) ; il ne paraît pas avoir beaucoup changé ; le secrétaire tient un sommaire analytique des affaires communiquées ou soumises par ordre de date et de numéro, avec indication du nombre des pièces comprises au dossier. Le procès-verbal sommaire de chaque séance est porté sur un registre. Après avoir été lu et approuvé en conseil, chaque procès-verbal est signé par les membres présents et le secrétaire. Tout membre peut faire consigner son opinion au procès-verbal, lorsqu'elle n'est pas conforme à celle de la majorité.

Le secrétaire rédige les procès-verbaux des séances et prépare les extraits des délibérations à transmettre soit au Ministre, soit aux Directions administratives du Ministère. Ces extraits sont signés par le secrétaire et visés par le Directeur, président.

Le Conseil supérieur de santé s'assemble deux fois par semaine, ou plus fréquemment, s'il y a nécessité, dans le local spécialement affecté à ses séances ; les jours et heures de réunion sont fixés par le Directeur, président.

Le Directeur du service de santé, président, n'a pas les mêmes attributions que l'ancien Inspecteur général et ne doit en aucune façon correspondre officiellement avec les Chefs du service de santé des ports, même pour les questions d'enseignement, d'hygiène et de technicité ; cependant il fait, lorsque le Ministre lui en donne l'ordre, des inspections, en cas d'épidémie par exemple se déclarant dans un port, à bord d'un bateau, etc... Ce sont, à proprement parler, des missions à la suite desquelles il adresse un rapport. Comme l'Inspecteur général, il visite ou fait visiter (2) tous les officiers ou employés en résidence ou de passage à Paris, qui lui sont adressés par les différentes Directions auxquelles ils appartiennent. Ces visites ne peuvent être faites que lorsque l'intéressé se présente muni d'un billet de visite qui lui est délivré par sa Direction. Il donne son avis sur le même billet, et s'il fait visiter le malade, il vise le certificat dressé par le médecin en sous-ordre. Ce certificat est ensuite enregistré sur un registre *ad hoc*. Si les visites doivent être faites à domicile, le médecin désigné peut, s'il le juge nécessaire, s'y rendre en voiture ; il fait l'avance des frais qui lui sont remboursés sur les fonds du service intérieur.

Le secrétaire du Conseil de santé visite les hommes qui entrent, à

(1) Il désigne, pour les admettre à concourir avec les travaux spéciaux, ceux des rapports de fin de campagne qui se distinguent par un mérite particulier. (V. Archives de médecine navale, 1re partie.)

(2) Par un des membres du Conseil ou le secrétaire.

quelque titre que ce soit, au service de la Marine ; ils s'assurent qu'ils ne présentent aucun cas d'exemption et qu'ils ont été vaccinés ; il les déclare propres ou impropres au service. La décision est inscrite sur un registre *ad hoc*. Il fait partie de la Commission des recettes, chargée de recevoir les fournitures de médicaments ou autres qui sont livrées à Paris. Il est convoqué, à cet effet, par le Président de la Commission.

Le pharmacien en chef, membre du Conseil supérieur, est spécialement chargé de tout ce qui intéresse le service pharmaceutique, au sujet des avis souvent demandés par les bureaux compétents sur les fournitures des médicaments, les analyses faites dans les ports, etc...

SECTION II.

SERVICE DANS LES HÔPITAUX DES PORTS.

————

Il est tout d'abord nécessaire de définir d'une façon précise l'objet du service dans les hôpitaux maritimes ; en outre du traitement des malades admis conformément aux règles établies, il a pour but de préparer et de fournir les approvisionnements nécessaires aux navires, infirmeries, ambulances, etc…, en ce qui concerne le service de santé, et de procéder à toutes les mesures hygiéniques de désinfection et d'assainissement d'objets mobiliers ou de locaux ; enfin la Marine lui confie le soin de s'assurer de la qualité des substances qui lui sont livrées ou proposées ; de là des analyses, des expériences, des essais, etc…..

————

CHAPITRE PREMIER.

DU PERSONNEL. — ATTRIBUTIONS GÉNÉRALES.

————

Le personnel qui concourt à l'exécution du service de santé dans les hôpitaux maritimes comprend :

Le directeur et le sous-directeur du service de santé ;

Les médecins traitants ;

Le médecin résident et le médecin de garde ;

Les pharmaciens chargés des divers services et le pharmacien de garde ;

L'agent administratif et le personnel sous ses ordres ;

L'agent comptable et le personnel de ses bureaux (1) ;

L'aumônier ;

Les sœurs hospitalières ;

(1) Pour tout ce qui regarde l'arrangement intérieur des magasins, pour la bonne conservation et l'installation commode des drogues et médicaments, les comptables dépendent bien de la Direction ; pour leurs écritures, ils sont sous les ordres du commissaire général qui les note ; cependant l'avis du directeur sur leur valeur professionnelle est joint à leur bulletin.

Le personnel des musées, bibliothèques, jardin botanique ;

Les infirmiers ;

Le garde-consigne (1) ;

Les ouvriers de profession ;

Les journaliers et agents divers.

Tout ce personnel est soumis aux règles de la hiérarchie et de la discipline, sous les ordres du Directeur du service de santé qui relève de l'autorité du Préfet maritime.

ART. 1ᵉʳ. — *Du Directeur du service de santé.*

Dans l'esprit de l'ordonnance de 1844, le service de santé n'ayant qu'un rôle purement technique, se bornant à décider des soins et des médicaments à donner aux malades, n'exerçait sur tout le reste du service qu'une influence purement consultative. Mais, en fait, bien que les articles 78 et 79 de l'ordonnance précitée n'aient jamais été expressément abrogés, certaines modifications avaient été apportées successivement au texte primitif de l'ordonnance (attributions respectives du Commissariat et du service de santé). C'est ainsi que la création du grade de Directeur de service de santé en 1854 enleva de fait la présidence du Conseil de santé au commissaire général ; plus tard les décrets des 29 juin 1876 et 15 septembre 1882 ont donné aux médecins le droit d'agir disciplinairement sur les infirmiers et les agents de service divers des hôpitaux.

L'action du Commissariat sur le personnel était donc déjà grandement compromise ; plus tard nous voyons le Directeur investi des fonctions d'un vrai Directeur de travaux, telles que les définit le décret du 28 novembre 1887 (action sur le matériel au point de vue des prévisions d'achat, d'ordonnancement des délivrances, de conservation, d'utilisation des approvisionnements) ; dès lors la remise du service en une seule main s'imposait. Toutes les modifications successives avaient été édictées par des dépêches et circulaires ministérielles ; l'ordonnance de 1844 restait toujours en vigueur ; de là pouvaient naître des conflits entre les deux pouvoirs de l'hôpital, malgré les bonnes relations et la courtoisie des deux chefs dont l'un gagnait toujours de l'importance administrative au détriment de l'autre.

L'occasion fut fournie par le département de la Guerre ; le Directeur du service de santé devait, en cas de mobilisation, remplir le rôle de médecin-chef de la place, conformément au décret du 25 août 1884 sur le service de santé en campagne et à celui du 19 octobre 1883 sur le service des places (2).

Or, dans la Guerre le service de santé est autonome ; il s'administre lui-même, n'ayant comme contrôle que celui qui est exercé sur tous les autres corps ; il a même l'ordonnancement en deniers, tandis que dans la Marine le Commissariat est le seul ordonnateur.

(1) Le garde-consigne de la porte, tout en dépendant de l'autorité militaire, est certainement aussi sous les ordres du directeur, à beaucoup de points de vue.

(2) Remplacé depuis par celui du 4 octobre 1891.

Si les places de Guerre, ports militaires, n'avaient dû contenir en cas de mobilisation que des troupes appartenant à la Marine, les choses auraient pu marcher quand même, suivant les errements habituels, malgré l'inconvénient bien souvent signalé de deux pouvoirs sur le même terrain, au point de vue de la prompte et bonne exécution du service ; mais des troupes de l'armée de terre sont rangées, dans chaque port, sous l'autorité du Préfet maritime ; des médecins, des infirmiers de l'armée, sont mis sous les ordres du médecin-chef de la place ; il était donc de toute nécessité de donner au Directeur qui en remplit les fonctions, les mêmes pouvoirs qu'aux médecins de l'armée.

Du reste, dès le temps de paix, il doit se préparer à la guerre; ne pas se lier aux résultats douteux d'une hâtive improvisation d'ambulances, de moyens de transport, etc... au moment du danger ; lui seul a la technicité voulue, et son action ne doit être entraînée par aucune autre, si ce n'est celle du commandement. Par suite de toutes ces considérations, la Commission instituée par ordre du Ministre pour étudier la question, après avoir proposé la remise au corps de santé de la police et de la direction, tant au personnel qu'au matériel des hôpitaux de la Marine, et la collation au Directeur du service de santé des attributions conférées au médecin-chef de la place par l'art. 154 du décret du 25 août 1884 sur le service de santé en campagne, proposa de conférer aux Directeurs du service de santé la direction *complète* des établissements hospitaliers dans les ports, en leur donnant une partie des attributions du commissaire aux hôpitaux dont les fonctions étaient supprimées.

Nous disons : « une partie », parce que les commissaires aux approvisionnements et aux subsistances qui n'intervenaient pas dans le service du commissaire aux hôpitaux, qui était lui-même ordonnateur secondaire, auront à liquider les dépenses occasionnées par les achats ou toute autre cause dans ce service.

Quant à l'administration et à la police des prisons, elles passeront au détail des fonds.

L'exposé que nous venons de faire fait prévoir facilement la teneur des art. du décret du 31 mars 1890 auquel il suffit de se reporter (B. O. p. 349). Il se compose de onze articles, parmi lesquels les huit premiers seulement nous intéressent : subordination du Directeur au Préfet maritime; direction, police et administration des établissements hospitaliers et ambulances de la marine ; remplacement par le *médecin* le plus élevé en grade, sous-directeur ; personnel sous ses ordres ; direction des ateliers et laboratoires où sont opérées les transformations et manutentions de matériel. Mêmes attributions que les directions de travaux (D. du 23 novembre 1887); ordres d'exécution des travaux, responsabilité, tenue de leur comptabilité contrôlée par le commissaire général (D. du 6 septembre 1888) ; compte annuel des hôpitaux.

Le sous-directeur est chargé sous son autorité et sa responsabilité des différents détails de l'administration du service hospitalier.

Directeur médecin-chef de la place.

Administration et police des hôpitaux passent des mains du Commissariat à celles du Service de Santé, sauf en ce qui concerne les attributions énumérées au § 2 de l'art. 41, relatives aux achats et aux ventes de matériel.

Place du directeur au conseil d'administration du port entre le directeur des constructions navales et le directeur des défenses sous-marines.

Intervention du commissaire aux approvisionnements et aux subsistances, en ce qui concerne l'art. 37 du 14 juin 1844 et l'instruction du 20 décembre 1844, sauf en ce qui concerne la conservation du matériel en magasin et la délivrance aux services consommateurs. Ils ne donnent suite aux achats et aux commandes qu'après l'accomplissement des prescriptions de l'art. 21 du décret du 23 nov. 1887 (§ 7 et 5).

L'arrêté ministériel du 31 mars 1890 portant règlement sur le fonctionnement du service dans les hôpitaux maritimes est des plus importants, et nous ne pourrons nous dispenser de le citer presque entier, en parlant des attributions de chaque membre du personnel.

Le titre 1er traite du Directeur de service de santé.

Le Directeur du service de santé exerce son action :

1° Dans les hôpitaux maritimes ;

2° Dans les ambulances dépendant de l'arsenal ;

3° A bord des bâtiments placés sous les ordres du vice-amiral commandant en chef, préfet maritime ;

4° Dans les dépôts des équipages de la Flotte ;

5° Dans les corps de troupes de la marine, et, en cas de mobilisation et de guerre, dans tous les corps de troupes cantonnés dans le rayon d'action de la place, sous les ordres du vice-amiral, commandant en chef ;

6° Il fait partie de la commission de défense (1), en temps de paix, avec voix délibérative (art. 221 du 4 octobre 1891) ; en temps de guerre, en état de siège, il assiste aux séances du conseil de défense avec voix consultative (art. 244) ; enfin, dans les mêmes conditions, il fait partie du comité de surveillance des approvisionnements de siège présidé par le chef d'Etat-major, où il a voix délibérative.

Dans les hôpitaux, l'action du directeur est directe et se trouve définie par les articles ci-après :

En dehors des hôpitaux, il reçoit des médecins chefs de service, par l'intermédiaire des commandants ou chefs de corps, tous les renseignements relatifs à l'état sanitaire, les comptes rendus de la vaccination et de la revaccination, ceux concernant l'instruction spéciale donnée aux brancardiers et infirmiers régimentaires dans les corps de troupes.

---

(1) Les propositions de la commission de défense sont transmises aux Ministres de la guerre et de la marine, qui s'entendent sur la suite qu'il y a lieu de leur donner.

Ils s'entendent également sur tout ce qui concerne la construction, l'entretien et l'armement de tous les ouvrages destinés à assurer la défense des ports militaires, tant du côté de la terre que du côté de la mer.

Il visite le casernement des équipages et des troupes de la marine au point de vue de l'hygiène et du fonctionnement des infirmeries régimentaires. Il examine le matériel et les approvisionnements de ces infirmeries appartenant au Service de Santé, et s'assure que le matériel est en bon état d'entretien et au complet réglementaire. Pour toutes ces opérations, il prend les instructions du vice-amiral, commandant en chef, préfet maritime. Les commandants et chefs de corps sont informés hiérarchiquement de la visite du Directeur du service de santé.

En ce qui touche spécialement le matériel des ambulances régimentaires des troupes, il établit dans la 1re quinzaine de chaque semestre, pour la transmettre au Ministre, une situation générale de ces approvisionnements. A cet effet, les corps de troupes et le garde-magasin général lui remettent, tous les 6 mois, une situation du matériel qui est arrêtée aux dates du 1er janvier et du 1er juillet.

Le directeur est responsable des actes relatifs à ses fonctions. S'il était résulté de ces actes des dépenses en deniers ou en matières qui n'auraient pas été ordonnées par le Ministre, ou qui seraient contraires aux ordonnances, décrets et règlements en vigueur, il aurait à justifier qu'il a agi en conséquence des ordres écrits du préfet maritime et qu'il n'a pas négligé de lui faire des représentations qui n'ont pas été accueillies.

Il a le droit de requérir les postes militaires chargés de la garde des hôpitaux ; ils doivent obtempérer à ses réquisitions.

Il a le droit de police sur tous les malades, quel que soit leur grade.

Il règle la répartition numérique du personnel dans les salles et dans les détails du service intérieur. Il tient la main à leur exécution

Il fait tenir un état matricule des officiers et agents entretenus employés dans les hôpitaux, ainsi que des agents salariés à la journée et du personnel ouvrier.

Il fait tenir le registre des malades et dresser les états, qu'il certifie, relatifs à la situation et au mouvement des hôpitaux. Il établit, dans les formes réglementaires, la statistique médicale, qui est transmise au Ministre.

Le directeur établit chaque année les prévisions d'achat du Service des hôpitaux, dans les conditions prescrites par le titre 3 du décret du 23 novembre 1887.

Il veille spécialement à ce que les délivrances du matériel en magasin aient lieu conformément aux prescriptions de l'art. 20 dudit décret.

Il veille également à ce que le matériel en service ne soit pas détourné de sa destination, en dehors des prêts régulièrement autorisés, conformément aux instructions sur la comptabilité des matières. Le recrutement des ouvriers et ouvrières est exercé par le directeur qui pour les admissions, la fixation des salaires, les avancements, etc., se conforme aux règles tracées par les ordonnances, décrets et règlements en vigueur.

Le directeur fait expédier le décompte des salaires alloués au personnel ouvrier et au personnel subalterne employé à la journée. Ces décomptes sont remis au commissaire aux travaux, qui les vérifie et les transmet au commissaire général.

Il établit annuellement le compte des hôpitaux. Ce document, arrêté par le sous-directeur et visé par le directeur qui le certifie, est ensuite, après avoir été revêtu de la certification de concordance énoncée à l'article 27, transmis au préfet maritime qui le soumet au conseil d'administration du port avant de l'adresser au Ministre.

Le décret du 24 juin 1886 envisage le Directeur du service de santé comme chef technique ; voici ses paragraphes modifiés :

Art. 37. — Le Directeur du service de santé est le chef de ce service dans les ports.

Il préside le conseil de santé.

En cas d'absence ou de tout autre empêchement, il est suppléé (l'art. 30 du 24 juin 1886 disait : il est remplacé par l'officier du corps de santé le plus élevé en grade, ou, à grade égal, par le plus ancien) ; mais celui du 31 mars 1890 ne laisse pas de doute et établit que le sous-directeur, *toujours un médecin*, le remplace dans toutes ses fonctions.

Dans les ports où il existe une école-annexe de médecine navale, il préside le conseil des professeurs qu'il convoque pour délibérer sur les matières ou objets relatifs à l'enseignement. Il peut déléguer la présidence de ce conseil au plus élevé en grade ou, à défaut, au plus ancien des professeurs.

Art. 38. — Il correspond directement :

Avec le préfet maritime pour tous les détails du service ; il répartit, après avoir pris les ordres du préfet, les officiers du corps de santé dans les différents services dont il a la direction.

Il se fait rendre compte de toutes les parties du Service de Santé par les chefs des différents détails.

Il exprime son opinion personnelle sur les rapports qui doivent être transmis au Ministre.

Art. 39. — Chaque année, dans le courant du mois de mars au plus tard, il adresse au préfet maritime un rapport sur l'ensemble de son service pendant l'année précédente, et sur les améliorations qu'il se propose d'y apporter.

Une expédition de ce travail est transmise au Ministre.

Ajoutons que le directeur fait procéder aux visites médicales, expertises et travaux techniques quelconques, par les médecins et pharmaciens sous ses ordres ; il fait procéder aux contre-visites par le conseil de santé.

Nous entrerons dans le détail du fonctionnement de la direction en parlant du service au point de vue du personnel et du matériel ; mais il est essentiel de parler dès maintenant des attributions du directeur comme médecin-chef de la place en cas de mobilisation.

Le décret sur le Service de Santé en campagne par suite du changement de la tactique de guerre a été modifié ; mais le Service de Santé dans la défense des places est resté le même, ou à peu de chose près.

Dans les places fortes et les forts isolés, investis ou assiégés, le Service de Santé est réglé d'une façon générale, conformément aux prescriptions du règlement sur le Service de Santé à l'intérieur. Chaque place forte ou fort détaché qui en dépend ou chaque fort isolé comprend un ou plusieurs établissements sédentaires, dont l'importance est calculée d'après le chiffre des malades et blessés à prévoir.

Ces établissements sont :

1° Les infirmeries de fort, destinées à recevoir et à soigner sur place, dans le fort même, les malades et blessés des corps de troupes.

2° Les hôpitaux temporaires (de 50 à 250 lits), organisés avec l'aide des ressources locales.

En outre des hôpitaux auxiliaires sont organisés par les sociétés de secours aux blessés (V. D. du 19 octobre 1892), unifiant toutes ces sociétés et les affiliant d'une façon intime au Service de Santé de l'armée.

Les places fortes sont dotées, pour les besoins de la défense active, d'un nombre variable d'ambulances.

Le médecin-chef de la place dirige l'ensemble du service sanitaire des établissements et des troupes de la défense active et des formations sanitaires. Il remplit auprès du gouverneur de la place les fonctions d'un directeur du service de santé de corps d'armée, dont il possède les attributions. (Voir le service de santé en campagne, art. 12 à 16 et art. 18.) *Dès le temps de paix,* le médecin-chef de la place, ou à défaut un médecin militaire de l'armée active désigné par le commandant du territoire est appelé à participer aux travaux de la commission chargée de préparer et de reviser le plan de mobilisation et de défense (1). Il soumet des propositions concernant :

L'organisation du service de santé pour le moment de la mise en état de défense de la place, le personnel et le matériel nécessaires.

Les approvisionnements en vivres, liquides et combustible à constituer pour les besoins de son service.

L'emplacement et l'installation des infirmeries de forts, des hôpitaux temporaires et des hôpitaux auxiliaires.

Les mesures hygiéniques à prendre en vue de l'accumulation d'un grand nombre d'hommes dans un espace relativement restreint, surtout en ce qui concerne le logement des troupes, les hôpitaux, les cimetières.

Pendant la mise en état de défense, il surveille, conformément aux instructions du gouverneur ou du commandant de la place, l'exécution des mesures prévues ou adoptées.

Il s'assure que les approvisionnements du service de santé sont en bon état et au complet réglementaire. Il fait connaître au gouverneur les besoins auxquels il n'a pas été donné satisfaction. Il provoque

(1) **Commission de défense des ports militaires.**

avant l'investissement l'évacuation de tous les hommes incapables de faire de longtemps un service actif.

Il assigne aux officiers du corps de Santé le rôle qui revient à chacun d'eux, et leur fait connaître les difficultés de chaque poste. Il insiste sur la nécessité d'une surveillance incessante au point de vue hygiénique ; il s'assure par des visites fréquentes que ses ordres à cet égard sont ponctuellement exécutés. Il reconnaît les points désignés pour l'installation des abris de pansement. Il provoque les ordres nécessaires pour l'extension ou le déplacement des hôpitaux.

Lorsque l'étendue du rayon de la place fait prévoir la nécessité d'organiser un service d'évacuation, il provoque les ordres nécessaires.

Il soumet des propositions au gouverneur pour assurer la revaccination, aussi rapide que possible, des troupes de la garnison n'appartenant pas à l'armée active, et pour fixer la date à laquelle cette opération pourra avoir lieu. *En cas de siège*, le médecin chef de la place est appelé à assister le conseil de défense (1), *à titre consultatif*. Il fait en outre partie du comité de surveillance des approvisionnements.

Il entretient des relations constantes avec les médecins de la localité, et, s'il y a lieu, avec les autorités civiles, afin de pouvoir provoquer les mesures à prendre pour maintenir le bon état sanitaire de la population.

Il veille à ce que les secours nécessaires soient préparés sur le front d'attaque, à ce que les blessés soient transportés régulièrement dans les hôpitaux ; il remédie à l'encombrement des hôpitaux et des casernes par tous les moyens mis à sa disposition.

Il soutient par ses conseils et son exemple ses subordonnés et les malades ; il évite toute parole qui pourrait jeter le découragement autour de lui. Il ne doit la vérité entière et absolue qu'au gouverneur ou commandant de la place.

En cas de reddition, il soumet des propositions afin que la convention de Genève soit strictement appliquée au personnel et au matériel sanitaires, ainsi qu'aux militaires en traitement.

Il faut se reporter au décret du 4 octobre 1891 sur le service dans les places de guerre et de garnison pour voir le rôle du Directeur du service de santé dans les diverses commissions et conseils préparatoires à la défense de ces mêmes places ou réunis pendant leur investissement.

Art. 2. — *Du Sous-Directeur.*

Attributions du Sous-Directeur. — Le sous-directeur veille à ce que les prescriptions de toutes sortes soient ponctuellement suivies dans les espèces et quantités déterminées par les cahiers de visite,

1) **Voir plus haut : Comité de défense dans les ports militaires.**

et à ce que les distributions générales soient faites avec exactitude et célérité, aux heures fixées par les règlements.

Il s'assure, par de fréquentes visites, de la régularité du service dans l'intérieur des hôpitaux et dans leurs dépendances.

Il porte son attention sur la bonne qualité et la préparation des aliments, l'entretien et la propreté des ustensiles.

Il veille à la bonne tenue des salles, donne ses soins au bien-être des malades, écoute leurs plaintes, et y fait droit quand il y a lieu.

Le sous-directeur a sous ses ordres, pour le service de l'administration et de la comptabilité, le personnel des agents administratifs des directions affectés aux hôpitaux.

Il tient tous les documents concernant l'administration de l'hôpital et dresse les états relatifs à la situation et aux mouvements des hôpitaux.

Il veille à ce que les effets et valeurs appartenant aux malades soient exactement inventoriés et conservés par le sous-agent administratif, avec les sûretés et précautions prescrites, et à ce qu'ils reçoivent, à la sortie ou au décès des malades, la destination déterminée par le règlement.

Il fait les déclarations de décès, conformément aux prescriptions du Code civil.

Il expédie les billets de sortie.

Il tient le carnet du personnel ouvrier ou payé à la journée, et veille à la distribution des salaires.

Il surveille la comptabilité du trésorier du conseil d'administration chargé de la solde.

Il concourt, de concert avec les commissaires aux approvisionnements et aux subsistances, à la préparation des cahiers des charges et à celles des achats de gré à gré ou par convention, concernant le service des hôpitaux.

Il fait partie de la commission des marchés et assiste aux séances d'adjudication. D'après le décret du 31 mars 1890, le sous-directeur du service de santé ne remplacerait donc pas le directeur à cette commission, comme le dit l'art. 33 du 14 juin 1844 rappelé par la circulaire du 5 avril 1894 (B. O. p. 394); mais il en ferait partie personnellement et ne pourrait s'en dispenser qu'en cas d'empêchement dûment justifié. Il veille spécialement à ce que les dépenses et les consommations soient conformes aux prescriptions réglementaires, et, dans les cas d'urgence, pour lesquels il y est dérogé, à ce qu'elles soient justifiées par les ordres écrits du directeur.

ART. 3. — *Des médecins traitants; du médecin résident;
du médecin de garde.*

Attributions des médecins traitants. Les médecins traitants sont chargés du traitement des malades, et sont responsables envers le directeur du fonctionnement de leur service.

Ils sont, autant que possible, choisis parmi les officiers supérieurs (D. min. du 13 mai 1833. Blache). A défaut d'officiers supérieurs, on confie le service à un officier subalterne (1).

Ils font chaque jour, aux heures prescrites, deux visites à l'hôpital ; ils en font d'autres encore, de jour ou de nuit, si l'état de quelque malade l'exige.

Ils rendent compte au directeur de toutes les circonstances graves qui se présentent, et notamment des indices qui pourraient leur faire craindre l'apparition d'une épidémie ; ils le consultent pour toute opération importante et lui en font connaître les suites.

Ils ne doivent négliger aucune occasion de perfectionner l'instruction des médecins placés sous leurs ordres en les associant à toutes les recherches qui ont pour but d'éclairer leur diagnostic.

Nous verrons plus loin en détail dans le chapitre : « Exécution du Service », quels sont leurs devoirs dans les salles envers le personnel sous leurs ordres et les malades qu'ils ont à traiter.

Attributions des médecins en sous-ordre. — Leurs devoirs généraux. — Les médecins en sous-ordre dans les services sont de première ou de seconde classe (entretenus ou auxiliaires stagiaires) ; le médecin de 1re classe portait le titre de chef de clinique lorsque nos écoles comportaient cet enseignement; actuellement l'habitude a conservé cette dénomination, quoiqu'il n'y ait plus de leçons cliniques officielles. Le plus élevé en grade ou le plus ancien après le chef de clinique prend le nom de prévôt.

Ils secondent les médecins traitants dans toutes les parties du service, et ils sont pour tout le service responsables envers lui. Dans la partie : Exécution du service, nous verrons plus en détail leur rôle et leurs fonctions.

Attributions du médecin résident. — Un médecin de 1re classe remplit les fonctions de médecin résident. Le poste est de deux années et est considéré comme une prévôté. (Voir à l'art. Prévôté.)

Les fonctions sont multiples et tiennent de l'ordre technique et de l'ordre administratif.

Il assure le service de l'hôpital dans l'intervalle des visites régulières faites par les chefs de salle; en cas d'accidents graves ou de symptômes menaçants, il fait les prescriptions qu'il juge immédiatement nécessaires, et en informe le chef de la salle. Il est logé et nourri à l'hôpital, ne peut s'absenter de jour ou de nuit sans avoir obtenu du directeur l'autorisation de se faire remplacer ; s'il sort pour peu de temps de l'hôpital, il doit laisser au médecin de garde les indications nécessaires pour qu'on puisse le trouver facilement et promptement.

Il tient la main à ce que le médecin et le pharmacien de garde ne quittent pas leur poste sans autorisation.

---

(1) La répartition des médecins chefs de salle ou en sous-ordre ne saurait actuellement avoir rien de fixe ; elle varie avec le nombre des malades, celui des salles occupées, celui du personnel disponible. Un tableau de service indiquant le nom des médecins et étudiants (dans les écoles annexes) attachés à chaque salle est affiché au secrétariat du Conseil de santé.

Dans les écoles-annexes, il est chargé de l'appel des étudiants; il en fait l'appel tous les matins un quart d'heure au moins avant le commencement de la visite.

Il règle, après avoir pris les ordres du directeur, la répartition des médecins stagiaires et des étudiants dans les divers services. Il apprécie les motifs d'absence des étudiants; propose au directeur les punitions qu'ils ont encourues et les consigne sur un registre spécial. Il tient avec soin le registre des permissions accordées aux étudiants et signale les retardataires au directeur.

Il rend compte au directeur et au sous-directeur de tous les faits qui concernent le service hospitalier ou celui de surveillance générale qui lui est confié.

Il est chargé de la vaccination des passagers de tout genre qui lui sont adressés avant l'embarquement.

Il est le chef permanent des infirmiers, tant au point de vue du service qu'à celui de l'enseignement élémentaire. En cas de sinistre à l'hôpital, il fait prévenir sans retard le directeur du Service de Santé.

Il est chargé de l'arsenal de chirurgie; il ne livre les instruments que sur bons et tient la main à ce qu'ils soient réintégrés le lendemain de leur sortie.

Il préside tous les matins à l'heure fixée la commission de recette intérieure de l'hôpital (vivres).

Attributions du médecin de garde. — La garde à l'hôpital est faite par un médecin de 2e classe suivant un tour réglé, établi par le médecin résident.

La durée en est d'une semaine; elle commence le dimanche matin à l'heure de la visite, pour se terminer à la même heure le dimanche suivant.

Le médecin de garde occupe le logement qui lui est attribué dans l'hôpital; il se tient dans son poste placé près de l'entrée, et si ses occupations l'appellent dans l'intérieur de l'hôpital, il écrit sur un tableau le lieu où on pourra le trouver.

Il ne peut s'absenter de l'hôpital ni s'y faire remplacer sous aucun prétexte sans l'autorisation du médecin résident.

Il est nourri à l'hôpital; il mange avec le pharmacien de garde.

Le médecin de garde reçoit, examine à son poste les malades entrants; il inscrit sur le registre spécial qui lui est confié les noms, prénoms, âge, profession, département, provenance, genre de maladie, nom du médecin qui les envoie; puis il fait diriger les malades sur les salles qu'il a désignées d'après le genre de l'affection dont ils sont atteints, et d'après la répartition qu'il croit devoir faire des lits vacants. Un état qui lui est remis chaque matin par les soins de la sous-direction lui signale les vacances pour chaque salle ouverte. En cas d'occupation de la totalité de ces vacances, il en informe immédiatement le médecin résident pour que des mesures soient prises au sujet de l'ouverture d'une autre salle. Il prévient immédiatement de toute entrée pour maladie contagieuse.

Il n'accepte *d'urgence que les cas sérieux* nécessitant des soins pressés (1). Il fait la première prescription alimentaire et médicamenteuse et le premier pansement, s'il est nécessaire ; s'il est embarrassé en présence d'un cas médical ou chirurgical grave, il en informe le médecin résident.

Il se rend fréquemment auprès des malades qui lui sont signalés par les médecins traitants comme ayant besoin de surveillance dans l'intervalle des visites ; il va voir également ceux dont l'état lui est signalé par les sœurs ou les infirmiers, comme s'étant modifié ou aggravé d'une manière imprévue.

Il doit toujours en ce cas apporter une extrême prudence à la modification des prescriptions faites par le chef de service ; il relatera sur la feuille de clinique les symptômes observés et les prescriptions qui en auront été la conséquence.

Il surveille la distribution des aliments et médicaments alternativement dans les diverses salles.

Prévenu par les infirmiers de garde, lorsqu'un décès vient d'avoir lieu, il va constater avec soin les signes de la mort et inscrit sur le billet de salle du malade l'heure *du décès* et le revêt ensuite de sa signature. Il note les mêmes renseignements sur la feuille de clinique, et dans le cas où celle-ci ne porterait pas encore l'indication du caractère de la maladie, il réserve le soin de la déterminer au médecin traitant, qui seul a qualité pour fixer le nom de l'affection qui a déterminé la mort. Un billet destiné au directeur devra contenir l'indication des nom, prénoms, âge, département, profession, provenance, numéro de la salle et du lit, maladie, date de l'entrée, heure du décès.

Lorsqu'un individu appartenant au service de l'État sera apporté mort du dehors, le médecin de garde fera prévenir sur-le-champ le sous-directeur et le médecin résident, constatera le décès, recueillera tous les renseignements qu'on pourra lui fournir sur la cause qui l'a produit, et rédigera une note qui sera remise au directeur. Le cadavre sera déposé dans la chambre mortuaire.

Il remet tous les matins au directeur une situation journalière signée de lui indiquant par salle l'existant de la veille, les entrants, les sortants, le nombre de lits vacants, les observations particulières qui méritent d'être signalées depuis la veille.

A l'expiration de sa garde, le médecin est tenu de mettre sa signature au-dessous de la ligne d'inscription du dernier malade reçu dans la semaine.

Art. 4. — *Des pharmaciens.*

Attributions et devoirs des pharmaciens. — Le service pharmaceutique est dirigé par le pharmacien en chef. Il règle tous les détails de ce service en vertu d'une délégation des pouvoirs du directeur

____
(1) Encore préviendra-t-il toujours le médecin résident.

sur les autres pharmaciens ; il doit, comme tout le personnel, obéissance au sous-directeur.

Il désigne les pharmaciens qui doivent être attachés aux salles de malades, à la pharmacie de détail, aux laboratoires de pharmacie, de chimie et de physique. Il est l'intermédiaire hiérarchique entre le directeur et le personnel pharmaceutique. Il dirige et surveille la comptabilité de tous ces détails ainsi que le service, de manière à ce que celui-ci soit exécuté dans les meilleures conditions.

Il fait procéder à tous les travaux analyses, expertises, prescrits par le directeur qui en vise, avec observation s'il y a lieu, le compte rendu. Il vérifie la qualité des médicaments, les place dans les conditions les plus favorables à leur conservation, les classe avec méthode et prend les mesures d'ordre nécessaires pour prévenir toute erreur. L'étiquette de tout médicament portera la date d'ancienneté de ce médicament. Il veille à ce que toutes les prescriptions médicamenteuses soient exécutées et étiquetées. Il propose en temps utile au directeur le versement ou la mise en consommation des substances qui vont atteindre la limite de conservation.

Pour la tenue des armoires destinées aux poisons et contre-poisons, il s'assure qu'elle est en règle et conforme aux prescriptions de la Guerre adoptées dans la marine (dép. du 8 juin 1892). Les contre-poisons doivent être munis d'une étiquette relatant la dénomination, le mode d'emploi et les doses.

Il est chargé de la préparation et de la livraison des médicaments aux infirmeries, aux navires en armement ; aussi exerce t-il sa surveillance non seulement dans les différents détails de la pharmacie, mais encore dans le magasin de la pharmacie, qui dépend pourtant de l'agent comptable.

Il établit les demandes de prévision de médicaments, ustensiles, et toutes choses concernant le service pharmaceutique, en se soumettant aux règlements et les présentant ensuite à l'approbation du directeur.

Par des échanges réguliers et méthodiques il entretient en bon état les médicaments qui entrent dans les approvisionnements des navires en réserve et du service de santé en campagne dépendant de la gestion de l'hôpital. Dans ce but, il passe tous les premiers du mois l'inspection de ces approvisionnements médicamenteux ; il peut se faire accompagner dans cette visite par le médecin résident et l'agent comptable ; il en rend compte au directeur.

Il vient à son service matin et soir aux heures fixées par le règlement intérieur ; il est responsable de la propreté et de la bonne tenue des locaux de la pharmacie.

Attributions du pharmacien de garde. — Un pharmacien est continuellement de garde à l'hôpital, où il est nourri. Il est soumis aux mêmes obligations que le médecin de garde, en ce qui concerne la présence continuelle, l'impossibilité de s'absenter sans autorisation et sans avoir été remplacé.

Il prépare les médicaments à donner en dehors des heures de visite ainsi que ceux prescrits pour les gendarmes et autres personnes autorisées à recevoir des médicaments de l'hôpital.

Il garde chez lui la clef de la pharmacie en dehors des heures de service. Il rend compte de son service au pharmacien en chef.

ART. 5. — *Des agents administratifs et comptables.*

Agent administratif. — Devoirs. — Attributions. — L'agent administratif (1) de directions de travaux s'occupe, comme son nom l'indique, du service d'administration de l'hôpital sous l'autorité du sous-directeur ; il est aidé par des commis du même service qui sont sous ses ordres.

Il gère toutes les opérations ayant rapport au matériel en service et à la comptabilité.

Il est secrétaire et trésorier du Conseil d'administration de la solde du personnel ouvrier. Il est chargé de toutes les écritures relatives à l'administration et à la comptabilité des droits de ce personnel.

Il tient tous les registres et établit les situations relatives aux mouvements des malades.

Il est chargé de la comptabilité de l'emploi des matières aux travaux et de la main-d'œuvre qui s'y rattache, et aussi de la comptabilité des consommations de denrées et médicaments pour la nourriture et le traitement des malades et des rationnaires en santé.

Il centralise la comptabilité des dépositaires comptables des valeurs mobilières et permanentes en service dans les hôpitaux.

Il est chargé de la garde des effets et valeurs des malades.

Au début, lors de l'apparition du décret du 31 mars 1890, le service était confié à un sous-agent administratif ; la dépêche ministérielle du 15 mai 1893 fixant une nouvelle répartition du personnel secondaire plaçe à la tête de ce service un agent administratif.

Nous verrons plus loin en détail (chap. IV) le rôle important qu'il joue dans l'administration de l'hôpital.

Agent comptable. — Attributions et devoirs. — L'agent comptable (2) des hôpitaux est constitué préposé comptable du garde-ma-

(1) Le personnel administratif des directions de travaux, tout en étant lié militairement, n'a pas exactement le même régime que les autres corps du personnel administratif. Bien que la loi sur l'état des officiers leur soit applicable à partir du grade de sous-agent (D. du 29 juin 1878), certains avantages réservés aux corps militaires leur sont refusés ; ainsi pas de traitement de la Légion d'honneur ; pas de tarif fort de pension (ils sont compris dans la 2e section du tarif n° 1 avec le personnel civil). Enfin leur uniforme ne comporte pas l'habit à retroussis exclusivement réservé aux militaires, ni les pattes d'épaule et la ganse à grosses torsades au chapeau. Ils ont cependant la dragonne à l'épée ; une dépêche en réponse à une demande des agents administratifs d'obtenir d'être traités à cet égard comme les professeurs d'hydrographie, se basant sur l'origine du recrutement de ces derniers, leur accorde les mêmes faveurs au point de vue de l'uniforme qu'aux corps combattants, mais refuse au personnel administratif l'assimilation complète, le droit de porter la dragonne étant déjà une faveur.

(2) Les agents comptables font partie du personnel civil entretenu ayant l'assimilation judiciaire. La loi du 19 mai 1834 ne leur est pas applicable ; par conséquent pas de grade, pas de traitement de la Légion d'honneur ; pas de médaille militaire. Ils ont la réduction de tarif sur les voies ferrées, cet avantage étant accordé à l'assimilation judiciaire.

Leur uniforme est sans retroussis, sans dragonne ; ils n'ont pas de petite tenue ; ils ne

gasin général en ce qui concerne le matériel de toute nature en approvisionnement dans le groupe comptable des hôpitaux. Il prend charge et opère la délivrance sur pièces régulières de tous les objets ressortissant à son magasin.

Il tient toutes les écritures relatives à la comptabilité du matériel en approvisionnement, en se conformant aux prescriptions de l'Instruction sur la comptabilité de la marine du 8 novembre 1889.

Il a sous ses ordres un sous-agent comptable, des commis de comptabilité et des magasiniers et distributeurs préposés à la garde des sections et dépôts. Le règlement du 13 décembre 1845, art. **2**, disait que le sous-agent comptable était choisi de préférence parmi les médecins et pharmaciens de la marine et était dépositaire des drogues et médicaments. Les decrets du 1er mars 1856 (B. O. p. 134) et du 17 janvier 1867 réglementent l'admission du corps de santé dans le personnel des comptables (1).

Nous verrons plus loin, au chapitre VI, et plus en détail le rôle qu'il joue dans l'administration de l'hôpital.

ART. 6. — *De l'aumônier et des Sœurs.*

Aumôniers. — Attributions et devoirs. — Un aumônier de la marine est attaché à chaque hôpital ; il y est logé et nourri. Il est servi par un sacristain ; et deux enfants de chœur lui sont attribués pour chaque cérémonie religieuse (Déc. 1er oct. 1883 ; Dép. m. du 17 mars 1876). Pour toutes les cérémonies du culte, il se conforme aux dispositions du Règlement du 18 janvier 1859 (B. O. p. 10), qu'il y a lieu de consulter dans tous les cas.

Il dit la messe tous les matins aux heures fixées par la dépêche ministérielle du 13 mars 1891, qui modifie le § 1er de l'art. 19 du Règlement du 18 janvier 1889. Dans les hôpitaux maritimes, la messe est dite tous les matins par l'aumônier à la chapelle de l'hôpital ; elle a lieu, les jours ordinaires, une heure avant la visite, et les dimanches et jours fériés, une heure après la distribution. Le Directeur du service de santé pourra toutefois changer l'heure de la messe, lorsque les nécessités du service l'exigeront.

Il fait la prière tous les soirs à la chapelle après l'heure de la distribution. Il fait des visites journalières dans les salles pour mettre à la disposition des malades qui les demandent les secours de la religion et pour l'administration des sacrements. Les visites doivent, autant que possible, être faites en dehors du service médical et des distributions.

---

peuvent dépasser le grade ou plutôt l'emploi d'agent comptable principal assimilé à celui de commissaire adjoint au point de vue de la retraite, le seul auquel ils soient nommés par le chef de l'État.

(1) Les sous-agents affectés aux hôpitaux peuvent être pris sans concours parmi les médecins et pharmaciens de 2e classe entretenus ou auxiliaires (art. 6, B. O. 1879, 1er semestre, p. 823).

Il prend soin des vases sacrés, ornements et objets du culte. Il est responsable des objets mis à sa disposition pour le service. Il est comptable du mobilier de ses appartements, de la chapelle et de la sacristie. Il lui est interdit non seulement de provoquer, mais encore d'accueillir de la part des malades des réclamations qui sont de la compétence exclusive de l'administration, et de s'immiscer en aucune façon dans les détails du service, ni de recevoir aucun dépôt d'effets ou de valeurs à quelque titre ou pour quelque destination que ce puisse être.

Il ne peut s'absenter sans l'autorisation du Directeur, à qui il doit faire agréer l'ecclésiastique par lequel il se fait remplacer. Depuis le 10 mai 1890, une décision prise en conformité de l'art. 6 du règlement du 18 janvier 1859 place l'aumônier sous l'autorité du Directeur du service de santé de cet établissement. En cas de non accomplissement de ses devoirs, le Directeur dresse une plainte que le préfet transmet à l'évêque ; pour fautes graves, la plainte va au Ministre qui peut prononcer la révocation (Décret du 18 janvier 1859).

Les ministres des cultes non catholiques ne font pas partie intégrante du personnel de l'hôpital comme l'aumônier ; il est pourtant nécessaire d'en parler.

Dans tous les hôpitaux maritimes, un ministre de chacun des cultes non catholiques peut être désigné par l'autorité dont il relève pour visiter les malades, ses coreligionnaires, et leur offrir les consolations de leur foi. Le ministre ainsi désigné doit être pourvu d'un titre constatant qu'il a été désigné à cet effet par ses supérieurs.

Le pasteur ou le rabbin dûment désigné peut, en cas d'absence, se faire suppléer avec l'autorisation du Directeur.

Les heures des visites, sauf les cas d'urgence, sont fixées par le Directeur.

Les ministres ne doivent communiquer qu'avec leurs coreligionnaires et n'avoir que des entretiens individuels.

Il est nécessaire, puisque nous en en avons ici l'occasion, de parler un peu du corps des aumôniers de la marine. Un décret du 5 mars 1864 instituait pour les aumôniers une hiérarchie complète qui a été supprimée par la loi de finances de 1878, laquelle les réduit tous à une solde uniforme de 2500 fr. à terre et fixe leur nombre à 24, dont 8 pour le service des ports et 16 pour le service à la mer.

Au point de vue des préséances, ils prennent rang avec les lieutenants de vaisseau et assimilés ; mais, embarqués, ils sont à la table de l'amiral ou du commandant ; ils ont la retraite de sous-commissaire ; la réduction de tarif sur les voies ferrées ; par exception, quoique faisant partie du personnel civil, le traitement de la Légion d'honneur leur est payé.

Nous parlerons plus tard de leurs fonctions à la mer, définies par le décret du 20 mai 1885.

Sœurs hospitalières. — Attributions et devoirs — Des Sœurs hospitalières sont placées dans les hôpitaux maritimes.

Des traités passés avec les congrégations règlent toutes les conditions moyennant lesquelles leur participation est acquise (1).

Elles sont chargées de tout ce qui concerne l'économie intérieure de l'hôpital. Elles s'occupent des soins à donner aux malades, de l'exécution des mesures de salubrité prescrites par les médecins, de la distribution des denrées ; elles ont la surveillance de la paneterie et des caves, du service de la cuisine ; elles préviennent le sous-directeur, qui a autorité sur elles, de toutes les infractions qu'elles constatent.

Elles ont dans leurs attributions la propreté intérieure et extérieure des salles ; elles donnent des ordres aux ouvriers, ouvrières et journalières affectées à la mise en état des effets d'habillement, de literie et de mobilier entrant dans le détail économique des hôpitaux.

Les infirmiers des salles auxquelles elles sont attachées leur doivent obéissance, mais elles ne peuvent les punir que par l'intermédiaire du Directeur du Service de Santé auquel elles adressent leurs plaintes. Elles obéissent elles-mêmes à une supérieure nommée par la communauté, et dont le changement ne peut être provoqué que par le Ministre et, à une sous-supérieure.

Il leur est donné toute facilité pour observer la règle de leur communauté qu'elles doivent concilier avec les exigences du service. Elles observent le régime maigre le jour où elles le désirent, après en avoir informé le sous-directeur qui en tient compte pour la commande de la viande fraîche à livrer à l'hôpital. (D. min. 11 mars 1843.) La sœur supérieure destine les sœurs suivant leur capacité et les surveille, se fait rendre compte par elles chaque jour des opérations effectuées et des événements survenus. Elle signale au directeur les irrégularités qu'il ne lui est pas possible de redresser, les infirmiers dont les sœurs auraient à se plaindre sous le rapport du manque de convenance, et enfin les malades qui méconnaissent leur caractère.

Une dépêche du 14 août 1891 prescrit de ne plus employer de sœurs dans les sections du groupe comptable des hôpitaux. Auparavant en effet, une sœur, sous la responsabilité de la sœur supérieure, était sectionnaire pour une partie de l'approvisionnement (menus objets, vases, fil, épingles, aiguilles, etc.).

La sœur supérieure établit les demandes de combustible et de luminaire pour le logement des sœurs et le service général de l'hôpital. (Art. 310 de l'inst. du 8 novembre 1889 de la comptabilité des matières.)

Elle dirige les achats journaliers avec les fonds qui lui sont remis à titre de service régi par économie (achats d'œufs, de fruits, légumes, etc.) ; elle assiste aux séances de la Commission du service intérieur de l'hôpital en qualité de membre de cette Commission (art. 74 de l'inst. du 8 novembre 1889). Une circulaire du 15 décembre 1890 la rend responsable au même titre que les magasiniers envers le garde-magasin général des vases sacrés et objets du culte.

____

(1) La supérieure reçoit 75 fr. par mois ; la sous-supérieure 60 fr.; les sœurs 45 fr. (A 11. messidor an VI ; 16 vendémiaire an XIII.)

Elle n'est plus comptable du matériel en approvisionnement.

Elle est toujours détenteur responsable du mobilier des salles et de la bibliothèque des malades (arr. du 9 novembre 1883).

Voici les différents détails du service des sœurs ; elles en sont comptables responsables envers la supérieure au point de vue des écritures ou des pertes ou détériorations

Vivres — Ce détail comprend l'arrangement des magasins et des caves, les mesures de conservation, les achats au marché, la recette des légumes et des fruits qui sont reçus par la Commission du service intérieur de l'hôpital, qu'ils viennent du jardin ou de l'extérieur.

La sœur chargée de ce détail fait les délivrances à celle de la cuisine, aux infirmiers et agents nourris par la marine, en se conformant aux extraits du cahier de visite, aux états de distribution et aux ordres du sous-directeur.

Les denrées nécessaires en dehors des achats effectués par la supérieure pour satisfaire aux besoins journaliers de l'hôpital sont mises à la disposition de la sœur chargée des vivres suivant les indications énoncées dans l'Instruction du 8 novembre 1889 (art. 314).

Cuisine. — La sœur de la cuisine surveille les travaux des cuisiniers, et n'y prend part que pour la préparation d'aliments légers ; leur délivre les denrées et les assaisonnements ; assiste à la pesée de la viande, fait faire les distributions d'après les cahiers de visite et les bons, rend compte au sous-directeur du restant.

Après la distribution, elle veille à la propreté de la cuisine et des ustensiles, et assure l'économie des consommations de combustible.

Mobilier, chauffage et éclairage. — La sœur qui a l'office de ce détail assure l'ordre et la conservation de l'approvisionnement ; elle est chargée de surveiller la confection des matelas, traversins et leur rebattage. Elle est spécialement chargée de veiller au combustible et au luminaire.

Lingerie. — Ce détail comprend la confection (1) et l'entretien du linge et des effets nécessaires au service, ainsi que tous les mouvements qui affectent ces objets : remplacement du linge sali, par du linge propre ; envoi à la buanderie.

Buanderie. — La sœur est chargée de la garde et de la conservation des matières nécessaires au blanchissage, reçoit en compte le linge à blanchir, prend les mesures de salubrité voulues, surveille les travaux des blanchisseurs ; fait sécher et plier avec soin le linge blanchi, si le service est en régie ; si au contraire le service est à l'entreprise, le linge est remis par la sœur à l'entrepreneur, qui en devient responsable envers elle (2).

Elle tient le compte du linge des troupes, qui, à Rochefort notam-

---

(1) Les effets de malades ne sont plus confectionnés dans les hôpitaux.

(2) A Brest, le service de la buanderie de l'anse Saupin est organisé par une instruction du 20 oct. 1836, en dehors du personnel des sœurs, par un commis logé par l'Etat et qui fait exécuter les travaux par des ouvriers et ouvrières. La sœur tient le cahier de blanchissage, et le contre-maître buandier un autre.

ment, est blanchi à l'hôpital moyennant une cession, et de l'hospice des Orphelines, qui est blanchi gratuitement. (Dép. du 26 janvier 1888. Lettre du 16 février 1888.)

Salles. — Les sœurs qui soignent les malades quittent le moins possible les salles auxquelles elles ont été attachées ; elles concourent avec les infirmiers à l'accomplissement des divers travaux intérieurs et les dirigent. Elles donnent aux malades, particulièrement à ceux qui sont gravement atteints, les soins de toute sorte compatibles avec leurs forces et avec la bienséance.

Elles distribuent avec le concours des infirmiers les aliments et les médicaments prescrits à cet effet ; la sœur de la salle suit la visite du médecin traitant et prend note de ses recommandations.

Cette sœur est en même temps responsable des effets et du linge destinés aux malades de la salle.

Elles font observer l'ordre et la tranquillité ; préviennent le médecin de garde si un malade est plus souffrant, et le font avertir en cas de décès.

Les sœurs de garde font des rondes de jour et de nuit, pour s'assurer que les infirmiers s'acquittent bien de leur service.

Bibliothèque. — Elles s'occupent de gérer la bibliothèque des malades et veillent à ce que les livres ne puissent être ni détournés, ni détériorés.

Elles sont toujours logées dans l'hôpital et autant que possible dans une partie isolée ; l'entrée de leur logement est interdite aux malades et aux infirmiers.

ART. 7. — *Des infirmiers.*

Infirmiers. — Attributions et devoirs généraux. — Le corps des infirmiers maritimes appartient aux équipages de la flotte : après bien des vicissitudes, qu'il est inutile de rappeler, le décret du 15 septembre 1882 avait déjà enlevé au Commissariat leur administration pour la donner au Conseil d'administration des Divisions ; le même acte les avait mis plus directement sous les ordres du Service de Santé.

Le décret du 5 juin 1883 fit plus encore en les organisant comme constituant une véritable spécialité analogue aux autres spécialités des équipages de la flotte.

Enfin l'arrêté ministériel du 19 mars 1888 (B. O. p. 404) complète cette organisation en tenant compte des actes modificatifs subséquents ; nous en extrairons tout ce qui peut intéresser les officiers du corps de santé.

Disons tout d'abord qui l'effectif des infirmiers en service à terre, des plus variables autrefois, a été calculé (19 mars 1888), en se basant sur le nombre des malades traités dans les hôpitaux pendant les cinq dernières années, de façon à assurer le service en temps normal, sans avoir besoin de recourir à des infirmiers temporaires, qui ne devront être admis que très exceptionnellement, en cas d'épidémie par exemple ; ils ne devront, du reste, être choisis que parmi les hommes des équipages de la flotte : le recrutement par la population civile n'ayant jamais donné que des résultats médiocres ne devra être employé qu'en cas d'absolue nécessité. L'article 18 stipule que les infirmiers du cadre permanent restent en fonctions pendant une période de deux ans. La plus grande facilité est donnée aux préfets pour renvoyer dans le port de leur choix les infirmiers qui en sont absents depuis longtemps, les marins de cette spécialité, et surtout les gradés naviguant fort peu.

Le titre premier de l'arrêté traite du recrutement et de l'instruction des marins candidats au brevet d'infirmier.

Art. 1er. Choix suivant la profession antérieure ou les fonctions d'infirmier temporaire ; préférence pour les hommes de bonne volonté ; force physique nécessaire pour transporter un malade ; lecture et écriture, bonne conduite.

Art. 2. Fixation par le Ministre, suivant les besoins du service, du contingent à affecter à cette spécialité.

Candidats au stage mis en service à l'hôpital ; rapport motivé du directeur au préfet pour ceux qui peuvent y être admis.

Art. 3. Liste par ordre de préférence par la voie hiérarchique des marins en expectative de stage le 15 juin et le 15 décembre. Le Ministre détermine le nombre des candidats à admettre pour chaque période d'instruction.

Art. 4. Première partie du manuel à titre gratuit à chaque stagiaire au commencement de la période d'instruction.

Art. 5. Période d'instruction de six mois commençant le 1er janvier et le 1er juillet. — Théorie et pratique. La 1re comprend la 1re partie du Manuel et les cours de l'Ecole élémentaire ; elle est enseignée par le médecin résident ; et l'Ecole élémentaire est faite sous sa direction par un second maître ou quartier-maître infirmier, autant que possible breveté instituteur.

Le premier maître infirmier s'occupe de l'instruction pratique ; le directeur règle toutes les questions de détail de cet enseignement.

Art. 6. Feuille d'examen à faire dresser et remplir par le médecin résident. (Modèle n° 2, 1er sem. 1888, p. 423) ; elle est ensuite remise à la Commission.

Art. 7. La Commission est nommée par le Directeur à l'expiration du stage ; elle est ainsi composée :

Un officier supérieur du corps de santé, président.

Et deux médecins de 1re classe, membres.

Manière d'examiner, de noter et de multiplier les notes par les coefficients.

Le minimum des points pour l'admissibilité est de 150.

Le brevet est établi par le dépôt à l'aide des feuilles d'examen. Signatures et visas du brevet.

Art. 8. Rendre au service du dépôt les individus de mauvaise conduite ou dont l'inaptitude est constatée, soit avant, soit après l'examen.

Période de stage renouvelée sur la proposition du Directeur au Préfet, pour ceux qui en sont jugés dignes.

Exclusion portée sur le livret-matricule.

Art. 9. Classement sur la liste d'embarquement (1) des nouveaux brevetés d'après la date de leur brevet, immédiatement après ceux en embarquement interrompu et avant ceux qui ont déjà accompli une période de navigation d'une année au moins : ils restent à l'hôpital en attendant une destination à la mer.

Le titre deuxième traite des cours pour les quartiers-maîtres infirmiers, candidats au grade de second maître.

Art. 10. — Examen professionnel nécessaire pour le grade de 2e maître. (D. du 5 juin 1883.) Cours de six mois le 1er janvier et le 1er juillet.

Art. 11. — Cours obligatoire pour tous ceux qui n'ont pas le certificat et n'ont pas dépassé 36 ans, facultatif pour les autres. Peut être suivi plusieurs fois, soit pour l'admissibilité, soit pour le perfectionnement de l'instruction ; ne distrait pas de la liste d'embarquement.

Mention sur les livrets-matricules au feuillet : « fonctions temporaires » des périodes de cours et des notes.

Art. 12. — Programme des cours :

Trois parties développées dans le 2e volume du Manuel gratuit, au moment de la nomination au grade de quartier-maître.

Art. 13. — Professeurs ; pour les deux premières parties, le secrétaire du Conseil de santé ou un autre médecin en service à l'hôpital ; pour la 3e, un pharmacien en service à l'hôpital.

Ces désignations n'entraînent pas l'exclusion de la liste d'embarquement.

Art. 14. — Feuille d'examen :

(Modèle n° 4, p. 426 du 1er sem. 1888.) Manière de la remplir et de la noter.

Art. 15. — Un pharmacien de la marine autre que celui qui a professé est adjoint à la Commission citée plus haut à propos des matelots infirmiers. Manière de noter. Chiffre minimum : 136 points.

Art. 16. — Rapport de fin d'instruction : fonctionnement du cours, mutations du personnel, conduite, zèle, résultats, améliorations à apporter. Transmettre par la voie hiérarchique au Ministre la liste numérique des nouveaux brevetés et la liste nominative par ordre de classement des quartiers-maîtres admissibles avec le nombre de points de chacun d'eux pour servir à établir la liste d'admissibilité au grade tenue à Paris.

Le titre troisième traite de l'effectif du personnel infirmier, des infirmiers temporaires ; de l'embarquement et du débarquement des infirmiers.

Art. 17. — Répartition dans les cinq ports et autant que possible

---

(1) Une dépêche ministérielle du 5 juin 1890 dit que les matelots nouvellement brevetés s'embarqueront qu'au bout de six mois, dans le but de perfectionner à l'hôpital leur instruction théorique et pratique.

dans leur port d'attache ; indication après promotion des ports de préférence.

Art. 18. — Les infirmiers du cadre permanent restent en fonctions pendant une période de deux ans ; ils sont choisis par le Directeur (voir les tableaux des p. 420 et 421, première semaine, 1888).

Chaque période ne peut être renouvelée qu'avec l'autorisation expresse du Ministre.

Art. 19. — Infirmiers en service dans les hôpitaux en dehors du cadre permanent, nombre et répartition fixés par le tableau, pages 420 et 421.

Ils concourent à l'embarquement ; mais les situations décadaires ne font ressortir que ceux qui sont en excédent au chiffre indiqué pour chaque port. Elles font ressortir dans la catégorie du personnel manquant au port les infirmiers des différents grades manquant à l'effectif fixé par le même tableau.

Infirmiers temporaires à raison de 1 pour 10 malades, si le nombre des infirmiers a diminué par rapport à leur effectif ; les stagiaires viennent en défalcation d'un nombre égal d'infirmiers temporaires. Ces derniers sont admis par le préfet maritime sur la proposition du Directeur (v. art. 274 du Décret du 5 juin 1883, édition de 1888). Ils peuvent provenir des équipages de la flotte, des corps de troupes ou de la population civile.

Art. 20. — Conditions d'admission pour les infirmiers temporaires : lecture et écriture, certificat de bonnes vie et mœurs, casier judiciaire, vaccination ; aptitude physique.

Art. 21. — Inscription des infirmiers temporaires civils sur les rôles de la division.

Art. 22. — Embarquement des infirmiers (1) ; sont embarqués par le commandant du 4e Dépôt sur l'ordre du chef d'état-major (2) d'après les listes établies au Dépôt qui sont communiquées le 1er et le 15 de chaque mois au Directeur pour être affichées dans les salles de casernement des infirmiers.

Le tour est réglé d'après la date de leur dernier débarquement (voir les art. 278 à 291 du Décret du 5 juin 1883, édition de 1888; (3).

Les infirmiers à envoyer d'un port dans un autre sont désignés en suivant l'ordre de la liste d'embarquement.

Si la santé rend impropre à la navigation, le Conseil de santé déclare combien de temps l'infirmier doit être distrait de la liste. Cette exemption ne peut dépasser un an ; au bout de ce temps, réforme.

Art. 23. — Durée de l'embarquement et débarquement réglée de la même façon que pour les autres catégories du personnel. Les infirmiers sont adressés au Directeur par le Dépôt.

---

(1) L'arrêté ministériel du 29 décembre 189. modifie l'art. 22 en faisant concourir également les seconds maîtres infirmiers des cinq ports à l'embarquement en escadre et sur les transports et affrétés. Sur ces derniers, ils feront 3 voyages consécutifs, puis pourront rallier leur point d'attache.

(2) Le décret du 5 juin 1894 substitue pour les dépôts des équipages l'action du major général à celle du chef d'état-major.

(3) Et le décret du 5 juin 1894.

Art. 24. — Pas de disponibilité pour les officiers-mariniers ; demande de rallier le port après deux ans, si les besoins du service ne s'y opposent pas.

Le titre quatrième traite de dispositions diverses.

Art. 25. — Administration ; compagnie du petit état-major ; le capitaine peut faire procéder sous sa responsabilité au paiement des infirmiers par l'intermédiaire soit du premier maître, soit de tout autre infirmier sous ses ordres ; carnet nominatif, indication des sommes ; émargement.

Art. 26. — Permissions : jusqu'à 4 jours par le Directeur ; pour les autres, après approbation du Directeur, jusqu'à 15 jours par le chef d'état-major (1), et jusqu'à 30 jours par le Préfet.

Art. 27. — Renseignements concernant les infirmiers à fournir au Dépôt, les 8, 18 et 28 de chaque mois ; état indiquant les infirmiers exempts de service ; punitions, permissions, nombre de malades en traitement. Communiquer les punitions

Art. 28. — Inspection des sacs passée le dernier lundi de chaque mois par le premier maître infirmier qui s'assure de leur complet, surtout pour les premiers à partir.

Inspection détaillée des sacs par le capitaine de compagnie avant l'inspection du chef d'état-major (2).

Art. 29. — Désignation des infirmiers du cadre permanent : pris de préférence par le Directeur dans la deuxième moitié de la liste d'embarquement.

Le vaguemestre est un second maître ou quartier-maître pris dans le cadre permanent, commissionné par le Préfet maritime ; sa gestion est surveillée et contrôlée par le sous-directeur.

Art. 30. — Service des matelots infirmiers :

Répartition par le Directeur ; salles, pharmacie, tisanerie, bains, amphithéâtre, postes de chirurgie, etc....

Soins à donner aux malades sous la surveillance des sœurs, font les lits, la propreté, transportent les aliments et les médicaments, assistent les sœurs dans la distribution des aliments.

Ils sont employés à tour de rôle dans les cuisines des hôpitaux pendant un temps suffisant pour savoir préparer convenablement à bord les aliments des malades.

Art. 31. — Service des seconds maîtres et quartiers-maîtres : surveillance des matelots, temporaires, stagiaires, dans les différents détails ; tous les matins se réunissent chez le premier maître infirmier pour le rapport.

Art. 32. — Service du premier maître infirmier : chargé de la surveillance et de la police de tous les infirmiers ; rondes de jour et de nuit dans les salles de malades et dans les postes.

Remet tous les matins au Directeur un rapport sur le service de la veille.

(1) Par le Major général.
(2) Du Major général.

Art. 33. — Doivent se conformer exactement à toutes les consignes.

Art. 34. — Liste des infirmiers de service affichée.

Art. 35. — Ration spéciale des infirmiers; sous aucun prétexte ils ne peuvent emporter ni faire sortir de l'hôpital les vivres qu'ils reçoivent, ni en disposer autrement que pour leur nourriture.

(Il nous semble bon de reproduire ici cette ration spéciale.)

(Décret du 20 juin 1888, B. O. p. 1037.)

Les infirmiers employés à terre dans les hôpitaux reçoivent par journée de présence la ration suivante :

Café	20 gr.
Sucre cassonade.	25 gr.
Eau-de-vie, rhum ou tafia.	4 centil.
Pain d'équipage.	600 gr.
Pain de malade.	200 gr.
Vin de journalier.	69 centil.

plus à chaque repas une portion entière des aliments journaliers de distribution préparés de manière à varier le régime et à former un plat de viande ou un plat de morue par semaine en hiver; et un plat de légumes à chaque repas.

Art. 36. — Préparation des aliments à la cuisine de l'hôpital, heures à déterminer, repas en deux bordées. Quartiers-maîtres et matelots ensemble.

Art. 37. — Effets spéciaux ; tabliers et bouts de manches en toile ; dans les salles, chemises et pantoufles de malades, seulement dans l'intérieur de l'hôpital ; blanchissage des effets en toile du sac par les soins de l'hôpital.

Art. 38. — Effets délivrés aux infirmiers temporaires civils : chemises, pantoufles, vareuse, tablier et bouts de manche qu'ils doivent remettre en bon état, sous peine de remboursement.

Art. 39. — Logement du premier maître infirmier ; responsable de ces divers objets qui lui sont remis sur inventaire.

Art. 40. — Logement des deuxièmes maîtres et des quartiers-maîtres : salles spéciales, autant que possible ; armoires.

Art. 41. — Logement des matelots infirmiers ; armoires.

Art. 42. — Même chose pour les candidats infirmiers.

Art. 43. — Responsabilité pour les logements ; dégradations remboursées par leurs auteurs; si ceux-ci sont inconnus, les dépenses sont supportées proportionnellement par tous les hommes logés dans les chambres au moment où les dégâts ont été constatés.

Art. 44. — Chauffage et éclairage; à la charge du service des hôpitaux.

Art. 45. — Rapport annuel sur le service des infirmiers : dans le courant de décembre, le Directeur formule dans un rapport les observations et les propositions que lui paraissent comporter l'organisation et le fonctionnement du service des infirmiers.

Ce rapport est communiqué au chef d'état-major (1) qui l'adresse au

____

(1) Major-général.

Préfet maritime, lequel le transmet au Ministre sous le timbre : Personnel-équipages, dans la première quinzaine de janvier.

Il n'est pas inutile de donner ici la répartition des infirmiers en service à terre dans les cinq ports ; le nombre est, comme nous l'avons vu, basé sur le chiffre des malades calculé depuis les cinq dernières années :

1° Cherbourg : 300 malades : 46 infirmiers.

Cadre mobile : 38 dont 4 seconds maîtres, 14 quartiers maîtres, 20 matelots.

Cadre permanent : 8 dont 1 premier maître, 3 seconds maîtres, 4 quartiers maîtres.

2° Brest : 640 malades ; 81 infirmiers.

Cadre mobile : 68 dont 5 seconds maîtres, 24 quartiers maîtres, 39 matelots.

Cadre permanent : 13 dont 2 premiers maîtres, 6 seconds maîtres, 4 quartiers maîtres et 1 matelot.

3° Lorient : 220 malades : 35 infirmiers.

Cadre mobile : 22 dont 3 seconds maîtres, 3 quartiers-maîtres, 16 matelots.

Cadre permanent : 13 dont 2 premiers maîtres (1), 2 seconds maîtres, 9 quartiers-maîtres.

4° Rochefort : 270 malades ; 37 infirmiers.

Cadre mobile : 26 dont 3 seconds maîtres, 4 quartiers-maîtres, 19 matelots.

Cadre permanent : 11 dont 1 premier maître, 2 seconds maîtres, 7 quartiers-maîtres et 1 matelot.

5° Toulon : 640 malades ; 105 infirmiers.

Cadre mobile : 84 dont 8 seconds maîtres, 22 quartiers-maîtres et 54 matelots.

Cadre permanent : 21 dont 2 premiers maîtres (2), 8 seconds maîtres, 10 quartiers-maîtres et 1 matelot.

Au total il y aurait 304 infirmiers en service à terre, dont 238 du cadre mobile et 66 du cadre permanent.

Il n'est pas sans intérêt de reproduire ici les affectations aux divers postes du cadre permanent dans les cinq ports.

1° *Cherbourg :*

Clinique chirurgicale et arsenal de chirurgie.	1	second maître.
Amphithéâtre.	1	— —
Pharmacie	1	— —
Division	1	quartier maître.
Bains.	1	— —
Instituteur	1	— —
Ambulances du port.	1	— —

(1) Il y a 2 hôpitaux.
(2) Il y a 2 hôpitaux.

2° *Brest* :

Division.	1	second maître.
Officiers et sous-officiers.	1	— —
Clinique chirurgicale.	1	— —
Clinique médicale.	1	— —
Pharmacie.	1	— —
Amphithéâtre.	1	— —
Bains.	1	quartier-maître.
Instituteur.	1	— —
Ambulances du port.	2	— —
Arsenal de chirurgie	1	matelot.

3° *Lorient* :

Division.	1	second-maître.
Officiers et sous-officiers.	1	—
Officiers et sous-officiers.	1	quartier-maître.
Clinique chirurgicale.	2	— —
Pharmacie.	2	— —
Bains (1).	2	— —
Instituteur.	1	— —
Ambulances du port.	1	— —

4° *Rochefort*.

Clinique chirurgicale.	1	second-maître.
Clinique médicale	1	—
Division.	1	quartier-maître.
Officiers et sous-officiers.	1	— —
Pharmacie.	1	— —
Amphithéâtre.	1	— —
Bains	1	— —
Instituteur	1	— —
Ambulance du port.	1	— —
Arsenal de chirurgie.	1	— —

5° *Toulon*.

Division.	1	second maître.
Officiers et sous-officiers.	2	— —
Clinique chirurgicale.	1	— —
Clinique médicale.	1	— —
Pharmacie.	2	— —
Amphithéâtre.	1	— —
Division.	1	quartier-maître.
Clinique chirurgicale	1	— —
Clinique médicale.	1	— —

(1) Le même quartier-maître est chargé à Lorient de l'amphithéâtre, des bains et de l'arsenal de chirurgie.

Amphithéâtre. . . . . 1 quartier-maître.
Bains. 2   —   —
Instituteurs. 2   —   —
Ambulance du port 2   —   —

Les autres tableaux qui suivent l'arrêté ministériel du 19 mars 1888 sont des modèles d'états de proposition pour le stage, de feuilles d'examen, et de brevets, qu'il nous semble inutile de reproduire ici.

Parlons maintenant des conditions spéciales *d'avancement* et des *gratifications* :

L'avancement des infirmiers se fait à terre ou à bord ; nous ne nous occuperons seulement ici que de l'avancement des infirmiers en service à terre.

Les matelots infirmiers, comme ceux de toutes les autres spécialités, peuvent passer à la classe supérieure après avoir servi six mois, soit à terre, soit à la mer, dans la classe immédiatement inférieure.

Les quartiers-maîtres peuvent être promus au grade de second maître, s'ils ont servi six mois au moins dans la première classe de leur grade à bord des bâtiments de l'Etat armés, à condition d'être munis du certificat d'admissibilité dont nous avons parlé plus haut.

Les seconds maîtres infirmiers peuvent être promus au grade de premier maître s'ils ont servi six mois au moins dans la première classe de leur grade à bord des bâtiments de l'Etat armés.

Telles sont les règles générales établies par le décret du 5 juin 1883; le décret du 26 mai 1891 (B. O. p. 903) les a légèrement modifiées en étendant aux bâtiments en deuxième ou troisième catégorie de réserve les avantages que conférait seul autrefois l'embarquement sur les bâtiments armés, mais dans une proportion légèrement inférieure. Un arrêté ministériel de même date lui fait suite. Nous allons en extraire les articles qui intéressent les infirmiers.

Art 138. — Les marins pourvus de brevets ou de certificats d'aptitude peuvent, soit pour cause de négligence répétée dans le service, soit pour cause d'inconduite, être privés temporairement ou définitivement de leurs brevets et de leurs certificats, ainsi que des suppléments qui peuvent s'y rattacher.

Art. 374. — Les avancements à tous les grades d'officier-marinier sont concédés par le Ministre ; à cet effet il est tenu au Ministère un tableau des propositions d'avancement en grade.

Une commission spéciale dont nous verrons plus loin la composition concède les avancements au grade de quartier-maître et les avancements en classe.

Art. 375. — La date de la réunion des conseils d'avancement et commission spéciale fixée par cet article a été modifiée par la décision présidentielle du 21 mai 1892 (B. O. p. 499). Au lieu de se réunir les 1er janvier et 1er juillet, la Commission se réunira le 1er avril et le 1er octobre de chaque année ; ce changement a été amené par la présence au printemps d'un effectif plus considérable sur les bâtiments armés et la fin de l'inspection générale en septembre.

Art. 387. — Des notes semestrielles sont établies par le Directeur du service de santé pour les infirmiers employés dans les hôpitaux.

L'arrêté ministériel du 26 mai 1891 qui fait suite au décret contient les articles suivants qui nous intéressent :

Art. 12. — Le Conseil d'avancement pour les infirmiers en service à terre (hôpitaux et dépôts) est composé de la manière suivante :

Le directeur du service de santé, président :

Deux officiers supérieurs du corps de santé ;

Le capitaine de compagnie du petit état-major du dépôt ;

Le médecin, secrétaire du Conseil de santé, remplit les fonctions de secrétaire avec voix consultative.

Le 12 décembre 1892, le Ministre décida de rendre aux Conseils d'avancement la nomination au grade de quartier-maître qui leur avait été enlevée par une décision du 25 mai 1891 pour être attribuée seulement au Ministre, et fit paraître à la même date un nouvel arrêté (B. O. p. 648) qui complète celui du 26 mai 1891 ; voici ce qui nous intéresse :

Art. 24. — Les infirmiers en service dans les hôpitaux ont droit *pour une année* au nombre d'avancements suivant :

1° Pour le grade de premier maître : le cinquième du nombre des seconds maîtres présents.

2° Pour le grade de second maître : le quart du nombre des quartiers-maîtres présents.

3° Pour les avancements en classe : le septième du nombre des matelots infirmiers de 2° classe présents.

Art. 25. — Les états de proposition et les procès-verbaux d'avancement à dresser chaque semestre ne contiennent que la moitié des propositions ou des avancements qui reviennent pour une année : à cet effet le nombre entier ou décimal obtenu en se basant sur l'art. 24 est divisé par deux ; toute fraction, si minime qu'elle soit, compte pour une unité.

Art. 34. — Les matelots infirmiers en service dans les hôpitaux avancent au grade de quartier-maître dans la proportion du huitième (1) pour une année du nombre total des brevetés.

Chaque semestre, le nombre entier ou décimal revenant pour une année est divisé par 2 et toute fraction compte alors pour 1.

La plus grande modification qu'ait apportée la décision présidentielle du 12 décembre 1892 a été de décider qu'à l'avenir il faudrait deux propositions pour pouvoir être nommé quartier-maître : par suite, lorsqu'un matelot sera jugé digne de passer quartier-maître, il sera d'abord proposé par la Commission d'avancement et sera nommé à ce grade dans une réunion ultérieure ou même à bord d'un autre bâtiment, s'il y a lieu, sans qu'il puisse y avoir priorité forcée en sa faveur.

---

(1) Le décret du 12 décembre 1892 disait le douzième ; c'est un arrêté du 9 février 1894 (B. O. p. 171) qui a changé le premier texte.

La constatation de la première proposition est faite sur les livrets de solde et de matricule.

Dans le cas de services exceptionnels, la nomination aura lieu à la première proposition avec l'approbation du Ministre.

Il faut bien se souvenir qu'une dépêche du 26 janvier 1892 dispense le personnel infirmier en service à terre de la condition imposée aux autres spécialités par l'art. 384 du décret du 5 juin 1883 (proposition à bord d'un bâtiment armé ou en première catégorie de réserve).

Enfin le travail des avancements est toujours accompagné d'une fiche faisant ressortir la manière dont les Conseils ont opéré.

Ces fiches sont adressées au Ministre après vérification par le commissaire aux armements.

Le décret du 26 mai 1891 règle aussi les conditions à remplir par les infirmiers pour être valablement proposés pour l'admission dans la Légion d'honneur ou l'obtention de la médaille militaire.

1° Légion d'honneur.

1° 20 ans de services mixtes à terre ou à la mer, le temps d'embarquement comptant pour le double de sa durée effective ;

2° Actions d'éclat, blessures graves, soit en service, soit devant l'ennemi ;

3° Services exceptionnels.

Dans l'un ou l'autre de ces deux derniers cas, la condition de temps de service n'est pas exigible, mais il faut la constatation certaine des faits allégués.

Sauf le cas d'action d'éclat ou de blessures graves, on ne peut proposer pour la Légion d'honneur qu'après deux ans de Médaille militaire.

2° Médaille militaire.

1° 7 années de services effectifs tant à terre qu'à la mer ou cinq années de services à la mer;

2° Avoir été cité à l'ordre du jour :

3° Blessures en service ou devant l'ennemi ;

4° Actes de courage ou de dévouement, services exceptionnels.

La même condition au point de vue de la constatation certaine des blessures, actes de courage, etc... existe comme pour la Légion d'honneur ; dans ce cas, la condition de temps de service n'est pas exigible.

Les propositions pour la Légion d'honneur et la Médaille militaire sont dressées le 1er mars et le 1er septembre de chaque année : elles sont remises au vice-amiral, commandant en chef, qui fait un choix parmi ces propositions et dresse une liste de préférence de celles qu'il approuve. Ces dernières seules sont valables, et le commandant en chef ordonne l'inscription sur les livrets. Elles sont ensuite adressées au Ministre avec les listes nominatives de préférence : une pour la Légion d'honneur, une pour la Médaille militaire. Cette liste comprend, sans distinction de spécialités, tous les marins des équipages de la Flotte proposés définitivement par le commandant en chef. Le Directeur du service de santé, qui réglementairement n'a pas qualité pour proposer les infirmiers en service à terre, fournit à cet égard tous les renseignements au commandant du dépôt en lui signalant ceux qui se trouvent dans les conditions pour être décorés ou médaillés, quelque temps avant l'établissement de ces propositions.

Des propositions de récompenses pour faits de sauvetage dans les conditions déterminées par le D. du 4 juillet 1853 peuvent être aussi faites. Ces récompenses peuvent aller de la croix de la Légion d'honneur et de la médaille militaire au simple témoignage de satisfaction. Elles sont conformes au modèle annexé et doivent indiquer si le marin qui en est l'objet est disposé à accepter la récompense demandée pour lui. Elles doivent toujours suivre une progression croissante, à moins de dévonement et de dangers exceptionnels.

Le décret du 5 juin 1883 (édition de 1888) dit à l'article 403 :

Indépendamment des avancements ou des récompenses honorifiques, les infirmiers brevetés qui se font remarquer par leur bonne conduite, leur zèle et leur aptitude peuvent obtenir des gratifications après deux années passées dans l'infirmerie.

Les propositions de gratifications sont établies pour les infirmiers en service à terre par la commission mentionnée à l'art. 385 du D. du 5 juin 1883 (édition de 1888) ; leur quotité est fixée par le décret sur la solde des équipages du 29 sept. 1886. (T. suppl. du B. O.)

Le Ministre fixe chaque année, sur la proposition des préfets maritimes (1), la somme à répartir dans chaque port entre les infirmiers attachés aux hôpitaux ; elles sont accordées par les préfets maritimes aux infirmiers employés à terre

En ce qui concerne les infirmiers quittant le service à terre ou débarquant d'un bâtiment, le montant des gratifications est calculé proportionnellement au temps pendant lequel ils ont appartenu dans le courant de l'année, soit à ce service, soit à ce bâtiment. Ces gratifications leur sont payées immédiatement s'ils débarquent d'un bâtiment ; elles sont comprises dans l'état annuel de répartition lorsqu'ils quittent le service à terre.

Si donc un infirmier embarque le 1er juin, il devra être compris pour cinq mois sur l'état annuel du port, s'il remplit par ailleurs les conditions ; mais en revanche le bâtiment sur lequel il a été embarqué ne le propose que pour une gratification calculée sur le pied de sept mois.

Les sommes portées sur les états de répartition des ports au nom des infirmiers en cours de campagne sont versées à la Caisse des gens de mer.

L'article 77 du Décret du 29 septembre 1886 sur la solde alloue aux premiers maîtres infirmiers 95 fr., aux seconds maîtres 80 fr.; aux quartiers maîtres 58 fr., aux matelots infirmiers 38 fr. Mais ces allocations peuvent être augmentées jusqu'à concurrence de la moitié

(1) Une dépêche du 4 décembre 1887 recommande aux préfets maritimes de faire parvenir le 30 novembre au plus tard la liste des propositions pour les gratifications.

en sus pour les infirmiers embarqués à bord des bâtiments-hôpitaux, ou à bord des bâtiments ayant supporté une épidémie constatée.

Comme renseignements complémentaires, nous donnerons la solde de présence des infirmiers en service à terre, ainsi que la tenue qui leur est assignée.

La solde est réglée, comme pour toutes les spécialités, par les tarifs annexés au décret du 29 septembre 1886 ; bien entendu, nous ne parlons que de la solde à terre :

1er maître infirmier	de 1re classe	3.55	par jour
	de 2e classe	3.35	—
Second maître infirmier	de 1re classe	2.70	—
	de 2e classe	2.50	—
Quartier-maître infirmier		1.50	—
Matelot infirmier	de 1re classe	1.05	—
	de 2e classe	0.95	—

Nous avons déjà dit que les infirmiers n'avaient pas de solde de disponibilité.

Les soldes énumérées plus haut doivent être abondées de 0 fr. 25 pour tous les grades dans toutes les positions donnant droit à la solde.

Les seconds maîtres ou quartiers-maîtres infirmiers vaguemestres touchent :

A Brest et à Toulon : 0 fr. 40 par jour.

A Cherbourg et à Rochefort : 0 fr. 35 par jour.

A Port-Louis : 0 fr. 30 par jour.

A Lorient et Saint-Mandrier : 0 fr. 20 par jour.

L'indemnité pour perte d'effets non fournis par l'Etat est de :

pour les premiers maîtres	120 fr. pour la perte totale
	80 fr. pour la perte partielle n° 1
	40 fr. pour la perte partielle n° 2
pour les seconds maîtres	90 fr. pour la perte totale
	60 fr. pour la perte partielle n° 1
	30 fr. pour la perte partielle n° 1.

La gratification de première mise d'équipement et de première mise d'habillement est de :

pour les seconds maîtres nommés premiers maîtres : 190 fr.

La prime de réadmission et de rengagement est de :

pour les quartiers-maîtres : 0 fr. 50 par jour

pour les matelots : 0 fr. 40 par jour

Les chevrons (hautes payes journalières d'ancienneté) sont ainsi tarifés :

pour les premiers et seconds maîtres	après 5 ans : 0.30
	après 10 ans : 0.50
	après 15 ans : 1.00
pour les quartiers-maîtres et matelots	après 5 ans : 0.20
	après 10 ans : 0.25
	après 15 ans : 0.40

La tenue des infirmiers de tous grades est réglée par le décret du 5 juin 1883 (édition de 1888).

Au point de vue de l'armement, le premier maître seul est armé du sabre non doré, du modèle adopté pour les officiers de la marine, suspendu au moyen de bélières à un ceinturon en soie noire. La dragonne est en poil de chèvre ; cette arme ne leur est pas fournie par l'État.

Au point de vue de l'habillement, le premier maître porte la redingote réglementaire pour ses collègues des autres spécialités, sans épaulettes avec des boutons à ancre blancs. Le galon de la casquette est blanc ainsi que l'ancre.

Il en est de même des seconds-maîtres dont l'uniforme est semblable à ceux de leurs collègues, sauf la couleur blanche des insignes.

Les officiers-mariniers et marins portent sur chacun des angles du collet rabattu du vêtement de drap une insigne consistant en un écusson composé d'une ancre sur la verge de laquelle est placée à cheval la lettre initiale H. Cet insigne est en argent pour les officiers-mariniers, en cordonnet de soie orange pour les quartiers-maîtres et marins.

Enfin, comme pour tous les autres marins, deux ancres croisées en drap écarlate sont apposées sur le haut de la manche droite des chemises en molleton des quartiers-maîtres, des marins et assimilés en activité de service. Ces insignes sont retirés à tout homme envoyé en congé renouvelable ou congédié.

Les punitions à infliger aux infirmiers continuent à être réglées par l'art. 22 du D. du 15 septembre 1882 (B. O. p. 310), ainsi conçu :

A l'hôpital, les peines de discipline à prononcer contre les infirmiers sont les suivantes, selon la nature des fautes et leur gravité :

1° Consigne dans l'intérieur de l'hôpital.

2° Salle de police pendant un mois au plus.

3° Prison pendant 15 jours.

4° Cachot pendant 4 jours.

Ces deux dernières punitions entraînent la privation de solde pendant leur durée.

L'infirmier puni de la salle de police, de la prison ou du cachot, peut en outre être condamné à ne recevoir pour nourriture que le pain et l'eau, mais seulement de deux jours l'un, lorsque la punition excède dix jours.

Ces peines sont prononcées par le Directeur du Service de Santé, sur le rapport du pharmacien en chef (1), des médecins-chefs de salles, des sœurs hospitalières, du maître infirmier. Avis de ces punitions est donné au commandant du dépôt.

Les infirmiers peuvent être envoyés à la compagnie de discipline, sur le rapport établi par le commandant du dépôt, adressé au Préfet maritime après demande du Directeur du Service de Santé. Le

____

(1) Il faudrait ajouter maintenant le sous-directeur.

Préfet maritime juge s'il y a lieu, ou non, de convoquer le Conseil, qui est alors ainsi composé :

Un capitaine de frégate, président ;

Deux lieutenants de vaisseau ;

Deux officiers du corps de Santé, qui sont toujours choisis en dehors de ceux sous les ordres directs desquels se trouvait l'inculpé.

Les infirmiers gradés peuvent pour des fautes graves être suspendus de leurs fonctions pendant un temps déterminé qui ne doit pas excéder six mois. Ils sont astreints, pendant la durée de leur suspension, aux fonctions du grade inférieur dont ils reçoivent la solde.

La suspension est prononcée par le Préfet maritime.

En cas de suspension et pendant sa durée, le premier maître infirmier est remplacé par un deuxième maître infirmier.

Les infirmiers de tous grades peuvent pour des fautes très graves non susceptibles d'être jugées par des Conseils de guerre ou de justice, ou pour inconduite habituelle et incorrigibilité bien reconnue, être réduits de classe en classe jusqu'à la position de matelot infirmier de 2e classe ; la réduction est prononcée par le Ministre de la marine, sur l'avis du Conseil de discipline.

Les gradés qui auront été cassés de leur grade seront changés de port.

La réduction de grade et la suspension sont applicables aux infirmiers débarqués pour cause de mécontentement.

ART. 8. — *Personnel des musées, bibliothèque, jardin botanique.*

Des officiers du corps de Santé en retraite remplissent les fonctions de conservateurs des collections scientifiques et de la bibliothèque dans les ports militaires.

Les conservateurs des musées et des collections scientifiques des écoles de médecine navale à Brest, Rochefort et Toulon touchent une indemnité annuelle de 1.000 fr., qu'ils cumulent avec leur retraite. (Dép. ministérielle du 18 novembre 1881.)

Cette indemnité a été ramenée à une somme nette de 972 fr. en vertu de la décision de 1884 fixant des sommes nettes pour certains accessoires de solde.

Les conservateurs des bibliothèques des hôpitaux maritimes de Cherbourg, Brest, Rochefort et Toulon touchent également une indemnité annuelle de 972 fr.

Les uns et les autres sont comptables et responsables du matériel, des collections et livres qu'ils ont sous leur garde. Ils sont nommés sur la proposition du directeur par le Ministre ; il n'y a pas de limite d'âge pour ces fonctions ; ils cumulent leur indemnité avec leur pension de retraite.

Les jardiniers botanistes sont nommés par le Ministre ; ils se divisent en trois classes et sont assimilés aux maîtres entretenus ; un décret du 24 octobre 1891 ayant égard à l'instruction spéciale que doivent posséder les jardiniers botanistes et aux services qu'ils rendent dans les écoles, a créé l'emploi de jardinier-botaniste principal, assimilé pour la solde et la retraite à celui de maître principal. Il comprend une première et une seconde classe.

Les jardiniers-botanistes entretenus ne peuvent avancer en classe qu'après avoir passé cinq années dans la classe inférieure.

L'emploi de jardinier-botaniste principal de 2e classe ne peut être conféré qu'aux jardiniers-botanistes entretenus de 1re classe réunissant 15 ans de service dans cette classe.

Pour être portés à la première classe de leur emploi, les jardiniers-botanistes principaux doivent avoir accompli cinq années de services dans la 2e classe.

Les propositions d'avancement en faveur des jardiniers-botanistes sont établies par les directeurs du Service de Santé, et adressées au Ministre de la marine par les préfets maritimes.

Ils sont assimilés, suivant leur emploi et leur classe, aux maîtres entretenus et aux maîtres principaux des arsenaux, au point de vue de la solde, des indemnités de route et de séjour et de la retraite.

Ils sont directement dans chaque école sous les ordres du professeur d'histoire naturelle; ils sont comptables du matériel; ils ont sous leurs ordres plusieurs ouvriers jardiniers rétribués à la journée, dont nous parlerons plus loin en traitant des ouvriers de la direction du Service de Santé.

La solde des jardiniers-botanistes principaux de 1re classe, passible de la retenue de 5 p. 100 au profit de la caisse des Invalides, est de 3,486 par an; celle des principaux de 2e classe est de 3,069 fr. 47 par an.

La solde des jardiniers-botanistes entretenus, passible de la retenue de 3 p. 100 au profit de la caisse des Invalides est pour la 1re classe de 2.461 fr. 85; pour la 2e classe de 2.200; pour la 3e de 2.000.

Ajoutons que la dépêche ministérielle du 11 août 1893 autorise les jardiniers-botanistes à loger, s'il y a lieu, dans le jardin botanique avec leur famille.

ART. 9. — *Des gardiens de bureau.*

Les gardiens de bureau sont recrutés de préférence, depuis le 31 mai 1880 (B. O. p. 1014) et surtout le 11 août 1884 (B. O p 260), parmi les militaires retraités auxquels il est alloué une indemnité fixée par une décision ministérielle, qui ne peut excéder le traitement minimum attribué à leur emploi. Toutefois cette indemnité peut, à titre d'avancement, être élevée à un taux supérieur à celui du traitement minimum et même atteindre le traitement maximum, lorsqu'ils ont passé dans leur emploi le temps exigé des autres agents pour l'avancement, et qu'ils ont été proposés par leurs chefs de service

Ils ont droit à la première mise et à l'indemnité d'habillement; s'ils sont congédiés pour inconduite, pour incapacité ou sur leur demande, dans la première année de leur admission, ils subissent sur leur pension une retenue égale à la première moitié de la première mise d'habillement.

Les services accomplis dans cette situation ne leur donnent droit ni à une pension de retraite, ni à la révision de celle dont ils sont titulaires.

Ils sont licenciés d'office à l'âge de 60 ans et peuvent l'être plus tôt dans le cas d'inconduite, ou d'insuffisance d'aptitude.

Il sera bon aussi de consulter le décret du 8 mai 1872, modifié par celui du 31 mai 1886, si le gardien de bureau n'est pas choisi parmi les retraités. Le directeur a le choix des gardiens qui servent sous ses ordres.

Les gardiens de bureau sont chargés de la propreté des bureaux ; ils servent à établir les communications entre les divers services et détails. Les conditions générales sont de savoir lire et écrire, avoir des certificats de bonne conduite, être âgé de 25 ans au moins et pouvoir réunir des droits à la retraite à 60 ans.

Un gardien de bureau est détaché spécialement au service de la direction : il porte aussi le titre de gardien du conseil de Santé ; un autre dont les fonctions sont des plus importantes sert d'aide au bibliothécaire ; un troisième est attaché au service spécial de la sous-direction : c'est l'ancien gardien de bureau de commissaire ; enfin un 4e est affecté à la garde des sacs des malades et de leurs effets d'habillement. C'est du moins de cette façon que le service est organisé à Rochefort ; cette distribution varie évidemment dans les autres ports.

Une dépêche du 16 juin 1888 prescrivait d'établir pour le 1er juin et le 1er décembre de chaque année des propositions pour l'augmentation des indemnités à concéder aux gardiens de bureau provenant des retraités, qui de 600 pouvait s'élever à 780 fr. ; mais une autre dépêche du 15 janvier 1891 prescrit, en raison de la réduction du budget, de ne plus établir ces états de proposition.

Une dépêche du 11 décembre 1891 fait cesser la distinction établie entre les gardiens de bureau et de sacs des hôpitaux, et les gardiens de bureau du service général. Cette mesure offre l'avantage de permettre aux gardiens de bureau des hôpitaux de participer au roulement des avancements.

Une dépêche du 8 mars 1884, spéciale au port de Rochefort, supprime les deux plantons qui étaient attachés à la direction ; dans les ports où un canot est affecté spécialement au Directeur du Service de Santé, le patron du canot remplit près de ce chef de service les fonctions de planton. Disons en passant que dans les ports où il n'y a pas d'embarcation au service du directeur, il suffit que ce haut fonctionnaire en adresse la demande au major-général.

ART. 10. — *Des ouvriers et journaliers.*

Il existe dans les hôpitaux maritimes un certain nombre d'agents ouvriers et journaliers qui, depuis la dépêche ministérielle du 16 août 1893, sont régis, comme les ouvriers des arsenaux, par le décret du 12 janvier 1892. Les dénominations qu'ils portaient et qui visaient leurs fonctions spéciales ont été remplacées par des appellations génériques, comme dans toutes les directions.

Le personnel ouvrier comprend six catégories :

1re catégorie	chefs contre-maîtres avec salaire minimum de 5 fr. 40 et maximum de 6 fr. 80.
	contre-maîtres : minimum 4 fr. 70 ; maximum 6 fr. 30.
2e catégorie	ouvriers permanents : minimum 2 fr. ; maximum 4 fr. 70.
	chefs ouvriers : minimum 4 fr. 20 ; maximum 5 fr. 40.
	ouvriers temporaires : minimum 2 fr. ; maximum 4 fr. 70.
4e catégorie	apprentis (pour mémoire).
	chefs journaliers : minimum 2 fr. 50 ; maximum 3 fr. 50.
5e catégorie	journaliers permanents : minimum 1 fr. 80 ; maximum 2 fr. 90.
6e catégorie	journaliers temporaires : minimum 1 fr. 80 ; maximum 2 fr. 90.

Les 2e et 3e catégories comprennent les agents que l'on désignait autrefois sous les noms de premier jardinier, premier garçon jardinier ; jardiniers, cuisiniers, aide-cuisiniers ; garçons de pharmacie et de laboratoires, ouvriers de profession.

La 5e et la 6e catégorie comprennent le sacristain, le garçon de magasin et les journaliers. A titre transitoire, ces agents en service conservent leurs droits à la pension d'ouvrier comme agents inférieurs des hôpitaux. Des femmes pour la buanderie sont employées suivant les besoins du service et payées à la journée par la Sœur supérieure.

Les directeurs du Service de Santé sont autorisés à combler par l'admission d'agents de telle spécialité qu'ils jugeront utiles, les vacances existant dans le personnel, à la condition absolue de ne pas dépasser la dotation qui a été allouée au port.

En somme, les ouvriers et journaliers de la direction du Service de Santé jouissent absolument des mêmes droits que les ouvriers des autres directions ; leur effectif est variable suivant les ports ; à Rochefort il est de 31.

Notons que la dépêche ministérielle du 16 août 1893 a rétabli à

Rochefort l'emploi de contre-maître qui avait été supprimé par une dépêche antérieure à 1889.

Nous étudierons plus loin, en parlant des ouvriers des ports, les modifications apportées par le D. du 12 janvier 1892 au décret fondamental du 9 août 1883 sur le personnel ouvrier.

Le garde-consigne placé à la porte de l'hôpital est un agent de surveillance tant pour les mouvements de matériel que de personnel. Son rôle est nettement défini par la consigne qu'il observe et qu'il doit faire observer. Il dépend du sous-directeur pour tout ce qui regarde la surveillance des entrants et sortants, du matériel, etc... et il est sous les ordres du surveillant général de l'arsenal, de son capitaine de compagnie, et enfin du chef d'état-major.

CHAPITRE II.

ORGANISATION DES ARSENAUX MARITIMES.

Il est bon, pour pouvoir se rendre compte des relations des directeurs du Service de Santé avec les préfets maritimes, les chefs de service et des différents détails, de posséder quelques notions générales sur l'organisation du service dans les arrondissements maritimes. Nous empruntons une grande partie de ces renseignements à l'ouvrage de MM. Fournier et Neveu, en les complétant par les modifications que les décrets des 31 mars 1890 et 21 octobre 1891 y ont apportées.

« Les arsenaux de la marine, c'est-à-dire les établissements
« dans lesquels la flotte se crée, se répare, se conserve et se ravi-
« taille, doivent nécessairement :

« D'une part, être des ports où puissent entrer et demeurer à
« flot des bâtiments de guerre du plus grand tirant d'eau ; d'autre
« part, s'ouvrir sur une rade d'où ils seront par tous les temps
« accessibles, et dans laquelle par tous les temps et à toute heure
« de marée les bâtiments puissent se réfugier. A l'encontre des
« ports de commerce qui ont à compter avec les conditions écono-
« miques, la création des ports militaires résulte exclusivement de
« conditions de sûreté militaire et d'avantages stratégiques. »

Le territoire maritime de la France est divisé en cinq arrondissements.

Le premier comprend les ports et côtes de la Manche, depuis la frontière de Belgique jusqu'à Cherbourg inclusivement; il a le port de Cherbourg pour chef-lieu ; il se divise en trois sous-arrondissements, dont les chefs-lieux sont Dunkerque, Le Havre et Cherbourg.

Le deuxième comprend les ports et côtes de l'Océan, depuis Cherbourg jusqu'à Quimper inclusivement, et les îles adjacentes ; il a le port de Brest pour chef-lieu. Il se divise en deux sous-arrondissements, dont les chefs-lieux sont Saint-Servan et Brest.

Le troisième comprend les ports et côtes de l'Océan, depuis Quimper exclusivement jusques et y compris la rive gauche de la Loire et les îles adjacentes ; il a le port de Lorient pour chef-lieu. Il se divise en deux sous-arrondissements, dont les chefs-lieux sont Lorient et Nantes.

Le quatrième comprend les ports et côtes de l'Océan, depuis la rive gauche de la Loire exclusivement jusqu'à la frontière d'Espagne, et les côtes adjacentes ; il a le port de Rochefort pour chef-lieu. Il se divise en deux sous-arrondissements, dont les chefs-lieux sont Rochefort et Bordeaux.

Le cinquième comprend les côtes de France sur la Méditerranée, les îles adjacentes et l'île de Corse ; il a le port de Toulon pour chef-lieu. Il se divise en trois sous-arrondissements, dont les chefs-lieux sont Toulon, Marseille et Bastia.

« Dans chaque arrondissement maritime existe un arsenal dont
« l'organisation est principalement réglée par l'ordonnance du 14
« juin 1844 (B. O. R.) et les décrets du 20 janvier 1880 (B. O. p. 218)
« et 27 mars 1882 (B. O. p. 400), et enfin plus récemment par le décret
« du 21 octobre 1891 (B. O. p. 720).

« L'arsenal maritime est principalement, et dans le sens le plus
« étendu du mot, un atelier, une usine où tous les éléments de la
« force navale se préparent, où la flotte se constitue, et où tout doit
« être disposé pour que ce résultat soit obtenu dans le minimum
« de temps, et avec le minimum de frais. Il est en même temps et
« accessoirement une force militaire personnelle qui se défend, qui
« possède même des moyens d'attaque contre ses agresseurs : qui
« est soumise au régime militaire et dont le personnel dirigeant est
« militaire. Ajoutons qu'à titre d'établissement militaire il possède
« un caractère mixte ; par ses moyens maritimes, bâtiments, engins
« sous-marins, il fait partie de la défense maritime, et par ses
« batteries à terre que les troupes de la marine, concurremment
« avec celles de la guerre, arment d'ailleurs en tout temps, il fait
« partie de la place de guerre qui l'abrite, et il entre dans le sys-
« tème général de la défense du territoire dont le Ministre de la
« guerre est chargé.

« La rade sur laquelle ouvre le port militaire, bien qu'elle fasse
« partie du domaine public ordinaire, et qu'elle soit soumise au
« régime civil et de droit commun, forme cependant une dépen-
« dance de ce port. Un bâtiment stationnaire y est mouillé pour
« communiquer à tous et faire exécuter les consignes de circulation.
« Le signalement du stationnaire est un triangle blanc à queue
« bleue arboré au grand mât. » (Art. 22 du décret du 20 mai 1885.)

ART. 1er. — *Du Préfet maritime.*

Du Commandant en chef, préfet maritime. (D. du 21 octobre 1891.)

1° Le service de la marine dans chaque arrondissement maritime est dirigé par un vice-amiral, préfet maritime, portant le titre et muni des pouvoirs de commandant en chef (1).

2° Il a droit au rang et aux honneurs attribués au vice-amiral commandant en chef une escadre et en porte les insignes (2).

3° Le Préfet maritime a sous ses ordres immédiats les chefs de service ci-après désignés :

Un major de la Flotte (3).

Un commissaire général.

Un directeur des constructions navales.

Un directeur du Service de Santé.

Un directeur des défenses sous-marines.

Un directeur des travaux hydrauliques et bâtiments civils.

Il a en outre sous ses ordres immédiats un général de brigade, nommé par le Ministre pour commander les troupes de la marine, à l'exception de la gendarmerie maritime, et un officier supérieur de la marine commandant le dépôt des équipages de la Flotte.

Il est secondé dans tous les détails du service par un chef d'état-major portant le titre de chef d'état-major de l'arrondissement maritime.

Dans le cours ordinaire du service, il donne des ordres soit directement, soit par l'intermédiaire du chef d'état-major, à moins que ces ordres n'engagent une dépense ou la responsabilité pécuniaire des chefs de service.

4° Il commande en chef les corps militaires de la marine et les forces navales stationnées dans l'arrondissement, à l'exception de celles qui sont placées hors de sa dépendance par décision spéciale. Il est gouverneur désigné dans les places de guerre qui sont ports militaires (4).

5° Il se fait remettre tous les ans, en temps utile, par les chefs de service cités plus haut, par le commandant du dépôt des équipages et par le chef d'état-major, des notes sur la conduite et la capacité des officiers de tous grades. Il fait parvenir ces notes au Ministre avec ses observations, avant le 20 octobre au plus tard.

Il transmet au Ministre des notes semblables sur le compte des divers chefs de service, du commandant du dépôt et du chef d'état-major.

(1) Décision présidentielle du 20 août 1875 (B. O. p. 411).

(2) Le pavillon du préfet maritime est le pavillon carré national marqué de deux ancres bleues en sautoir dans la partie blanche et de trois étoiles blanches placées en triangle dans la partie supérieure du guindant (d. 28 du D. du 20 mai 1885).

(3) Depuis le 31 décembre 1891, il porte le titre de major-général.

(4) Voir D. du 4 octobre 1891, portant règlement sur le service dans les places de guerre et les villes ouvertes.

Il note les officiers des corps de troupes de la marine et ceux de la gendarmerie maritime, conformément aux instructions relatives aux inspections générales de ces troupes.

6° *L'article 6* du 21 octobre 1891 a été ainsi *modifié* par le décret du *12 août 1892* :

En cas d'absence, de maladie ou de tout autre empêchement, le vice-amiral préfet maritime est provisoirement remplacé par le chef d'état-major ou par le major-général ou par un officier général désigné par le Ministre.

Dans tous les cas, le préfet maritime intérimaire sera d'avance muni d'une lettre spéciale de service lui donnant les droits et l'autorité du vice-amiral commandant en chef, préfet maritime. En temps de guerre ou de siège, le préfet maritime intérimaire exerce les fonctions de gouverneur, si, par son grade ou par son ancienneté, il se trouve dans les conditions prévues par l'art. 8 du décret du 4 octobre 1891 sur le service dans les places de guerre et les villes ouvertes (1).

Nous ne reproduirons pour les chefs de service que les articles du décret qui peuvent nous intéresser.

Art. 2. — *Du chef d'état-major*.

7° Un contre-amiral remplit auprès du commandant en chef, préfet maritime, les fonctions de chef d'état-major de l'arrondissement ; toutefois, à Lorient et à Rochefort, ces fonctions peuvent être remplies par un capitaine de vaisseau.

Il seconde dans tous les détails du service le commandant en chef, dont il transmet les ordres à qui de droit. Ces ordres sont obligatoires pour tous ceux auxquels ils sont adressés.

La signature du préfet maritime ne peut toutefois lui être déléguée pour des ordres qui engagent une dépense ou la responsabilité pécuniaire des chefs de service.

8° Il a autorité, quant à la discipline générale, sur les officiers, les fonctionnaires et les employés de tous les corps de la marine, sans exception, dans l'arrondissement.

Il transmet à tous les corps de la marine les ordres nécessaires pour assurer la sûreté des postes divers de l'arrondissement placés sous l'autorité du préfet maritime.

---

(1) Quand la place est en état de guerre ou de siège, si, pour une cause quelconque, le gouverneur ou commandant est empêché de remplir ses fonctions, il est remplacé par le plus élevé en grade, ou à égalité de grade, par le plus ancien des officiers de la garnison appartenant ou ayant appartenu, comme officier, à l'armée active, à l'exclusion de tout autre officier même d'un grade plus élevé, qui se trouverait éventuellement dans la place ou dans le port.

Il est chargé de la garde et de l'inspection des prisons, des hôpitaux (1) et autres établissements de la marine situés hors de l'arsenal.

Il fait procéder à la visite journalière des malades et des détenus par un officier qu'il délègue à cet effet.

Il détermine d'après les dispositions arrêtées par le préfet maritime la tenue journalière du personnel de tous les corps de la marine, y compris les officiers sans troupes.

11° Il centralise, sous les ordres du commandant en chef, tout ce qui concerne la justice maritime.

Il reçoit du commissaire-rapporteur près les tribunaux maritimes et des commandants de la gendarmerie les rapports et informations qui sont de nature à intéresser la police et la sûreté du port. Il les transmet, s'il y a lieu, au major-général. Un capitaine de vaisseau prend le titre de sous-chef d'état-major; quand il est lui-même capitaine de vaisseau, le sous-chef d'état-major est capitaine de frégate.

Il a sous ses ordres un personnel dont la composition est déterminée par un arrêté ministériel, et qui comprend les aides de camp du préfet maritime, ainsi que les officiers et employés du secrétariat.

Il est remplacé, en cas d'absence, de maladie ou de tout autre empêchement, par le sous-chef d'état-major ou, à défaut, par un officier supérieur désigné par le préfet maritime. Le chef d'état-major intérimaire est investi de toutes les attributions dévolues au titulaire.

Art. 13. — *Du major général.*

Du major de la flotte, appelé, depuis le 31 décembre 1891, **major général** (B. O. p. 1043).

15° Les fonctions de major général sont exercées par un contre-amiral.

Il a autorité :

Sur les bâtiments en réserve, en essais, en armement, en désarmement, en réparations.

Sur tous les bâtiments armés qui sont dans le port.

Sur les bâtiments armés en rade qui dépendent du préfet maritime, à l'exception des bâtiments-école.

Sur les services d'incendie (personnel et matériel).

Il dirige les secours d'incendie dans l'arsenal.

Il est chargé de la garde militaire, de la sûreté et de la police générale de l'arsenal.

La surveillance des issues lui est confiée; il a sous ses ordres le personnel préposé à ce service. Toutefois le commissaire général conserve les attributions qui lui sont dévolues par les règlements en

---

(1) C'est seulement le major généra. (D. du 5 juin 1894) pour les infirmiers seulement, bien entendu.

vigueur, en ce qui concerne la surveillance administrative des issues et de tout ce qui se rattache aux mouvements et à la conservation du matériel naval.

16° et 17° Il a sous ses ordres le directeur des mouvements du port et le commandant du bâtiment central de la réserve.

19° Il préside la Commission chargée d'inspecter le matériel des bâtiments à leur départ, à leur retour, et après le désarmement. Il en inspecte également le personnel dans les mêmes circonstances.

Il est secondé par un capitaine de vaisseau qui prend le titre de major de la marine. (D. du 31 décembre 1891.)

En cas d'absence, de maladie ou de tout autre empêchement, il est remplacé dans ses fonctions par le major de la marine et, à défaut, par le directeur des mouvements du port ou par le commandant du bâtiment central de la réserve, ces deux derniers suivant leur grade et leur ancienneté.

L'intérimaire est investi de toutes les fonctions dévolues au titulaire.

ART. 4. — Du commandant des troupes.

Du commandant des troupes de la marine. — 22° Un général de brigade ou un colonel, désigné par le Ministre, exerce le commandement des troupes de la marine, à l'exception de la gendarmerie maritime. Son action s'étend sur les hommes de passage, les isolés, etc...

Il est chargé de tout ce qui concerne l'instruction, la discipline intérieure, l'administration et la mobilisation des troupes qu'il commande.

En cas d'absence, il est remplacé par le plus ancien chef de corps présent au port ou par un officier supérieur désigné par le Ministre.

ART. 5. — Du commissaire général.

Du commissaire général. — « Le commissaire général est gardien « des intérêts de l'État dans l'arsenal ; chargé de la passation des « marchés, du soin de l'approvisionnement, de la constatation de tous « les droits acquis contre l'État, soit dans l'arsenal, soit à bord des « bâtiments qui y comptent ; seul ordonnateur des deniers mis à la « disposition du port, chef du service des vivres et des prisons (1), « centralisateur de la comptabilité du port, chef du corps du com- « missariat et de son personnel d'agents et de commis, supérieur « hiérarchique des agents comptables des matières, des agents de « manutention de vivres. » (Art. 27 à 45 de l'ordonnance du 14 juin 1844.)

ART. 6. — Des directeurs de travaux.

Du directeur des constructions navales. — « Il est chargé de la « construction de la flotte, de son entretien, de sa réparation, de son

____

(1) **Avant le 31 mars 1800, des hôpitaux.**

« lestage et de son délestage ; chef du corps du génie maritime, du
« personnel des maîtres entretenus qui en dépend, directeur des
« écoles d'ouvriers. » D. du 27 mars 1882, p. 446.)

Du directeur de l'artillerie. — « Il est chargé de pourvoir l'ar-
« senal, les forts et batteries de la marine, les bâtiments et les troupes
« de toutes les parties de leur armement. C'est un colonel qui rem-
« plit ces fonctions.

Du directeur des travaux hydrauliques. — « C'est l'ingénieur
« architecte de l'arsenal lui-même, chargé de sa construction et de
« son entretien, de la surveillance et de l'éclairage des phares dépen-
« dant de la marine, ayant sous ses ordres des ingénieurs et des con-
« ducteurs. » (D. du 27 mars 1892, p. 416.)

Du directeur du Service de Santé (pour mémoire) ; **du directeur
des défenses sous-marines.** — Le décret du 6 mars 1886, qui avait
réorganisé le service des défenses sous-marines, avait cependant
maintenu la défense maritime dans les attributions du major de la
flotte, actuellement major-général ; cet officier général n'aurait pu
pourvoir à la double tâche de la défense maritime et de l'armement
des bateaux ; aussi le décret du 21 octobre 1891 a-t-il décidé que ce
chef de service serait indépendant et aurait une véritable autonomie.
Cette fonction est occupée par un capitaine de vaisseau ; un capitaine
de frégate est sous-directeur. Il commande les défenses fixes et
mobiles.

Art. 7. — De l'inspecteur en chef.

« En dehors de ces chefs de service, un inspecteur en chef, indé-
« pendant du préfet, sauf sous le rapport hiérarchique (1), et corres-
« pondant directement avec le Ministre, surveille tous les services au
« point de vue administratif, c'est-à-dire au point de vue des intérêts
« de l'Etat et de l'application des lois et règlements. Par lui-même ou
« par les inspecteurs placés sous ses ordres il fait toutes les investi-
« gations ou vérifications qu'il juge convenables ; reçoit communica-
« tion de toutes dépêches non confidentielles adressées par le Ministre
« au préfet ; vise les pièces comptables de dépenses, sans que ce visa
« engage sa responsabilité ; a voix représentative dans toutes les
« Commissions ayant un objet administratif ; mais ne peut ni diriger,
« ni empêcher, ni suspendre aucune opération.

« Il requiert l'exécution de la règle d'abord près du chef de
« service, ensuite près du préfet, et il fait connaître au Ministre,
« après en avoir donné avis au préfet, celles de ses représentations
« auxquelles il n'aurait pas été fait droit.

« **Idée générale du service.** — Chacun des directeurs de Cons-

---

(1) Cette subrodination hiérarchique s'applique au droit d'accorder des permissions et en
général à toutes les relations autres que celles qui résultent de l'exercice des fonctions (C. du
18 juin 1853, B. O. p 371).

« tructions navales, du Service de Santé, des mouvements du Port,
« des Défenses sous-marine, de l'Artillerie, des Travaux hydrauliques,
« et le commissaire général pour chacun des services des Subsis-
« tances et du magasin général, centre de l'approvisionnement
« naval, disposent librement pour les travaux des locaux, de l'ou-
« tillage et du personnel ouvrier dont ils ont besoin. Ils recrutent
« ce personnel ouvrier, le dirigent, et dans une certaine mesure
« l'administrent par une rémunération et la constatation de ses
« droits ou titres à la pension de retraite ou à tous autres résultant
« de ses services. Ils sont, en un mot, sous l'autorité du préfet, les
« chefs et maîtres responsables de tous les moyens qui leur sont
« nécessaires pour remplir leur tâche respective.

« Quant à la matière à mettre en œuvre, ils en ont le choix ;
« mais ils n'en disposent que dans la mesure de son application à
« un ouvrage actuel, toute matière ou tout objet non en service ni
« en œuvre formant une richesse réservée en magasin, qui porte
« le nom d'approvisionnement et qui est placée sous la responsa-
« bilité personnelle de garde-magasins relevant du commissaire
« général.

« Responsables de leurs moyens de travail et des matières en
« œuvre, les directeurs et le commissaire général pour les services
« que nous avons indiqués doivent tenir écriture de leurs opérations
« et rendre compte. Ils ont donc à cet effet sous leurs ordres, à
« l'exception du commissaire général, un personnel spécial d'agents
« administratifs, de commis et d'employés inférieurs.

« Tout cet ordre de choses fonctionne sous la haute autorité du
« préfet et du Ministre, qui interviennent dans certains cas, obli-
« gatoirement pour statuer par une décision personnelle. Le
« préfet est assisté, à ce point de vue, d'un conseil d'administration
« qui le plus souvent n'est appelé qu'à émettre un avis, mais qui
« cependant, dans certains cas déterminés, prend une décision défi-
« nitive. »

ART. 8. — *Du Conseil d'administration.*

Ce Conseil est composé ainsi qu'il suit (art. 25 du 21 octobre 1891):

Le vice-amiral, commandant en chef, préfet maritime, président.
Le chef d'état-major.
Le major-général.
Le commissaire général.
Le directeur des constructions navales.
Le directeur du Service de Santé.
Le directeur des dépenses sous-marines.
Le directeur de l'artillerie.
Le directeur des travaux hydrauliques.

L'inspecteur en chef est tenu d'assister au conseil ; il y a voix représentative dans toutes les discussions.

Le chef d'état-major et le major de la Flotte occupent dans le conseil les deux places aux côtés du préfet maritime, le plus ancien se mettant à droite. Les autres membres prennent rang entre eux en raison de leur grade, et à grade égal, dans le rang ci-dessus indiqué.

L'inspecteur en chef siège en face du préfet maritime.

Un sous-commissaire de la marine, nommé par le préfet maritime, remplit les fonctions de secrétaire du conseil et tient le registre des délibérations.

« Le Conseil émet un avis :

« Sur les plans et projets de travaux ;

« Sur les projets de cahiers des charges des marchés ;

« Sur la ratification des marchés provisoirement conclus ;

« Sur l'application de pénalités pour imparfaites exécutions de « marchés ;

« Sur les comptes d'emploi de matières et de main-d'œuvre ;

« Sur la responsabilité des comptables et des commandants des « bâtiments ;

« Et en général sur toutes les questions importantes d'intérêt « prévues par les règlements, ou spécialement soumises à son « examen en vertu d'un ordre ministériel. »

Le Conseil statue définitivement, à la majorité des voix, sur l'avancement des ouvriers d'après les propositions des directeurs.

Art. 9. — *Fonctionnement du service en temps de paix.*

Un arrêté ministériel du 18 juillet 1892 règle les différentes dispositions du décret du 21 octobre 1891.

Art. 2. — Vis-à-vis de tous les services du port dépendant du préfet maritime commandant en chef, gouverneur désigné, le chef d'état-major n'agit que par délégation ; les ordres qu'il donne dans cette condition, tout en étant obligatoires, doivent porter la mention : « par ordre ».

Art. 3. — Le service de l'état-major de l'arrondissement est partagé en quatre sections pour l'examen des affaires par le commandant en chef et pour la suite à donner :

1° Personnel — chef de la section : le sous-chef d'état-major à Lorient et Rochefort ; un capitaine de frégate à Cherbourg, Brest et Toulon.

2° Matériel — chef de la section : un capitaine de frégate.

3° Secrétaire — chef de la section : un officier du commissariat.

4° Troupes — chef de la section : un officier de troupes, aide de camp du préfet maritime.

La première section a dans ses attributions le personnel officier de tous les corps de la marine qui ne relèvent pas directement d'un chef militaire ; le personnel administratif secondaire, la justice maritime, les hôpitaux ; les honneurs et préséances, les honneurs funèbres, les commissions ordinaires et extraordinaires.

La deuxième section s'occupe des billets de demande, de remise, à réparer, etc.... des directions.

La troisième section s'occupe de l'ouverture, de l'enregistrement, de la copie et distribution du courrier à l'arrivée et au départ, sous le contrôle et la direction du chef d'état-major, ou par délégation, sous celui du sous-chef d'état-major, de la correspondance avec le commissaire général, le directeur du Service de Santé, l'inspecteur en chef : des pensions et secours, des marchés et traités.

La quatrième s'occupe de tout ce qui concerne les troupes de la marine et leur mobilisation.

Art. 4. — Le contre-amiral, major-général de la marine, prend seul rang et séance dans toute l'étendue de l'arrondissement maritime ; il a droit aux honneurs attribués au major-général par le D. du 4 octobre 1891 sur le service des places (titres VII et VIII).

Comme commandant militaire de l'arsenal, il exerce dans l'intérieur de l'arsenal les pouvoirs disciplinaires à l'égard de tout le personnel de la marine, y compris les corps de troupes.

Art. 10. — *Fonctionnement en temps de guerre. — Du directeur général de l'arsenal.*

En temps de guerre, aussitôt l'ordre de mobilisation, pour dégager le Préfet maritime de toutes les questions d'ordre administratif, de toutes celles qui peuvent l'empêcher de se consacrer exclusivement aux opérations militaires, le décret du 3 septembre 1893 (B. O. p. 307) décide qu'à Cherbourg, Brest et Toulon, le contre-amiral major-général de la marine exercera les fonctions de directeur général de l'arsenal, et le contre-amiral chef d'état-major de l'arrondissement prendra en mains la défense maritime. Dans les ports de Lorient et Rochefort, où le titulaire du poste de chef d'état-major est capitaine de vaisseau, la Défense maritime, pour des raisons d'ordre hiérarchique, sera confiée au contre-amiral, major-général, et les fonctions de directeur général de l'arsenal seront exercées par un contre-amiral du cadre d'activité ou de réserve désigné par le Ministre (1).

Le directeur général est chargé de la défense de l'arsenal proprement dit ; il dirige et inspecte les travaux de toute nature qui se font dans l'arsenal.

Le commissaire général et le directeur du Service de Santé passent sous ses ordres en ce qui touche la partie de leur service ayant trait aux opérations qu'ils sont chargés d'effectuer dans l'intérieur de l'arsenal.

Le préfet maritime peut déléguer sa signature au directeur général de l'arsenal pour des ordres qui engagent une dépense ou la responsabilité pécuniaire des chefs de service.

---

(1) Une circ. du 19 mai 1894 (30, p. 570) doit être consultée ; elle fixe ce qu'on doit entendre par enceinte de l'arsenal et dépendances.

Le Conseil d'administration continue à tenir ses séances pendant le temps de guerre; il ne peut être réuni que sur un ordre spécial du préfet.

A Lorient et à Rochefort, le contre-amiral directeur général de l'arsenal remplace le major-général dans le Conseil d'administration.

SECTION II

SERVICE DANS LES HOPITAUX.

DIVISION DU SERVICE EN TECHNIQUE ET ADMINISTRATIF.

Entrons maintenant dans le vif de la question du service dans les hôpitaux maritimes ; tout d'abord il y a lieu de le diviser en technique et administratif ; encore cette division est-elle plus apparente que réelle, certains points du service technique ayant une connexité étroite avec certains autres du service administratif ; mais elle nous sera commode pour l'étude.

Nous entendrons par service technique tout ce qui concerne les relations du Directeur avec le préfet maritime et les autres chefs de service et de détails, les opérations du Conseil de santé, la répartition des médecins dans les différents services hospitaliers et les postes extérieurs, les permissions aux officiers du corps de santé, les notes, les propositions de toute nature, les peines disciplinaires ; dans les écoles-annexes, la direction et la surveillance de l'enseignement, l'admission et la direction des étudiants. En somme, toutes les anciennes fonctions du Directeur étendues par le décret du 31 mars 1890, modifiées par la création d'une École principale et de trois annexes seront comprises sous le nom de service technique.

Le service administratif comprendra sous le titre : « Matériel », l'étude des entrées et sorties des approvisionnements, le service des malades depuis leur entrée jusqu'à leur sortie, le service des travaux, l'hygiène, la police et la surveillance des hôpitaux, et enfin la comptabilité générale des hôpitaux subdivisée en comptabilité de l'agent administratif et comptabilité de l'agent comptable.

SERVICE TECHNIQUE

CHAPITRE III

DU CONSEIL DE SANTÉ.

ART. 1er. — *Du Conseil de Santé, sa composition.*

Nous avons vu plus haut quelles sont les fonctions du Directeur du Service de Santé comme chef de service et celles qu'il aurait en temps de guerre ; mais il est une partie de ces fonctions que nous ne pouvions étudier qu'en parlant des attributions du Conseil de Santé dont il est le président.

Les Conseils de santé des ports sont régis par le décret du 24 juin 1886.

Ils sont composés du Directeur du Service de Santé, des médecins et des pharmaciens en chef.

Le Conseil de santé est présidé dans chaque port par le Directeur du Service de Santé ou, à défaut, par le Sous-Directeur (1).

Les fonctions de secrétaire archiviste sont remplies par un médecin de 1re classe, nommé par le Ministre sur la proposition du Préfet maritime et au choix du Directeur du Service de Santé.

Sur la proposition du Directeur du Service de Santé, le Préfet maritime fixe les jours et les heures auxquels s'assemble le Conseil.

Le président dirige et maintient l'ordre des délibérations ; sa voix est prépondérante en cas de partage des votes recueillis. Le Conseil de santé délibère avec l'autorisation du Préfet maritime sur tout ce qui peut intéresser la salubrité de l'arsenal et des établissements qui en dépendent. Il propose les mesures qu'il juge nécessaires.

Il constate l'état sanitaire des personnes soumises à sa visite par les services compétents.

Il recueille les rapports présentés par les médecins, suivant les règlements, à la fin de toute campagne ou d'une mission quelconque. Ces rapports sont l'objet d'une appréciation raisonnée de la part d'un des membres du Conseil de Santé désigné à cet effet par le président. Cette appréciation est communiquée à l'auteur du rapport et conservée avec le travail aux archives du Conseil de Santé.

Le Conseil de Santé constate le bon état des caisses et instruments de

---

(1) Modification du 24 juin 1886 par le 31 mai 1890.

chirurgie que les médecins embarqués doivent avoir en leur possession. A cet effet, les médecins au moment de leur embarquement soumettent ces caisses et ces instruments de chirurgie au Conseil de Santé, lequel déclare, s'il y a lieu, qu'ils ont droit à l'indemnité fixée par les règlements.

Sur la demande motivée du médecin-major d'un bâtiment et approuvée par le commandant, le Conseil de Santé propose au Préfet maritime des modifications, lorsque la durée et la nature de la campagne lui paraissent l'exiger.

Le Conseil de Santé est chargé de vérifier la comptabilité pharmaceutique des médecins embarqués. A cet effet, lors du désarmement d'un bâtiment, toutes les pièces relatives au traitement des malades sont soumises à son examen.

Ces pièces sont ensuite déposées aux Archives du Conseil de Santé.

Cette vérification est indépendante des prescriptions de l'Instruction du 8 novembre 1889 sur la comptabilité du matériel, lesquelles continuent à être suivies.

Le Conseil de Santé des ports est donc, à proprement parler, une Commission technique permanente placée près du Préfet maritime comme conseil au point de vue de l'hygiène et de la santé publique, comme le Conseil supérieur auprès du Ministre; il a perdu peu à peu, depuis son institution, les quelques fonctions administratives qu'il pouvait avoir. La création du grade de Directeur lui avait déjà porté à ce sujet une première atteinte; cependant pendant longtemps encore il tenait la liste d'embarquement; le décret du 24 juin 1886, comme nous venons de le voir, ne fait aucune mention de ce rôle qui est absolument dévolu au Directeur, comme le dit l'arrêté ministériel du 19 juillet 1888, au sujet des listes d'embarquement des médecins de 1re et de 2e classe.

Il n'existe aucun règlement intérieur pour le service du Conseil de Santé. Le secrétaire du Conseil lit au début de chaque séance le procès-verbal de la séance précédente, les dépêches ministérielles qui sont arrivées dans l'intervalle des séances et qui intéressent le service, soit au point de vue du personnel, soit au point de vue du matériel. Les séances sont au nombre de deux par semaine, à des heures et jours qui peuvent varier suivant les ports; le procès-verbal mentionne le nom des membres présents, et pour les absents le motif de leur absence.

Le Directeur du Service de Santé, en cas d'absence d'un ou de plusieurs membres titulaires, appelle à prendre place au Conseil un ou plusieurs médecins principaux ou pharmaciens principaux, en suivant l'ordre d'ancienneté de grade.

Après la lecture du procès-verbal et des dépêches, le président donne l'ordre au gardien du Conseil de faire entrer les officiers et les hommes qui sont soumis à sa visite et répartit les malades à examiner entre les membres du Conseil.

Après l'examen, pour lequel il est souvent demandé l'avis d'un des autres membres ou l'avis général, il est fait une proposition sur l'adoption de laquelle le président consulte le Conseil, en commençant

par le moins ancien de grade. Le secrétaire tient note des discussions
et opinions diverses qui peuvent surgir pour la confection du procès-
verbal.

A la fin de la séance, les membres du Conseil signent les demandes de congé formées en faveur des malades qui ont été visités, et les
différentes pièces relatives aux affaires traitées.

Les officiers du corps de Santé, médecins-majors des corps de troupes, des dépôts, des bâtiments armés ou en réserve, etc... doivent
toujours assister à la séance du Conseil de santé lorsque des hommes
appartenant à leurs corps ou leurs bâtiments passent la contre-visite,
pour être prêts à donner tous les éclaircissements désirables.

Le préfet maritime, dans un cas urgent, peut réunir le Conseil en
séance extraordinaire.

Le Directeur consulte souvent le Conseil pour des propositions qui
lui sont demandées par l'autorité, pour des décisions à prendre au
sujet de mutations de personnel, etc.; mais il est à remarquer que
ces consultations sont officieuses et ne sauraient l'engager en dehors
de son opinion personnelle sur les déterminations à prendre, à moins
que l'autorité compétente ne demande formellement l'avis du Conseil.

Il a été créé des registres à souche pour les certificats délivrés par
le Conseil de Santé; les duplicata qu'il peut y avoir lieu de délivrer
dans l'avenir sont signés par le Directeur du Service de Santé.

ART. 2. — *Des congés de convalescence.*

Voyons la façon de procéder pour les congés de convalescence :

1º Les hommes sont en traitement à l'hôpital.

Le médecin traitant qui juge qu'un de ses malades a besoin d'un
congé de convalescence écrit au médecin-major du corps auquel appartient l'intéressé. Celui-ci, après avoir visité le malade, rend compte
au chef de corps de son examen, et ce dernier adresse l'homme au
Conseil de Santé sur un certificat de visite à deux colonnes pour les
marins, simple pour les corps de troupe qui n'ont pas d'imprimé spécial.

2º Les hommes ne sont pas à l'hôpital.

Le cas se présente surtout lorsqu'un bâtiment arrive de la mer;
le médecin-major du navire prévient le commandant que les nommés ... ont besoin d'être présentés au Conseil de Santé : il établit sur
papier libre un certificat relatant la maladie, et il stipule la nécessité
de la présentation au Conseil de Santé, en vue de l'obtention d'un
congé de convalescence. Ce certificat est contresigné par le commandant.

Le commandant fait établir et signe la présentation au Conseil de
Santé. Cette pièce est l'imprimé dit « certificat de visite » et qui est
divisé en deux colonnes. A droite le commandant met ses annotations
et signe; la colonne de gauche est réservée aux annotations du
Conseil de Santé. Dans aucun cas, le médecin-major ne peut remplir
cette colonne de gauche; il doit toujours la laisser en blanc.

Ces deux pièces (certificat du médecin et présentation au commandant) sont épinglées et accompagnent l'homme à la séance.

Il est rare que les médecins-majors des corps de troupes présentent pour des congés de convalescence des hommes qui ne sont pas à l'hôpital, cela se produit pourtant pour des officiers (1), pour des malades ayant besoin d'un traitement thermal. Ce qu'il y a à retenir, c'est que le certificat médical est de rigueur ; le Conseil ne pouvant juger dans la séance même de la gravité d'une maladie, a besoin d'être éclairé par tous les renseignements désirables. S'il n'en est pas ainsi, il se voit forcé d'envoyer le malade en observation à l'hôpital, pour ne pas être exposé à juger à la légère, mesure nuisible aux intérêts de l'État. Le Conseil ne peut pas non plus se passer d'un billet régulier de présentation du chef de service ou de corps, car il ne saurait se mouvoir sous l'impulsion du seul médecin-major.

Il est pourtant des cas où le médecin-major consulte le Conseil sur un cas litigieux survenu dans son service ; mais il faut bien remarquer qu'il ne demande là qu'un avis officieux, ne pouvant en aucune sorte engager la responsabilité du Conseil de Santé, qui ne garde pas trace, dans son procès-verbal, de l'opinion émise. Dans le cas où un homme est sorti de l'hôpital de la Marine avec un billet de sortie indiquant la nécessité de le présenter au Conseil, le médecin détache du billet d'hôpital la note du médecin traitant et la joint aux pièces de présentation déjà énumérées.

Ces pièces sont complétées par le certificat de contre-visite détaché du registre à souche portant l'indication du nom et du grade de l'autorité qui l'adresse au Conseil, de la nature de l'affection qui entraîne le congé de convalescence, du nombre de mois proposé, des endroits où doit se passer le congé. A ce sujet, afin d'éviter aux membres du Conseil un soin fastidieux, il sera bon d'inviter les médecins-majors à faire toujours indiquer sur les certificats de présentation les endroits où leurs hommes désirent passer leurs congés.

Ces certificats une fois dressés sont signés par tous les membres du Conseil et remis au Secrétaire, qui est chargé du soin de les envoyer aux chefs de service, de corps ou commandants des bâtiments.

Nous avons vu que le Préfet maritime pouvait accorder aux officiers, fonctionnaires et agents servant en France, en Algérie ou à la mer trois mois de congé de convalescence. Nous ne reviendrons pas sur l'avis individuel de concession de congé. Lorsque la durée du congé dépasse trois mois, l'autorité qui accorde est le Ministre. Il en est de même des prolongations. Mais il faut toujours que la proposition soit appuyée d'une délibération du Conseil de Santé établie sur un certificat de contre-visite de l'intéressé.

---

(1) Depuis le 22 janvier 1894 (positions d'absence), aucune présentation au Conseil de santé ne peut se faire pour les officiers, fonctionnaires et agents, sans l'intervention du chef d'état-major, à moins que ce ne soient des officiers de corps de troupes.

Le décret sur la solde des équipages du 29 septembre 1886 (B. O. T. supplémentaire) dit que les congés de convalescence, en raison de maladies endémiques ou épidémiques, ou de blessures reçues en service commandé, ou d'affections résultant du service, sont accordés par les préfets maritimes pour une durée de trois mois ; ils donnent droit à la solde de présence à terre.

Une dépêche ministérielle du 6 juin 1887 recommande à ce sujet que les certificats médicaux délivrés au personnel du département soient établis avec le plus grand soin et fassent toujours mention, s'il y a lieu, de la nature ou de la cause de la maladie, ainsi que des circonstances de l'accident, pour éviter l'allocation à tort de la solde entière ou, en cas contraire, sauvegarder les intérêts du marin ; il est recommandé aussi d'éviter les termes vagues et ambigus dans la dénomination des maladies, pour que plus tard on ne voie pas surgir des réclamations de pensions non justifiées.

Ils doivent toutefois, pour conférer le droit à la solde entière, être obtenus dans les deux mois qui suivent, soit le débarquement du bâtiment sur lequel s'est présentée la circonstance qui motive le congé, soit la sortie de l'hôpital après traitement consécutif.

Les congés de convalescence pour toute autre cause sont également accordés par les préfets maritimes dans la limite de trois mois, sous la réserve que ces concessions ne dépassent pas l'époque où les titulaires auront droit à leur congédiement. Ils donnent droit à la solde de congé.

Les prolongations des congés de convalescence sont accordées, par concession de trois mois au maximum, et dans la limite d'une année, à compter de la concession du congé primitif, par le Préfet maritime de l'arrondissement dont relèvent les officiers mariniers et marins.

Les demandes de congé de convalescence sont appuyées des certificats de visite délivrés par le médecin-major de la division ou des bâtiments, et des certificats de contre-visite délivrés dans les ports militaires par le Conseil de Santé de la Marine, et dans les ports secondaires, lors de l'arrivée en France, par le médecin de la Marine ou, à défaut, par le médecin que désigne le chef du service de la Marine.

Tout officier marinier ou marin qui désire obtenir une prolongation de congé de convalescence doit rejoindre la division à laquelle il a été destiné lors de son envoi en congé, pour y être soumis à la visite et à la contre-visite du Conseil de Santé de la Marine.

En cas d'impossibilité absolue de se conformer aux dispositions qui précèdent, les demandes de congé de convalescence sont appuyées des certificats de visite délivrés par le médecin de la marine en service dans la localité, à défaut par l'officier de santé en chef de l'hôpital militaire ou par un médecin civil, et visé par le commissaire de l'inscription maritime, le sous-intendant militaire, le maire ou le juge de paix de la localité, suivant le cas.

Les congés pour faire usage des eaux thermales ou minérales sont accordés par le Préfet maritime sur le vu de certificats de visite et de contre-visite analogues à ceux établis pour les congés. La durée de ces congés est égale au double du temps passé dans les eaux thermales ou minérales, sans pouvoir excéder la limite de deux mois. Une prolongation d'un mois peut toutefois être accordée par l'autoritée maritime qui a concédé le premier congé, lorsque le besoin d'un redoublement de saison a été constaté par les médecins particuliers des eaux. Elle est de plein droit lorsque la saison des eaux est de 60 jours et au delà.

Les congés pour faire usage des eaux thermales donnent droit à la solde de présence à terre, mais seulement pendant deux années de suite. S'ils sont accordés pour une troisième année, ils ne comportent que la solde de congé.

Les dispositions du présent article sont applicables aux agents de service civils qui sont dans le cas d'être envoyés en congé de convalescence pour maladies endémiques ou épidémiques, blessures reçues en service commandé, etc...

En toute autre circonstance, les agents de service ne peuvent être envoyés en congé de cette nature qu'après un embarquement interrompu d'une année au moins. Ces congés ne comportent que la solde de congé, et ne peuvent être prolongés au delà de trois mois.

Les agents de service qui partent sur leur demande ou sont renvoyés pour inconduite ou insuffisance ne peuvent pas prétendre, à leur rentrée en France, à un congé de convalescence.

ART. 3. — *Congés de fin de campagne pour les marins* (1).

Les congés de convalescence accordés aux officiers mariniers et marins le sont plus ordinairement à la fin des campagnes, au moment du désarmement. Il arrive alors que des hommes simplement fatigués soient proposés par les Conseils de Santé pour l'obtention d'un congé de convalescence sous la rubrique un peu vague d'anémie paludéenne ou coloniale, terme que la circulaire du 6 juin 1887 recommande d'éviter. Les Conseils de Santé sont par ailleurs enclins à user d'une trop grande bienveillance : aussi le Ministre, par un décret en date du 23 mars 1892, décida d'instituer des congés de fin de campagne pour les officiers mariniers et marins simplement fatigués et non malades. Quant aux officiers, ils ont la résidence libre. Cette mesure offre l'avantage de sauvegarder dans l'avenir les intérêts du Trésor, les certificats établis par les Conseils de Santé pouvant donner lieu par suite de leur ambiguïté à des réclamations ultérieures pour des pensions de retraite. Cette mesure avait du reste été réclamée depuis longtemps par les Conseils de Santé eux-mêmes, qui auparavant se trouvaient placés entre la bienveillance due à des hommes venant d'accomplir une campagne fatigante et exigeant un temps de repos légitimement gagné, et la lettre du règlement prescrivant de trouver aux intéressés une maladie dont les symptômes étaient au moins exagérés. Ils ne peuvent excéder trois mois et donnent lieu à la solde

---

(1) Quoique ce ne soient pas les Conseils de Santé qui accordent ces congés, il nous a semblé nécessaire d'en parler ici, étant donné le but de leur création.

de présence à terre, s'ils sont obtenus dans le mois qui suit le débarquement. Les agents de service civils ne peuvent y prétendre.

Une circulaire du 20 janvier 1893 (B. O. p. 3) décide qu'un congé de convalescence peut, s'il y a lieu, être accordé aux marins déjà titulaires d'un congé de fin de campagne. — Une autre circulaire du 7 avril 1893 (B. O. p. 420) s'étonne que le nombre des congés de convalescence accordés par les Conseils de Santé n'ait pas diminué d'une manière plus notable et rappelle les autorités maritimes à l'observation du décret, ainsi que les Conseils de Santé qui devront se montrer des plus sévères.

Voyons maintenant comment on procède pour les officiers et militaires des corps de troupe de la marine, en vertu du décret du 31 août 1891 (B. O. p. 288).

ART. 4. — *Congés de convalescence pour les corps de troupes. —
Congés de fin de campagne.*

ART. 46. — Les préfets maritimes statuent sur les propositions de congés de convalescence formées en faveur des militaires des corps de troupes de la marine en résidence ou qui débarquent sur le territoire de leur commandement.

ART. 47. — Ils peuvent accorder ces congés dans la limite maximum de 6 mois, qu'ils aient ou non été motivés par une maladie contractée aux Colonies.

Au delà de 6 mois, l'approbation du Ministre est nécessaire, mais seulement lorsque la demande de congé suit immédiatement un premier congé (unique ou prolongé) qui a eu lui-même une durée ininterrompue de 6 mois.

ART. 48. — Règle la façon de procéder pour la visite et la contre-visite des militaires, soit au dehors, soit dans l'hôpital ; nous l'avons vue plus haut.

ART. 49. — Le Conseil de Santé donne son avis sur l'opportunité du congé et sur la durée à accorder. C'est sur le vu de son certificat que l'autorité militaire aux Colonies fait rapatrier les malades et que le Préfet maritime en France accorde le congé de convalescence pour les militaires appelés à servir dans la métropole.

L'article 51 *du décret du* 31 *août* 1891 a été modifié par le décret du 17 octobre 1892 (B. O p. 433). Il a de plus été ajouté un article 51 *bis* et un article 60 *bis* relatif à la concession de *congés de fin de campagne.*

ART 51. — Aucun militaire en service en France ne peut être présenté au Conseil de Santé que par son chef de corps ou de service.

Quant aux officiers et aux hommes de troupe rapatriés des Colonies (1), ils n'ont pas à se présenter au Conseil de Santé de la métro-

---

(1) Bien entendu, étant munis d'un congé de convalescence de la Colonie.

pole préalablement à leur envoi en congé. Dès leur débarquement dans un port de guerre ou de commerce, ils doivent être dirigés directement sur leurs foyers avec feuille de route.

Il n'est fait exception à cette règle qu'à l'égard des militaires qui ne paraissent pas en état d'effectuer le voyage pour se rendre dans leurs familles, ou qui demandent soit à être hospitalisés, soit à être soumis à une visite médicale.

ART. 51 *bis*. — Les préfets maritimes délivrent aux officiers et aux hommes de troupe rentrés comme malades des Colonies des titres de congé de convalescence. Cette délivrance s'opère, sur le vu des certificats de visite établis par les Conseils de Santé coloniaux, et sur lesquels est mentionnée la durée du congé qui doit être accordé à chacun des intéressés à son arrivée dans la métropole.

La fixation de durée ne doit pas toutefois excéder trois mois.

ART. 53. — Les officiers qui sollicitent des prolongations de congé doivent se rendre au port militaire le plus voisin de leur résidence ou à Paris, si cette ville est plus rapprochée du lieu où ils profitent régulièrement de leur congé.

Ils devront toujours au préalable se munir de l'autorisation de leur chef de corps ou de service.

C'est à l'autorité maritime locale, sous les ordres de laquelle l'officier est momentanément placé, qu'il appartient d'accorder, s'il y a lieu, les congés de convalescence.

A Paris, les opérations de visite médicale sont passées au ministère de la marine.

ART. 54. — Il n'est fait d'exception à cette règle que si l'état de santé de l'officier qui sollicite une prolongation de congé ne lui permet pas de faire parvenir sa demande au Ministre de la Marine par l'intermédiaire de l'autorité militaire assez à temps pour qu'il puisse statuer avant l'expiration de son congé.

S'il n'y a pas d'autorité militaire dans la localité où il jouit de son congé, il joint à sa demande un certificat du médecin qui le soigne, attestant qu'il est hors d'état d'être transporté.

ART. 55. — Les officiers des troupes de la marine, après une année d'absence en congé de convalescence, sont placés d'office dans la position de non-activité pour infirmités temporaires, s'ils sont reconnus hors d'état de reprendre du service actif.

Ajoutons que pour les hommes de troupe, les généraux gouverneurs militaires de Paris et de Lyon et les commandants de corps d'armée ont le droit d'accorder des congés dans la limite de six mois, droit délégué par eux aux généraux de division commandant les subdivisions de région.

L'article 60 *bis*, relatif à la concession des congés de fin de campagne, est ainsi conçu :

ART. 60 *bis*. — Des congés de fin de campagne peuvent être accordés par les préfets maritimes, quand les besoins du service le permettent, aux militaires (officiers et hommes de troupes) *non malades* rapatriés des Colonies à l'expiration de la période réglementaire de séjour.

Les titres de congé pour fin de campagne (modèles nᵒˢ 2 et 3 annexés au décret) sont établis, sur le vu de l'avis de débarquement et de mise en route pour une durée fixée à trois mois.

La durée de ces congés peut être réduite de moitié pour les hommes qui ont eu une mauvaise conduite pendant la traversée. La solde de présence est attribuée aux officiers et hommes de troupes titulaires d'un congé de fin de campagne.

Les congés pour faire usage des eaux thermales et minérales sont accordés aux officiers et aux hommes des corps de troupes de la marine dans les mêmes conditions et avec les mêmes formalités qu'aux officiers des autres corps de la marine et aux marins.

Citons ici quelques circulaires ou dépêches qui règlent les actes du Conseil de santé et qui ont donné lieu à de fréquents rappels.

Art. 5. — *Visites avant le départ.*

En premier lieu, la circulaire du 3 juillet 1879 avait expressément interdit qu'un congé pût être résilié sans examen préalable du Conseil de Santé, mis au courant de la situation nouvelle de l'officier, au point de vue du service (B. O. p. 32 du 2ᵉ sem. 1879). Une circulaire du 2 août 1890 rappelle cette prescription (B. O. p. 136).

Le Conseil de Santé a aussi à intervenir au sujet de la visite médicale que doivent subir des officiers, fonctionnaires et agents.

Une circulaire du 15 octobre 1890 (B. O. p. 517) recommande de toujours soumettre à une visite médicale individuelle des plus attentives les officiers, fonctionnaires et agents destinés aux possessions d'outre-mer.

Ces recommandations du reste ont été renouvelées très fréquemment par mainte circulaire ou dépêche qu'il est inutile de reproduire ici; ces recommandations qui ont en vue l'intérêt des hommes et du Trésor doivent être suivies avec une sérieuse attention.

Le Conseil de Santé agit à cet égard comme tribunal d'appel, le médecin-major des corps ou des bâtiments ayant déjà examiné les officiers ou les hommes.

L'arrêté du 14 septembre 1881 décide que tout officier ou employé militaire d'artillerie, tout officier d'infanterie, qui, malade ou momentanément invalidé, sera hors d'état de suivre la destination coloniale qui lui est assignée par son rang sur la liste des tours de départ, devra être visité à son corps et contre-visité par le Conseil de Santé du port où il se trouve employé.

Le Conseil de Santé indiquera, s'il y a lieu, dans le certificat de contre-visite, à la suite de son avis sur l'état de santé de l'officier, la date à laquelle celui-ci pourra recevoir une destination coloniale.

La circulaire du 26 avril 1884 (B. O. p. 794) décide que tout officier rentré en France comme malade ou convalescent avant d'avoir accompli plus de la moitié du temps de séjour colonial ne sera renvoyé aux Colonies pour compléter la période réglementaire qu'après avoir été visité à son corps et contre-visité par le Conseil de Santé du port (1).

Le résultat de cet examen médical devra être immédiatement porté à la connaissance du Ministre par la voie hiérarchique.

Les militaires des corps de troupes de la marine, au moment de leur destination coloniale, sont présentés au Conseil de Santé par leurs chefs de corps, sur la proposition du médecin-major, en cas de doute sur leur validité.

Le Conseil décide s'il y a lieu de les maintenir momentanément ou définitivement en dehors du service colonial.

Le Ministre attache une grande importance à ce que les hommes qui viennent de faire une campagne pénible dans une colonie malsaine ne soient pas renvoyés dans cette Colonie après quelques mois seulement de séjour en France, et il appelle toute l'attention sur cette question d'humanité et d'intérêt pécuniaire pour le Trésor. Voici ce que dit à ce sujet l'article 287 du décret du 5 juin 1883 refondu. (Edition de 1888.) Il en est de même de celui du 5 juin 1894.

ART. 287. — Avant toute destination, les officiers mariniers et marins appelés à l'embarquement sont l'objet d'un examen attentif de la part du médecin-major de la division.

Ceux d'entre eux qui, à la suite de cet examen, sont reconnus impropres à la destination spéciale qui leur échoit, sont présentés à la plus prochaine séance du Conseil de Santé, qui décide s'il y a lieu de les maintenir sur la liste d'embarquement ou de les exempter pour un temps déterminé du service à la mer (2).

A l'expiration du terme fixé par le Conseil de Santé, et s'ils ne sont pas reconnus propres à suivre *toute destination* par le médecin-major de la division, ces marins passent de nouveau devant le Conseil de Santé, qui décide s'il y a lieu de leur accorder *un second délai* ou s'ils doivent être présentés à la Commission de réforme ; de toute manière un homme ne peut rester plus d'un an indisponible.

Dans les cas douteux, le Préfet maritime fait procéder à une enquête dont le compte rendu est adressé au Ministre, qui statue définitivement.

Une circulaire du 28 octobre 1889 (B. O. p. 678) recommande aux Conseils de Santé de ne pas délivrer de congés de convalescence aux marins atteints de tuberculose confirmée, même au début, dans un but hygiénique facile à prévoir ; ils devront être présentés devant la Commission de réforme.

La circulaire du 12 novembre 1890 (B. O. p. 558) étend la même prescription aux militaires des troupes de la marine.

(1) Une dépêche du 14 janvier 1891 rappelle les prescriptions de la circulaire de 1881, et décide que les officiers qui, à leur retour des colonies en période interrompue, n'ont pas été affectés à un régiment, seront visités et contre-visités soit dans le port le plus rapproché de leur résidence, soit à Paris ; les dispositions seront étendues aux officiers et employés militaires de l'artillerie.

(2) Une circulaire du 30 nov. 1882 (B. O. p. 927) prescrit aux Conseils de santé d'examiner les hommes punis disciplinairement et servant à l'État avec 2/3 de solde, dans le cas où ils se déclareraient atteints d'une maladie ou infirmité les rendant incapables de servir.

Une circulaire du 29 avril 1889 (B. O. p. 648) réglemente les fonctions des Conseils de Santé vis-à-vis des fonctionnaires coloniaux.

Ils continueront, comme avant la séparation des colonies, à contre-visiter les officiers, agents et fonctionnaires coloniaux, et les certificats établis à la suite de cet examen seront acheminés au sous-secrétariat des Colonies par les soins des autorités maritimes.

Enfin les Conseils de Santé visitent dans les cas douteux, les ouvriers des ports. Nous y reviendrons plus loin en parlant du service de l'Arsenal. Une dépêche du 10 janvier 1890 leur prescrit d'examiner au point de vue de l'aptitude physique les officiers de marine candidats à l'Ecole de gymnastique ou au bataillon de marins fusiliers. Ils examinent, ou du moins une Commission de trois médecins en chef pris dans leur sein visite les étudiants admis par le Ministre.

Ils examinent les instruments de chirurgie des médecins embarqués, comme nous le verrons dans le service à la mer.

En somme, ils sont tenus de répondre à toute question médicale posée par le Ministre, le Préfet maritime ou les chefs de service compétents, au sujet du personnel qui leur est adressé, indépendamment des questions d'hygiène ou de santé publique qui peuvent leur être déférées.

ART. 6. — *Du secrétaire du Conseil de Santé.*

Les fonctions de secrétaire-archiviste du Conseil de Santé sont remplies dans les cinq ports militaires par des médecins de 1re classe; ils sont nommés par le Ministre, sur la proposition des préfets maritimes et au choix des directeurs du Service de Santé.

Cet emploi est considéré comme une prévôté; sa durée n'est pas limitée. La nomination s'effectue au choix parmi les candidats en service dans le port ayant accompli une période régulière de service à la mer ou aux Colonies.

Le secrétaire du Conseil assiste aux séances; il rédige les procès-verbaux et les certificats délivrés par le Conseil, ainsi que les duplicata. Il se tient prêt à fournir au Conseil tous les renseignements administratifs qui peuvent lui être demandés (1). Il veille à ce que tous les procès-verbaux des séances soient signés de tous les membres du Conseil.

Il tient au courant la liste d'embarquement des médecins de 1re classe, établit les états périodiques à fournir au Ministre, au Préfet maritime. Ces états sont signés par le Directeur du Service de Santé. Il tient au courant le registre matriculaire des officiers du corps de Santé et des étudiants.

Il est archiviste du Conseil de Santé et, en cette qualité, il a la garde et la surveillance des registres de délibérations, de dépêches, de correspondances, les cahiers de visite, de statistique, d'observations et de certifications médicales déposés au Conseil par les médecins-majors

(1) A cet effet, il tient un répertoire des dépêches e classe les règlements.

des navires qui désarment. Tous ces documents sont classés au secrétariat, et il en est délivré des extraits par le secrétaire-archiviste. Le Directeur du Service de Santé signe ces extraits.

Il fait faire des copies des feuilles de clinique, lorsqu'il lui en est demandé par les autorités compétentes pour une proposition de pension ou tout autre renseignement; le Directeur vise ces copies.

Il fait exécuter les travaux de reliure nécessaires aux documents dans les archives et la bibliothèque du Conseil. Les demandes de reliure sont adressées en temps opportun au Ministre. Les livres qu'on peut faire relier sont les publications périodiques adressées aux divers services, les documents administratifs susceptibles d'être reliés. (Dépêches ministérielles).

Par les soins du secrétaire du Conseil, les dépêches ministérielles concernant les officiers du corps de Santé et le service de Santé sont classées et conservées ; des copies signées par le Directeur du Service de Santé sont délivrées aux intéressés, s'il y a lieu.

Les lettres officielles adressées par le Directeur au Ministre, au Préfet maritime, au Commissaire général, etc..., sont copiées au secrétariat et conservées sur des registres de correspondance.

Il peut demander aux divers services de la marine les renseignements nécessaires pour la marche des affaires intéressant le service, le Conseil de Santé, les officiers du corps de Santé et les malades. Il répond également aux demandes qui lui sont adressées.

Il sert de secrétaire au Directeur du Service de Santé, qui le charge de la tenue de son livre d'ordres, de toutes les communications de service à faire dans l'intérieur de l'hôpital, de la correspondance avec les étudiants ou leurs parents, les familles qui demandent des renseignements sur les malades, etc..., etc... Il rédige les circulaires convoquant tel ou tel officier pour un service quelconque.

S'il s'agit de commissions, il propose au Directeur les officiers qui doivent en faire partie, et tient à cet effet un registre où est inscrit un tour de roulement pour ce genre de service (commissions de recette, de visite, de contre-visite, de réforme, etc...). Il procède de même pour la désignation des officiers qui doivent être délégués pour une cérémonie funèbre.

En cas d'absence (1) du Directeur, il s'adresse au sous-directeur pour toute affaire urgente.

Il répartit entre les médecins des corps de troupes et les médecins-majors des bâtiments les tubes de vaccin venant de l'Institut vaccinogène de Bordeaux, en prenant soin de ne jamais en manquer.

Il recueille les rapports des médecins-majors sur les résultats de la vaccination, pour préparer le rapport trimestriel du Directeur.

A la fin de l'année, il rassemble tous les documents statistiques ou autres qui peuvent servir à la confection du rapport annuel du Directeur.

Il est chargé des cours à faire aux quartiers-maîtres infirmiers non munis du certificat d'admissibilité au grade de second maître.

____

(1) **Momentanée,**

(Deuxième partie du Manuel.) A ce titre il reçoit un supplément de fonctions de 250 fr. par an (dépêche ministérielle du 6 décembre 1886).

Il est secrétaire, avec voix consultative, de la commission prévue par l'article 385 du décret du 5 juin 1883 (édition de 1888) fonctionnant dans chaque port le 1er avril et le 1er octobre de chaque année, comme conseil d'avancement à l'égard du personnel infirmier en service à terre (hôpitaux, dépôts).

ART. 7. — *États périodiques. — Écrivain du Conseil de Santé.*

Les états périodiques du service de la Direction depuis le 24 juin 1886 ne sont plus adressés qu'au Ministre ; une dépêche du 16 février 1863 ordonne l'établissement de documents périodiques destinés à faire connaître les mutations survenues parmi les officiers du corps de santé et la situation du personnel.

Ces pièces doivent être transmises au Ministre par bordereau (décision du 4 janvier 1868).

Pour bien se rendre compte des états périodiques que le service technique de la Direction a à fournir, il faut les classer ainsi :

1° *Annuellement* :

A. Dans le courant du mois de mars de chaque année, un rapport sur l'ensemble du Service de Santé en double expédition ;

B. Dans le courant de décembre, un rapport sur le fonctionnement et l'organisation du service des infirmiers (art. 45 de l'arrêté du 19 mars 1888).

2° *Semestriellement* :

A. Dans la première quinzaine de chaque semestre, une situation générale du matériel des approvisionnements des ambulances régimentaires des troupes. A cet effet, les corps de troupes et le garde-magasin général lui remettent tous les six mois une situation du matériel qui est arrêtée aux dates du 1er janvier et du 1er juillet.

B. Sociétés de Secours aux blessés. Tous les six mois également (1), le Directeur adresse un rapport dont les éléments lui sont fournis par les délégués des sociétés de secours aux blessés, dans lequel il rend compte de l'état du matériel et des approvisionnements pour ceux qui existent dans le port militaire.

C. Le 15 juin et le 15 décembre, liste par ordre de préférence des marins en expectative de stage (art. 3 de l'arrêté du 19 mars 1888).

D. A la fin de chaque période d'instruction des infirmiers, qui dure six mois, un rapport détaillé sur le fonctionnement des cours, les mutations, la conduite, l'application au travail du personnel et les résultats obtenus, ainsi que la liste numérique des nouveaux brevetés et la liste nominative par ordre de classement des quartiers-maîtres admissibles (art. 16 de l'arrêté du 29 mars 1888).

3° *Trimestriellement* :

A. Un rapport sur les résultats de la vaccination (dépêche du 4 février 1891).

____

(1) Le 1er février et le 1er août.

B. Un état des malades qui, au 1er jour du trimestre, ont 90 jours de présence (1).

C. Un état nominatif des médecins et pharmaciens stagiaires, ainsi que des étudiants, avec indication des notes sur la conduite, la discipline, l'assiduité au travail de chacun d'eux (art. 92 de l'arrêté du 12 oct. 1891).

4° *Mensuellement* :

Un état nominatif (2) faisant connaître la position des officiers du Corps de Santé, avec indication de la date du jour où la position a commencé, et pour les officiers disponibles, la date du dernier débarquement.

5° Tous les dix jours : les 1er, 11 et 21 de chaque mois.

A. Un état dit décadaire qui comprend la situation numérique des officiers du Corps de Santé, et l'état des mouvements survenus parmi les officiers du Corps de Santé.

Un état adressé au Commandant du dépôt les 8, 18 et 28 de chaque mois indiquant les infirmiers exempts de service, les punitions infligées, les permissions accordées, ainsi que le nombre des malades en traitement à l'hôpital (art. 27 de l'arr. du 19 mars 1888).

5° Une dépêche du 12 mars 1891 substitue à l'état sanitaire journalier à adresser au Ministre un état décadaire accompagné d'un rapport sommaire sur l'ensemble de l'état sanitaire du port, rapport dans lequel le Directeur indiquera les progrès ou la décroissance des épidémies dans les cantons et cantonnements.

Il nous semble nécessaire de reproduire le modèle de cet état. [*Voir l'état ci-après*]

---

(1) Nous verrons cet état plus en détail dans le service de la sous-direction.

(2) Une circulaire du 29 janvier 1890 recommande de mentionner les prénoms des officiers sur les états de mouvement, lettres ou autres documents les concernant (B. O. 83).

Situation numérique des malades traités dans les hôpitaux du   au   189   (*).

Genres de maladies	Existant le	Entrés	Reçus	Total	Sortis et évacués	Décédés	Reste le	Provenances des fièvres typhoïdes et éruptives		Entrés	Existant le dernier jour
								Maladies	Corps		
Fièvres ordinaires (1)		(2)		(3)				(6)	(5)		
Fièvre typhoïde.								Fièvres typhoïdes			
Fièvres éruptives.											
Blessés.								Varioles			
Vénériens.											
Maladies cutanées.								Rougeoles			
(4).											
. . . . .								Scarlatines			
Totaux											

Situation numérique des malades en traitement dans les infirmeries le..... (6).....   189.

	Équipages de la flotte effectif présent ..... hommes	Batteries d'artillerie de marine effectif présent ..... hommes	Compagnies d'ouvriers d'artillerie de marine effectif présent ..... hommes	Infanterie de Marine				Observations
				Régiments effectifs présents ..... hommes		Régiments effectifs présents ..... hommes		
Convalescents								
Blessés. . .								
Vénériens. .								
Affections diverses. .								
(4)								

(1) Sans distinction de grade. — (2) Les chiffres portés dans cette colonne se rapportent aux mouvements intérieurs de l'hôpital ; ils concernent les hommes qui passent d'une catégorie de malades dans une autre. — (3) Cette colonne comprend en bloc les hommes qui sortent de l'hôpital ; ceux qui sont évacués d'un hôpital sur un autre changent de catégorie. — (4) Les lignes ponctuées doivent être réservées pour l'inscription éventuelle, à la main, des maladies qui présenteraient un caractère spécial (grippe, cholérine, diphtérie, dysenterie nostras, etc., etc. — (5) A réserver également les lignes ponctuées de cette colonne pour y inscrire les corps à mesure que des cas s'y produiront. — (6) Date du jour qui précède celui où l'état est établi.

(7) Signaler, s'il y a lieu, dans cette colonne, les modifications favorables ou défavorables qui paraissent se produire dans la situation des divers corps.

(*) Du 1er au 10 inclus, du 11 au 20 inclus, du 21 à la fin du mois.

Une dépêche du 8 novembre 1861 a affecté au secrétariat du Conseil de Santé un écrivain choisi parmi les écrivains temporaires.

Une autre dépêche du 28 janvier 1875, donne le titre de commis auxiliaire des directions de travaux à l'écrivain chargé de dresser, sous la surveillance du secrétaire-archiviste, tous les documents à fournir par le secrétariat.

La dépêche du 30 janvier 1869 règle du reste la pension de ces écrivains ; pour éviter la difficulté du cumul, comme il peut exister des motifs sérieux pour affecter aux écritures des Conseils de Santé d'anciens fonctionnaires qui trouveront ainsi le moyen d'améliorer leur retraite, les dispositions du décret du 16 mars 1864 portant allocation de frais d'employés aux chefs du service de l'Inspection seront étendues aux Conseils de Santé.

Les sommes prévues au budget pour frais d'employés seront donc à l'avenir ordonnancées au nom du Directeur du Service de Santé, qui justifiera de l'emploi de ces fonds au moyen d'états nominatifs émargés par les parties prenantes et arrêtés par le Commissaire aux Revues. La solde annuelle est de 900 fr.

La dépêche précitée du 28 janvier 1875 accorde une augmentation de 300 fr. aux écrivains de Brest, Rochefort et Toulon.

CHAPITRE IV

SERVICE DANS LES SALLES.

On devrait entendre par service des malades l'ensemble de tous les soins nécessaires depuis leur entrée jusqu'à leur sortie et des formalités administratives qu'ils entraînent. Mais, pour rester fidèles à la séparation que nous avons adoptée du service technique ou de la direction et du service administratif ou de la sous-direction, nous supposerons le malade entré dans la salle, et nous étudierons ici les soins de tout genre que le médecin traitant et le personnel de la salle doivent lui donner, remettant à plus tard l'étude des cas d'admission et des formalités administratives de l'entrée.

Les médecins traitants ou, au besoin, les chefs de clinique qui les remplacent ont seuls le droit d'ordonner les remèdes et le régime alimentaire de leurs malades. Il ne doit se glisser dans leurs prescriptions ni irrégularités, ni abus. Le Sous-Directeur a le droit et le devoir de surveiller cette partie du service. (V. art. 14 de l'arrêté ministériel du 31 mars 1890. Fonctions du Sous-Directeur.)

ART. 1ᵉʳ. — *Visites. — Prescriptions. — Cahier de visite. — Feuilles de clinique.*

Les visites sont faites par les médecins traitants; celles du matin commencent à 7 heures du 1ᵉʳ avril au 30 septembre et à 7 heures et demie du 1ᵉʳ octobre au 31 mars. Celles du soir sont faites de 3 à 4 heures. Le Directeur peut apporter à ces heures les modifications qu'il juge nécessaires. Les prescriptions des aliments et des médicaments sont habituellement faites à la visite du matin pour toute la journée, sauf les modifications qui pourraient être jugées nécessaires à la visite du soir.

La prescription du régime alimentaire est toujours faite à haute voix, afin que le malade sache ce qui doit lui être donné en aliments.

Les prescriptions sont inscrites, sous la dictée du médecin traitant, sur un cahier de visite. Ce cahier est tenu séparément pour les jours pairs et pour les jours impairs. Il est signé par le médecin traitant après chaque visite et sert à dresser le relevé des consommations pharmaceutiques et l'extrait du cahier de visite en ce qui concerne la nourriture des malades.

A la fin du mois, ce cahier est remis à la sous-direction, qui le conserve jusqu'à l'épuisement définitif du compte annuel de l'hôpital et le dépose ensuite aux archives. Il ne peut être communiqué pour les vérifications administratives que dans la forme confidentielle et sous enveloppe.

Il en est de même des feuilles de clinique sur lesquelles l'infirmier-major de chaque salle inscrit les prescriptions quotidiennes, en se bornant à les renouveler quand des modifications y sont apportées par le médecin traitant.

Il nous semble inutile de reproduire ici les modèles des cahiers de visite et des feuilles de clinique; il suffit de lire attentivement leurs en-têtes pour éviter toute erreur; il est bon cependant de donner quelques explications au sujet de la tenue des feuilles de clinique, qui a la plus haute importance.

L'infirmier-major dépose sur le lit d'un entrant avant la visite un tableau de clinique. Avant la visite, le médecin en sous-ordre chargé des observations remplit l'en-tête de la feuille en se conformant scrupuleusement aux indications (1); il ne doit pas reporter sur la feuille, au-dessous des mots « Caractère de la maladie », le diagnostic, souvent provisoire, du médecin qui a provoqué l'envoi. L'état du malade peut se modifier, les symptômes se dessiner de façon à révéler une toute autre maladie que celle inscrite sur le billet d'entrée. Il faut attendre de la part du médecin-chef de la salle un diagnostic précis, que souvent lui-même ne pourra formuler immédiatement (2).

____

(1) Faire attention aux prénoms, au lieu de naissance, à la profession ; comparer la feuille de clinique avec le billet de salle qui vient de l'administration, et est forcément exact.

(2) Ne jamais omettre, lorsque le diagnostic est posé, de l'inscrire à l'endroit voulu, car

On inscrit quotidiennement dans les colonnes à ce réservées les dates, les prescriptions alimentaires, médicamenteuses, les opérations, les observations, s'il y a lieu (1). Pour abréger la notation des aliments, il est d'usage de se servir d'abréviations : R. pour ration entière ; 1/2 pour demi-ration ; 3/4 pour trois quarts, etc...; s'il s'agit de lait, on met simplement le mot « lait » ; il en est de même pour la bière. Ces abréviations sont détaillées en bas de la feuille de clinique.

A la sortie de l'homme de l'hôpital, la feuille sera datée et signée par le médecin chef de la salle, et portera une mention précise, par exemple : soit guéri, soit pour être présenté au Conseil de Santé, à la Commission de réforme, etc...

En cas de décès, si l'autopsie a été faite, il faut en consigner une relation sommaire et exacte sur la feuille.

Si un malade a déjà fait un ou plusieurs séjours à l'hôpital, les feuilles de clinique qui ont été établies antérieurement sont extraites des salles où il était en traitement, pour être jointes à la nouvelle feuille, ce qui permet de reconstituer l'historique de la maladie.

Les feuilles de clinique sont conservées dans les salles par les soins des infirmiers-majors ; très souvent elles sont demandées par le service de la Direction qui en fait des copies ou des extraits (pensions pour infirmités ou maladies, réforme, etc...), renseignements médicaux à l'autorité judiciaire, statistiques, travaux scientifiques.

ART. 2. — Médicaments. — Pansements.

Les médicaments compris dans la nomenclature et ceux dont l'achat est prévu dans les marchés approuvés par le Ministre sont les seuls qui puissent être employés dans les hôpitaux de la Marine. Toutefois, en cas d'urgence, le Directeur peut, avec l'approbation du Préfet maritime, prescrire l'achat d'un médicament non prévu par la nomenclature. Il en est ensuite référé au Ministre.

Les prescriptions médicamenteuses se divisent en prescriptions pour l'usage interne et prescriptions pour l'usage externe.

Aussitôt après la visite, l'agent de la pharmacie qui tient le cahier fait les étiquettes des prescriptions pour l'usage interne et les remet à la pharmacie de détail. Il établit ensuite les relevés et les bons par-

---

on serait forcé plus tard de tirer des conséquences du traitement pour dénommer exactement la maladie pour laquelle on devra toujours adopter le terme généralement employé dans la langue médicale, fût-ce au prix d'une abréviation que le malade ne pourra comprendre.

(1) Les observations doivent être rédigées jour par jour avec précision, et dans un ordre scientifique.

La 1re observation doit relater avec soin les antécédents du malade. C'est ainsi qu'il faut indiquer la date exacte ou approximative de l'invasion de la maladie. Si l'on est en présence d'une maladie contractée en service, on doit le noter avec soin en ajoutant entre parenthèses une mention explicative telle que (renseignement fourni par le malade), ou bien (renseignement tiré d'un certificat d'origine dont le malade est possesseur et qui est daté de...)

Viennent ensuite les signes fournis par l'examen de chaque fonction qui doit être examinée entièrement avant de passer à une autre. Il faut toujours avoir soin d'inscrire les observations ultérieures en face des dates qui leur correspondent.

ticuliers, et les soumet ensuite à la signature du médecin chef de la salle ou de son chef de clinique.

Les médicaments pour l'usage externe sont pris dans l'appareil qui en est muni. suivant une nomenclature établie par la Direction du Service de Santé.

Dès que les médicaments prescrits à la visite du matin sont préparés, la pharmacie les remet à l'infirmier de la salle en faisant l'appel sur les étiquettes (infirmier) et le cahier de visite (pharmacien). A l'exception de la tisane commune. aucun médicament, s'il n'a été prescrit à la visite du matin, ne peut être délivré que sur un bon particulier signé par le médecin traitant ou le médecin de garde.

En dehors des heures de visite, les médicaments sont préparés par le pharmacien de garde.

Les médicaments prescrits sur bons après la visite du matin ou du soir sont reportés sur le relevé (n° 2081), à la date du lendemain, et les bons sont annexés à ce relevé.

Les médicaments prescrits à la visite du matin sont distribués. autant que possible. avant les aliments Cette distribution est faite, le cahier de visite à la main. par le pharmacien de la salle ou. à défaut, l'infirmier-major de la salle. qui compare au fur et à mesure avec les étiquettes portant le numéro du lit du malade auquel le médicament est destiné.

Le médecin traitant a donné à la sœur de la salle (ou à défaut à l'infirmier) les indications nécessaires pour l'administration des médicaments. Si un malade refuse de prendre ce qui lui a été prescrit, ou si un incident survient, qui nécessite de la part du médecin de garde appelé en pareil cas la suspension d'une médication prescrite. il en est rendu compte au médecin traitant à sa première visite. Tout médicament non consommé est rapporté à la pharmacie.

Les pansements simples sont faits par les infirmiers des salles, tous les autres le sont par les médecins traitants ou en sous-ordre (1). A cet effet, l'appareil de chaque salle est muni des objets de pansement, instruments. médicaments pour l'usage externe. d'après une nomenclature établie par le Directeur du Service de Santé.

Tous les objets de pansement ayant servi, susceptibles d'être utilisés de nouveau après lavage (linge) ou désinfection, sont portés à la buanderie après passage dans une solution ou à l'étuve, et remis ensuite dans un ou plusieurs appareils des salles.

La question du lavage du linge à pansement peut se trouver modifiée par l'introduction dans les hôpitaux du nouveau pansement Froger et par les principes de l'antisepsie nécessitant la destruction des pièces de pansement qui ont servi.

Tous les objets et médicaments nécessaires à chaque salle lui sont fournis par la pharmacie de détail. à l'exception du linge à pansement relavé, sur bons du médecin traitant. Autant que possible, un seul bon ou demande est établi au commencement de chaque mois

____

(1) Dans les écoles annexes, on peut les confier aux étudiants.

pour les besoins de tout le mois. Ces bons sont récapitulés en fin de mois et portés sur le relevé que signe le médecin de la salle. Ce relevé est ensuite adressé à la sous-direction.

Pour tout appareil de prothèse autre que ceux délivrés par la pharmacie aux navires, infirmeries, ambulances, la délivrance est faite par la pharmacie de détail, suivant les formes déterminées plus loin.

C'est ici le moment de reproduire tout au long une circulaire au sujet des médicaments toxiques (1), en date du 8 juin 1892, appliquant à la Marine une circulaire de la Guerre.

Paris, le 12 février 1892.

Le président du Conseil, ministre de la guerre, a décidé, à la date du 12 février 1892, que dans les infirmeries régimentaires on se conformera rigoureusement aux prescriptions spécifiées au formulaire pharmaceutique des hôpitaux militaires (pages 263, 265 et 267), relatives à *l'interdiction absolue* de mettre des liquides toxiques dans des bouteilles à vin, et à l'ordre formel de ne jamais délivrer ces liquides que dans des *fioles ou flacons en verre coloré* portant une étiquette rouge orange.

Ces fioles devront, en outre, être entourées d'une bande de papier rouge orange, large de 1 à 3 centimètres selon leurs dimensions, qui sera collée sur toute leur circonférence; elles seront aussi munies d'une seconde étiquette en papier rouge orange sur lequel le mot *Poison* sera écrit en lettres majuscules. Le Ministre rappelle que les médecins des corps de troupe seront tenus de conserver *personnellement* la clef de l'armoire aux poisons de l'infirmerie (circulaire ministérielle du 1er novembre 1888, n° 8707, 7e direction). La clef de l'armoire où sont renfermés les médicaments ordinaires et les solutions toxiques étendues, servant à la pratique usuelle des pansements, restera confiée, selon le cas, au sous-officier, au caporal ou brigadier d'infirmerie, ou, en *son absence*, à l'infirmier de garde, lesquels en *seront personnellement responsables et ne devront jamais délivrer un médicament, de quelque nature qu'il puisse être, sans l'ordre formel d'un médecin.*

Dans les magasins et ateliers des corps de troupe, dans les magasins centraux, les liquides toxiques, même en solution très étendue, ne seront *jamais distribués, ni conservés dans des bouteilles à vin* ; ils le seront toujours dans des fioles ou flacons en verre coloré, portant des étiquettes en papier rouge orange, et la large bande circulaire de même nature dont il est question ci-dessus.

Messieurs les Chefs de corps et de service devront faire immédiatement exécuter les prescriptions formulées dans la présente note et veiller à ce qu'aucune infraction à ces dispositions réglementaires ne se

---

(1) Cette circulaire qui s'applique non seulement aux hôpitaux, mais encore aux pharmacies de bord, aux infirmeries, etc..., trouve sa place ici ; nous avons cru inutile de la scinder pour lui conserver sa forme et sa nature.

produise sous aucun prétexte. Dans toutes les pharmacies des hôpitaux militaires, les pharmacies régionales, les infirmeries-hôpitaux, les infirmeries régimentaires et de garnison, les magasins du Service de Santé, et d'une manière générale dans tous les établissements ou magasins dépendant du ministère de la guerre, où l'on emploie ces solutions toxiques étendues, on affichera l'extrait ci-joint de la présente note sous-forme de placard imprimé en gros caractères dans un endroit très apparent.

Cette note sera également annexée sous forme de feuille supplémentaire au formulaire pharmaceutique des hôpitaux militaires entre la notification de la décision du 26 mars 1890 et la page 1. Elle sera conservée en outre dans les archives de toutes les infirmeries, de quelque nature qu'elles soient, et dans celles de tous les hôpitaux militaires.

Placards à afficher dans les infirmeries, magasins, ateliers, etc.

Le président du Conseil, ministre de la guerre, a décidé, à la date du 12 février 1892, que, par application des dispositions contenues dans le formulaire pharmaceutique des hôpitaux militaires, les liquides toxiques en solutions étendues ou concentrées ne seraient jamais contenus dans des bouteilles à vin, mais qu'ils seraient toujours conservés dans des fioles ou flacons en verre coloré.

Ces fioles ou flacons seront toujours entourés d'une bande de papier rouge orange, large de 1 à 3 centimètres, selon leurs dimensions, qui sera collée sur toute leur circonférence ; ils porteront toujours aussi, en outre de l'étiquette indiquant la nature de la substance toxique et le titre de la solution, une seconde étiquette en papier rouge orange sur laquelle le mot « Poison » sera écrit en grosses lettres.

Dans les infirmeries, les magasins et ateliers des Corps de troupes, les magasins centraux. *les liquides toxiques même en solution très étendue ne seront jamais distribués, ni conservés dans des bouteilles à vin* ; ils le seront toujours dans des fioles ou flacons en verre coloré portant les étiquettes et la bande sus-mentionnées.

La présente décision sera affichée en gros caractères et en permanence d'une manière très apparente dans toutes les infirmeries, les magasins et ateliers des Corps de troupes, dans les infirmeries-hôpitaux, et, d'une manière générale, dans tous les magasins des divers services dépendants du département de la Guerre où l'on emploie des solutions toxiques, de quelque nature qu'elles soient.

Art. 3. — Régime alimentaire.

Le régime alimentaire des malades, ainsi que celui des rationnaires en santé nourris à l'hôpital, se compose des aliments et rations détaillés au tarif; il n'a été l'objet jusqu'à ce jour d'aucun document officiel. Il est réglé par un projet d'instruction relative au service des vivres, du chauffage, de l'éclairage. Une partie de cette instruction a été mise en vigueur par une dépêche ministérielle du 10 juin 1845. On la trouvera dans Blache, p. 459. En pratique, on suit, autant que possible, le règlement de la Guerre (1).

Le régime alimentaire des malades se compose :

D'aliments ordinaires (pain (2), viande, légumes et vin) ;

De potages (riz, vermicelle, pâtes) ;

D'aliments légers (lait, pruneaux, œufs), etc.

Des aliments particuliers se composant de veau, mouton, volaille, poisson, salade, fruits, chocolat, sont accordés aux officiers, et sur la prescription des médecins traitants, à des malades non officiers. Pour ces derniers il faut un rapport écrit du médecin traitant, visé du directeur, approuvé du préfet maritime (3).

Il y a 3 régimes : le régime gras, le régime maigre et la diète :

1° Le régime gras se compose d'aliments ordinaires : les chefs de salle peuvent accorder aux malades à la demie et au quart de portion, soit du mouton en remplacement de bœuf grillé, soit un aliment léger, soit un aliment particulier.

Le malade à la soupe reçoit seulement le vin dans la proportion prescrite et au besoin un aliment léger sans pain. Aux repas du soir, pour les malades à la portion et aux trois quarts, les légumes peuvent être ajoutés à la viande.

2° Le régime maigre se compose de pain, de vin, d'un bouillon maigre ou d'un légume préparé au beurre, ou d'un aliment léger.

3° La diète exclut toute espèce d'aliment solide ; mais lorsqu'elle n'est pas absolue, elle admet :

Le nombre de bouillons gras jugé nécessaire, un ou deux œufs.

Le vin dans les quantités déterminées.

Le lait de vache, une portion entière pour les vénériens.

Les prescriptions comprennent une portion ou une fraction de portion : 3/4, 1/2 ou 1/4.

Voici les quantités par ration ou fractions de ration, et suivant la catégorie des malades :

Pain : Officiers et autres : Entière : 0 kil. 750 par jour (déc. du 25 janvier 1841).

Viande : Officiers et autres : Entière : 0 kil. 400 (dép. du 30 juillet 1877).

Vin : Officiers et autres : Entière : 0, lit. 68 (dép. du 18 février 1841).

Malades ordinaires : Entière : 0 lit. 46.

(1) Une dépêche ministérielle du 5 avril 1893 prescrit d'établir un projet de règlement sur le service de l'alimentation dans les hôpitaux maritimes. Tout récemment une dépêche prescrit aux ports d'étudier un projet présenté par un des cinq ports militaires.

(2) Une dépêche du 3 août 1883 dit que le pain blanc de l'hôpital sera fourni par les subsistances à partir du 12 janvier 1894.

(3) En pratique, pour un seul malade, la sœur supérieure peut acheter ces aliments spéciaux sur les fonds qui sont à sa disposition pour achats de menues denrées.

Ration des rationnaires en santé :

Viande : Officiers : 0 kil. 400.
Pain : Officiers : 0 kil. 750.
Vin : Officiers : 0 lit. 69.

La ration spéciale des sœurs hospitalières se compose ainsi :

Viande : 0 kil. 400, cassonade 0 kil. 025.
Pain : 0 kil. 625, café 0, 020.
Vin : 0 lit. 460.

Celle des infirmiers a été étudiée en temps et lieu.

A l'aide des cahiers de visite, l'infirmier établit l'extrait (modèle 2080), destiné à demander à la dépense et à la cuisine les aliments nécessaires à chaque salle. Les sœurs de la dépense et de la cuisine donnent à chaque salle les aliments prescrits. Ces extraits sont ensuite relevés sur des comptes ouverts récapitulés en fin de mois (art. 317, 318. etc... de l'Instruction du 8 nov. 1889 sur la comptabilité des matières). Il est inutile d'insister ici sur ces extraits dont la confection est facile. grâce aux indications précises des en-têtes et des colonnes. Le pain, la viande, les diverses denrées, sont livrés par le magasin à la dépense dans les proportions déterminées par le nombre des rationnaires et des malades sur bons à souche (ou billet modèle 55) qui, récapitulés en fin de mois. doivent donner la concordance avec les quantités allouées à chaque rationnaire ou prescrite à chaque malade.

La distribution des aliments est faite à 10 heures et le soir à 5 heures ; celle du matin (1er déjeuner) est faite à 6 heures et demie

Les portions de pain et de viande sont préparées pour chaque salle d'après les extraits (modèle 2080).

La distribution commence par le pain et les boissons : viennent ensuite les aliments légers ou les potages, le bouillon ou la viande, enfin les légumes et les aliments particuliers

Les aliments doivent arriver aussi chauds que possible.

Les sœurs font la distribution, le cahier de visite à la main, aidées par un infirmier.

Le transport des aliments de la cuisine ou de la dépense dans les salles ou dans le réfectoire, a lieu sous la surveillance et la responsabilité des infirmiers-majors de chaque salle.

Lorsque l'état d'un malade donne lieu de diminuer ou de supprimer la distribution des aliments qui avaient été prescrits, le pain et le vin non consommés rentrent à la dépense, sans qu'il en soit tenu compte dans les écritures.

Les distributions des aliments ne sont faites aux infirmiers qu'après celles des malades ; leurs repas ont lieu en commun aux heures fixées par le sous-directeur.

Les infirmiers de service dans les salles ne mangent que lorsqu'ils ont été relevés.

Les seconds maîtres infirmiers mangent à part.

Le sous-directeur a sous sa surveillance immédiate tout ce qui a trait à l'alimentation des malades ; il peut faire surveiller les distributions par le médecin résident et le médecin de garde, et il s'assure fréquemment par lui-même que toutes les règles soient observées.

CHAPITRE V

ADMISSION DES MALADES DANS LES HÔPITAUX.

ART. 1er. — *Malades admis à l'hôpital. — Logements.*

Les malades ci-après sont reçus dans les hôpitaux maritimes :

1° Cas d'admission à la charge du département de la Marine :

Tous les officiers, fonctionnaires, agents, militaires et marins appartenant à la marine, employés à terre dans les ports, ou embarqués sur les bâtiments de l'Etat (1) ;

Officiers auxiliaires ;

Officiers étrangers servant sur les bâtiments français (dép. ministérielle du 12 décembre 1884) ;

Employés de l'inspection ;

Commis auxiliaires des corps secondaires ;

Elèves du Service de Santé ; hospitalisés gratuitement : sont mis dans la salle des aspirants de 2e classe (D. du 30 décembre 1889) ;

Etudiants des écoles-anexes : paient 1 fr. par jour ; sont mis dans la salle dite de l'administration (D. du 10 décembre 1890) ;

Détenus des prisons maritimes ;

Ouvriers des entrepreneurs de la marine ;

2° Cas d'admission à charge de remboursement.

Sont admis à charge de remboursement :

Les officiers et agents du ministère des colonies (2) ;

Les officiers et militaires de l'armée de terre (3) ;

(1) Voir admission à l'hôpital des ouvriers de la buanderie de Brest et envoi à l'hôpital civil pour les malades de l'ordre commun des femmes employées dans le même établissement. (D. Brest, 5 mai 1879, 19 juillet 1880, hôp.)

(2) Le tarif de remboursement des frais de traitement au chapitre « Hôpitaux » par le chapitre intéressé du budget colonial a été ainsi fixé par la dépêche ministérielle du 26 juin 1893: 6 fr. par jour pour officiers et assimilés; 4 fr. pour sous-officiers et assimilés.

(3) Le prix de remboursement de la journée a été fixé à 4 fr. pour les officiers supérieurs ; **3 fr. 45** pour les officiers ; **2 fr. 35** pour les sous-officiers, et **2 fr. 15** pour les soldats. (C. du 25 nov. 1861, B. O. p. 812.)

Les agents des douanes (décision ministérielle du 4 septembre 1885) ;

Le personnel salarié des divers départements ministériels.

3° Cas particuliers d'admission :

Dans certains cas spéciaux, sur l'avis du Directeur du Service de Santé, des particuliers peuvent être admis, à charge de remboursement, dans les hôpitaux maritimes. Leur admission est autorisée par le Ministre. Toutefois, en cas d'urgence, le Préfet maritime peut donner cette autorisation, mais il en rend compte au Ministre. Cette catégorie peut comprendre : les marins du commerce, sur demande écrite des armateurs ou consuls portant engagement de rembourser les frais sur le pied de 3 fr. 45 par jour pour les capitaines au long cours et de 2 fr. 05 pour les autres catégories de marins ; de simples particuliers atteints d'une maladie exceptionnelle dont l'étude peut être utile ; dans ce cas, le paiement est généralement calculé sur les bases adoptées par le Ministère de la guerre.

4° Marins et militaires pensionnaires ou retraités et demi-soldiers de la marine.

Les pensionnaires de la marine et de la guerre sont admis exceptionnellement, en cas de maladie aiguë ou nécessitant une opération ou des soins spéciaux qu'ils ne pourraient avoir à domicile. La mesure prise par le Préfet maritime à ce sujet est soumise à la ratification du Ministre. Les pensionnaires de la marine, autres que ceux des corps de troupes, supportent, sur leur pension, quand ils sont hospitalisés, une retenue égale à celle exercée sur la solde des individus en activité, mais qui ne peut dépasser les 9|10 du chiffre de cette pension. Les officiers et militaires retraités des corps de troupes de la guerre et de la marine supportent dans les mêmes conditions une retenue de 3 fr. par jour pour les officiers et de 2 fr. 50 pour les autres, jusqu'à concurrence du montant de la pension ; enfin les titulaires de gratifications renouvelables voient le paiement de leur gratification suspendu jusqu'à leur sortie de l'hôpital.

Une dépêche du 12 juin 1875 prescrit de joindre le certificat de visite aux demandes formées par les retraités pour être admis dans les hôpitaux ; ce certificat peut être délivré par le directeur ou par le Conseil de santé.

Une circulaire du 16 avril 1890 (B. O. p. 390) rappelle la condition de maladies ou blessures graves avec l'impossibilité de soins à domicile, *sans maintenir la condition de maladie aiguë.* Il est certain cependant que les hôpitaux maritimes n'étant pas des hospices de vieillards, on ne saurait proposer l'admission de gens atteints de maladies chroniques ou incurables, dont on aurait souvent la plus grande peine à se débarrasser. Il est vrai qu'au bout de trois mois l'état dit des 90 jours, dont nous parlerons plus loin, rappellerait à l'observation de la règle.

La même circulaire établit que pour les retraités employés dans les arsenaux à quelque titre que ce soit, il n'est besoin d'aucune demande (gardiens de bureau) et qu'ils seront classés dans les salles d'après le grade ou l'emploi qu'ils avaient au moment de leur retraite.

Bien entendu, les ouvriers des ports, retraités, jouissent de ces avantages.

Le remboursement doit comprendre le taux de la journée d'hôpital et la valeur des fournitures accessoires. (Dép. minist. du 27 mars 1884.) La déduction de ces accessoires est faite aux retraités. (Dép. minist. du 30 mars 1887.)

Le remboursement est provoqué par les états dressés dans les cinq jours du commencement de chaque trimestre (époque du paiement de pension pour les retraités.) (Dép. minist. du 20 octobre 1887), ou dans les cinq jours qui suivent la sortie ou le décès, pour les retraités, réformés, pensionnés ou demi-soldiers (C. ministérielle du 23 janvier 1886, B. O. p. 102) (1).

Le montant du remboursement est fixé, pour les pensionnaires des corps de troupes et autres, par la circulaire ministérielle du 9 février 1887 (B. O. p. 192).

Le remboursement a lieu sur feuilles nominales dressées dans les cinq premiers jours de chaque trimestre (administrations, services ou particuliers) (D. minist. du 15 juillet 1887), ou bien avis conforme au modèle 118 du Règlement sur le Service de Santé de la Guerre du 25 novembre 1889 (officiers et soldats du département de la Guerre en activité).

Les officiers et marins en activité de service atteints d'aliénation mentale ne sont admis dans les hôpitaux maritimes que momentanément ; nous verrons, en parlant des différents genres de sorties, les formalités à remplir pour les transférer dans un asile d'aliénés.

Le logement meublé est fourni dans les hôpitaux dont la construction et l'entretien sont du ressort des travaux hydrauliques. Les locaux sont meublés et aménagés conformément aux prescriptions de l'arrêté du 7 vendémiaire an XIII, successivement modifié. Il n'existe plus, à vrai dire, de règlement strictement suivi pour le mobilier des hôpitaux.

Une dépêche du 8 mars 1890 avait prescrit de reviser les tarifs du 22 octobre 1840 concernant l'installation et l'ameublement des hôpitaux maritimes ; une autre dépêche du 19 octobre 1891 prescrit aux Directeurs d'annoter sur l'exemplaire lui-même de l'instruction de 1840 les modifications et les propositions qu'ils croiraient devoir faire ; aucune décision d'ensemble n'a encore été prise. Tout le mobilier, même celui des bureaux, est maintenant fourni par le service des hôpitaux. (Dépêche du 28 juillet 1891.)

Une circulaire du 19 mars 1840 a fixé les bases de l'affectation des logements aux malades hospitalisés. Une dépêche du 5 septembre 1890 enjoignit aux ports de faire des propositions pour reviser ce classement. Rien n'est encore intervenu de réglementaire à cet égard. Suivant le règlement de 1840 (2) :

---

(1) Le Ministre, par décision exceptionnellement bienveillante, peut exonérer un retraité des frais de traitement à l'hôpital (cas d'un retraité admis à cette faveur comme chargé de famille). (D. minist. Rochefort, 1er décembre 1892.)

(2) Le port de Rochefort, pour établir ce classement, s'était basé sur la circulaire de 1887, qui fixe le classement à bord des bâtiments de l'État.

Les officiers supérieurs sont logés isolément.

Les officiers ont droit à des cabinets, lorsque les localités ont permis d'en établir ; il leur en est toujours réservé en cas de maladie grave exigeant l'isolement ; mais en général ils sont dans une salle spéciale, et ils ont à leur disposition une salle à manger.

Sont admis dans les salles d'officiers : les aspirants, les aides-médecins, aides-pharmaciens et élèves commissaires. (Circulaire du 20 mars 1872, p. 311.)

Une salle dite des employés d'administration est affectée aux commis entretenus de toute classe et aux écrivains des divers services ; les étudiants y sont admis.

Les sous-officiers sont admis dans une salle spéciale.

Enfin pour les militaires et marins il existe plusieurs salles : fiévreux, blessés, etc.

Une dépêche du 11 août 1893 indique les personnes qui peuvent être logées dans les hôpitaux maritimes et dépendances, en réponse à une circulaire du 16 juin de la même année demandant des propositions à cet égard. Personne autre que le personnel médical résidant et de garde, l'aumônier, les sœurs, les infirmiers, le sacristain et le garde-consigne, ne pourra loger dans l'intérieur de l'hôpital.

Aucune famille ne sera autorisée non plus à y loger, à l'exception de celle du garde-consigne.

Dans le jardin botanique, le jardinier entretenu pourra être logé avec sa famille.

ART. 2. — *Billets d'entrée.*

Nul n'est admis dans un hôpital maritime sans un billet d'entrée régulièrement établi, sauf le cas d'extrême urgence. Les entrées à l'hôpital doivent, autant que possible, avoir lieu dans la matinée.

Il y a deux sortes de billets d'entrée en usage dans la Marine :

1° Le billet (imprimé n° 2783), reçu pour toutes les catégories (sans distinction de grade et à *l'exception des troupes*) du personnel de ce département. Le certificat de visite est rempli et signé par le médecin-major du bord ou du groupe de bâtiments pour le personnel embarqué, par les médecins chefs de service des casernes et établissements pour les personnes à terre, par le médecin chef de service de l'ambulance de l'arsenal pour toutes les autres catégories (officiers, fonctionnaires, agents, ouvriers), en dehors du personnel embarqué et de celui dépendant des casernes et établissements ayant un médecin chef de service.

2° Le billet (modèle 44 du règlement du 25 novembre 1889) Guerre pour les troupes de la Marine (infanterie et artillerie), dont le certificat de visite est également rempli et signé par le médecin-major du corps.

Les médecins chefs de service peuvent, en cas d'absence et en vertu d'une délégation spéciale, être suppléés par un des médecins placés sous leurs ordres.

Dans tous les cas, le médecin compétent relate le genre de la maladie, l'époque à laquelle elle s'est manifestée, les moyens curatifs employés, et donne en un mot tous les renseignements utiles sur l'état du malade.

Les billets d'entrée doivent être signés : les premiers par le chef du personnel sous les ordres duquel se trouve placé directement l'intéressé, puis visés par le chef de service; les seconds par le commandant de la compagnie, de l'escadron ou de la batterie, et visés par le major. Ils devront toujours avoir été enregistrés au détail chargé de liquider les droits à la solde (revues, armements, travaux) du corps dont dépend le malade, ou à l'intendance pour les militaires de la Guerre. Comme il doit être pris note par l'administration de l'hôpital du culte pratiqué par le malade, il est indispensable que le billet d'entrée contienne ce renseignement.

S'il s'agit de militaires, agents, fonctionnaires, etc... en congé, en permission, n'appartenant pas au port où se trouve situé l'hôpital, l'ordre de visite est signé par le chef du détail administratif, qui signe aussi le billet d'entrée et avise le port d'attache.

Il faut se conformer, pour les militaires et fonctionnaires de tous grades de la Guerre, aux prescriptions de l'art. 203 du règlement du 25 novembre 1889, et à la dépêche ministérielle du 27 mars 1884 (B. O. p. 496. Marine).

En ce qui concerne les retraités, les réformés, les demi-soldiers, les coloniaux, les fonctionnaires des divers départements ministériels, les marins du commerce, les particuliers, etc... ils ne pourront être admis que sur un ordre de visite donné par le Préfet maritime au Directeur du Service de Santé. Le certificat une fois dressé sera, s'il y a lieu, approuvé par le Préfet maritime, qui l'enverra à la sanction du Ministre.

Le signataire de l'ordre de visite constate, sous sa responsabilité, le droit à l'admission à l'hôpital, soit à la charge du département de la Marine, soit à charge de remboursement.

Le jour de l'entrée appartient à l'hôpital.

Dans les cas d'urgence, l'admission immédiate à l'hôpital pourra avoir lieu sur certificat de visite établi par les médecins chefs de service ou par le médecin résident ou de garde à l'hôpital maritime, que l'admission soit à la charge de la Marine ou à charge de remboursement. Alors la situation devra être régularisée le lendemain par qui de droit.

Les billets des personnes admises à charge de remboursement sont établis et signés par les chefs d'administration des intéressés, quand elles auront des représentants dans la localité, et par le Sous-Directeur du Service de Santé pour toutes les autres catégories. Ces billets seront visés par le Directeur du Service de Santé.

Le billet d'entrée est rempli avec soin, conformément au modèle, sans rature ni surcharge. *Les dates y sont portées en toutes lettres*(1) ; il doit être signé lisiblement ; l'état civil doit y être nettement défini, le culte indiqué, la catégorie dont le malade fait partie signalée, ou bien la Puissance à laquelle il appartient, s'il est étranger.

Tout billet d'un militaire de la réserve, de l'armée territoriale, ou d'une personne admise à charge de remboursement porte en tête et en gros caractères l'annotation de cette position ; elle est reproduite sur les billets de salle.

En ce qui concerne les pensionnaires, retraités et demi-soldiers, ainsi que les militaires et marins jouissant d'une gratification de réforme, le billet d'entrée indique de plus le numéro du certificat d'inscription de la pension ou de la gratification, la date et la nature de la décision de la concession et le département ou la localité du paiement. Ces indications sont reproduites aux comptes ouverts et sur les feuilles nominales. Dans les cas urgents, le malade est admis à l'hôpital sur l'invitation du médecin qui l'a visité, ou, s'il y a lieu, d'après le certificat du médecin résident, ou, à défaut, du médecin de garde. L'agent administratif établit et signe avec le médecin de garde un billet provisoire qui doit être remplacé le lendemain par un billet régulier.

L'agent administratif doit sans délai, et au moyen d'un bulletin (modèle 46 de la Guerre) (2) ou d'un état de mouvements adressé directement, donner connaissance des entrées dans les hôpitaux maritimes, savoir :

1° Pour les militaires des corps qui ne sont pas stationnés dans la place, aux Conseils d'administration ;

2° Pour les marins reçus dans les hôpitaux étant en route ou en permission, au commissaire aux armements, ou de l'inscription maritime, selon le cas, du lieu de destination ;

3° Pour toutes les autres catégories du personnel de la marine, n'appartenant pas au port et en route ou de passage pour une cause quelconque, au commissaire du détail administratif dont relève le malade (revues, armements, travaux) ;

4° Pour les engagés volontaires ou les jeunes soldats tombés malades en se rendant à destination, au commandant de leur bureau de recrutement ;

5° Pour les officiers en non-activité ou jouissant d'une solde de réforme, et pour les marins et militaires titulaires d'une gratification de réforme, aux commissaires aux revues ou aux armements du port d'attache, et au commissaire de l'inscription maritime du quartier d'inscription ou de paiement, quand il s'agira d'un inscrit maritime ou d'un demi-soldier ;

6° Et pour les militaires, marins et autres pensionnés ou retraités de la guerre et de la marine, au Ministre des finances (Direction de la dette inscrite).

____

(1) Recommandation souvent négligée.
(2) V. Règlement de la guerre du 25 novembre 1880.

ART. 3. — *Formalités de l'admission.*

A l'arrivée d'un malade à l'hôpital, le médecin de garde le visite et timbre le billet d'entrée de l'un de ces mots : « fiévreux, blessé, vénérien, galeux ». Le certificat du médecin qui a visité le malade est détaché du billet et est remis au médecin traitant.

Quand le billet d'entrée présente une irrégularité, le médecin résident ou à défaut le médecin de garde constate l'urgence, s'il y a lieu. La régularisation se fait dans le plus bref délai.

Dès que le médecin de garde a inscrit le malade sur le registre des entrées, il le fait conduire à la salle de destination par le sous-officier chargé de l'amener à l'hôpital. L'infirmier de la salle détache le talon du billet dont la partie administrative est portée à la sous-direction par le sous-officier, qui fait également porter le sac et les effets du malade au magasin des sacs.

L'agent administratif vérifie ou fait vérifier, en présence du sous-officier qui accompagne l'entrant, toutes les indications du billet d'entrée ; la vérification des effets et du sac est effectuée par le gardien des sacs, et dans le cas où une indication défectueuse est constatée, à l'aide du livret dont le sous-officier doit être muni, on la rectifie aussitôt.

Il est établi pour le malade entrant un billet de salle (imprimé n° 1823) sur lequel sont inscrits entre autres indications le numéro du dépôt au magasin des sacs et le numéro du registre du dépôt des bijoux et valeurs tenu par l'agent administratif des hôpitaux, qui est chargé de la caisse des malades et des divers dépôts faits par ceux-ci tant à ladite caisse qu'au magasin des sacs.

Si le malade a de l'argent, des bijoux ou autres valeurs, ou s'il en reçoit pendant son séjour, il doit en faire le dépôt à la caisse des malades tenue par l'agent administratif, qui donne reçu de ce dépôt au verso du billet de salle.

Les décomptes et soldes de maladie acquis par les malades ne sont déposés à cette même caisse par les gradés délégués à cet effet qu'en présence des intéressés, ou à défaut, après émargement par chacun d'eux de la feuille de partage ou de versement.

Dans le cas de séjour prolongé, l'agent administratif peut remettre aux malades des acomptes de faible importance à valoir sur la somme en dépôt.

Lorsque le malade sort de l'hôpital, la veille de sa sortie, il se présente à l'agent administratif pour retirer l'argent ou les bijoux et autres valeurs qu'il a déposés à son entrée. Il en donne reçu sur le registre du dépôt (mod. n° 1829 ; nomenc. de 1892). En cas de décès d'un malade, l'argent ou les bijoux et autres valeurs trouvés sur lui sont déposés par l'infirmier chargé de la salle à la caisse des malades.

Si le décédé appartenait à la Marine, toutes les valeurs déposées sont remises à la caisse des gens de mer, où la famille du défunt peut les réclamer en produisant des pièces authentiques.

Si le décédé n'appartenait pas à la Marine, la remise des valeurs, etc... dont il était porteur à son entrée à l'hôpital, ainsi que celles trouvées sur lui à son décès, est faite à la caisse des dépôts et consignations à Paris.

Le malade entrant, après avoir été visité et inscrit, est conduit dans sa salle, où, après le lavage des mains et des pieds, si cette opération n'est pas jugée contraire à son état par le médecin de garde, on lui délivre un bonnet de coton, une chemise, une cravate, une capote, un pantalon, un gilet de molleton de laine, une paire de chaussettes et une paire de pantoufles, et s'il y a lieu, et sur prescription du médecin traitant, un gilet de flanelle ou de coton écru.

Les sous-officiers portent la casquette d'ordonnance de leur corps. Les officiers sont autorisés à conserver leurs effets personnels, mais en reçoivent cependant de l'hôpital, comme les autres malades.

Pour les malades non militaires ou marins, et ayant leur famille au port, ils peuvent être autorisés à faire emporter chez eux les effets, objets et valeurs dont ils sont porteurs à leur entrée à l'hôpital. Cette autorisation est donnée par le sous-directeur du Service de Santé, et mention, signée par l'entrant, en est portée au registre de dépôt du magasin des sacs.

Tous les effets et le sac appartenant au malade sont étiquetés, portant le nom et le grade de ce malade précédés du numéro de série de dépôt.

Les effets déposés par les malades sont placés dans le magasin à ce destiné, sous une série de numéros égale en nombre à celui des lits contenus dans l'hôpital. Le sous-directeur surveille d'une façon toute spéciale l'agent chargé de veiller à la conservation de ces effets, qui est le gardien des sacs ; il peut déléguer ce soin au médecin résident, qui devra s'assurer fréquemment de l'ordre et de la propreté du local.

Les effets des malades atteints de maladies contagieuses sont désinfectés avant d'être mis en magasin ; il en est de même de ceux des autres malades, lorsque le sous-directeur, avisé par le médecin chef, le juge nécessaire.

Le linge sale est mis à part pour être blanchi avant d'être réuni aux autres effets.

Ces effets sont rendus à la sortie. En cas de décès, ils sont rendus au corps auquel le malade appartenait, contre reçu donné sur le registre des effets des malades tenu par le gardien des sacs (mod. n° 1827. — Nom. 1892).

En attendant la prochaine visite, le médecin de garde prescrit, au moyen de bons, les aliments et médicaments nécessaires au malade entrant. Lorsque l'état de ce dernier lui paraît grave, il en fait informer sur-le-champ le médecin résident.

CHAPITRE VI

SORTIES.

ART. 1er. — *Sorties par guérison, convalescence ; envoi aux eaux ;
incurabilité, etc.*

Les causes de sortie de l'hôpital peuvent être : la guérison, l'entrée en convalescence ou l'envoi aux eaux, l'incurabilité, une évasion, l'évacuation, l'aliénation mentale, le décès.

Les médecins chefs de salle désignent dans la visite du matin ceux des malades dont la guérison est achevée, ou dont le séjour à l'hôpital n'est plus motivé, et qui doivent en conséquence sortir le lendemain. Il en est fait mention sur le cahier de visite, la feuille de clinique et le billet de salle. Le billet de salle portant le mot *exeat* et signé est remis immédiatement par l'infirmier-major à la sous-direction, qui inscrit aussitôt le mouvement sur le registre des entrées et lui remet le billet d'hôpital. Celui-ci est transmis au médecin chef de salle, qui y inscrit ou fait inscrire les observations : (à présenter au Conseil de santé, aurait besoin de quelques jours de repos, etc...), en même temps que le diagnostic de la maladie (1).

Mention est faite de la sortie au bas du billet d'entrée, qui se trouve ainsi converti en billet de sortie. La date de la sortie y est toujours exprimée en toutes lettres. Si le malade a été traité successivement dans divers hôpitaux, on annexe à ce billet ceux provenant des divers hôpitaux.

Le jour de la sortie par guérison (lendemain de l'exeat donné par le médecin) n'appartient pas à l'hôpital.

Les billets d'entrée, présentant les mêmes indications que les billets de salle, restent déposés dans les bureaux de la sous-direction pendant la durée du séjour du malade à l'hôpital, et sont remis, suivant le cas, aux hommes au moment où ils quittent l'hôpital, ou au gradé chargé de venir les recevoir.

Les billets de salle restent entre les mains de l'agent administratif, pour justifier du séjour ou de la sortie des malades ; l'enregistrement de cette sortie est faite immédiatement sur le registre des comptes ouverts (mod. n° 1838, nomenc. 1892) des entrées et, s'il y a lieu, du magasin des sacs.

Le malade ne reçoit aucun aliment le jour de sa sortie. Le directeur

---

(1) Pour les billets de la marine, cette inscription est faite dans la case spéciale au bas, à gauche de ces billets.

veille à ce qu'on ne retienne pas à l'hôpital les malades dont la guérison est complète, et qui sont en état de rejoindre leur corps. Il veille
également à ce que ceux qui sont atteints d'infirmités incurables
soient présentés le plus tôt possible à la Commission spéciale chargée
de statuer sur leur compte.

A l'expiration de chaque trimestre, le sous-directeur établit en double
expédition un état nominatif, positif ou négatif (mod. 1835 de la
nomencl. de 1892), de tous les marins, militaires, fonctionnaires,
agents et autres dont l'entrée date de trois mois et plus. Cet état
porte les noms, prénoms, âge et provenance.

Il adresse cet état au Directeur du Service de Santé, qui demande
aux médecins chefs des salles des renseignements écrits, clairs et
concis sur la nature, les symptômes, les complications et le traitement des maladies dont sont atteints ces malades *dits trimestriels*.
Ces renseignements, mis en regard du nom de chaque malade, sont
communiqués à la prochaine séance du Conseil de santé, qui rédige
des propositions au sujet du maintien ou non de la destination des
malades. Ces états, signés par les membres du Conseil, sont ensuite expédiés à Paris, où les propositions qu'ils contiennent sont soumises à la ratification du Conseil supérieur de Santé. Le président de
ce Conseil signe les décisions qu'il y a lieu d'adopter, et une expédition revient dans les ports pour l'exécution.

Un état semblable en simple expédition est adressé le premier jour
de chaque mois au Ministre de la guerre par l'intermédiaire du
directeur du Service de santé du corps d'armée (dép. ministérielle du
12 juin 1884).

Pour les sorties par convalescence, il est procédé dans les mêmes
formes que pour les sorties ordinaires. Nous renvoyons au chapitre :
« Congés de convalescence », pour les formalités administratives. Si
un convalescent a besoin d'être accompagné, il est procédé comme il
est dit plus loin pour les aliénés.

La Marine n'ayant pas de dépôts de convalescents, les militaires ou
marins convalescents qui ne peuvent aller dans leurs familles passent
la durée de leur congé à l'infirmerie du corps.

Aucun congé de convalescence ne peut être rendu sans un avis du
Conseil de santé (dép. minist. du 2 août 1890).

Pour les malades incurables ou réformés, les sorties sont soumises aux mêmes formalités que celles de convalescents ou des sorties
en santé. L'incurabilité entraîne dans des conditions déterminées la
réforme ou la retraite ; sinon les individus signalés comme incurables
sur les états de 90 jours sont, après décision du Ministre, si leur famille ne les réclame pas, dirigés avec frais de route sur leur domicile de secours (voir au sujet des incurables le Bulletin officiel refondu, 19 avril 1855 et 22 sept. 1851. B. O. R.).

Nous renvoyons aux chapitres Réformes, Pensions, Retraite, etc...,
pour les formalités administratives ; disons seulement que toutes les
fois que le médecin traitant constate que l'état du malade est incurable et incompatible avec les exigences du service, il établit l'incurabilité par un certificat détaillé des blessures, infirmités ou affections

chroniques, etc… Ce certificat est reproduit sur le cahier des certifications médicales de la salle.

ART. 2. — *Sorties par évasion.*

Dès que l'évasion est constatée, la personne qui s'en est la première aperçue informe sur-le-champ le sous-directeur ou, en son absence, le médecin résident. Avis est donné immédiatement à la Gendarmerie, au Commissariat de police, à la gare, avec quelques renseignements sommaires sur le signalement de l'évadé. Des bulletins d'évasion sont envoyés le plus tôt possible au Commandant de gendarmerie maritime et départementale, aux chefs de corps ou aux Commissaires de l'Inscription maritime, suivant le cas ; au Commandant d'armes pour les militaires de la guerre, au Commissaire-rapporteur près les tribunaux maritimes pour les disciplinaires. Dans tous les cas, le préfet maritime et le chef d'Etat-major de l'arrondissement recevront les mêmes bulletins d'évasion et le Ministre sera avisé.

Le médecin résident adresse au sous-directeur un rapport écrit constatant les résultats de son enquête sur les circonstances de l'évasion ; ce rapport est transmis avec les appréciations du sous-directeur au directeur, qui l'adresse avec ses observations au préfet.

ART. 3. — *Par évacuation.*

L'évacuation peut avoir lieu pour cause d'encombrement, circonsconstance fort rare, car on y pourvoit par la création d'annexe ; elle est alors collective. Mais elle peut aussi être individuelle dans l'intérêt de la guérison du malade. Dans le premier cas, les formalités varieraient suivant les circonstances : les hommes seraient sans doute formés en détachement et toutes les mesures seraient prises pour leur transport. Dans le second cas, la sortie aurait lieu dans la forme ordinaire, avec indication, sur le billet, de l'ordre de sortie et de la destination.

Les aliénés n'étant admis que temporairement dans les hôpitaux de la Marine, doivent être le plus rapidement possible transférés dans un asile spécial. Dans ce but, une demande d'internement est adressée par le Directeur du Service de Santé au préfet maritime.

Cette demande est basée sur les certificats médicaux établis par le médecin traitant (visite) et par le Conseil de santé (contre-visite), ainsi qu'un procès-verbal d'enquête dressé par le médecin résident chargé de la police intérieure de l'hôpital.

Le préfet maritime donne l'autorisation de transfert (dép. minist. du 25 juillet 1885) et transmet la demande au préfet du département où est situé l'asile (dép. minist. du 9 mai 1864).

Lorsque l'ordre d'internement donné par le préfet du département est arrivé, le sous-directeur avise le chef de gare pour qu'il prenne

les dispositions nécessaires au transport de l'aliéné. Une copie de
l'ordre du préfet du département est portée à la gare par les personnes qui accompagnent l'aliéné.

Pour faire accompagner les aliénés, on demande des personnes
de leur corps ou on désigne des infirmiers. Ils reçoivent des frais
de route (dép. minist. du 12 juin 1857). L'infirmier fera constater par
le Directeur de l'asile qu'il a accompli sa mission. On peut au besoin
demander une voiture particulière (dép. minist. du 12 juin 1858).

Un état mensuel des aliénés entrés ou sortis sera adressé au Ministre (dép. minist. du 4 octobre 1881. B. O. p. 720).

Trois mois exactement après l'internement de l'aliéné, on doit
faire connaître son état mental au Ministre (dép. minist. du 29 juin
1860) ; après ce terme, le Ministre statue sur les demandes de maintien à l'asile aux frais de la Marine (D. du 25 juillet 1885).

Après trois mois, les frais de traitement peuvent être mis à la
charge de la commune où est le domicile de secours de l'aliéné
(v. dép. minist. du 25 sept. 1857).

S'il y a lieu de le transférer après réforme à ce domicile de secours
ou dans un autre asile, il est procédé comme pour le transport à
l'asile.

Quand l'aliéné à transférer est un condamné, un gendarme est
adjoint au second maître ou quartier-maître infirmier chargé de
l'accompagner.

Les aliénés transférés dans les asiles spéciaux ne sont pas compris
sur l'état des 90 jours.

Pour les officiers, l'aliénation entraîne, suivant le cas, la non-
activité, la réforme ou la retraite.

ART. 4. — *Par décès ou libération.*

Lorsqu'un malade traité dans un hôpital exprime la volonté de
faire des dispositions testamentaires, le sous-directeur, ou à défaut
le médecin résident, est tenu de lui procurer les moyens d'établir d'une manière régulière les actes spécifiés au chapitre II, titre II,
livre III du Code civil. Il faut du reste se reporter à la loi du 8 juin
1893 au sujet des actes de l'Etat civil à bord ou dans les hôpitaux (voir Service à la mer). Lorsqu'un testament est trouvé parmi les
papiers laissés par un décédé, envoi en est fait au président du tribunal de première instance du dernier domicile du défunt et avis est
donné aux ayants droit (dép. minist. du 24 juillet 1882. Rochefort).

Dès qu'un décès a lieu, le médecin de garde, avisé par l'infirmier-
major ou par la sœur de la salle, s'assure du fait, et le constate sur le
billet de salle qui est remis à la sous-direction. Puis le corps est transporté, muni de sa plaque d'identité, s'il en possède, dans la salle des
morts. Le jour du décès appartient à l'hôpital.

Il est bon de rappeler ici le décret du 31 décembre 1886 (B. O.
1er sem. 1887, p. 7) réglant les conditions d'apposition des scellés au
décès des officiers des divers corps de la Marine; cet acte enlève aux

juges de paix toute initiative en cette matière ; c'est à l'autorité maritime seule qu'il appartient de prendre cette mesure, lorsqu'elle lui paraît indispensable, dans le cas de décès de personnages ayant occupé de hautes situations, et pouvant posséder des papiers importants ou confidentiels. Cette apposition des scellés ne peut plus être requise que contre les officiers en activité de service, les retraités ayant dû être invités à se dessaisir de toutes les pièces n'ayant pas un caractère personnel.

Le sous-directeur du Service de Santé donne sans retard avis du décès à la famille, lorsque le malade décédé est mort à l'hôpital (1). Si la famille du défunt ne réside pas au port, cet avis est adressé par le télégraphe au maire de la commune du domicile de cette famille. (C. min. du 15 septembre 1890, B. O. p. 277.) Une circulaire ministérielle du 15 avril 1887 (B. O. p. 514) établit que les maires ne peuvent se refuser à servir d'intermédiaires.

Pour un inscrit maritime, cet avis est adressé au Commissaire de son quartier d'immatriculation (C. minist. du 12 mai 1884, B. O. p. 719).

Le montant intégral des frais d'expédition de ces avis télégraphiques est supporté par le budget du Service de santé et est mandaté par le détail liquidateur, sur état détaillé et décompté, établi, arrêté, daté et signé par le receveur du bureau expéditeur. Cet état est établi et produit à l'expiration de chaque trimestre.

En cas de décès d'un officier ou assimilé, le Préfet maritime et le chef de service en sont directement informés par le Directeur du Service de Santé.

A l'exception des retraités et demi-soldiers de la marine, les frais d'avis de décès doivent être reversés au Trésor dans les mêmes conditions que les autres frais pour toutes les catégories de malades traités à charge de remboursement.

Les décès sont enregistrés sur un registre divisé en deux parties : une souche et la déclaration à remettre à l'Etat civil. L'une et l'autre contiennent les mêmes détails et sont signées : la souche par le médecin de garde et le sous-directeur, la déclaration du décès par le sous-directeur.

Ce registre est folioté et parafé au 1er et au dernier feuillet par le Directeur du Service de Santé. Ledit registre se ferme par une table alphabétique qui doit être tenue avec la plus scrupuleuse exactitude, ainsi que les deux parties dont se composent l'enregistrement et la déclaration.

Le sous-directeur adresse dans les vingt-quatre heures à l'officier de l'Etat civil la déclaration de décès dont il est parlé ci-dessus, signée par lui, et portant toutes les indications que comporte l'imprimé : état civil du décédé, numéro matricule, grade, corps de provenance, *désignation de la maladie ou de la blessure qui a occasionné la mort*. A ce sujet il règne un certain doute ; d'un côté, en effet, la circulaire du

______

(1) En effet, un cadavre peut être apporté à l'hôpital.

22 sept. 1857, B. O. p. 790 conforme à la règle du droit général, dit expressément que les déclarations ne doivent pas faire mention du genre de mort ; de l'autre, l'article 284 du Règlement de la Guerre du 25 novembre 1889 fait un devoir de cette mention, et les deux modèles de la Guerre et de la Marine la comportent. Il faut sans doute se conformer aux imprimés. L'officier de l'Etat civil constate le décès conformément à la loi.

Si le décédé est mort des suites de blessures reçues sur le champ de bataille ou dans un service commandé, il en est fait mention sur la déclaration.

Lorsqu'il y a indice de mort violente, il en est rendu compte immédiatement au Directeur du Service de Santé, qui retarde l'inhumation jusqu'au moment où un officier de police judiciaire, assisté d'un docteur en médecine, aura dressé procès-verbal de l'état du cadavre et des circonstances relatives au décès, et recueilli tous les renseignements, conformément à la loi.

Conformément à l'article 85 du Code civil, si le décédé a péri de mort violente, s'il était en état de détention ou frappé de condamnation, il n'est fait aucune mention de cette circonstance sur la déclaration de décès.

Si le décédé avait cessé d'appartenir à l'armée ou à la marine par l'effet d'une condamnation, il est désigné dans la déclaration sous la dénomination d'ex-militaire, d'ex-marin, sans indication de grade.

Aussitôt après l'enregistrement du décès sur le registre *ad hoc*, il est établi par l'agent administratif un extrait de ce registre qui est signé par le sous-directeur et est adressé : au Général de brigade pour les marins et militaires des troupes de la marine, aux chefs de service pour les catégories de personnel de ce même département ; et, selon le cas, aux chefs de corps ou au commandant d'armes pour toutes les catégories de la Guerre.

Les extraits du registre des décès sont délivrés à titre de simple renseignement et servent à constater le décès vis-à-vis des Ministres de la guerre ou de la marine et à les mettre en mesure d'apprécier les réclamations que les familles peuvent leur adresser ; mais ils ne sont pas valables auprès des autorités civiles ou des tribunaux.

La date du décès est mentionnée sur le registre des entrées et des comptes ouverts dans la case ou la colonne spéciale de ces registres.

Les corps ou services qui doivent fournir un piquet d'escorte et des porteurs, sont prévenus par une note-avis du sous-directeur. Cette note est envoyée aussitôt que l'heure de la cérémonie a pu être fixée ; elle est indépendante de l'extrait du registre des décès.

Aucune inhumation ne peut avoir lieu avant la réception du permis délivré par l'officier de l'Etat civil et avant que 24 heures ne se soient écoulées depuis la déclaration du décès. Toutefois, dans des circonstances que le Directeur est apte à apprécier, ce chef de service informe l'Etat civil de la nécessité de procéder à l'inhumation avant l'expiration du délai de 24 heures (1). Lorsque l'inhumation doit

____

(1) Décès dû à une maladie épidémique ou contagieuse.

avoir lieu dans un cimetière appartenant à la marine, le fossoyeur ne peut procéder à cette inhumation avant que le permis de l'officier de l'Etat civil lui ait été présenté. Un registre des inhumations portant les noms et professions des décédés est tenu par le contre maître de l'hôpital ; le permis d'inhumer est épinglé à ce registre en regard de chaque inscription.

Tout militaire, marin, ouvrier, ou autre individu reconnu appartenir à la marine, décédé hors de l'hôpital, soit de mort violente, soit par suite de cause inexpliquée ou imprévue peut y être transporté à titre de dépôt.

Ce transport est effectué d'après les ordres des officiers de police judiciaires, militaires, maritimes ou civils, suivant le lieu où le cadavre aura été trouvé.

Il ne peut être opéré qu'après l'accomplissement des formalités qui doivent en pareil cas précéder la levée du corps (art. 10 du Code pénal). Cependant, dans le cas où un cadavre serait transporté à l'hôpital, sans que ces formalités eussent été accomplies, le médecin résident ou le médecin de garde doivent réclamer au nom du sous-directeur tous les renseignements qu'ils peuvent avoir sur l'identité de l'individu décédé.

Ces renseignements sont portés pour mémoire sur le registre de décès mentionné plus haut ; mais aucune déclaration n'est adressée à l'officier de l'Etat civil, attendu que ce soin appartient aux autorités qui ont procédé à la levée du corps.

Le sous-directeur envoie seulement le carnet de communication à la mairie dans la forme habituelle, pour obtenir un permis d'inhumer. Il indique sur ce carnet l'autorité qui a fait porter le cadavre à l'hôpital. Dans le cas où ces renseignements ne résulteraient pas d'un procès-verbal de levée de corps ou d'un extrait régulier de ce procès-verbal remis au sous-directeur, on aurait soin de désigner le décédé, tant sur le registre que sur le carnet, comme cadavre apporté à l'hôpital et annoncé comme le nommé *un tel*.

Si aucun renseignement n'est fourni, il est signalé sur le registre et sur le carnet : Un cadavre inconnu, présumé être celui d'une personne ayant appartenu à la marine ou à l'armée de terre.

Une circulaire du 31 mai 1875 (B. O. p. 616) a fixé les règles à suivre en ce qui touche les autopsies. En principe, les corps sont rendus aux familles sur leur demande, et si l'autopsie n'a pas été jugée nécessaire ; mais elle est pratiquée : dans tous les cas où le médecin chef de la salle la croit utile ; à la suite de mort violente ou subite ; sur la requête de la justice et aussi lorsqu'elle doit servir à l'établissement de droits à pension. Si les corps ont été réclamés, il doit être pris des précautions pour faire disparaître les traces de l'autopsie (D. du 21 avril 1875).

Une circulaire du 26 août 1889 (B. O. p. 433) rappelle, à l'occasion de l'examen d'un pourvoi contre un refus de pension devant le Conseil d'Etat introduit par une veuve, que l'autopsie de son mari, décédé dans un hôpital maritime, aurait dû être pratiquée. Cette prescription a encore plus de valeur depuis la loi du 15 avril 1885 qui étend le nombre des cas dans lesquels les veuves et orphelins peuvent avoir droit à une pension, mais qui a exigé comme condition essentielle que les décès reconnaissent comme cause directe une maladie contagieuse ou endémique.

En conséquence, toutes les autopsies devront être pratiquées et dans toutes leurs parties, suivant le mode classique; les copies des procès-verbaux seront certifiées conformes par les directeurs.

Les corps, déposés d'abord dans la salle mortuaire, sont ensuite transportés, après avoir passé, s'il y a lieu, par l'amphithéâtre, à la chapelle où il est procédé aux cérémonies funèbres, dans la forme indiquée par le règlement du 18 janvier 1859 (B. O. p. 10) et suivant les prescriptions du rituel (C. 23 mars 1860, p. 246).

Les cercueils sont confectionnés et délivrés par l'hôpital; il en est de même des croix pour les tombes (voir Travaux).

Lorsque les ouvriers, marins ou autres meurent dans l'arsenal ou les établissements de la marine, les corps, s'ils ne sont pas réclamés, sont transportés à l'hôpital et inhumés de la même manière (C. 15 février 1851, p. 51); il en est de même des individus exécutés par suite d'un jugement des tribunaux maritimes.

Les frais de ces inhumations sont à la charge du chapitre « Hôpitaux », si le décédé appartenait à la marine; sinon, ils sont remboursés par qui de droit.

Les effets des malades décédés sont rendus au corps contre reçu donné sur le registre du gardien des sacs.

Les valeurs sont remises à la caisse des dépôts et consignations pour les décédés n'appartenant pas à la marine, à la caisse des gens de mer pour les hommes appartenant à la marine.

Immédiatement après la radiation de l'effectif des militaires, marins et autres, en traitement dans les hôpitaux, les conseils d'administration ou les chefs de corps (guerre) et les chefs de détails administratifs (revues, armements, travaux), établissent un Bulletin (modèle 64 de la guerre) ou un état de mutation pour ceux de ces malades placés dans l'une des positions ci-après :

1° Démission acceptée. — 2° Destitution. — 3° Non-activité. — 4° Condamnation entraînant perte du grade. — 5° Traitement temporaire de réforme. — 6° Pension de retraite ou traitement de réforme. — 7° Libération définitive ou anticipée. — 8° Passage dans la réserve. — 9° Renvoi par suite d'annulation d'engagement. — 10° Réformes pour infirmités antérieures à l'incorporation. — 11° Réformes pour infirmités postérieures à l'incorporation. — 12° Changement de corps.

Ce bulletin qui doit indiquer la nature et le nombre des effets que l'homme est autorisé à emporter, est transmis au sous-intendant militaire, ou au chef de détail (armements, revues), chargés de la surveillance administrative du corps ou du bâtiment, qui l'envoient au **sous-directeur du Service de Santé.**

CHAPITRE VII

DISPOSITIONS POUR LES DÉTENUS.

Lorsqu'un détenu est envoyé à l'hôpital, il y est conduit par les soins du corps ou de l'établissement, qui prend ou provoque à cet égard toutes les précautions nécessaires, et il y est placé dans la salle affectée à sa catégorie.

La garde et la surveillance des détenus en traitement *appartiennent à l'autorité militaire,* et sont exercées conformément aux dispositions arrêtées par les consignes locales en vigueur approuvées par le Préfet maritime.

Les salles des détenus doivent être choisies, autant que possible, dans des étages au-dessus du rez-de-chaussée ; les fenêtres doivent être garnies de barreaux de fer scellés dans les murs ; les portes de ces salles sont gardées suivant la consigne, et l'on y pratique des guichets à grillage, afin que la surveillance puisse s'exercer facilement de l'extérieur à l'intérieur.

Une salle est réservée pour les malades punis disciplinairemen par le Service de Santé.

Bien que les détenus ne soient pas confiés à la garde du sous-directeur, il doit veiller à ce qu'il ne se passe rien de contraire au bon ordre dans les salles où ils sont traités.

Le responsabilité de l'évasion ne peut peser sur le sous-directeur et le directeur du Service de Santé qu'autant qu'il y a eu de leur part inexécution des instructions données par l'autorité militaire ou judiciaire.

Toute communication des détenus avec les autres malades est rigoureusement prohibée.

Aucune personne n'est admise à visiter les détenus et principalement ceux qui sont l'objet d'une plainte en Conseil de guerre et de poursuites judiciaires, sans une autorisation motivée du commandant d'armes pour la guerre, du commissaire-rapporteur ou du commissaire du gouvernement chargés des poursuites, pour les prévenus de la marine, et du commissaire aux prisons pour les condamnés de ce dernier département. Cette autorisation est présentée au sous-directeur, qui prend alors les mesures convenables.

Si le médecin du Service estime que la promenade est nécessaire aux détenus, il en informe le sous-directeur, qui prendra, après avis du directeur, les mesures nécessaires.

Les malades détenus ne peuvent sortir, soit pour être traduits devant les tribunaux ou les conseils de guerre, soit pour être transférés dans un autre hôpital, soit pour être reconduits en prison après guérison, soit pour tout autre motif, sans l'assentiment du médecin traitant et l'autorisation du sous-directeur, et, s'il y a lieu, du commandant d'armes.

C'est à l'autorité maritime ou militaire, selon le cas, qu'il appartient de prendre les dispositions nécessaires pour l'escorte des détenus à leur sortie de l'hôpital.

Le porteur de l'ordre de sortie d'un détenu donne reçu de ce sortant sur le carnet tenu pour les malades qui doivent être accompagnés à leur sortie.

En cas d'évasion de l'hôpital d'un malade détenu, le sous-directeur prend les mesures nécessaires.

En cas de décès d'un détenu à l'hôpital, le billet d'entrée revêtu de la mention de ce décès est sur-le-champ adressé au commandant de la prison, qui envoie un agent pour reconnaître le détenu décédé.

Pour les hommes de la guerre, cet avis est adressé au commandant d'armes. Un extrait du registre des décès est adressé à ces mêmes autorités : pour la marine, le commissaire aux prisons ; pour la guerre, le commandant d'armes ; et pour les détenus de l'ordre civil, le Procureur de la République.

Bien que les condamnations à des peines afflictives et infamantes entraînent dégradation et cessation d'appartenir au ministère de la Marine, l'hôpital peut recevoir ou conserver provisoirement, et jusqu'à leur mise en route, les condamnés de cet ordre, qui sont alors soumis à une surveillance toute particulière, après avoir provoqué des ordres de l'autorité supérieure, s'il y a lieu.

SERVICE ADMINISTRATIF

CHAPITRE PREMIER.

DU MATÉRIEL.

Art. 1er. — *Définition du matériel.*

Le matériel d'un hôpital comprend :

1° L'ameublement des bureaux fourni, depuis la circulaire ministérielle du 25 juillet 1891, par le service des hôpitaux.

Sont comptables de ces objets mobiliers les personnes désignées par l'autorité locale ; ce mobilier fait partie des valeurs mobilières et permanentes.

2° Les objets en service dans les hôpitaux et dépendances.

3° Les objets en approvisionnement destinés aux divers services de l'hôpital, des navires, infirmeries, ambulances.

Ces objets se divisent en consommables et non consommables.

L'approvisionnement est fixé par le Ministre :

Un an : lingerie ; effets de malades.

Un an : drogues ; médicaments, objets de pansement (dép. du 18 avril 1894).

Trois mois : vivres de malades, préparations officinales.

Ces quantités sont toutes augmentées du nécessaire pour le trimestre suivant, afin de donner aux fournisseurs le temps de satisfaire aux livraisons.

Pour la lingerie des malades, les fixations sont déterminées par la dépêche ministérielle du 8 mars 1890.

L'hôpital doit avoir en sus l'approvisionnement nécessaire aux bâtiments en réserve et mobilisables. Une circulaire du 19 avril 1894 porte cet approvisionnement aux quantités nécessaires pour une année (1).

Art. 2. — *Des responsabilités du matériel.*

La gestion du matériel dans les hôpitaux de la Marine est réglée par le D. du 30 nov. 1887, du 23 nov. 1887 et du 8 nov. 1889 sur la comptabilité des matières. L'agent comptable gestionnaire du matériel en approvisionnement est tenu de fournir en garantie de sa gestion

---

(1) Une dépêche récente (11 août 1894), en faisant prévoir un nouveau mode de délivrances pour le matériel hospitalier aux bâtiments (coffres comme dans la marine anglaise), est accompagnée d'une instruction pour les quantités de matériel à réserver.

un cautionnement déterminé par le tarif n° 3 du décret du 9 janvier 1889 sur l'organisation du personnel comptable.

Le pharmacien en chef est responsable des objets mobiliers et du matériel particulier attaché au service de la pharmacie seulement. D'après la demande qui lui en est faite par l'agent comptable, il prépare les médicaments ; puis il les dépose contre récépissé à la pharmacie centrale. On doit en tenir un registre spécial signé du pharmacien en chef. Ces médicaments ne seront pas soumis à une Commission de recettes. Le comptable fait procéder à l'emballage ; il établit les factures de livraison et d'expédition. Le Commissaire aux approvisionnements en prend livraison et signe les expéditions, sur leurs demandes, aux divers services. Les médecins traitants sont responsables du linge, objets de pansement et des divers instruments qui leur sont remis sur bons à titre d'approvisionnement pour les besoins du service courant, et dont le comptable est par ce fait déchargé. Le médecin résident est responsable de la conservation de l'arsenal de chirurgie. Il en tient un inventaire exact. Il tient avec ordre les bons signés par les médecins-chefs des salles et les fait inscrire sur un registre spécial. Il en fait l'appel tous les mois et fait rentrer tous les instruments qui ne semblent plus nécessaires aux services. L'infirmier major d'une salle et tout infirmier chargé d'un service quelconque (bains, amphithéâtre, etc...) est responsable d'une certaine partie du matériel spécial qui lui est confié. Les infirmiers en sous-ordre peuvent être constitués responsables des dégâts imputables à leur négligence.

Toute perte ou avarie est supportée par le détenteur. Aucune perte ou avarie n'est admise à la charge de l'Etat pour le matériel qui aurait été indûment transporté en dehors de l'hôpital ou délivré à des personnes n'y ayant pas droit. Lorsque le matériel de l'approvisionnement a été emmagasiné, le préposé comptable le reçoit et en devient responsable vis-à-vis du garde-magasin général qui en a la charge.

Après leur réception, les objets mobiliers doivent, quand ils s'y prêtent par leur nature, être marqués du signe réglementaire adopté (ancre imprimée ou frappée à sec).

CHAPITRE II.

RESPONSABILITÉ DE L'APPROVISIONNEMENT.

Le Directeur du Service de Santé a la responsabilité de l'approvisionnement de l'hôpital.

Il fait dresser par le sous-directeur les états de prévisions basés sur les consommations de trois années normales, destinés à indiquer les besoins de l'année suivante. Il doit prévoir aussi l'approvisionnement en médicaments eu égard aux mouvements des malades et aux approvisionnements des bâtiments et des infirmeries régimentaires (1).

A cet effet, le sous-directeur reçoit de l'agent comptable en temps opportun (15 octobre) un état indiquant la consommation des trois dernières années et l'existant au magasin le 1er octobre.

Il établit ensuite l'état des prévisions, le signe et le soumet à l'approbation du Directeur.

L'approvisionnement est constitué par les procédés suivants :

1° Par des demandes à Paris (2) : « Drogues, instruments de chirurgie ».

2° Par des achats sur place ; marchés après adjudication, marchés de gré à gré après appel à la concurrence ; achats sur factures (3).

Autant que possible, un port passe les marchés pour les besoins de tous les ports, ou bien le détail des approvisionnements ou des subsistances d'un port, passe un marché destiné à pourvoir aux besoins de tous les services de ce port.

3° Par des achats sur place à l'économie.

4° Par des emprunts aux subsistances ou demandes de cessions à d'autres services ou directions.

5° Par des récoltes de plantes potagères, médicinales, fruits, etc...

6° Par des remises faites à l'hôpital.

7° Par des produits de transformation (travaux exécutés à l'hôpital).

Il est nécessaire de nous arrêter un moment sur la question de l'approvisionnement en instruments de chirurgie.

Les demandes d'instruments de chirurgie seront faites pour l'arsenal et le magasin ; voici les règles qui leur sont applicables : lorsqu'il y aura lieu de se pourvoir d'instruments de chirurgie compris dans le traité, le Directeur du Service de Santé établira une demande motivée faisant ressortir les objets de même espèce ou similaires existant en magasin ou à l'arsenal de chirurgie. Cette demande sera transmise à Paris ; une commande en double expédition comprend seulement les quantités à livrer. La formule de commande mise au pied de l'état restera en blanc. Autant que possible, les demandes d'instruments

---

(1) Il peut toutefois adresser, en les justifiant, des demandes supplémentaires de médicaments quand il le juge nécessaire, en dehors des demandes annuelles.

(2) Le préposé comptable établit des demandes de médicaments et divers objets d'approvisionnement en tenant toujours compte de l'existant et de la moyenne des consommations des années précédentes. Ce sont les titulaires des marchés qui sont passés sur les ordres du Ministre de la marine qui fournissent les approvisionnements des hôpitaux.

(3) Les marchés se font encore assez souvent par achats sur factures, mais la livraison n'en est pas faite tout entière à la fois. Les livraisons se font au fur et à mesure des besoins, sur commandes adressées par le commissaire aux approvisionnements ou aux subsistances aux titulaires des marchés.

Une dépêche ministérielle du 18 août 1891 autorise les directeurs du Service de Santé à faire des achats sur facture, sans passer par le commissaire aux approvisionnements, orsque l'urgence sera évidente ; les commissions de recette ayant protesté contre l'impossibilité d'examiner les médicaments qui peuvent être consommés au moment de leur réunion, une dépêche du 12 octobre 1893 décide que le médecin résident fera un certificat constatant bonne exécution de la commande, qui sera adressé à la Commission de recettes.

de chirurgie devront être faites périodiquement au commencement de chaque mois ou de chaque trimestre (dép. du 17 juin 1890).

Les demandes à établir par les Directeurs en exécution de la dépêche précitée doivent être formulées d'après un modèle uniforme et contenir tous les éléments d'appréciation nécessaires. Dans ce but, les dispositions de la circulaire du 23 octobre 1888 fixant à six mois pour les instruments de chirurgie et les articles divers servant à la pratique de la médecine, l'approvisionnement du service courant à entretenir calculé sur la consommation des trois dernières années, non compris les matières à réserver pour les unités de combat, seront adoptées. Il sera établi un numérotage des articles, et ces numéros d'ordre devront être reproduits dans les demandes ainsi que dans les commandes.

Voici les en-têtes du tableau modèle de l'état de demande proposé pour les instruments de chirurgie et annexé à la dépêche du 28 octobre 1890.

N° d'ordre du marché Mathieu	Désignation des articles (Copier exactement les dénominations du marché)	Espèce des unités	Délivrances et envois à la flotte, aux infirmeries, etc. en remplacement de remise, etc., pendant les 3 dernières années				Matériel réservé pour les unités de combat	Remplacements effectués dans le matériel en service à l'hôpital (arsenal de chirurgie, etc.) pendant les 3 dernières années				Existant nécessaire col. n° 7 × 1/2	Existant		Quantités demandées	Observations (Indiquer la destination des objets demandés)
			18....	18....	18....	Moyenne pour 6 mois		18....	18....	18....	Moyenne pour 6 mois		en magasin	en service		
1	2	3	4	5	6	7	8	9	10	11	12	13	14	15	16	17

Une dépêche du 20 janvier 1891 rend compte de la délibération du Conseil supérieur de santé sur les observations formulées par les ports concernant l'état ci-dessus proposé comme modèle. Le Directeur d'un des ports ayant fait remarquer qu'il est difficile, vu la transformation incessante des instruments en raison des progrès de la science, de se baser, comme pour les médicaments, sur la consommation des 3 dernières années, il lui est objecté par le Conseil que l'on pourra toujours faire une demande spéciale d'instruments justifiée. Les autres observations portent sur des propositions de suppression ou des modifications de certaines colonnes. En somme, le modèle adopté à la suite de la délibération du Conseil supérieur de santé (26 déc. 1891) diffère peu de celui qui avait été proposé précédemment. Les colonnes 4, 5, 6, 7, portent comme titre : Délivrances et envois à la flotte (en dehors des délivrances effectuées pour l'armement des unités de combat) ; délivrances aux infirmeries, ambulances, autres que celles de premier établissement.

Les colonnes 9, 10, 11, 12 portent comme titre : Consommations et remplacements effectués à la suite de condamnations dans le matériel en service à l'hôpital.

Une dépêche du 30 août 1892 recommande que les états de demande et les bulletins de commande d'instruments de chirurgie indiquent exactement, quand il s'agit d'articles subdivisés en plusieurs numéros, tels que les sondes, les bougies, les quantités de chaque numéro qu'il y a lieu d'expédier au port.

Une dépêche ministérielle du 12 novembre 1892 recommande que les demandes d'instruments de chirurgie et de médicaments à transmettre au département, en vertu des dépêches du 17 juin 1890 et du 1er août 1892 (1), soient adressées très régulièrement tous les trois mois, en mars, juin, septembre et décembre, dans les 10 premiers jours de chacun de ces mois.

Les prévisions pour les instruments de chirurgie devront être calculées sur les besoins normaux de six mois, auxquels on ajoutera la consommation d'un trimestre pour permettre d'attendre la réception des objets, afin que l'on possède de tout temps, et sans se trouver dans l'obligation de recourir à des demandes supplémentaires, l'approvisionnement réglementaire de six mois.

Une dépêche du 26 août 1893 recommande de ne pas désigner sous un autre nom que celui indiqué dans le marché les médicaments demandés.

Une dépêche du 25 octobre 1893 prescrit d'ajouter une *colonne spéciale* (n° 17) dans laquelle figureront les quantités demandées en supplément, accompagnées de justifications qui seront consignées dans la colonne: « Observations », à l'état de prévisions prescrit par la dépêche ministérielle du 20 janvier 1891.

8° Par des réquisitions (art. 328 du règlement de la Guerre).

Suivant le cas, les demandes sont adressées par le Directeur ou le commissaire aux subsistances pour les vivres et les approvisionnements. S'il s'agit d'achats à l'économie, le sous-directeur les transmet à la sœur supérieure, qui les exécute et les communique ensuite à l'agent comptable.

---

(1) La dépêche du 1er août 1892 disait en effet que chaque trimestre on devait adresser au département un état des besoins en médicaments, du modèle adopté pour les demandes d'instruments de chirurgie. Les prévisions seront calculées pour les besoins normaux de six mois, auxquels on ajoutera la consommation d'un trimestre. On devra évaluer toutes les commandes de médicaments et d'instruments de chirurgie.

CHAPITRE III

MOUVEMENT DU MATÉRIEL (*Entrées et Sorties*).

Introduction du matériel dans l'hôpital et sortie.
Procédure à suivre (voir les articles 394 et suivants de l'Instruction du 8 novembre 1889 (1), qu'il serait trop long de reproduire ici).

ART. 1er — *Des Entrées. Réceptions.*

Les objets envoyés de Paris sont reçus au titre d'entrées d'ordre ; les autres objets sont reçus suivant les formes réglementaires indiquées ci-après :

1° *Livraisons par suite d'achats.* — Toutes les matières provenant d'achats sont livrées à la salle de dépôt de l'hôpital, et soumises à l'examen d'une Commission, préalablement au versement au magasin (2).

2° *Livraisons de vivres frais pour les hôpitaux maritimes* (art. 74, 75, 76 de l'Instruction du 8 novembre 1889 sur la comptabilité des matières). — Après examen par la Commission du service intérieur de

---

(1) Aucun objet ne peut être introduit dans l'hôpital que sur un ordre écrit de l'autorité compétente. Cet ordre est donné sur la facture de livraison des fournisseurs (modèle n° 1) ou sur la demande des officiers ou chefs de service par le commissaire chargé de la surveillance administrative du groupe comptable intéressé ou, dans certains cas, par le directeur. Il est tenu un enregistrement sommaire des ordres d'introduction (mod. n° 2) aux approvisionnements et aux subsistances. Exception est faite pour les matières et objets des travaux hydrauliques qui ont un ordre d'introduction valable pour un an.

L'ordre d'introduction est présenté aux gardes-consignes, qui vérifient les objets introduits et annotent les résultats de leur visite sur l'ordre d'introduction, en frappant cet ordre du timbre : « Vu entrer », et en datant. On peut introduire les objets en plusieurs fois, sur l'autorisation expresse du commissaire ou du directeur. A chaque voyage il est délivré par les gardes-consignes un bulletin de transit détaché d'un registre à souche (mod. 75) paraphé par le commissaire aux travaux.

(2) Cette Commission est composée : 1° d'un officier de marine ayant au moins le grade de lieutenant de vaisseau ; 2° d'un officier du corps de santé ; 3° d'un sous-commissaire aux subsistances ou aux approvisionnements, suivant le cas.

Lorsque les matières et objets à recevoir sont destinés au service pharmaceutique, l'officier du corps de Santé est toujours un pharmacien. La Commission se réunit, sur la convocation du commissaire chargé du service, aux jours et aux heures fixés par un arrêté du préfet maritime. L'inspecteur reçoit avis de chaque convocation ; elle est assistée du préposé comptable.

Lorsqu'il y aura impossibilité absolue de réunir trois membres pour composer la Commission de recette, la présidence sera toujours dévolue à l'officier du service qui doit employer le plus spécialement les matières, denrées ou objets, et sa voix est prépondérante en cas de partage. Le préposé comptable a voix consultative et peut faire consigner ses observations au procès-verbal.

Les fournisseurs ou leurs représentants sont prévenus par le commissaire des séances

l'hôpital (1), les vivres frais achetés et soldés par les sœurs supérieures sont inscrits sur des carnets de recette tenus contradictoirement par le comptable et le délégué du commissaire.

L'entrée dans les écritures est opérée au moyen d'un ordre de recette.

3° *Les denrées délivrées par les subsistances aux hôpitaux sont effectuées à titre de mouvement d'ordre.* — Les pesages et mesurages devront être faits exclusivement à l'aide d'instruments réglementaires admis à la vérification (dép. m. 31 juillet 1890).

4° *Cessions par des services étrangers à la Marine.* — Sont classées sous ce titre les cessions de cantines médicales, musettes à pansements, etc., formant le matériel d'infirmerie régimentaire, faites par le Département de la Guerre.

L'entrée dans les écritures et le remboursement en sont effectués conformément au règlement en vigueur, après avoir été soumises à l'examen d'une commission de recettes.

5° *Cessions par des services de la Marine* (art. 80 de l'Instr. du 8 novembre 1889). — Exceptionnellement le groupe comptable des hôpitaux peut s'approvisionner par voie de cessions près des autres groupes.

Les entrées de l'espèce sont justifiées par une demande (modèle n° 11) en primata et duplicata. Les recettes provenant de cessions sont justifiées par l'ordre de réception (mod. 12).

6° *Produits de transformation et de confection d'objets.* — Les confections faites dans les ateliers de la Direction du Service de Santé sont opérées conformément aux règlements sur la comptabilité des travaux que nous verrons plus loin.

7° *Réquisition.* — Voir art. 388 du règlement de la Guerre.

8° *Remises.* — (Art. 102 à 144 de l'Instruct. du 8 novembre 1889) : 1° Par les bâtiments. Les médicaments, vases et ustensiles sont remis par les bâtiments à l'aide de feuilles ou billets de remise (2) à la salle de dépôt de l'hôpital, classés par le préposé à cette salle, exa-

---

des commissions : leur absence ne peut retarder la délibération, et ils ne sont pas admis, dans ce cas, à réclamer contre les décisions

Le commissaire communique à la Commission les conditions générales et particulières de chaque marché et les factures présentées par les fournisseurs. Il prépare et remet à la Commission des feuilles de recette (mod. 4, 4 *bis* et 4 *ter*), pour servir à la reconnaissance des matières, denrées et objets à recevoir. Les échantillons ou types adoptés pour l'exécution de la fourniture sont mis à la disposition de la Commission de recette par l'agent chargé de leur conservation.

Les quantités à recevoir doivent être toutes réunies dans les salles ou lieux de dépôt. (Voir la dépêche ministérielle du 12 octobre 1893, au sujet de l'admission en recette des médicaments achetés d'urgence par le directeur du Service de Santé). Le préposé comptable inscrit contradictoirement avec le sous-commissaire les quantités reconnues. Sur réclamation des fournisseurs, le préfet peut nommer une Commission extraordinaire.

(1) Cette Commission est composée du médecin résident, de la sœur supérieure, d'un employé du personnel des agents du Commissariat délégué, du commissaire aux subsistances (A. 74 du 8 nov. 1889) ; en cas d'absence ou d'empêchement, le médecin résident peut être suppléé par le médecin de garde ; la sœur supérieure par une autre sœur. La circulaire manuscrite du 10 mai 1890 décide que le délégué du commissaire aux subsistances sera l'agent préposé à la salle de dépôt.

(2) Voir : Service à la mer.

minés par une Commission (art. 45) de visite qui opère le classement définitif (1).

2° Par les salles des hôpitaux, les amphithéâtres, postes de chirurgie, ambulances, infirmeries. etc., etc.. jardins.

Ces objets sont également remis à la salle de dépôt de l'hôpital à l'aide des billets de remise des dépositaires comptables.

Ils sont classés et examinés de la même façon que ci-dessus.

Lorsque des drogues ou objets confectionnés provenant du service des hôpitaux ont été reconnus avoir besoin d'être réparés ou bonifiés par les ateliers de l'hôpital, la bonification ou la réparation a lieu sur la demande (mod. 27 *bis*) du préposé comptable qui a reçu les drogues ou les objets, visée par le commissaire chargé de la surveillance administrative du groupe intéressé, et sur le bon à réparer donné par le Directeur du Service de Santé.

9° *Produits de culture et de récolte* (art. 101 de l'Instr. du 8 nov. 1889). — Les produits de culture et de récolte des jardins potagers de la marine sont soumis à l'examen de la Commission du service intérieur de l'hôpital.

Le versement en magasin est effectué à la fin de chaque mois en quantité ; l'entrée en valeur est justifiée trimestriellement par un extrait du procès-verbal de visite pris sur le registre des remises.

ART. 2. — *Des Sorties. Délivrances.*

1° *Emploi aux travaux.* — Les matières destinées aux travaux sont mises à la disposition des contre-maîtres et autres agents autorisés sur bons à souche au fur et à mesure des besoins.

2° *Délivrances aux bâtiments* (art. 216 et suivants). — Les délivrances de médicaments, vases et ustensiles, ainsi que du matériel spécial au service des hôpitaux de bord, ont lieu à l'aide de feuilles d'armement ou de billets de demandes en remplacement de remise, de consommations, de pertes. et en complément ou en supplément à l'armement, établis d'après les règlements en vigueur. (Voir le Service à la mer, comptabilité du médecin à bord.)

3° *Délivrances aux salles* des hôpitaux, aux amphithéâtres, postes de chirurgie, ambulances, infirmeries, etc..., d'objets destinés à être mis en service.

Ces délivrances ont lieu sur la demande des dépositaires comptables, établie suivant les règles prescrites par les art. 282 et suivants de l'instruction sur la comptabilité du matériel (2).

---

(1) Les matières, denrées, etc..., à examiner par la Commission sont classées préalablement par les soins du magasinier de la salle de dépôt, sous les catégories suivantes :

En bon état — **A** réparer ou à bonifier — **A** déclasser, avec indication du nouveau classement. — Hors de service. — **A** démolir. — **A** vendre. — **A** détruire.

La commission vérifie ce classement ; le procès-verbal est dressé sur le registre des remises (mod. 24).

(2) La demande (mod. 38) de délivrance doit être autorisée par un règlement ou préala-

8°

4° *Consommation pour le chauffage, l'éclairage des hôpitaux* (art. 310 de l'Instr. du 8 nov. 1889). — Le combustible et le luminaire, ainsi que les cercueils, croix, etc..., sont délivrés sur billets de demande (mod. n° 55) (1), comprenant les quantités calculées d'après les besoins ou d'après les allocations réglementaires.

5° *Consommation de denrées et de médicaments pour les malades.* — (Art. 314 et suivants de l'Instr. du 8 nov. 1889.) — Consommation pour la nourriture des officiers du Corps de Santé et de tous les rationnaires en santé (2).

Les denrées sont mises à la disposition de la sœur chargée de la dépense sur billets de demande (modèle n° 55) au fur et à mesure des besoins. Pour les médicaments, voir plus loin à Service pharmaceutique (3).

6° *Délivrances de matières consommables aux infirmeries, etc...* — (Art. 321 du 8 nov. 1889.) Tous les médicaments compris dans le tarif en vigueur fixant les allocations aux infirmeries (4) sont délivrés aux médecins-majors sur billets (mod. n° 38). Il en est de même des drogues, graines et denrées destinées à être consommées immédiatement dans les amphithéâtres, laboratoires, postes, ambulances, jardins botaniques, etc... (5).

---

blement autorisée par le Préfet maritime ; on en excepte les délivrances de vases et ustensiles (autres que ceux du mobilier) dans le service des hôpitaux. Ces derniers doivent être pris en charge par les dépositaires, sur les inventaires des objets en service, et par suite être portés en dépense dans le compte des magasins, au chapitre : Délivrances à des services dont la comptabilité est tenue sur inventaire particulier.

Les ordres de délivrance relatent la décision ou le règlement en vertu duquel ils sont émis. Ils sont divisés par service, atelier ou localité ayant un dépositaire particulier, et revêtus des formalités ordinaires, ainsi que du récépissé de la partie prenante. Ils servent de pièce justificative de dépense.

Les fixations réglementaires en ce qui concerne les délivrances d'objets de mobilier aux bureaux et autres établissements ne peuvent être outrepassées sans autorisation du Ministre.

(1) Signés : par la sœur supérieure pour le logement des sœurs et le service général de l'hôpital ; par le médecin résident et par l'aumônier, chacun pour ce qui le concerne, par le maître infirmier pour le logement des infirmiers. Les délivrances sont effectuées sur l'ordre (mod. 55 *bis*) du directeur du Service de Santé, visé pour l'exécution par le préposé comptable. La partie prenante donne récépissé. A la fin de chaque mois, le préposé comptable dresse sous le *visa* du garde-magasin général un état récapitulatif (mod. 58) des délivrances effectuées pendant le mois. Cet état revêtu, après vérification du directeur du Service de Santé, du bon à porter en sortie, sert de pièce justificative à l'appui des comptes du garde-magasin général.

(2) Les denrées proviennent soit des achats faits par la sœur supérieure (voir plus haut et art. 74), soit de délivrances opérées par les magasins. Dans le dernier cas, la sœur chargée de la dépense établit des billets (mod. 55 et 55 *bis*) ; dans le premier, ce billet mensuel (mod. 55), établi par la même sœur et visé par la supérieure, sert de décharge au garde-magasin général qui a pris tous les jours en charge les achats faits par la sœur.

(3) A ce sujet il est bon de savoir que, d'après l'art. 11 du D. du 30 novembre 1887, *le comptable est tenu de faire immédiatement droit aux demandes écrites provisoires qui lui sont adressées d'urgence* par le chef de service chargé d'ordonner la délivrance ou par le délégué de ce chef autorisé. La pièce régulière doit être remise au comptable dans les 24 heures. Le préposé comptable obtient un bon à porter en sortie en dressant des états appréciatifs vérifiés par le commissaire du détail administratif.

(4) Voir le règlement du 17 août 1876 et suivants.

(5) Afin de permettre de contrôler la régularité de l'opération, l'ordre de délivrance fait connaître si la délivrance est effectuée à titre de consommation ordinaire ou à titre de con-

7° *Délivrances d'appareils de prothèse.* — les délivrances de bandages herniaires, béquilles, jambes de bois, bas-varices, sont faites au pharmacien chargé de la pharmacie de détail (mod. n° 55) au fur et à mesure des besoins.

Il est tenu à la sous-direction un enregistrement nominatif de ces délivrances relatant la nature de chacune d'elles (gratuite ou à titre de cession).

A la fin du mois, les objets délivrés gratuitement sont compris sur l'état de consommation de médicaments pour le traitement des malades, et la valeur de ceux délivrés à titre de cession est ajoutée à l'état de remboursement ou à la feuille nominale.

Il est nécessaire de nous étendre un peu plus longuement sur ce sujet qui a son importance. En principe, tout homme ayant droit aux soins de l'hôpital peut recevoir un appareil de prothèse (bandages herniaires, suspensoirs, bas-varices, genouillères, jambes de bois, béquilles, membres artificiels, yeux artificiels, lunettes, etc...).

Il le reçoit à titre de première mise soit gratuitement, soit contre remboursement, suivant qu'il a droit à l'hospitalisation aux frais de la marine ou à titre de remboursement. Lorsqu'il s'agit d'un remplacement de ces appareils, le don à titre gratuit n'en peut être fait que si l'appareil est présenté, reconnu hors de service et de provenance de l'hôpital (Instr. du 10 août 1840) ; sinon il n'est délivré qu'à titre de remboursement.

Pour les délivrances, il est procédé ainsi qu'il suit : s'il s'agit de lunettes à délivrer aux militaires et marins appartenant à un service pourvu d'une infirmerie, la délivrance est faite par cette infirmerie qui dresse un état nominatif (portant le numéro des verres) et mentionne la délivrance sur le cahier de visite (art. 15 du règlement du 17 août 1876). Ces états nominatifs sont joints à la demande en remplacement adressée trimestriellement à l'hôpital. (D. minist. du 8 juillet 1880.)

La livraison pour première mise est inscrite sur le livret du militaire ou marin. Lorsque les délivrances sont faites à un homme en traitement à l'hôpital, un bon est établi par le médecin traitant, signé par le Directeur, visé par le sous-directeur, qui le fait enregistrer sur un registre spécial portant le nom, la qualité du malade et l'espèce d'appareil qui lui est donné. Le bon est ensuite transmis au magasin de la pharmacie qui délivre l'appareil et remet le bon à la pharmacie de détail chargée de justifier la dépense en établissant *un billet de demande* (*mod.* 55), lequel vient à la signature du sous-directeur qui collationne avec le registre, et s'assure que le bandage a bien été inscrit au nom du malade.

Enfin, pour les ouvriers des arsenaux, les militaires et marins non hospitalisés, la délivrance est faite sur un billet de présentation du chef de service ou corps constatant la qualité de l'ayant droit et un

sommation extraordinaire. Dans ce dernier cas, il mentionne en outre la décision ministérielle ou préfectorale en vertu de laquelle il a été émis. Lorsqu'une décision spéciale a autorisé la délivrance extraordinaire, l'ordre y relatif est soumis à l'approbation du préfet maritime.

certificat du médecin de l'ambulance, du corps ou du service, visés par le directeur du Service de Santé.

Ce billet est remis à la sous-direction, inscrit sur le registre, transmis au magasin qui délivre le bandage, envoyé à la pharmacie de détail. d'où il revient à la sous-direction avec le billet de demande.

Dans le cas où il faudrait remplacer un appareil de prothèse d'un certain prix. on devrait demander l'autorisation au Ministre. (C. du 30 septembre 1881.)

Lorsque la délivrance est faite à un homme étranger à la marine hospitalisé ou non, gendarme par exemple. c'est toujours à titre de remboursement ; inscription en est faite au dos du billet d'hôpital. s'il s'agit d'un malade hospitalisé, afin de le faire figurer sur l'état de remboursement ; lorsque l'homme n'est pas hospitalisé, la délivrance ne peut avoir lieu que sur un billet (mod. 39) revêtu du récépissé du chef de corps (art. 198 de l'Instr. du 8 nov. 1889).

Il sera procédé de même au cas de délivrance contre remboursement à des hommes de la Marine.

Nous ajouterons que les officiers en traitement à l'hôpital ont droit à la délivrance gratuite d'appareils prothétiques, mais non lorsqu'ils ne sont pas hospitalisés. (10 sept. 1887.)

Une dépêche ministérielle du 31 mars 1881 autorise la délivrance par les préfets maritimes de cuissards aux amputés récemment.

8° *Délivrances de caisses d'instruments de chirurgie accordées à titre de dons* (28 décembre 1883). Voir Service à la mer. — Ces délivrances sont faites sur la proposition du Conseil de Santé, approuvée par le Préfet.

D'autres sorties de matériel peuvent avoir lieu conformément à l'art. 194 de l'Instruction du 8 novembre 1889.

9° *Pertes. Avaries. Déficits. Constatations. Responsabilité.* — Voir les art. 344. 375 et suivants de l'Instruction du 8 novembre 1889.

10° *Envois.* — Voir les art. 347 et suivants de l'Instruction du 8 novembre 1889.

11° *Réforme du Matériel.* — Voir Remises, et aussi les articles 328. 329 et suivants de l'Instruction du 8 novembre 1889.

Ne pouvant pas faire un cours de comptabilité maritime. nous nous sommes contentés de renvoyer nos lecteurs aux articles de l'Instruction fondamentale du 8 novembre 1889, qui a paru comme tome supplémentaire du Bulletin officiel.

CHAPITRE IV.

SERVICE DES TRAVAUX.

Art. 1er. — *Des travaux en général.*

L'ordre d'entreprendre un travail dans un arsenal de la Marine est donné, suivant la nature et le degré d'importance du travail :

1° Par le Ministre ;

2° Par le Préfet maritime ;

3° Par le Directeur ou le fonctionnaire chargé de l'exécution. Le premier autorise les travaux de construction, de réparation et d'installation ; le second, les travaux d'entretien non prévus par les règlements, à charge d'en rendre compte au Ministre ; les derniers, les travaux de réparation, d'entretien et de conservation.

Le Directeur du Service de Santé, par exemple, qui est depuis 1890 un véritable Directeur de travaux, les ordonne pour tout ce qui concerne les matières, objets et denrées en approvisionnement dans les magasins, le matériel en service et le mobilier des hôpitaux maritimes. Les ordres concernant l'exécution de ces travaux sont donnés conformément à l'article 849 du 8 novembre 1889.

Il ordonne, dans la limite fixée par le Ministre en conformité des articles 7 et 10 de l'Instruction du 8 nov. 1889, la confection des objets et ustensiles nécessaires aux magasins, lorsqu'il ne doit pas être pourvu à ces confections par voie de marché.

Il peut ordonner des travaux pour d'autres services de la Marine à titre de cession.

Les officiers des directions (sous-directeur, pharmacien en chef, médecin résident) sont chargés, chacun en ce qui le concerne, de donner suite aux ordres de détail.

Les ordres de travail indiquent les chapitres budgétaires intéressés, ainsi que le titre, le chapitre, la section, l'article et le paragraphe de la nomenclature auxquels appartient le travail à exécuter (art. 908).

Conformément aux dispositions de l'art. 61 de l'ordonnance du 14 juin 1844, le chef de service qui reçoit du Préfet maritime un ordre qu'il jugerait être contraire aux ordonnances, décrets ou règlements en vigueur, ou dont l'exécution entraînerait des dépenses qui excéderaient les limites fixées par le Ministre, est tenu, pour garantir sa responsabilité, d'adresser par écrit ses observations au Préfet maritime (1). Conformément aux dispositions des art. 7 et 8 du décret du 6 septembre 1888, les Directeurs sont responsables des dépenses occasionnées par les travaux qu'ils auront ordonnés ou tolérés en dehors des autorisations régulières ou des limites de leur droit.

Le Commissaire général exerce par l'intermédiaire du Commissaire aux Travaux une surveillance continue sur la comptabilité des travaux à tous les degrés. Il signale aux Directeurs les irrégularités

____

(1) Voir aussi art. 2 de l'arrêté ministériel du 31 mars 1890.

qu'il relève ; en cas de désaccord, il soumet les observations au Préfet maritime, qui statue.

Les travaux ne sont entrepris dans les ateliers et laboratoires des hôpitaux que sur un ordre écrit du Directeur du Service de Santé ou du Sous-Directeur autorisé. Il est tenu un registre d'ordre des travaux (mod. 139).

Les ordres d'exécution sont donnés par les Directeurs :

1° Pour les confections d'objets destinés à l'approvisionnement des magasins, sur un billet de demande à confectionner (modèle n° 15), dressé d'après les indications des Directeurs. (Voir art. 90 de l'Instruction du 8 novembre 1889.)

2° Pour les réparations d'objets appartenant aux bâtiments et aux divers services, sur les billets de demande à réparer, émanant de ces bâtiments ou services (mod. n°s 27 et 27 *bis*).

3° Pour les réparations d'objets déposés dans les ateliers des Directions pour le compte des magasins, et provenant de remises des bâtiments, sur le registre des remises (mod. n° 24).

4° Pour les réparations d'objets remis par les bâtiments à la salle de dépôt des hôpitaux, sur la demande (mod. n° 27 *bis*) du préposé comptable.

Voyons maintenant comment on constate l'emploi des matières et de la main-d'œuvre, en remarquant que la comptabilité suivie dans les autres directions s'applique mal à un hôpital maritime qui ne produit rien et dépense au contraire (1).

Les matières, denrées et objets nécessaires à l'exécution des travaux ordonnés sont mis, au fur et à mesure des besoins, à la disposition des chefs d'ateliers par les agents du préposé comptable. Les quantités délivrées sont constatées au moyen d'un carnet (n° 140) signé par la partie prenante ; à la fin de la journée, des bons sont établis à l'aide de ce carnet.

Ces bons sont établis distinctement pour chaque chapitre budgétaire. Ils indiquent la désignation, l'espèce, les dimensions, s'il y a lieu, et la quantité des matières, denrées et objets. Ils sont détachés d'un registre à souche (mod. n° 142), coté et paraphé par l'officier chargé de l'atelier.

Il est ouvert une feuille d'ouvrage (mod. 143 ou 143 *bis*) destinée à suivre l'application des dépenses de toute nature relatives à un travail, et coté et paraphé par le commissaire aux travaux. Cette feuille indique le classement des dépenses selon les titres et divisions arrêtés par la nomenclature des travaux (art. 908), et les chapitres budgétaires auxquels ces travaux sont imputables. Tout maître ou contre-maître ou autre chargé de la direction d'un groupe d'ouvriers tient un carnet nominatif où il inscrit jour par jour l'ouvrage ou les ouvrages auxquels chaque homme a travaillé et le temps qu'il y a passé. Les résultats de ces inscriptions détaillées sont résumés chaque jour par le chef de l'atelier, et la part totale de main-d'œuvre applicable à chaque ouvrage est inscrite sur la feuille qui y est consacrée.

---

(1) Une dépêche, insérée au Bulletin officiel en date du 27 août 1894, arrête des dispositions spéciales pour les travaux exécutés dans les laboratoires, cuisines et dépendances.

Pour les *confections, transformations, réparations*, etc., des drogues et médicaments dans les *laboratoires de pharmacie du service des hôpitaux*, il peut être ouvert une feuille unique par paragraphe de la nomenclature des travaux (mod. n° 143), où les dépenses en matières et en main-d'œuvre sont inscrites, sans affectation distincte à chaque article confectionné, réparé ou manipulé.

Les chefs des ateliers dressent à la fin de chaque trimestre, au moyen d'un dépouillement des souches des bons de matières, des bordereaux (mod. 146) indiquant les quantités et valeurs des matières, denrées et objets reçus des magasins et employés aux travaux exécutés dans le courant du trimestre précédent. Ces bordereaux sont établis distinctement pour chaque chapitre budgétaire, puis récapitulés à la comptabilité centrale de la Direction, sur un bordereau récapitulatif distinct pour chaque chapitre budgétaire (mod. n° 147). Les bordereaux récapitulatifs sont arrêtés et signés par le Directeur, vérifiés et visés par le Commissaire aux travaux, puis remis au préposé comptable qui en vérifie la concordance avec les bons de délivrance, en passe écriture sur ses livres en valeurs, et les remet au garde-magasin général, qui les enregistre sur son livre-journal et les annexe à ses comptes.

Les résultats de l'arrêté trimestriel des feuilles d'ouvrage sont reportés sur un résumé (mod. 145), vérifiés et visés par le chef de comptabilité de la direction, qui en récapitule les résultats sur un état (mod. n° 148) qui est remis au commissaire aux travaux avec les résumés à l'appui. Ce dernier vérifie les récapitulations et en fait un résumé général (mod. n° 149), en renvoyant les résumés (mod. 145) aux Directions. Ce résumé général est annexé, comme justification complémentaire aux relevés du garde-magasin général (art. 439), qui s'assure de sa concordance, par chapitre budgétaire, avec les termes corrélatifs de sa comptabilité.

Toutes les confections d'objets d'approvisionnement sont faites exclusivement pour le compte des magasins. Il est tenu dans chaque atelier un registre (mod. n° 16 *bis*) destiné à l'inscription des objets confectionnés par les magasins.

A la fin de chaque trimestre, il est formé dans chaque atelier un bordereau (mod. n° 146) distinct pour chaque chapitre budgétaire, des objets confectionnés pendant le trimestre écoulé. Ce bordereau portant évaluation est remis au directeur, qui fait dresser un état (mod. 18) présentant par section de magasin ou dépôt l'ensemble des objets confectionnés dans la Direction pendant le trimestre.

Cet état certifié par le directeur, visé et vérifié par le commissaire aux travaux, sert de pièce justificative de recette au groupe comptable.

Les directeurs rendent compte par paragraphe de la nomenclature des travaux de l'emploi dans les ateliers qu'ils dirigent des matières ou des denrées reçues des magasins et de la main-d'œuvre qui s'y rattache.

A cet effet ils tiennent :

1° Un état (mod. 151) présentant, en ce qui concerne les réparations et objets destinés à l'approvisionnement des magasins et aux dépositaires du matériel en service, l'indication des travaux exécutés pendant l'année, le compte des prix et la situation des objets en cours de confection.

2° Un compte (mod. 152 et 152 *bis*) de l'application des matières ou de la main-d'œuvre aux travaux.

Le commissaire aux travaux s'assure fréquemment que les écritures de la comptabilité administrative des Directions sont constamment tenues à jour.

Voyons donc maintenant quels sont les travaux à effectuer dans l'intérieur des hôpitaux maritimes :

Ils ont trait :

1° A l'éclairage et au chauffage ;

2° Au mobilier des salles, aux effets d'habillement et de couchage des malades.

3° A la préparation des aliments ;

4° Au matériel de médecine, d'art et de religion ;

5° Aux travaux et dépenses pour d'autres services.

Ces travaux ont pour objet :

Des confections ;

Des réparations (entretien).

Ces derniers peuvent se faire :

1° Par les moyens de l'hôpital (art. 123 de l'Instr. du 8 novembre 1889) ; il en est tenu compte au moyen d'ordres de travaux, si les réparations ont quelque importance, et les matières employées une certaine valeur ; mais il faut bien dire que la plupart de ces réparations consistent en nettoyage de flacons pour le laboratoire de pharmacie, soudure des récipients, lampes, par le serrurier ; consolidation de quelques meubles boiteux par le menuisier, réparations de sandales, etc. ; il est donc à peu près impossible de tenir compte administrativement de ces menues réparations.

2° Par abonnements (repassage et entretien des divers instruments de chirurgie, de cuisine), etc., ou par marchés locaux (étamage).

3° Par envoi à Paris, où seulement certaines réparations peuvent être faites (1). Ces envois sont faits par l'intermédiaire du groupe comptable des hôpitaux (instruments de chirurgie).

4° Par demandes de travaux ou de matériel à titre de cession.

ART. 2. — *Des travaux pharmaceutiques.*

Le service pharmaceutique est un véritable service de travaux ; on peut dire que dans un hôpital maritime les travaux véritablement importants se passent dans les locaux pharmaceutiques, et si l'on réfléchit à la minutie qu'exigent les préparations magistrales et officinales, aux faibles quantités sur lesquelles on opère, on est tout

____

(1) Une circulaire du 27 février 1891 recommande de n'envoyer à Paris que les instruments de précision et, autant que possible, de réparer les autres objets sur place.

de suite d'avis que les règles générales de la comptabilité des travaux ne peuvent convenir au service pharmaceutique et surtout à la pharmacie de détail : aussi l'Instruction du 10 août 1840 sur le service pharmaceutique n'est pas à reproduire ici ; les règles de comptabilité ont été quelque peu modifiées, l'administration des hôpitaux a passé dans d'autres mains ; cependant quelques articles, comme nous le verrons, sont encore applicables.

Le service pharmaceutique d'un hôpital se divise en deux sections : la pharmacie de détail et les laboratoires.

1º *Pharmacie de détail.* — Les dispositions de l'Instruction du 8 novembre 1889 relatives aux délivrances et aux consommations de drogues et de médicaments nécessaires au service quotidien des malades (art. 315 du 8 nov. 1889), ainsi que l'inscription définitive de ces opérations dans le compte du préposé comptable (art. 318 à 320 du 8 nov. 1889), n'étaient en général pas observées et ne paraissaient pas en réalité susceptibles d'être appliquées pratiquement ; la raison en était que la pharmacie de détail ne pouvait, vu la spécialité et la variété des manipulations qui s'y font, être assimilée à un atelier de l'arsenal, et qu'en conséquence il n'y avait pas lieu de lui imposer la tenue d'écritures analogues à celles de l'emploi aux travaux (1).

En outre, les déperditions de toute sorte causées par les pesées, les filtrations, l'évaporation des liquides, font toujours que les dépenses de la pharmacie de détail sont supérieures aux quantités inscrites sur le relevé des cahiers de visite.

En conséquence, le Conseil supérieur de santé consulté par le Ministre a émis l'avis qu'il y avait lieu de considérer les médicaments délivrés à la pharmacie de détail comme consommés, et de limiter les écritures d'une part aux pièces indispensables au garde-magasin général, et d'autre part, à une comptabilité intérieure très simple, mais suffisante pour que le pharmacien en chef et le Directeur surveillent constamment cette partie du service.

Le Ministre a approuvé ces propositions, et la dépêche manuscrite du 10 janvier 1893 a codifié comme suit la comptabilité de la pharmacie de détail :

Ces nouvelles règles remplacent, en ce qui la concerne, celles faisant l'objet des art. 315 à 320 inclus de l'Instr. du 8 nov. 1889.

Les drogues, médicaments et objets de consommation nécessaires à la pharmacie de détail sont délivrés par suite de demandes (modèle nº 47, à défaut du nº 55), établies chaque semaine seulement, sauf les cas d'urgence, par le pharmacien chargé de cette pharmacie, approuvées par le pharmacien en chef, sur l'ordre de délivrance (mod. 47 *bis*, à défaut du 55 *bis*) du Directeur du Service de Santé, visé pour l'exécution par le préposé comptable des hôpitaux. Il est recommandé que la provision de médicaments à la disposition de la pharmacie de détail soit toujours assez restreinte pour que sa non-inscription sur un inventaire évalué ne puisse donner lieu à des critiques justifiées.

____

(1) Voir l'appendice où il est parlé de la circulaire du 27 août 1894.

Les denrées nécessaires à la pharmacie de détail lui sont fournies par la dépense sur bons journaliers (mod. 104) du pharmacien qui en est chargé. Les drogues et médicaments inscrits sur les ordres de délivrance, dûment ordonnancés et revêtus du récépissé de la partie prenante, sont immédiatement portés en sortie dans la comptabilité des magasins. Les demandes revêtues de la certification de la délivrance du préposé comptable sont rendues au pharmacien chargé.

En fin de mois, le préposé comptable dresse, sous le visa du garde-magasin général, un état appréciatif (mod. 39) des drogues et médicaments délivrés à la pharmacie de détail.

Après vérification, cet état est visé par le pharmacien chargé de la pharmacie de détail, par le pharmacien en chef, et revêtu du *bon à porter en sortie* du Directeur.

Ce document est ensuite rattaché au compte en valeurs du garde-magasin général comme pièce justificative de sortie.

Au point de vue de la comptabilité intérieure, il est établi par les soins du pharmacien chargé un compte ouvert général sur lequel les pharmaciens attachés aux divisions de malades inscrivent leurs dépenses en médicaments.

Un compte ouvert semblable est tenu pour les denrées prises à la dépense. Il comprend par médicament ou denrée les quantités dépensées pendant chaque jour du mois pour chaque division de malades ; à la suite est le total et une colonne destinée à enregistrer les recettes pendant le mois.

Pour les cessions aux particuliers effectuées par la pharmacie de détail, les bons des médecins, après avoir été décomposés, sont transcrits avec cette décomposition sur un carnet spécial, puis adressés à la sous-direction chargée de dresser les états à transmettre au Détail des approvisionnements, pour lui permettre d'en poursuivre le remboursement.

Le total des quantités de médicaments, etc., consommées, chaque jour, à titre de cessions, est porté sur le compte ouvert, sur lequel on inscrit en outre, comme nous l'avons dit plus haut, les délivrances par le Magasin ou par la Dépense au fur et à mesure qu'elles se produisent.

Ces comptes sont totalisés en fin de mois et signés par le pharmacien chargé de la pharmacie de détail ; ils sont ensuite visés par le pharmacien en chef et le Directeur du Service de Santé.

En fin d'année, il est établi un inventaire des médicaments existant à la pharmacie de détail.

Il résulte de cette modification dans la comptabilité de la pharmacie de détail que le relevé mensuel prescrit par l'art. 317 de l'Instruction du 8 novembre 1889 n'a plus de raison d'être et doit être aboli.

Le service pharmaceutique fait aussi des cessions de drogues et médicaments à des particuliers (dépôts des équipages de la Flotte (1),

____

(1) Une dépêche ministérielle du 28 octobre 1893 décide que les dépenses des infirmeries.

gendarmes, etc.) ; les règles à suivre sont indiquées par les art. 201 et suivants de l'Instruction du 8 novembre 1889. Ces cessions sont remboursées trimestriellement sur les fonds de la masse générale d'entretien. Les états appréciatifs dressés par le sous-directeur, vérifiés par le Commissaire chargé de la surveillance administrative du groupe intéressé, sont remis au détail des fonds, qui expédie, au nom du cessionnaire, un ordre de versement du montant des cessions effectuées pendant le courant du trimestre.

La valeur des matières, denrées, drogues et objets cédés à des particuliers est augmentée d'un quart pour le remboursement des frais généraux de la fabrication, d'entretien et de surveillance, excepté toutefois pour les Dépôts des Equipages de la Flotte et les gendarmes.

La pharmacie de détail délivre aussi aux salles les médicaments pour l'usage externe et les objets de pansements nécessaires au service. (Voir Service des malades dans les salles.) Cette délivrance a lieu sur bons des médecins des salles, visés par le directeur.

Il est également délivré par la pharmacie de détail à la sœur de chaque salle, les objets de consommation générale nécessaires au service (fils, aiguilles, galons de fil), ou à certains malades (pain azyme, sirops, liqueur), de manière à pouvoir donner rapidement un stimulant en cas d'accident. Cette consommation est aussi faite sur bon.

Les médicaments et objets de pansement nécessaires sont délivrés aux sœurs, infirmiers et agents divers de l'hôpital qui ne seraient pas assez gravement malades pour être hospitalisés. Ces délivrances se font sur bons du médecin résident, tous relevés mensuellement sur un cahier par le pharmacien chargé de la pharmacie de détail, signé par lui, par le médecin résident et par le sous-directeur, qui peut alors faire déchirer les bons. Les médicaments sont délivrés à l'orphelinat de la Marine, aux services, corps ou particuliers autorisés à les recevoir de l'hôpital, sur bons des médecins de ces divers services, corps ou particuliers, visés par les chefs de corps ou de service et par le sous-directeur ou son délégué.

Ces délivrances sont récapitulées mensuellement sur feuilles distinctes pour chaque établissement, service, corps ou individu, et après signature du pharmacien, du chef de corps ou de service et du sous-directeur, les bons peuvent être détruits.

2º *Laboratoires* :

A. — *De la Pharmacie.* — Le laboratoire de la pharmacie s'approvisionne au magasin de la pharmacie à l'aide de bons à souche.

Il a pour but la confection des médicaments composés d'après le Codex. Elle a lieu conformément aux ordres du Directeur et sous la surveillance du pharmacien en chef qui délègue un des pharmaciens sous ses ordres pour présider à ces travaux.

---

des dépôts seront, à partir du 1ᵉʳ janvier 1894, à la charge du service des hôpitaux. Ces délivrances seront donc, comme celles des infirmeries des corps de troupes, classées au titre des *sorties imputables aux frais généraux*, ainsi que les délivrances gratuites de bandages herniaires, de suspensoirs, de bas élastiques, de genouillères et d'appareils de prothèse.

Le pharmacien chef du laboratoire tient (art. 12 de l'Instr. du 10 août 1840) :

1° Un registre annuel des préparations, sur lequel il est ouvert, à chaque médicament composé, un compte où sont inscrits successivement les consommations en drogues, médicaments simples, etc... et les produits des préparations ;

2° Un carnet des dépenses accessoires, telles que consommations de combustible, des vases et ustensiles (pertes et dépérissements, salaires des agents, etc...) ;

3° Un registre (mod. 139) sur lequel il inscrit les objets à réparer (art. 133 de l'Instruction du 8 nov. 1889).

Les plantes médicamenteuses récoltées dans les jardins de la Marine ou par suite des excursions de l'herboriste sont remises au magasin de la pharmacie, après avoir été préparées ou desséchées au laboratoire. Le chef du laboratoire tient un état présentant par mois la désignation des quantités nettes des plantes préparées et desséchées remises en magasin. Ces plantes sont reçues par la Commission ordinaire des recettes ou par celle du service intérieur de l'hôpital (produits de culture et de récoltes, art. 101 de l'Instruction du 8 novembre 1889).

A la fin de chaque trimestre, à l'aide d'un dépouillement des registres à souche, il est dressé, par chapitre du budget, un bordereau évalué des matières délivrées pour emploi aux travaux. A la même époque, l'état de la main-d'œuvre employée est arrêté.

Les résultats de ces deux états sont portés sur la récapitulation des dépenses en matières et en main-d'œuvre effectuées pendant le trimestre. Le bordereau évalué des médicaments composés et versés en magasin pendant le trimestre est établi en dépouillant le registre des préparations. (Modèle C de l'Instruction du 10 août 1840, B. O. R.) La valeur en est également reportée sur la récapitulation ci-dessus indiquée.

B — De Physique et de Chimie.— L'approvisionnement de ces deux laboratoires se fait comme il a été dit aux art. 321 et 322 de l'Instruction du 8 nov. 1889.

Le pharmacien chef de service de ces laboratoires tient un registre des expériences, essais, analyses faits à titre de cession ; il y inscrit les matières consommées par chaque analyse et dresse un relevé de ces cessions par service, corps ou particulier autorisé à obtenir ces travaux. Il est procédé au remboursement suivant les formes réglementaires. Ce remboursement des cessions et en particulier des analyses avait été mis à l'étude par une dépêche ministérielle du 30 juillet 1891 ; après examen des propositions établies par les administrations des ports et avis du Conseil supérieur de Santé, il a été décidé que les analyses faites dans les hôpitaux maritimes pour le compte d'autres directions de l'Arsenal seraient remboursées d'après le tarif suivant :

2 francs : *1re catégorie.* — Draps, molletons, étamine, vêtements, galons, tissus, couvertures, brosses, pinceaux, etc...

3 francs : *2e catégorie.* — Bougies, craie, goudron, graisse, farines, huile à brûler, matières courantes, produits chimiques pour les approvisionnements, savons, eaux distillées, toile à voiles,

4 francs : 3e *catégorie*. — Etamages, métaux, laiton et bronze ordinaires, soudures, galons d'or et d'argent, huile d'olive, huile pour graissage, vins, vinaigre, eau-de-vie, lait concentré, sucre.

6 francs : 4e *catégorie*. — Eaux de source, houille, dépôts de chaudières, sable, roches, pierres, ciments, chaux, bronze blanc, d'aluminium, de nickel, métal anti-friction.

10 francs : 5e *catégorie*. — Analyses toxicologiques pour les conseils de guerre maritimes.

Les remboursements se font au compte du chapitre « Matériel de Médecine », sur états décomptés dressés trimestriellement pour chaque service par le pharmacien en chef et visés par le Directeur du Service de Santé.

Les drogues nécessaires pour les analyses continueront à être mises à la disposition des laboratoires, au titre des sorties imputables aux frais généraux. Une dépêche ministérielle du 2 août 1892 prescrit de se conformer à la circulaire du 29 septembre 1891 pour le remboursement des analyses effectuées pour le compte des douanes.

Une autre du 3 novembre 1892 décide que les frais d'analyse des matières premières pour les troupes sont mises à la charge de la masse générale d'entretien.

ART. 3. — *Autres travaux hospitaliers.*

Le service et la comptabilité de l'arsenal de chirurgie sont du ressort du médecin résident ; il en est dépositaire comptable (art. 761 de l'Instruction du 8 nov. 1889).

Il ne cède les instruments que comme il est dit dans la dépêche ministérielle du 10 mai 1889 : c'est-à-dire qu'il tient un registre de prêts comportant autant de divisions qu'il y a de services dans l'hôpital. Tout prêt d'instruments de chirurgie y est à l'instant annoté et reçoit un numéro d'ordre qui est répété sur le bon. En marge est le visa du médecin résident, constatant la délivrance ; chaque folio également numéroté est revêtu de sa signature. La durée du prêt d'un instrument à un service de l'hôpital ne doit pas en général dépasser un mois, et le médecin résident doit en faire opérer la rentrée, sans préjudice de l'obligation imposée au service emprunteur d'effectuer la remise à l'Arsenal dès que les instruments auront cessé d'être nécessaires.

Lorsque les instruments sont hors de service, il les fait soumettre à l'examen de la commission des remises (art. 348 de l'Instruction du 8 nov. 1889), qui détermine les catégories ou les classes dans lesquelles on doit les porter en recette.

S'ils ont besoin d'être réparés, il en prévient le sous-directeur, qui peut faire exécuter la réparation sur place, soit par les moyens de l'hôpital, soit à l'extérieur au moyen d'un marché par abonnement.

Si les travaux ne peuvent être effectués sur les lieux, les instruments de chirurgie sont expédiés pour être réparés à Paris par l'intermédiaire du groupe comptable des hôpitaux. Les réparations à effectuer sont nettement détaillées par le médecin résident, et signées du sous-directeur.

Le service et la comptabilité de l'amphithéâtre d'anatomie sont, si l'on s'en tient à l'art. 761 de l'instruction ministérielle du 8 nov. 1889, du ressort du médecin chef des travaux anatomiques, ou même actuellement du professeur d'anatomie. Les mêmes règles de comptabilité que pour tous les autres dépositaires comptables lui sont appliquées, tant pour les objets non consommables à charge d'inventaire que pour les matières consommables (art. 321 et 322 de l'Instruction du 8 nov. 1889). Il en est de même du service et de la comptabilité du jardin botanique, de la bibliothèque et des musées.

Le service et la comptabilité de la désinfection ne donnent lieu à aucun remboursement. (Dép. ministérielle du 14 juin 1892.) Il y est dit que ces désinfections à l'étuve se faisant dans un intérêt général, il n'y avait pas lieu de grever la masse générale d'entretien, et que ces dépenses resteraient à la charge du service des hôpitaux.

Le service et la comptabilité de la cuisine sont régis par les art. 314 et suivants de l'Instr. du 8 nov. 1889.

La cuisine s'approvisionne :

1° Au magasin de l'agent comptable au moyen de billets (mod. 55) ;

2° Au moyen d'achats faits par la sœur supérieure (art. 74.) Voir plus haut, au Matériel, pour la composition de la commission intérieure de l'hôpital.

Les consommations en vivres et denrées sont basées sur le nombre des malades et des rationnaires en santé et sur les allocations alimentaires du tarif réglementaire.

Elles sont constatées et résumées ainsi qu'il est dit à l'art. 317 de l'Instr. du 8 novembre 1889.

Elles sont justifiées et régularisées ainsi qu'il est dit à l'art. 318 de l'Instr. du 8 novembre 1889.

Lorsque la cuisine fait un travail spécial (confitures, conserves, etc...) (1), un ordre particulier est donné par le Directeur du Service de Santé, et il est procédé comme il est dit à propos des autres ateliers (Emploi aux travaux), (2).

La propreté des salles de malades et des locaux de l'hôpital dont l'entretien est à la charge du budget du service des hôpitaux, est portée dans la nomenclature des travaux, au titre 173 division, de la nomenclature de 1893.

---

(1) La préparation de la confiture pour les malades a été ajoutée à la nomenclature des travaux (confection et transformations ressortissant à la direction du Service de Santé (Circ. — du 12 mai 1894, B. O. 560).

(2) Voir appendice.

La propreté des cours et en général de l'extérieur des bâtiments figure au même titre.

Il en est de même des travaux d'emballage, mouvements de matériel dans les magasins, installations dans les magasins et ateliers.

Les matières employées et la main-d'œuvre appliquée font l'objet des mêmes pièces justificatives que celles ci-dessus indiquées.

Les installations non urgentes, définitives, importantes, sont faites par les travaux hydrauliques (dép. minist. du 6 nov. 1890).

Les travaux de la lingerie consistent en travaux de confection (1) et de réparations exécutés gratuitement par les sœurs, et en travaux de confection faits en régie par des ouvrières de l'extérieur payées d'après des tarifs par la sœur supérieure, qui est remboursée de ses avances à la fin de chaque mois.

Les matières dépensées et les façons d'ouvrage sont reportées trimestriellement au compte des travaux, conformément aux règles de la comptabilité.

Un ouvrier matelassier est chargé de toutes les opérations et confections de matelas, traversins, etc... sous les ordres d'une des sœurs hospitalières. Des ouvrières sont également employées à ces travaux. Elles sont payées par la sœur supérieure au prix de 1 fr. 50 par jour.

Les avances ainsi faites sont remboursées à la fin de chaque mois comme pour les buandières. Les dépenses en matières et en main-d'œuvre figurent au compte des travaux.

Les matières nécessaires au blanchissage du linge sont mises à la disposition de la sœur chargée de la buanderie, à l'aide de bons à souche. La buanderie de l'hôpital de Rochefort procédant au blanchissage du linge des troupes dont le nettoyage est à la charge de la masse individuelle ou de la masse générale d'entretien, la sœur tient un enregistrement par corps et par compagnie de tous ces objets, afin d'établir trimestriellement les états destinés à faire rembourser à la Marine la dépense occasionnée par ce travail.

La main-d'œuvre des deux ouvriers buandiers est appliquée au compte des travaux d'art : travaux relatifs au mobilier des salles, aux effets d'habillement et de couchage des malades.

Les ouvrières employées par la sœur supérieure sont payées par cette dernière au prix de 1 fr. 50 par jour. La sœur supérieure est remboursée à la fin de chaque mois de ses avances par mandat de paiement au compte du chapitre du casernement.

Ces dépenses sont comprises également dans le compte des travaux à la fin de chaque trimestre.

L'ouvrier menuisier exécute des confections de cercueils, croix, caisses d'emballage, tables, et une quantité de menues réparations d'objets mobiliers.

Les matières lui sont remises par le magasin à l'aide de bons à souche récapitulés en fin de trimestre sur un bordereau évalué. La main-d'œuvre de l'ouvrier est récapitulée sur un état.

____

(1) Une dépêche du 20 novembre 1890 décide que le service des hôpitaux ne confectionnera plus d'effets de malades, à moins qu'il n'existe en approvisionnement des matières à utiliser ; mais une autorisation sera toujours nécessaire.

Les dépenses en matière et en main-d'œuvre sont enregistrées au compte des travaux.

Les objets confectionnés à verser en magasin sont récapitulés par trimestre sur un bordereau évalué destiné à servir de pièce justificative d'entrée dans le compte du magasin. Ceux versés aux dépositaires de matériel en service sont pris à charge directement par ces derniers à l'aide d'un duplicata de la demande à confectionner, évalué, arrêté et revêtu de la certification de délivrance.

Les mêmes règles sont applicables au serrurier.

Les dépenses en matières et en main-d'œuvre pour le jardin potager sont comprises au compte des travaux, au titre : Préparations des aliments.

Elles sont justifiées par un bordereau évalué, récapitulant les bons de matières et un état de main-d'œuvre des jardiniers.

La constatation et la prise en charge des produits de culture et de récolte est faite comme il est dit à l'art. 101 de l'Instr. du 8 novembre 1889.

Les travaux du cimetière consistent dans le creusement des fosses et l'entretien de cette dépendance de l'hôpital.

La main-d'œuvre du journalier employé comme fossoyeur est inscrite au compte des travaux, au titre 17, division 1re.

Les cercueils et les croix sont portés en sortie dans la comptabilité du magasin, sous le titre : « Sorties imputables aux frais généraux, délivrance pour consommation immédiate.

Il en est de même de la toile de coton pour suaire.

CHAPITRE V.

DE LA COMPTABILITÉ PARTICULIÈRE.

Des livres. — Des écritures et des comptes. — Dépositaires comptables.

Les écritures des comptables des matières du département de la Marine sont tenues : en quantités, par unité simple ; en valeurs, par chapitre du budget financier.

Les entrées et les sorties y sont suivies par espèce ou par groupe de matières, de denrées et d'objets, en observant exactement l'ordre de classification adopté dans la nomenclature générale du matériel du département.

Dans chaque section ou dépôt de magasin, il est tenu :

Un livre-journal en quantités, par unité simple (mod. 79) (1).

Un registre-balance en quantités, par unité simple, suivant l'ordre de la nomenclature arrêté par le Ministre (mod. 80).

Une sous-balance en quantités des matières et objets, par subdivision des unités simples (mod. n°s 81 et 81 *bis*).

Les préposés comptables tiennent :

Un livre-journal auxiliaire en valeurs (mod. 85) par chapitre.

Un livre d'inventaire en quantités et en valeurs par unité simple (mod. 83).

Un livre de corrélation.

Nous arrivons maintenant à la question des dépositaires comptables, qui nous intéresse directement :

L'instruction du 8 novembre 1889 a été profondément modifiée par une dépêche ministérielle du 6 novembre 1893 ; nous reproduirons les articles ayant subi des modifications :

ART. 760. — Les objets mobiliers en service dans les hôpitaux et dépendances comprennent :

Les instruments de physique et de chimie servant aux préparations et expériences ;

Les appareils, vases et ustensiles à l'usage des laboratoires, des pharmacies, des amphithéâtres, des postes de chirurgie, des ambulances, des infirmeries, etc... ;

Les instruments et appareils de chirurgie à la disposition des officiers du corps de santé.

Les effets et le linge à l'usage des malades ;

Les meubles et objets de mobilier garnissant les locaux (2) ;

Les voitures, apparaux, outils et objets divers du service général de l'hôpital.

ART. 761. — Sont comptables responsables des objets mobiliers en service dans les hôpitaux et dépendances, savoir :

Des instruments, appareils, vases, ustensiles, etc... en service dans les postes de chirurgie, ambulances, infirmeries, etc. ; le médecin chargé du poste, de l'ambulance ou de l'infirmerie.

Des instruments, outils et objets divers du jardin botanique : le jardinier botaniste entretenu.

Du matériel des buanderies situées hors de l'hôpital : le maître buandier ou l'administrateur.

ART. 761 *bis*. — L'agent administratif de la Direction du Service de Santé est comptable d'ordre des catégories de matériel en service dans les hôpitaux. Les détenteurs effectifs sont pécuniairement responsables de ce matériel.

Le premier maître infirmier veille à la conservation et au bon état d'entretien des objets de casernement à l'usage des seconds maîtres, quartiers-maîtres et matelots infirmiers.

____

(1) Inscription immédiate de tout mouvement d'entrée et de sortie. Reproduction de toute indication consignée sur pièces justificatives.

(2) Voir la circulaire ministérielle qui décide que le service des hôpitaux prend tout le mobilier à sa charge.

Les seconds maîtres, quartiers-maîtres et matelots infirmiers sont solidairement responsables des dégâts commis dans les logements qu'ils occupent, dans les cas où les auteurs ne seraient pas connus.

ART. 762. — Tous les objets cités plus haut sont inscrits dans les écritures et les comptes, ainsi que sur les pièces justificatives, les avis d'expédition, les factures d'envoi et les certificats de réception, en observant exactement l'ordre de classification adopté dans la nomenclature générale des matières. Ils sont évalués aux prix officiels fixés par cette nomenclature.

Les meubles, ustensiles et objets divers non nomenclaturés sont évalués aux prix d'achat ou de revient exprimés en chiffres ronds.

Les entrées réelles comprennent les entrées à charge de payement ; les confections faites par les ateliers ; les entrées provenant de changement d'inventaire et les entrées dont la valeur vient en atténuation des frais généraux.

ART. 763. — Les entrées d'ordre proviennent d'envois de Paris ou des autres ports, ou de délivrances provenant d'autres dépositaires d'objets appartenant au même chapitre budgétaire.

Il est procédé de la façon réglementaire pour les recettes, les délivrances, etc.

Les sorties réelles comprennent les sorties à charge de remboursement, les sorties d'objets destinés à être pris en charge par un autre inventaire, les sorties pour frais généraux.

Les sorties d'ordre comprennent les envois aux autres ports ; à Paris ; les délivrances à d'autres dépositaires d'objets appartenant au même chapitre budgétaire.

Aucune délivrance d'objets de mobilier du service des hôpitaux ne peut avoir lieu du comptable d'ordre à dépositaire et réciproquement, ou de dépositaire à dépositaire, sans avoir été préalablement et régulièrement autorisée. L'ordre d'exécution est donné par le Directeur du Service de Santé sur le billet de demande dressé par le dépositaire ou le comptable d'ordre.

ART. 764. — Chacun des dépositaires indiqués à l'art. 761 et l'agent administratif pour l'ensemble des catégories mentionnées à l'art. 761 *bis* tiennent un journal (mod. 79) et un inventaire-balance en quantités (mod. n° 126), sur lesquels ils inscrivent, au fur et à mesure qu'elles ont lieu, les entrées et les sorties constatées par les duplicata des billets de délivrance et de remise, revêtus des formalités réglementaires, et par toute autre pièce justificative de perte, consommations, cessions, mouvements intérieurs, etc. Les détenteurs des catégories de matériel, dont l'agent administratif est constitué comptable d'ordre, tiennent seulement une balance auxiliaire ou une sous-balance des objets dont ils sont responsables. L'agent administratif s'assure, à la fin de chaque année, de la concordance des résultats de ces livres auxiliaires avec ceux de son inventaire-balance. A cet effet, les existants au 31 décembre accusés par les balances auxiliaires ou par les sous-balances sont relevés par ses soins sur un livre d'inventaire (mod. 83) approprié à cette destination par la substitution de la désignation de 4 années consécutives aux 4 trimestres qui sont mentionnés et par la substitution de l'indication des détenteurs à celle des sections et dépôts.

Les existants afférents au même article sont totalisés, et le montant en est rapproché du chiffre fourni par l'inventaire-balance du comptable d'ordre. Le livre d'inventaire est évalué et sert à la formation de l'inventaire (mod. 91) dont la production est prévue par l'art. 767.

Art. 765. — A la fin de chaque année, chaque dépositaire et le comptable d'ordre dressent par chapitre budgétaire l'état appréciatif (mod. 124) des entrées par origine et des sorties par destination. Les remises en magasin sont aussi évaluées.

Art. 766. — Lorsque la comptabilité de l'année est arrêtée, il en est donné avis au commissaire aux travaux, qui vérifie sur place toutes les écritures de cette comptabilité avec les pièces à l'appui. En cas d'irrégularités reconnues, il les signale au commissaire général et au chef du service compétent, et il provoque l'application de la responsabilité encourue, s'il y a lieu.

Art. 767. — Les résultats des états appréciatifs sont, après avoir été vérifiés, reportés par l'agent administratif des hôpitaux sur un compte sommaire (mod. 124), indiquant par chapitre budgétaire et pour chaque dépositaire comptable et pour le comptable d'ordre, l'existant au 1er janvier, les mouvements d'entrée et de sortie opérés pendant l'année, etc., et le restant au 31 décembre.

Le garde-magasin général en certifie la concordance en ce qui regarde les délivrances faites par le magasin et les remises faites au magasin avec les termes corrélatifs de ses comptes.

Le compte sommaire (mod. 124), signé par l'agent administratif, est certifié par le Directeur du Service de Santé, vérifié par le commissaire aux travaux, et visé par le commissaire général. Ce compte est transmis au Ministre sous le timbre de la Direction de la comptabilité générale dans le courant du quatrième mois de l'année qui suit celle pour laquelle il a été dressé ; il est appuyé des états appréciatifs, des pièces justificatives, etc.

Art. 768. — Le commissaire aux travaux procède au recensement des objets en service dans les hôpitaux maritimes, postes, infirmeries, etc., dans les mêmes formes qu'un commissaire préposé à la surveillance administrative d'un groupe comptable (voir plus haut).

Art. 768 *bis.* — Les mutations de dépositaires comptables (art. 761) et de directeurs responsables (art. 761 *bis*) donnent lieu aux mêmes formalités que celle des dépositaires d'apparaux en service (1).

---

(1) C'est-à-dire qu'il doit être établi par le commissaire aux travaux un procès-verbal tenant lieu d'inventaire, qui, revêtu des signatures du dépositaire ou du détenteur sortant et du dépositaire ou du détenteur entrant, est considéré par le 1er comme la preuve de l'existant entre ses mains au moment de la remise du service et par le deuxième comme sa déclaration formelle de prise en charge des quantités dont l'existence est accusée par les écritures (C. du 25 nov. 1879. B. O. p. 720).

Nous voyons que la dépêche toute récente du 6 novembre 1893 (Personnel, Comptabilité générale, Subsistances et hôpitaux, Comptabilité des matières) est venue apporter des modifications au régime adopté pour la comptabilité des valeurs mobilières et permanentes du service des hôpitaux. D'après l'instruction du 8 nov. 1889, l'agent administratif centralise la comptabilité des dépositaires, mais en valeurs seulement ; la Direction du Service de Santé n'a donc pas à sa disposition un inventaire général des objets en service, ce qui peut amener à des demandes exagérées de matériel. Dorénavant, à partir du 1er janvier 1894, l'agent administratif est constitué *comptable d'ordre* de tout le matériel *en service dans l'hôpital* ; le matériel en service *dans les dépendances* de la Direction *sera seul géré directement par les dépositaires comptables*.

Pour les catégories de matériel dont l'agent administratif sera le comptable d'ordre, aucun mouvement ne pourra s'opérer sans que les pièces justificatives soient revêtues de l'attache de cet agent préalablement à la signature du Directeur.

Les préfets maritimes, sur la proposition des Directeurs du Service de Santé, feront établir, suivant la disposition des lieux, une liste des détenteurs, qui sera soumise à l'approbation du Ministre.

D'autre part, afin de permettre à l'agent administratif de s'acquitter de ses fonctions, on pourra lui adjoindre, si le Directeur du Service de Santé en reconnaît la nécessité, un retraité pris en supplément à l'effectif des ouvriers dans les conditions de la circulaire du 28 oct. 1892 (Matériel, Constructions navales), mais sans que la dotation allouée puisse être dépassée.

Un recensement général du matériel en service dans les Directions du Service de Santé a été opéré à la date du 31 décembre 1893.

CHAPITRE VI.

HYGIÈNE, POLICE, SURVEILLANCE DES HÔPITAUX.

L'hygiène, la police et la surveillance des hôpitaux sont dans les attributions directes du sous-directeur secondé par le médecin résident ; le directeur, bien entendu, a la haute main sur l'ensemble de cette partie du service.

Dans les salles, l'espacement des lits est calculé de manière à donner autant que possible à chaque malade un cube d'air suffisant. Dans aucun cas, la distance à observer ne peut être moindre d'un mètre entre chaque lit et de deux mètres entre chaque rangée de lits.

L'air est renouvelé dans les salles des malades d'après les indications du sous-directeur ou du médecin chef de la salle.

Les salles peuvent être cirées ; elles sont, ainsi que les cours, les vestibules, les escaliers, les latrines, tous les objets mobiliers et les vases à l'usage des malades, entretenues dans un parfait état de propreté.

Lorsque l'effectif des malades et la situation des bâtiments ou locaux le permettent, les salles sont alternativement occupées et évacuées, afin qu'on puisse les désinfecter aussi complètement que possible.

ART. 1er. — *Des désinfections.*

Les effets d'habillement et de petit équipement, les objets de couchage et les effets d'hôpital ayant servi aux malades atteints d'affections contagieuses, aux sortants ou décédés, sont également désinfectés.

Dans les hôpitaux, les opérations de désinfection sont ordonnées par le Directeur du Service de Santé.

Dans les corps de troupes, elles sont ordonnées par le chef de corps, sur la proposition du médecin chef de service, toutes les fois qu'il s'agit de désinfecter un nombre restreint d'effets d'habillement, de literie ou de locaux.

Lorsque la désinfection doit s'étendre à un nombre considérable d'effets, d'objets de literie ou de locaux, et qu'elle comporte des allocations exceptionnelles, l'autorisation est demandée au préfet maritime et même au Ministre.

Le médecin chef de service doit bien indiquer dans ses demandes les conditions pathogéniques à combattre, en même temps que la disposition des locaux à désinfecter ; il doit veiller en temps d'épidémie aux affections qui, peu graves par elles-mêmes en temps ordinaire, peuvent, dans cette circonstance, légitimer exceptionnellement une désinfection.

Les désinfections complètes sont indiquées en cas d'infection complète des locaux ; elles doivent être exceptionnelles.

Plusieurs dépêches ministérielles ont trait aux désinfections à opérer soit à l'arsenal, soit dans l'hôpital lui-même : 1° une dépêche ministérielle du 22 mai 1891, rappelant les quantités de désinfectants qu'il y avait lieu de réserver à l'hôpital maritime pour le temps de guerre, rend compte d'une délibération du Conseil supérieur de Santé, lequel tout d'abord conclut que les substances désinfectantes doivent être fournies par les hôpitaux pour le service des bâtiments. Pour les ateliers des arsenaux, il y aurait lieu que le Service de Santé pût contrôler d'une façon efficace la désinfection des latrines effectuée par un entrepreneur sous la direction des travaux hydrauliques, et à cet effet établir un règlement. Sous cette réserve, il a exprimé l'avis que les désinfectants pouvaient être fournis par les magasins des Directions. En ce qui nous concerne, il y a lieu en tous points, par prudence et pour la bonne exécution du service, de suivre complètement les errements de la Guerre (1). En conséquence, il est décidé par le Ministre qu'à partir du 1er janvier 1892, le service des hôpitaux fournira les désinfectants nécessaires pour les casernes.

Une dépêche ministérielle du 18 janvier 1892, rappelant la précédente, rend compte d'une délibération du Conseil supérieur de Santé, dont les conclusions sont approuvées par le Ministre, sur les projets de règlements établis par les ports. On mettra à l'essai dans chaque port les projets du règlement local (2) et la Direction du Service de Santé veillera à l'exécution des mesures édictées (3).

On mettra à l'étude les améliorations à apporter aux latrines et urinoirs au point de vue de l'hygiène.

Voici les points principaux de la délibération du Conseil supérieur de Santé : les baquets en métal seront substitués progressivement aux baquets en bois ; les urinoirs fixes à ruissellement seraient chers à installer et occasionneraient une trop grande consommation d'eau. Il est bon, en attendant, d'imperméabiliser les baquets avec du goudron et de faire comme dans la Guerre (v. plus loin) (4).

Les latrines proprement dites consistent presque partout en fosses fixes, excepté à Rochefort où les matières vont directement dans la rivière ; il serait bon de substituer au système défectueux actuel les lieux dits « à la turque », avec obturateurs automatiques.

Les projets des ports contiennent deux ordres de mesures : les unes ont principalement pour but la surveillance et le maintien de la propreté ; les autres visent la désinfection partielle ou mieux la désodorisation des locaux et des appareils. Les désinfectants proposés sont variés, et leur choix est basé sur des considérations multiples. Les dépêches concernant les désinfections à opérer à l'intérieur de l'hôpital visent la désinfection des locaux et celle des matières et objets infectés.

Une dépêche du 9 août 1892 indique les précautions à prendre pour la désinfection des liquides organiques provenant de malades atteints d'affections transmissibles. Le Conseil supérieur de Santé prescrit l'application des mesures adoptées par le département de la Guerre ; il est d'avis d'appeler l'attention des Directeurs du Service de Santé sur la désinfection des matières organiques qui proviennent des salles mortuaires ou d'autopsie.

Il faut neutraliser ces liquides, veiller à leur écoulement à l'égout par des caniveaux appropriés, surtout quand les égouts sont communs avec les municipalités, qui pourraient à ce sujet élever de justes plaintes, surtout en temps d'épidémie.

(1) *Notice n° 7 du règlement de la Guerre du 23 novembre 1889.*
(2) Vu la difficulté d'appliquer à chaque port un règlement uniforme.
(3) *Le directeur rendra compte de cette partie du service dans son rapport mensuel.*
(4) L'huile lourde de houille rend à cet égard de grands services au point de vue de l'économie et de la bonne désinfection. M. Guès, directeur de l'École de Bordeaux, a fait un rapport très concluant en proposant son emploi après expériences satisfaisantes.

Une autre dépêche du 19 août 1892 recommande qu'il soit toujours procédé à la désinfection des objets, linges et effets réformés provenant du service des hôpitaux, et qui n'étant plus susceptibles d'emploi pour nettoyages, réparations ou confections d'effets d'une autre espèce, doivent être remis aux domaines pour être vendus.

Les médecins des hôpitaux et des corps de troupes devront tenir note de toutes les opérations de désinfection exécutées, quelles que soient leur nature et leur provenance.

Dans les hôpitaux, toutes les opérations de désinfection sont effectuées au compte du budget des hôpitaux; dans les corps de troupes, elles sont également à la charge du budget des hôpitaux, que la désinfection se fasse à l'étuve de l'hôpital ou au moyen de matières désinfectantes fournies par le Service de Santé. (Dép. ministérielle du 14 juin 1892 pour l'étuve ; dépêche pour la fourniture des désinfectants par le Service de Santé, au lieu de la direction des travaux hydrauliques.)

Les opérations de désinfection sont effectuées par le personnel des corps et services sous la surveillance d'un officier du corps de Santé (médecin ou pharmacien) désigné à cet effet. Toutes les précautions contre des accidents toxiques seront prises. Les désinfecteurs prendront des vêtements spéciaux ; s'abstiendront de boire et de manger ; se laveront et se baigneront après le travail. Il sera bon de consulter à ce sujet la notice 7 du règlement de la Guerre.

Les cadavres des personnes qui ont succombé à une affection contagieuse doivent être enveloppés dans un suaire imprégné d'une solution phéniquée forte. La bière est remplie de sciure de bois imbibée d'une solution forte ; les locaux, les voitures doivent être désinfectés. Au moment de l'inhumation, la bière est recouverte d'une couche de chaux vive, et l'exhumation est toujours interdite ; le meilleur moyen serait la crémation, qui n'est pas encore assez entrée dans les mœurs.

Les personnes qui ont été en contact prolongé avec des malades atteints d'affections contagieuses doivent avoir les plus grands soins de propreté et se désinfecter les mains et le visage avec la solution de borate de soude ou d'acide borique à 20 gr. pour 1000 dans l'eau chaude ; un grand bain savonneux et même de sublimé à 20 grammes complète ces précautions, qu'on devra aussi prendre pour les convalescents de maladies contagieuses, avant de les rendre à la vie commune.

En cas d'urgence, lorsque les moyens de désinfection paraissent devoir être insuffisants, le Directeur peut faire prescrire l'incinération de tout ou partie des objets de literie et des effets d'habillement. Il en rend compte au préfet maritime, qui en informe le Ministre.

Ces incinérations sont constatées par un procès-verbal (mod. 67), fait sur l'ordre du Directeur (et non sur l'opinion d'une commission). Une copie du procès-verbal est adressée à l'agent comptable ou au corps, suivant que ces objets appartiennent à l'hôpital ou au corps.

Les locaux badigeonnés à la chaux sont reblanchis une fois par an par les soins des travaux hydrauliques.

Les locaux enduits de peinture sont lavés, quand besoin est, avec des solutions désinfectantes, et repeints lorsque le Directeur du Service de Santé en fait la demande aux travaux hydrauliques. Les marmites, les casseroles et autres instruments de cuisine sont étamés aussi souvent que la nécessité en est reconnue. L'opération est faite sur la demande aux travaux hydrauliques. L'opération faite sur la demande du sous-directeur est régulièrement contrôlée par le pharmacien en chef (arrêté du 31 mars 1890, art. 14).

Les effets à l'usage des malades sont changés, savoir :

Les draps de lit, tous les dix jours;

Les caleçons, tous les huit jours ;

Les chemises, les cravates, les bonnets de coton, les chaussettes, les mouchoirs et les serviettes, tous les cinq jours ;

Les nappes et les serviettes pour les officiers, aussi souvent que cela est nécessaire ; le linge provenant des malades atteints d'affections contagieuses est désinfecté.

La propreté personnelle des malades est l'objet d'une attention particulière. Des moyens d'ablution sont mis à leur disposition et, autant que possible, placés dans des locaux spéciaux à proximité des salles.

Les malades sont rasés au moins deux fois par semaine, s'il y a lieu, et si leur état ne s'y oppose pas. Ce service est fait par l'infirmier perruquier.

Art. 2. — *Chauffage et éclairage.*

Les salles des malades sont chauffées lorsque la nécessité en est reconnue. Le médecin-chef fixe le degré de température à entretenir ; un thermomètre placé dans chaque salle permet de s'assurer que le chauffage est conduit conformément à ses prescriptions. La sœur supérieure est chargée de la demande du combustible nécessaire (art. 310 de l'Instr. minist. du 8 nov. 1889).

Les feux à entretenir pendant l'hiver à l'hôpital étaient jadis réglés par décisions du préfet maritime basées sur les demandes formulées par le Directeur du Service de Santé (1). Les dépêches ministérielles des 20 et 25 février 1890 ont trait à cette question. Les bureaux des officiers et des simples agents reçoivent une allocation uniforme; pour les ports de la Manche et de l'Océan, 2800 kilos de bois par cheminée; pour les ports de la Méditerranée, 1600 kilos, par application de la décision du 19 juin 1874 réduisant de 25 0⁄0, en ce qui concerne l'hôpital de Toulon, les quantités prévues par le règlement du 19 juillet 1848 modifié par celui du 27 mars 1861. Conformément aux prescriptions des règlements précités, les délivrances pour les poêles ne devront pas dépasser les 2/3 des allocations indiquées ci-dessus. Dans le même but d'économie, le chauffage mixte (charbon et bois) devra être employé partout où cela sera jugé possible. Il ne faut pas perdre de vue,

____

(1) Une dépêche du 23 novembre 1892 décide que le chauffage de toute nature, même pour les bureaux, incombe au service des hôpitaux.

d'ailleurs, que les allocations fixées ci-dessus constituent des moyennes, et que, par conséquent, si certains bureaux ont des dimensions plus grandes, rien n'empêche d'augmenter à leur profit le chiffre de ces allocations, en diminuant d'autant celles des locaux de dimensions plus petites.

Dans les ports militaires, une Commission dite des feux, présidée par un capitaine de frégate et comprenant un représentant de toutes les Directions avec un sous-commissaire aux travaux comme secrétaire, propose au Ministre chaque année les bureaux et postes militaires qu'il y a lieu de chauffer pendant l'hiver, en déterminant les allocations réglementaires suivant le genre de chauffage. Pour l'hôpital maritime (Direction du Service de santé), l'officier désigné était le médecin de 1re classe, secrétaire du Conseil de Santé (1). Le combustible nécessaire est fourni par les Travaux hydrauliques.

L'éclairage des salles de malades et des locaux de l'hôpital est fait conformément à l'article 340 de l'instruction du 8 nov. 1889 et aux arrêtés et règlements cités par cet article. La consommation en est portée aux frais généraux.

Le ramonage des cheminées incombe aux Travaux hydrauliques.

Le sous-directeur veille à ce que la désinfection des fosses d'aisances soit faite conformément au règlement sur la désinfection (voir plus haut : Règlement de la Guerre). La vidange en est effectuée aussi souvent que possible.

Les établissements du Service de Santé sont entretenus et réparés, comme tous les autres bâtiments du port, par la Direction des Travaux hydrauliques ; un agent de ce service y est constamment présent pendant la journée pour veiller aux petites réparations qu'il pourrait y avoir à faire.

ART. 3. — *Police des malades.*

Les salles des malades doivent être disposées de manière à isoler les différents genres de maladies ; il doit y avoir dans chaque hôpital des salles et autant que possible des pavillons d'isolement spécialement affectés aux malades atteints d'affections contagieuses (2). Les officiers sont traités séparément des sous-officiers et soldats ; une ou plusieurs salles leur sont spécialement affectées ; chaque officier supérieur est traité dans une chambre particulière. Ces dispositions sont appliquées aux assimilés.

A moins d'impossibilité absolue, les sous-officiers et les malades traités comme tels sont placés dans des salles spéciales. Les latrines sont autant que possible éloignées des salles, pour éviter les émanations malsaines ; elles sont reliées aux salles des malades par des passages couverts.

(1) Depuis la dépêche du 23 nov. 1892, la Commission ne comprend plus le secrétaire du Conseil de Santé.

(2) Une dépêche ministérielle du 31 juillet 1880 prescrit d'isoler complètement les varioleux dans les hôpitaux.

Les réparations dites locatives, ainsi que le blanchissage des salles, corridors, sont effectués, comme nous l'avons dit plus haut, par le Service des Travaux hydrauliques.

L'épreuve des chaudières en service à l'hôpital est faite par la Direction des Constructions navales, à laquelle une demande est adressée, à charge de remboursement des dépenses par les chapitres du budget du service des hôpitaux (règl. minist. du 30 juillet 1877, B. O. p. 86, art. 2).

Tout malade traité dans un hôpital maritime est sous l'autorité immédiate du Service de Santé. Il doit obéir aux prescriptions des médecins, en ce qui concerne son traitement, et à celles du sous-directeur et du médecin résident, en ce qui concerne le bon ordre de l'établissement. Les malades doivent toujours être convenables envers les infirmiers. S'ils ont à se plaindre de l'un d'eux, ils adressent leur plainte au médecin chef de la salle.

Ils doivent être respectueux envers les sœurs, s'abstenir de tout propos inconvenant en leur présence.

Il est défendu aux malades de fumer dans les salles, d'avoir des armes, de se coucher sur les lits avec leurs chaussures, enfin de rien faire qui soit contraire à la propreté et au bon ordre dans les salles, ou qui puisse nuire au repos de leurs camarades. Tous les jeux à prix d'argent leur sont interdits, ainsi que tout trafic ou échange d'aliments. Les jeux désintéressés auxquels ils peuvent se livrer ne doivent pas être assez bruyants pour que les autres malades aient à en souffrir.

Il est défendu aux malades d'entrer dans la cuisine, la dépense, la pharmacie, les magasins de l'hôpital, la communauté des sœurs et les autres locaux accessoires, et de communiquer entre eux, dans le cas de maladies contagieuses.

Tous les malades sont individuellement responsables des dégâts qu'ils peuvent commettre *volontairement*, soit aux locaux, soit au matériel. Ils sont solidairement responsables de ces dégâts, lorsque les auteurs ne peuvent en être connus. (Art. 320 du décret du 29 septembre 1886 sur la solde, l'administration, la comptabilité des Equipages de la Flotte.)

Les malades peuvent être, si leur état de santé le permet, mis à la salle des consignés par le sous-directeur du Service de Santé ou, en cas d'urgence, par le médecin traitant chef de salle. En cas de rébellion ou de scandale, ils peuvent, sur l'ordre du médecin résident, y être conduits immédiatement. Il en est rendu compte au sous-directeur.

Les punitions autres que la consigne sont subies à leur corps par les hommes de troupes ; elles sont notifiées par le sous-directeur ou le Directeur du Service de Santé au chef de corps.

Le Directeur du Service de Santé soumet à leurs chefs naturels les demandes de punitions que les officiers en traitement peuvent avoir encourues.

Les ouvriers des arsenaux peuvent être l'objet de mesures disciplinaires même après leur sortie de l'hôpital ; on devra s'adresser à leur Directeur.

Un médecin traitant chef de salle peut autoriser un convalescent à sortir de l'hôpital pour affaires urgentes (1) ; mais cette autorisation ne doit être accordée qu'avec la plus grande réserve et être toujours limitée à l'intervalle de temps compris entre les repas. Les permissions sont demandées par l'intéressé, approuvées par le médecin chef de la salle, autorisées par le Directeur et visées pour l'exécution par le sous-directeur.

Le sous-officier de planton est désigné alternativement par les divers régiments du port pour une période de quinze jours.

Un officier de l'état-major de l'arrondissement (capitaine de frégate ou lieutenant de vaisseau) est commandé chaque jour pour faire la visite de l'hôpital, conformément au règlement sur le service des places.

Il inscrit ses observations sur le registre. Ce registre est présenté tous les jours au sous-directeur, qui recherche si les observations sont fondées et y remédie, s'il y a lieu.

Les visites des généraux, des officiers supérieurs ont lieu conformément au règlement sur le service des places.

Nous reproduisons ici le service du garde-consigne qui doit différer suivant les ports. Quant aux consignes particulières pour les officiers, les infirmiers et les malades, nous n'avons pas cru devoir les relater, les habitudes pouvant être différentes dans les cinq ports.

ART. 4. — *Service du garde-consigne.*

ART. 1er. — Le service du garde-consigne commence au coup de canon de diane et finit au coup de canon de retraite.

Cependant, jusqu'à 9 heures, il ouvre lui-même la porte de l'hôpital aux permissionnaires. Passé cette heure, il remet les clefs au chef de poste, qui en demeure chargé jusqu'au coup de canon de diane.

ART. 2. — Le garde-consigne est constamment en uniforme. Il ne peut quitter son poste sans une autorisation spéciale du sous-directeur du service de santé qui pourvoit à son remplacement momentané.

ART. 3. — Il est logé avec sa famille dans l'établissement. La nuit, il doit se conformer aux ordres qu'il peut recevoir du médecin résident.

ART. 4. — Il lui est permis de vendre du tabac, du papier à cigarettes et autres menus objets recherchés par les malades. En aucun cas il ne peut faire le trafic d'aliments ou de liquides.

ART. 5. — Aucune commission ne devra être faite, pour le compte des malades, par le garde-consigne ou sa famille.

ART. 6. — Aucun malade n'est reçu à l'hôpital sans billet d'entrée, à l'exception de ceux admis d'urgence. En ce cas, le garde-consigne s'assure de l'identité des malades et en informe le bureau des entrées.

---

(1) Ou s'il est reconnu que son état de santé exige une promenade à l'extérieur.

Art. 7. — Il ne laisse sortir aucun malade, quel que soit son grade, sans autorisation. Il rend compte de la rentrée des permissionnaires.

Art. 8. — Les militaires et marins ne peuvent, à leur sortie de l'hôpital, rallier leur corps qu'accompagnés d'un sous-officier. Il veille à l'exécution de cette mesure.

Art. 9 — Afin qu'aucun objet appartenant à l'Etat ne puisse être soustrait, il fouille au besoin toute personne qui à sa sortie attirerait son attention.

Il empêche de la même manière l'introduction d'aliments ou de boissons destinés aux malades.

Les charrettes qui entrent ou qui sortent sont l'objet d'une surveillance rigoureuse.

En cas de délit, il transmet à la sous-direction l'objet trouvé, en signalant le nom du délinquant.

Art. 10. — Il saisit tout objet que l'on tenterait d'introduire irrégulièrement.

Art. 11. — Les objets et denrées saisis à l'entrée sont envoyés, s'il y a lieu, à l'hospice des orphelines.

Art. 12. — Il s'oppose à ce qu'aucun chien ne pénètre dans l'établissement.

Art. 13. — Le garde-consigne ne laisse entrer qui que ce soit pour visiter les malades qu'en vertu d'une permission du sous-directeur, le mardi et le jeudi exceptés. Aux jours indiqués précédemment, les visites auront lieu de midi à 2 heures. Le dimanche, le public pourra entrer de 11 h. à 1 heure. Si quelques visiteurs n'avaient point une attitude convenable, la sous-direction en serait immédiatement informée.

Art. 14. — Le garde-consigne laisse entrer sans permission tout officier ou toute autre personne qui lui sera assez connue pour que sa présence à l'hôpital ne puisse être l'objet d'aucun inconvénient. Il les signalera à la sous-direction lorsqu'elles seront étrangères au service de l'hôpital.

Art. 15. — L'entrée de l'établissement sera interdite en toute saison après le coup de canon de retraite aux personnes du dehors, sauf autorisation.

Art. 16. — Dans le cas où le Préfet maritime revêtu de son uniforme ou un officier général se rendrait à l'hôpital, le garde-consigne en ferait avertir immédiatement le sous-directeur et hisserait le pavillon national.

Art. 17. — Il requerra main-forte dans toutes les circonstances où il le jugera nécessaire.

Art. 18. — En cas d'incendie, le garde-consigne devra fermer immédiatement le compteur à gaz à la porte de l'hôpital. Il veille à ce que l'allumeur de gaz éteigne tous les becs.

CHAPITRE VII.

COMPTABILITÉ DU SERVICE ADMINISTRATIF

ART. 1er. — *Comptabilité de l'agent administratif.*

Le service administratif de l'hôpital est fait sous l'autorité du sous-directeur par un agent administratif des Directions de travaux aidé par des commis du même service qui sont sous ses ordres.

Il gère toutes les opérations ayant rapport au matériel en service et à la comptabilité.

Il est secrétaire et trésorier du Conseil d'administration et paye le personnel ouvrier deux fois par mois (D. du 20 octobre 1864, Règlement du 7 février 1865 et du 15 juin 1893).

1° **Journellement.** — Il tient les carnets, casernets et feuilles d'ouvrage des ateliers de la Direction. (V. Instr. du 8 nov. 1889.)

Il tient les contrôles de tout le personnel ouvrier de la Direction.

2° **Hebdomadairement.** — Il établit les petites notes de réparations (carreaux à remplacer, etc...). Il signale les noms des ouvriers désignés pour la ronde des feux.

3° **Par quinzaine.** — Il fait les opérations de la solde des ouvriers. Il établit les décomptes des ouvriers.

Il arrête les carnets 1 et 2 et les casernets (1).

Il établit les feuilles de partage, les bordereaux récapitulatifs des feuilles de partage des billeteurs, les états d'effectif.

Il enregistre les mandats sur les livrets de paiement.

Il fait la répartition des sommes entre les billeteurs.

Il arrête le journal du trésorier du Conseil d'administration, de la solde et du registre des délibérations.

4° **Mensuellement.** — Il fait l'état d'aperçu des fonds pour les deux mois suivants. Il établit la situation des dépenses au dernier jour du mois (un état par exercice ou par chapitre).

Il établit un état des non-disponibles ayant fait mutation pendant le mois.

Il établit l'état des charrois, des transports par mer et par terre.

Il vérifie les certificats comptables et les enregistre.

5° **Semestriellement.** — Il établit les états du matériel d'infirmerie existant au 1er jour de chaque semestre dans les infirmeries régimentaires. Il fait un rapport sur le fonctionnement de la bibliothèque des malades.

6° **Annuellement.** — (1er janvier.) — Il établit les états du nécessaire en feuilles de thé et en huile de foie de morue blanche.

---

(1) Au sujet de l'emploi des matières et de la main-d'œuvre aux travaux.

(1er août.) — Il établit les états de chauffage et d'éclairage.

(1er avril.) — Il établit les états de livraison, comptabilité du mobilier et des valeurs permanentes, les comptes récapitulatifs de l'emploi des mattères et de la main-d'œuvre aux Travaux ; le compte de gestion (1).

7° **Eventuellement**. — Il établit les demandes d'achats, de réparations, de repassage d'instruments ; les feuilles d'armement ;

Les demandes d'indemnité, les mémoires de proposition de pension pour le personnel ouvrier ; les bulletins d'admission ou de congédiement.

Il tient le registre des remises des bâtiments de la flotte et des divers services ; il dresse les bordereaux de versements en magasin.

Il fait les billets de sortie, les délivrances d'appareils prothétiques aux non hospitalisés. Il s'occupe de toutes les correspondances administratives et se tient prêt à fournir tous renseignements de cet ordre qu'on peut lui demander sur l'ensemble de son service et les améliorations qu'on pourrait y apporter.

L'agent administratif tient les contrôles et effectifs, les registres et les documents suivants :

Le registre des entrées et des sorties des hommes traités à l'hôpital ;

La situation journalière par corps et par genre de maladies ;

Le registre des décès ;

La situation mensuelle des hommes de la Guerre ;

Le registre indiquant la situation des aliénés traités dans des asiles spéciaux ;

Le remboursement des frais de traitement.

Il tient un inventaire du mobilier en service dans les bureaux, un catalogue des décrets et règlements qu'il possède, le compte des travaux exécutés dans les divers ateliers pendant l'année et des dépenses en matière et en main-d'œuvre que ces travaux ont occassionnées. (Nos 152 et 152 *bis*.)

Il fait une récapitulation des dépenses en matières et en main-d'œuvre, ainsi que des produits des travaux versés en magasin par les ateliers pendant le trimestre (n° 148) ; un résumé trimestriel des travaux de toute nature.

Il établit un état présentant, en ce qui concerne les confections d'objets destinés à être versés en magasin ou aux dépositaires du matériel en service, l'indication des travaux exécutés pendant l'année, le compte des prix de revient et la situation des objets en cours de confection au 1er janvier et au 31 décembre (n° 151).

En ce qui concerne le service des ateliers il tient :

Un registre des ordres de travail (n° 139).

Un registre à souche pour l'émission des bons de matières (n° 142);

Un registre de versement d'objets confectionnés (n° 16 *bis*);

Un registre des remises des bâtiments ou des divers services (n° 24);

---

(1) En avril il établit aussi un inventaire des médicaments par bâtiment du port ;
En janvier : un état des appareils et instruments scientifiques nécessaires aux laboratoires ;
En octobre : un état des moyennes de salaires ;
En décembre : un état de répartition des frais de bureau.

Les feuilles d'ouvrage (n° 143) ;

Une main courante du personnel ouvrier.

Le registre des entrées et des sorties des malades, dont nous avons parlé plus haut, doit contenir tous les malades dans l'ordre de leur admission, quels que soient leurs grades. Il ne peut, sous aucun prétexte, exister de lacune dans cet enregistrement.

La série des numéros d'enregistrement est la même pour toute l'année ; si le nombre des malades est plus considérable que celui des cases que renferme le registre, il est ouvert successivement un second registre, etc...

Les malades existant à l'hôpital au 31 décembre sont inscrits dans les premières cases du registre de la nouvelle année, mais sous les numéros d'ordre qui leur ont été donnés à leur entrée. Dans ce cas, on a le soin de rappeler à la colonne: « Observations », le nombre de journées de traitement et le montant du décompte en deniers que présente le registre de l'année expirée.

Le nombre de journées de traitement se détermine mois par mois d'après les mouvements survenus parmi les malades (le jour d'entrée compte, tandis que le jour de la sortie ne compte pas).

Le décompte des journées par genre de maladies et celui en deniers s'établissent, soit au moment de la sortie, soit à la fin de l'année.

L'arrêté du registre par le Directeur du Service de Santé aux époques voulues par le règlement doit être inscrit sur la droite du tableau, afin de ne pas interrompre la totalisation du nombre des journées.

A la fin de l'année, le registre doit être arrêté par le Directeur ; le nombre des malades admis et sortis pendant l'année, le nombre des malades existant au 31 décembre, le total des journées et le montant du décompte en deniers doivent être indiqués en toutes lettres.

La situation journalière par corps et par genre de maladie indique pour le personnel officier et non officier l'effectif existant le matin, le nombre des entrants, des sortants et des morts de la journée précédente, ainsi que le nombre des journées de présence à l'hôpital. Un extrait de cette situation est adressé tous les jours au Préfet maritime.

Le registre des décès sert à l'enregistrement des décès survenus à l'hôpital.

L'agent administratif fait tenir dans ses bureaux tous les documents et registres détaillés ci-dessus, concernant le personnel ouvrier de l'hôpital. Ces documents sont établis suivant les prescriptions en vigueur dans les Arsenaux de la Marine, pour tout ce qui est relatif à la constatation de la présence des ouvriers sur les travaux, au paiement des salaires acquis et la supputation du temps de service au point de vue de la pension de retraite.

Les ateliers des hôpitaux sont placés sous la haute surveillance du sous-directeur. Un commis est chargé particulièrement de la comptabilité de cette partie du service.

Au moyen des documents fournis par les ateliers ci-dessus désignés et par les dépositaires comptables et centralisés par l'agent administratif, il est établi aux époques désignées par l'Instruction du 8 nov. 1889 les comptes désignés ci-après :

Compte sommaire annuel des objets en service dans les hôpitaux, les amphithéâtres, les postes de chirurgie, les ambulances, etc. (n° 124).

Compte sommaire annuel des objets du culte en service dans les chapelles à terre (n° 124).

Compte des travaux exécutés dans les hôpitaux (n°ˢ 151, 152 et 152 *bis*).

Etat annuel des ouvrages exécutés à l'entreprise (n° 150).

Ces divers documents sont remis au commissaire aux travaux, chargé de la centralisation des comptes du matériel fourni par les Directions de travaux.

Indépendamment des comptes du matériel dont la tenue est prescrite par l'Instruction du 8 nov. 1889 sur la comptabilité du matériel, l'agent administratif fournit annuellement le compte administratif des hôpitaux (1). Ce document n'est dressé qu'après l'accomplissement de toutes les opérations d'ordre relatives à l'exercice auquel il se rapporte. Il indique :

1° Le nombre des journées de traitement dans les hôpitaux maritimes des malades qui y ont été admis pendant l'année.

2° Les dépenses relatives au traitement des malades (frais de personnel, d'alimentation).

3° La valeur des médicaments (matériel et objets divers délivrés aux malades).

4° Les frais généraux de chauffage, d'éclairage, de blanchissage, les salaires d'ouvriers, les frais de charrois, de douane, d'octroi, etc...

5° Les dépenses relatives à l'entretien des édifices et au renouvellement du mobilier.

6° La moyenne de la journée de traitement pour l'ensemble des malades, ainsi que le prix de revient de la journée pour chacune des deux catégories de malades (officiers et non officiers).

Le compte annuel des hôpitaux est soumis au Conseil d'administration du port par le Directeur du Service de Santé, après que le Commissaire général en a certifié la concordance avec les écritures de la comptabilité en deniers et en matières.

Il est ensuite transmis au Ministre dans le courant du moins d'*octobre* de l'année qui suit celle à laquelle il se rapporte.

Pour toute catégorie de malades admis dans les établissements hospitaliers, le remboursement du montant des journées de traitement est assuré au moyen d'une feuille nominale décomptée.

Cette feuille nominale est établie en simple expédition par l'agent administratif à la fin de chaque trimestre et aussitôt après la sortie ou le décès pour chaque malade jouissant d'une pension de retraite, d'une solde de réforme, d'une gratification quelconque, et pour tout particulier soumis au remboursement par voie de reversement au Trésor

<hr>

(1) Une circulaire du 10 mai 1892 prescrit de ne plus fournir de compte annuel jusqu'à nouvel ordre, ou du moins de n'en fournir que la 1ʳᵉ partie relative au compte des journées La question est à l'étude.

Les feuilles nominales décomptées sont transmises par le Directeur du Service de Santé et après vérification par lui :

1° Dans les cinq premiers jours de chaque trimestre pour le trimestre précédent, au Ministre de la Marine pour les administrations ou services qui doivent opérer le remboursement des frais de traitement par voie de virement.

2° Dans les cinq premiers jours de chaque trimestre et dans les cinq jours qui suivent la sortie ou le décès, au Ministre de la Marine pour les militaires et marins pensionnés, demi-soldiers ou jouissant d'une solde de gratification de réforme.

Pour les individus soumis au remboursement par voie de versement au Trésor, ce versement est opéré à la diligence du Directeur du Service de Santé et par les soins du commissariat.

En cas de retard ou de difficulté, il en est rendu compte au Ministre par un rapport détaillé.

Enfin, depuis le 5 octobre 1892, l'agent administratif est dépositaire des valeurs, argent, bijoux appartenant aux malades. Il en tient une comptabilité qui est vérifiée par le sous-directeur. Il tient les livres suivants :

Un registre des dépôts. ;

Un registre des bijoux ;

Un carnet des remises à la Caisse des gens de mer.

Il fait inscription sur ces livres de toutes les valeurs remises par les malades à leur entrée à l'hôpital ; de celles qui leur sont rendues à leur sortie, et enfin de celles qui sont versées à la Caisse des gens de mer.

En effet, lors du décès d'un malade, l'argent, les objets précieux en dépôt dans la caisse de l'hôpital ou trouvés sur un homme à son décès sont remis par le personnel appartenant à la Marine à la Caisse des gens de mer, et pour le personnel étranger à la marine, à la Caisse des dépôts et consignations (1).

Le livre-journal de caisse fait ressortir la situation de la caisse des malades ; il est arrêté tous les mois, signé par l'agent administratif, vérifié et visé par le sous-directeur.

ART. 2. — *Comptabilité du Préposé comptable.*

Le groupe comptable des hôpitaux se compose de trois sections :

1° Section de la pharmacie.

2° Section des vivres.

3° Section du mobilier.

Il est tenu dans chaque section en détail :

Un livre-journal en quantités par unités simples (mod. **79**) ;

(1) Une circ. du 30 mai 1894 décide que pour les hommes de la guerre décédés dans les hôpitaux maritimes, les agents administratifs sont chargés de la liquidation des produits en nature de la succession, mais la vente ne sera effectuée qu'après une année de dépôt. (V. B. O. p. 612.)

Un registre-balance en quantités par unités simples (mod. 80) ;

Une sous-balance en quantités par subdivisions d'unités simples (mod. 81 *bis*) ;

Un registre des demandes à réparer, à confectionner ou à modifier (mod. 16).

La comptabilité en valeurs par chapitre du budget financier est tenue au bureau de la centralisation. Le préposé comptable des hôpitaux tient à cet effet les registres ci-après :

Pour la comptabilité des matières en approvisionnement (service maritime), un livre-journal auxiliaire en valeurs par chapitre du budget (mod. 85) ; un livre d'inventaire en quantités et en valeur **par** unité simple, récapitulé par unité collective (mod. 83) ; un livre de corrélation entre la comptabilité en quantités et la comptabilité en valeurs (mod. 84).

Pour la comptabilité des matières du service colonial : un journal-balance en quantités et en valeurs, présentant les mouvements d'entrée et de sortie (modèle C de l'arrêté ministériel du 29 décembre 1882) ; un grand-livre en valeur des entrées et des sorties par **division** sommaire (mod. D du même arrêté).

Pour la comptabilité des sciences et arts maritimes : un livre-journale en quantités par articles (mod. 79) ; un catalogue-inventaire en quantités et en valeurs (mod. 126 *bis*).

Ces livres sont tenus conformément aux prescriptions des articles 419 et suivants de l'Instruction générale du 8 nov. 1889. Toutes les opérations d'entrée et de sortie effectuées par le préposé comptable sont constatées et justifiées comme il est dit dans l'Instruction précitée.

Les comptes se divisent en comptes trimestriels et annuels ou de gestion ; ils sont rendus en valeurs d'après les divisions budgétaires par le garde-magasin général du port.

A cet effet, le préposé comptable dresse chaque trimestre, pour être remis au garde-magasin général, un bordereau en double expédition indiquant pour chacun des chapitres du budget la valeur du matériel existant au dernier jour du trimestre ; un double de ce bordereau est remis au chef de service chargé de l'ordonnancement des dépenses en matières (art. 35 du décret du 23 nov. 1887). Il remet aussi trimestriellement au garde-magasin général un bordereau en double expédition indiquant par chapitre du budget la valeur du matériel à réserver pour l'armement des unités de combat (art. 36 du décret du 23 nov. 1887).

Il dresse mensuellement les états de consommation et par chapitre du budget pour :

1° Les denrées consommées pour la nourriture des malades ;

2° Les drogues, médicaments consommés pour les malades ;

3° Les denrés consommées pour la nourriture du personnel en santé ;

4° Les matières consommées pour le service intérieur des magasins (art. 303 de l'Instr. du 8 nov. 1889) ;

5° Les matières consommées pour le chauffage, l'éclairage des hôpitaux (art. 304 de l'Instruction précitée).

Nous ne citons ici que les pièces que le garde-magasin communique ensuite à la direction ; mais le préposé comptable envoie de plus un nombre considérable d'autres pièces.

SECTION III

SERVICES EXTÉRIEURS.

CHAPITRE I.

SERVICE DES DÉPÔTS DES ÉQUIPAGES.

Les dépôts des équipages de la flotte (anciennes divisions) ont pris ce nom en vertu du décret du 6 oct. 1891 (B. O. p. 490) ; les hommes en effet n'y font que de courts séjours ; chacun d'eux porte le nom de l'arrondissement maritime auquel il correspond.

Le service médical est fait par des médecins de la Marine : un principal et un médecin de seconde classe. La dépêche du 15 septembre 1890 a fixé leur situation ; en voici la teneur :

Sur des rapports des commandants des dépôts se plaignant des mutations trop fréquentes de leurs médecins, il a été décidé que les médecins de 2ᵉ classe seraient considérés comme occupant un poste de prévôté d'une année.

D'autre part, les médecins principaux, médecins-majors, *tout en n'étant pas distraits de la liste d'embarquement*, en raison du faible effectif, seront maintenus dans leur poste pendant une période de deux années, à moins qu'ils ne soient appelés à servir à la mer.

Dans le cas où le remplacement du médecin principal devrait coïncider avec celui du médecin de 2ᵉ classe, ce dernier resterait en fonction un mois de plus pour la remise du service.

Un médecin principal ayant été désigné pour occuper un emploi de médecin-major d'un régiment, étant médecin-major d'un dépôt, réclama contre cette désignation, alléguant qu'il ne pouvait être déplacé avant deux années que pour le service à la mer. Il lui fut répondu que, d'après les règlements en vigueur, il n'existait qu'une liste unique de départ soit pour le service à la mer, soit pour le service des troupes, soit pour le service à terre en France et les prévôtés, soit pour l'envoi aux colonies ; qu'il n'avait été nullement entendu que les postes de médecins-majors des dépôts seraient érigés en prévôtés, puisqu'au contraire les titulaires continuent à figurer sur la liste d'embarquement. En parlant de ne les distraire de leurs postes que pour le service à la mer, on n'a employé qu'une formule abrégée qui ne saurait en rien altérer le principe de la liste unique sur laquelle on se base pour tous les déplacements. Dans ces conditions, les médecins principaux, médecins-majors des dépôts, peuvent être distraits de ce service pour être affectés à une prévôté, à un service à la mer ou aux colonies.

Aux termes d'une circulaire du 18 septembre 1856 portant envoi du décret du 11 août de la même année, les frais de l'infirmerie et de la salle des convalescents dans les dépôts étaient à la charge de la deuxième portion de la masse générale d'entretien. Les drogues, vases, médicaments nécessaires aux infirmeries des dépôts étaient délivrés à titre de cession par le service des hôpitaux.

Une circulaire ministérielle du 14 déc. 1893 (B. O. p. 875) a décidé qu'à partir du 1er janvier 1894, les dépenses des infirmeries des dépôts (fournitures de médicaments et de matériel médical, blanchissage du linge, etc.) seront à la charge du service des hôpitaux. Les délivrances seront donc faites dans la même forme qu'aux autres infirmeries régimentaires, et il y aura lieu de se conformer aux règles existantes en les adaptant aux dépôts des équipages. (Le mobilier et la literie resteront à la charge des casernements.)

On s'inspirera, pour les délivrances, des dispositions de la circulaire du 15 décembre 1891 (B. O.), pour les bâtiments centraux de la Réserve, en prenant pour base la moyenne des effectifs. La comptabilité sera suivie pour ordre dans la même forme qu'à bord.

Voici les devoirs du médecin-major du dépôt tels qu'ils sont réglés par le décret du 3 décembre 1856 (B. O. p. 399) :

Tous les matins, avant le rapport, le médecin fait sa visite après avoir pris au corps de garde les billets que les adjudants de compagnie y ont déposés pour lui indiquer les hommes qui réclament ses soins. Quand il y a des malades à la salle de police, en prison, au cachot, il en est prévenu par le sergent de garde. Dans sa tournée, il observe ce qui intéresse la salubrité des chambres.

Il faut dresser en deux expéditions la liste de visite comprenant par compagnie les hommes à l'infirmerie, les hommes exempts de service et ceux qui entrent à l'hôpital.

La visite terminée, il en rend compte au commandant et lui remet une des expéditions de la liste de visite. Il lui propose les mesures d'hygiène qu'il croit utiles et demande la sortie de prison des hommes qu'il juge ne pouvoir y rester sans danger pour leur santé.

Il fait porter à l'adjudant-major de semaine la seconde expédition de la liste de visite.

Il passe fréquemment dans les cuisines pour examiner la qualité des aliments et la propreté des ustensiles.

Le médecin-major est tenu de traiter à l'infirmerie les maladies légères (1).

____

(1) Une dépêche du 21 mai 1881 lui interdit de soigner les galeux.

Il propose au commandant en second les mesures nécessaires pour l'organisation, l'entretien et la police de l'infirmerie.

Il tient un registre sur lequel il inscrit le nom, le grade et la compagnie des hommes qui sont à l'infirmerie, ainsi que le genre de maladie, la date de l'entrée, celle de la sortie, et ses observations sur le traitement.

Ce registre est coté et paraphé par le major ; le commandant en second l'arrête tous les mois.

Un officier marinier ou un quartier-maître est attaché au service de l'infirmerie, et y fait exécuter les ordres du médecin-major.

Le médecin-major passe tous les samedis l'inspection des hommes pour reconnaître les maladies cutanées et celles de la bouche.

Il visite, en présence du major, les marins à leur arrivée.

Il constate qu'ils sont propres au service, ou bien il signale leur inaptitude, dans un rapport spécial qu'il adresse au commandant par l'intermédiaire du major.

Il établit les certificats de visite pour les hommes qu'il y a lieu de proposer pour la réforme, pour la retraite ou pour un congé de convalescence.

Il visite tous les hommes qui quittent la division par congé définitif ou temporaire, et retient ceux qui seraient atteints de maladies vénériennes ou cutanées.

Il visite également les hommes rentrant de congé ou à l'hôpital.

Il propose l'envoi des hommes aux bains froids ; il y accompagne les détachements nombreux.

Il assiste à toutes les réunions générales et aux exercices à feu.

Le médecin-major doit ses soins à tous les individus du dépôt.

Les officiers, ainsi que les officiers mariniers du dépôt, lorsqu'ils se font traiter chez eux, sont tenus de se fournir de médicaments.

L'indication du logement du médecin et des heures auxquelles on le trouve chez lui est affichée au corps de garde.

Nous pouvons ajouter qu'il pratique ou fait pratiquer les vaccinations et revaccinations réglementaires. Le résultat constaté par lui de ces opérations est noté sur le livret de l'homme. (Voir Vaccination.)

Une circ. du 18 déc. 1857 dit qu'en outre de l'officier marinier ou quartier-maître attaché au service de l'infirmerie, il y a encore un infirmier qui doit y pratiquer le service spécial qui lui incombe. La répartition des infirmiers du cadre permanent de mars 1888 prévoit aussi un emploi de cette nature.

Une des principales fonctions du médecin-major de la Division et aussi une des plus délicates, est celle qu'il remplit comme membre de la Commission des Spécialités. Nous en reparlerons plus tard, quand il s'agira de l'admission dans la marine.

Une dépêche du 27 avril 1892 a institué des cours d'hygiène à faire par les médecins-majors ; une dépêche du 11 juillet 1885 leur recommande d'insister sur les secours à donner aux noyés, surtout depuis que les caisses de secours ne sont pas réglementaires.

Le médecin-major établit chaque année un rapport sur l'ensemble du Service médical de la Division (se reporter au Service dans les corps de troupes).

Une dépêche du 7 mars 1894 accorde aux médecins-majors des dépôts une indemnité de caisse, lorsqu'ils en sont pourvus, égale à celle des médecins-majors des régiments (la moitié de celle des médecins embarqués).

CHAPITRE II.

SERVICE DE L'ARSENAL. — DES OUVRIERS DES PORTS.

ART. 1er. — *Service médical.*

Dans les arsenaux de la Marine et dans les ambulances qui en dépendent, le Service de Santé est confié à des médecins principaux et, à défaut, à des médecins de 1re classe.

Ils ont sous leurs ordres un médecin affecté au poste de secours de l'arsenal, désigné chaque semaine par le Directeur du Service de Santé, et qui est présent d'une cloche à l'autre, pendant toute la durée des travaux, et aussi quand il y a des travaux extraordinaires, en dehors des heures de cloche, soit les jours ouvrables, soit les dimanches et jours fériés (1).

Des médecins de quartiers chargés de la police médicale des ouvriers en traitement à domicile font aussi partie de ce service.

Le poste est meublé par les soins de la Direction des travaux hydrauliques ; indépendamment des médicaments, vases et ustensiles, il est pourvu de :

1° Un brancard pour le transport des blessés ou malades ;
2° Un lit garni ;
3° Une caisse d'instruments de chirurgie ;
4° Une quantité suffisante d'appareils de pansement pour frac-

---

(1) Parfois la pénurie de médecins peut obliger de confier ce poste à un second maîtr infirmier.

tures, etc., et de moyens compressifs pour arrêter les hémorragies.

Un quartier-maître infirmier prévu dans la répartition des postes permanents est attaché à ce poste.

Le médecin-major fait sa visite deux fois par jour à l'arsenal ; il donne des consultations aux ouvriers, les propose, s'il y a lieu, pour des bains à prendre à l'hôpital (1) ; signe les billets d'hôpital et correspond directement avec les chefs des diverses directions, en ce qui touche les exemptions temporaires de service et l'admission au traitement à domicile. Toutes les fois qu'on exécute des travaux qui peuvent compromettre la sûreté d'un grand nombre d'ouvriers, tels que mise à l'eau, halage de navires dans les bassins ou sur les cales, etc., il doit être en permanence au poste chirurgical du port.

En cas d'incendie, d'émeute ou de tout autre sinistre, il se rend à son poste au premier signal d'alarme ; il doit également s'y transporter toutes les fois qu'il est appelé par le médecin de garde.

Il tient un registre sur lequel sont consignés les noms, prénoms, profession des ouvriers, la date de leur envoi à l'hôpital ou de leur mise en traitement à domicile et la cessation de cette faveur. Le médecin de garde est plus spécialement chargé de la tenue de ce registre. Il reçoit des divers directeurs l'adresse exacte des ouvriers qui sollicitent la faveur d'être traités à domicile, et apprécie par lui-même ou par l'intermédiaire des médecins de quartier, le bien fondé de leurs demandes. La première visite doit être faite à ces malades dans le délai de 48 heures ; ils doivent être visités au moins une fois par semaine. Les médecins de quartier transmettent au médecin-major de l'arsenal le résultat de leurs observations.

Le traitement des ouvriers à domicile est réglé par l'art. 23 du décret du 12 janvier 1892 sur l'administration du personnel ouvrier des arsenaux. Tout agent du personnel, ouvrier, blessé ou malade, est traité, aux frais de l'État dans les hôpitaux de la Marine, ou, à défaut, dans les hôpitaux de la Guerre ou dans les hospices civils, et il reçoit la moitié de sa solde pendant son séjour dans lesdits hôpitaux ou hospices ; il en reçoit les trois quarts si la maladie est la conséquence d'une blessure reçue en service commandé. Dans les cas où ces mêmes hommes blessés ou malades, vivant dans leur famille, préfèrent se faire soigner chez eux, le préfet maritime peut leur en accorder l'autorisation, sur la proposition du chef de service compétent.

Si leur résidence est située dans la circonscription médicale (2

---

(1) C'est le Conseil de Santé qui accorde ces bains dont le médecin-major ne désigne pas la nature, laissant ce soin à l'appréciation du Conseil.

(2) Une dépêche du 24 août 1883 avait mis à l'étude diverses questions relatives à l'étendue de la circonscription médicale, avec moyens de transport à adopter pour permettre la surveillance des médecins de quartier. Il fut répondu que les limites de l'octroi devaient continuer à enserrer la circonscription médicale.

Une autre dépêche du 17 octobre 1892 met encore à l'étude la même question en même

établie dans chaque port ou établissement, ils sont visités au moins une fois par semaine par un officier de santé de la Marine, qui adresse au chef de service intéressé, par la voie hiérarchique, un rapport sur leur situation ; ils reçoivent alors la solde de maladie dans les conditions déterminées plus haut. Toutefois cette allocation ne peut se prolonger au delà de 45 jours, sans autorisation spéciale du Ministre.

La dépêche du 10 septembre 1887 a pris des dispositions, au point de vue du traitement à domicile, qui ne sont en rien modifiées par le décret du 12 janvier 1892 :

1º Le salaire de maladie ne pourra se prolonger au delà de 90 jours consécutifs, sauf lorsqu'avec une prolongation de 30 jours, il sera constaté par le chef de service que l'ouvrier peut atteindre sa retraite.

2º Quand la maladie sera la conséquence du service commandé, la solde sera allouée jusqu'à parfaite guérison ou liquidation de la pension.

3º On entend par expression : « travailler en ville », se livrer à une occupation rémunérée ; dans ce cas, il y a perte, non seulement du salaire de maladie depuis le jour où la faute aura été constatée, mais encore de la solde acquise depuis le commencement du traitement. Il peut même en résulter une peine disciplinaire.

Une dépêche du 10 avril 1889 dit que l'administration locale doit apprécier si l'ouvrier a réellement travaillé entre les deux périodes de 45 jours de traitement à domicile. La demande sera toujours repoussée, hors le cas de service commandé, lorsqu'il y aura 90 jours consécutifs, partie à l'hôpital, partie à domicile. L'ouvrier n'a pas de droit au traitement à domicile : c'est une faveur, pour la solde, bien entendu ; si le certificat médical est indispensable, il n'est pas coercitif.

La dépêche du 25 avril 1890, constatant que les divers ports et établissements présentaient, sous des formes différentes et parfois très succinctes, les demandes de prolongation de traitement au delà de 45 jours, adopte un modèle uniforme, qui doit être accompagné du certificat de visite. Il y est tenu compte du nombre de jours de maladie à domicile ou à l'hôpital totalisé pendant l'année. Une dépêche du 29 août 1892 (1) disait qu'un ouvrier ne peut recevoir plus de 90

---

temps que la création de fourneaux économiques, d'abris pour les repas pour les ouvriers La Commission du port de Rochefort ne fut pas d'avis d'augmenter les limites de la circonscription médicale, à moins d'assurer aux médecins visiteurs le transport par voitures ; enfin, rien n'est venu encore, à Rochefort du moins, modifier l'ancienne circonscription médicale.

Dans les ports de Cherbourg, Lorient, Toulon et Brest, il existe en effet, pendant toute l'année, un service de voitures organisé pour les médecins de quartier, à diverses conditions qu'il serait trop long d'énumérer ici. Jusqu'à présent, à Rochefort, les officiers du corps de santé continuent à visiter leurs malades à pied, et cependant, dans ce dernier port, les faubourgs ont pris une extension assez grande, et les limites de l'octroi ont été plusieurs fois reculées.

L'autorisation de louer des voitures, mais pour une période temporaire (pendant l'influenza), a été accordée 2 fois au port de Rochefort, la dernière fois par une dépêche du 8 mai 1893. La dépense n'a jamais été bien élevée.

(1) Ces deux dépêches sont des plus importantes ; on doit les consulter sur le cahier d'ordre des ambulances des arsenaux ; leur longueur nous empêche de les reproduire ici.

jours de solde de maladie, tant à domicile qu'à l'hôpital, pendant l'année ; une autre du 26 mai 1894 dit que le temps de séjour à l'hôpital ne doit plus compter dans le décompte des 90 jours.

La dépêche du 28 décembre 1892 définit le terme : « ouvrier vivant en famille » :

Vivant avec sa femme ;

Veuf ou séparé de sa femme, mais ayant des enfants ;

Vivant avec un de ses ascendants directs ;

Vivant avec un frère, une sœur, un beau-frère ou une belle-sœur ;

Vivant avec un neveu ou une nièce ;

En somme, avec des parents qui ne soient pas plus éloignés que le 3e degré.

Une dépêche du 20 oct. 1893 établit des règles pour les congés de convalescence et pour affaires personnelles des ouvriers des ports. Pour les premiers, après la période de traitement à domicile qui lui a été concédée et dont la fixation appartient au service médical, sans qu'elle puisse excéder une certaine limite, on peut accorder un congé de convalescence sans solde. Bien entendu, il ne s'agit là que de maladies contractées ou blessures reçues hors du service. Il en sera de même pour l'ouvrier malade en dehors de la circonscription médicale.

La durée du congé sera fixée par le chef de service qui aura visité l'intéressé ; le congé sera renouvelable tant que la maladie ne sera pas jugée incurable par le Service de santé, sans pouvoir toutefois dépasser en totalité six mois consécutifs, et à la condition que l'intéressé puisse, après jouissance de son congé, réunir 25 ans de services à 55 ans d'âge. A l'expiration du congé, il repasse une visite médicale.

Les agents du personnel ouvrier autorisés à se rendre aux eaux thermales aux frais de l'État reçoivent la totalité de leur solde cumulativement avec l'indemnité de route pendant le voyage d'aller et de retour.

Si, au bout de 45 jours, le malade est muni d'un certificat (1) qui atteste qu'il ne peut même pas être transporté à l'hôpital, le médecin-major de l'arsenal en informe le Directeur du Service de Santé, qui alors en réfère au préfet maritime.

Si l'officier du corps de Santé, chargé de visiter les malades à domicile, reconnaît fausses les indications d'adresses qui lui ont été données, ou s'il trouve absent de son domicile l'ouvrier qu'il va visiter, il en informe immédiatement le médecin-major de l'arsenal, qui en donne avis au Directeur compétent, et au Directeur du Service de Santé.

Les ouvriers atteints de maladies syphilitiques sont tenus de se **faire traiter à l'hôpital.**

---

(1) Ce certificat doit être dressé par le médecin chargé de la visite des quartiers, qui constate l'état du malade et s'assure que la famille est en état de pourvoir à tous les frais exigés par la maladie.

Les billets de maladie des ouvriers morts à domicile sont présentés au médecin de l'arsenal avec l'indication de l'époque du décès.

Les ouvriers de l'arsenal traités à domicile sont tenus, lors de leur rentrée sur les travaux, de se présenter au poste du médecin de garde qui prendra note du jour de leur réadmission.

Pour assurer l'exécution de cette disposition, les chefs de service et les directeurs ne permettront la rentrée aux travaux des ouvriers dont il s'agit, que sur le vu du billet de maladie portant la mention suivante : « Vu à la rentrée dans le port. »

Toutes les semaines, le médecin-major de l'arsenal adresse au Directeur du Service de Santé un état nominatif des ouvriers admis dans la semaine précédente au traitement à domicile.

ART. 2. — *Visite des Ouvriers.*

Le médecin-major est chargé de l'examen des apprentis et ouvriers qui lui sont adressés par les directeurs en vue d'être admis à l'arsenal, et provoque, en cas de doute, leur comparution devant le Conseil de santé.

L'art. 5 du décret du 12 janvier 1892 dit qu'on ne doit admettre comme apprentis que des jeunes gens de 14 à 17 ans, reconnus sains et de bonne constitution. La circulaire ministérielle du 7 juin 1888 (B. O. p. 19) définit d'une façon claire et précise (1) les mots : « sain et de bonne constitution », et dit que, pour le recrutement des apprentis de 14 ans au moins et de 10 ans au plus, il faut exiger les conditions de taille minimum prévues par l'art. 8 de l'arrêté ministériel du 29 octobre 1886 pour le recrutement des mousses, c'est-à-dire :

A 14 ans, 1 mètre 407 ;
A 14 ans et 3 mois, 1 mètre 413 ;
A 14 ans et 6 mois, 1 mètre 429 ;
A 14 ans et 8 mois, 1 mètre 440 ;
A 15 ans, 1 mètre 451 ;
A 16 ans, 1 mètre 49 ;
A 17 ans, 1 mètre 52.

La limite de l'admission étant 17 ans (D. du 12 janv. 1892), la circ. du 13 janvier 1894 (B. O. p. 10) a comblé la lacune, les mousses n'étant admis que jusqu'à 16 ans.

Aucune condition de taille n'est exigée pour les orphelins et fils de veuves dont les pères ont été tués en remplissant un service commandé, ou sont morts des suites de maladies contractées au service; ils pourraient être admis à partir de 13 ans.

____

(1) Un médecin ne saurait se tromper sur le sens étroit de ces mots qui indiquent sans restriction un état complètement exempt de tare ou d'infirmités.

Nul n'est admis dans le personnel ouvrier au-dessous de 17 ans, en dehors des apprentis, ni au-dessus de 30 ans. Les admissions sont prononcées par les chefs de service et les directeurs compétents.

Quiconque a été agréé (art. 9 du 12 janvier 1892), est adressé au médecin-major de l'arsenal ou de l'établissement, qui constate, et, après visite, certifie, s'il y a lieu, que le sujet est sain et qu'il remplit toutes les conditions physiques exigées pour le service militaire, *aussi bien que les autres conditions physiques imposées par les règlements en rigueur pour le service des arsenaux.* Il est soumis, au bout de deux mois de présence sur les travaux, à une contre-visite, et ce n'est qu'après cette double constatation qu'il est définitivement admis.

Tous les agents du personnel ouvrier nouvellement admis sont vaccinés dans l'année. Une dépêche du 24 juin 1892 dit qu'en cas de fièvre vaccinale ils ont le salaire de maladie; mais l'invalidité provenant de la vaccination faite par ordre ne peut être assimilée à une blessure reçue en service commandé.

On a dû remarquer que les candidats à l'emploi d'ouvrier devaient non seulement être aptes au service militaire, mais encore à la profession qu'ils ambitionnent d'exercer; aussi voit-on fréquemment des jeunes gens libérés du service ne pouvoir être admis dans les arsenaux parce qu'ils ne remplissaient pas les secondes conditions physiques (1).

Quelles sont donc ces dernières?

Elles sont énumérées, discutées et modifiées dans des dépêches ministérielles que nous allons passer en revue :

21 mai 1880. — On ne doit admettre dans le personnel ouvrier que des hommes sains et robustes, exempts d'infirmités (rappel au décret du 22 mai 1879).

29 octobre 1880. — On ne doit admettre et conserver que des ouvriers sains et de bonne constitution; nécesssité de 2 visites médicales, la seconde après deux mois de présence sur les travaux.

31 mars 1883. — En principe, ne pas admettre de borgnes dans le personnel ouvrier, à moins que l'accident n'ait eu lieu en service commandé, sans être suivi d'une pension de retraite.

26 mars 1888. — C'est de beaucoup la plus importante et celle qui règle encore à présent l'admission des candidats. L'homme doit être sain et de bonne constitution, atteint d'aucune infirmité qui le rende impropre au service militaire, *et posséder une acuité visuelle supérieure à 1/4 pour les deux yeux.*

---

(1) La dépêche ministérielle du 18 janvier 1893 commente l'art. 9 du décret du 12 janvier 1892 relatif aux conditions d'admission (aptitude au service militaire). La question s'est posée de savoir si cette disposition permet d'admettre un candidat qui, reconnu apte à la visite et à la contre-visite de l'arsenal, aurait été précédemment réformé du service militaire. On doit s'en tenir aux termes du décret : l'examen du candidat au point de vue de son aptitude au service militaire doit être fait indépendamment de toute décision médicale antérieure. Un cas contraire devra être jugé de la même façon : un individu sortant du service militaire devra être jugé *impropre*, s'il y a lieu, à l'admission.

17 septembre 1889. — Une dépêche aussi des plus importantes, et dont les conseils de santé ont souvent l'occasion d'appliquer les dispositions bienveillantes est celle-ci : les candidats dont la réadmission après le service militaire est prévue par l'art. 14 du décret du 9 août 1883 (et maintenant par l'art. 12 du décret du 12 janvier 1892), pourront être admis avec une acuité visuelle *inférieure à 1/4 pour les deux yeux*, si le Conseil de santé déclare qu'ils ne sont atteints d'aucune maladie des yeux progressive et que leur *acuité visuelle est suffisante* pour l'exercice de leur profession.

26 septembre 1890. — Les apprentis proposés pour l'emploi d'ouvrier doivent être soumis à une visite médicale, et les dispositions de la circulaire du 26 mars 1888 leur sont applicables.

16 septembre 1891. — Recommandations pour éviter le retour d'admissions d'ouvriers amputés. Rappel du 26 mars 1888.

Le médecin-major procède aux vaccinations et revaccinations ; une dépêche du 26 mars 1882 recommande de faire vacciner les hommes nouvellement admis et ceux qui ne l'ont pas été depuis une dizaine d'années. Les ouvriers recevront le salaire de maladie, quel que soit le lieu de leur domicile, si le vaccin a pris et s'ils ont besoin de quelques jours de repos. Une dépêche du 11 février 1886 rappelle à l'exécution de la précédente. Des listes de vaccination seront tenues par les directeurs, de travaux qui s'entendront avec le Directeur du Service de Santé au sujet de cette opération. La dépêche du 12 mars 1889 dit que les listes de vaccination doivent être tenues par les services intéressés ; on peut les communiquer au Service de santé. Le vaccin est fourni en tubes par la direction du Service de santé ; il vient du centre vaccinogène militaire de Bordeaux. Le médecin-major, lorsqu'il en sera requis, devra fournir à la Direction un rapport sur les résultats des opérations de la vaccination.

Le médecin-major, ou, en son absence, le médecin de garde, en cas de blessures, rédigera immédiatement un procès-verbal constatant les causes, la nature, la gravité de l'accident, et ce procès-verbal est inscrit sur un registre *ad hoc*. Cet acte demande à être libellé avec le plus grand soin, parce qu'il peut devenir un des titres principaul destinés à ouvrir des droits à une pension, pour un ouvrier blessé, s'e conserve la vie au prix d'infirmités qui le mettent hors d'état de pourvoir à sa subsistance ; pour la veuve ou ses enfants, s'il succombs aux blessures reçues en service commandé. Nous nous occuperons plus spécialement de cette pièce dans la partie de l'ouvrage qui traitera des pensions de retraite.

Le médecin-major est dépositaire comptable du mobilier et du matériel confié à ses soins, et tient à ce titre les registres, inventaires et pièces comptables.

Pour les médicaments (1) et objets de pansement immédiatement consommables, il n'est pas soumis à ce mode de comptabilité ; mais il

---

(1) Une circ. minist. du 2 déc. 1893 (B. O. p. 740) dit que les ouvriers qui travaillent le plomb doivent être fournis de médicaments et de lait sans aucune dépense pour eux, s'astreindre à un nettoyage des plus minutieux et envoyés fréquemment à la visite.

fournit mensuellement au Directeur du service de Santé l'état des consommations faites de ce chef.

Les demandes de médicaments sont faites conformément aux règles édictées par l'Instruction du 8 novembre 1889. (Voir Délivrances.)

L'infirmier est présent au poste depuis l'entrée jusqu'à la sortie des ouvriers de l'arsenal ; il ne s'absente que pour cause de service et en vertu des ordres du médecin-major ou du médecin de garde. Il est spécialement chargé de la propreté et de la tenue du poste de chirurgie ; il lui est formellement défendu d'y introduire des personnes autres que celles qui y sont appelées pour le service.

Des ambulances temporaires ou des postes de secours peuvent être installés en vue de circonstances majeures (accidents graves, épidémies, temps de guerre, etc.). Le personnel nécessaire sera désigné par le Directeur du Service de Santé ; l'approvisionnement du matériel, en médicaments et objets de pansement, sera déterminé, selon le cas, par l'autorité maritime, sur la proposition du Directeur du Service de Santé, et porté au compte des hôpitaux. Les médecins détachés dans ces postes de secours adressent mensuellement au Directeur du Service de Santé l'état des consommations faites en drogues et objets de pansement, et dressent en même temps les demandes nécessaires au service.

CHAPITRE III

ÉTABLISSEMENTS HORS DES PORTS.

Dans certains établissements de la Marine situés hors des ports, il est détaché des médecins de la Marine considérés comme prévôts (voir Prévôtés). Ces établissements sont :

Indret, comprenant un médecin principal et deux médecins de deuxième classe.

Les forges de la Chaussade, comprenant un médecin principal et un médecin de deuxième classe.

La fonderie de Ruelle, comprenant un médecin principal et un médecin de deuxième classe.

Un décret du 18 juin 1868 (B. O. p. 93) sur l'organisation et le service d'Indret a déterminé, comme il suit, le service médical dans cet établissement. Ces dispositions peuvent servir de types, et être appliquées également dans les autres établissements maritimes.

Les médecins attachés à l'établissement donnent des soins gratuits à toutes les personnes employées dans l'établissement, à quelque titre que ce soit, ainsi qu'à leurs familles, lorsqu'elles sont domiciliées dans la circonscription déterminée par le règlement local, qu'elles habitent sous le même toit, et qu'elles sont à leur charge.

Les mêmes personnes reçoivent à titre gratuit de la pharmacie les médicaments qui leur sont nécessaires.

(1) Une circulaire du 6 août 1894 rend réglementaire pour les corps de troupes de la marine l'instruction de la Guerre du 13 mars 1894.

Le chef du Service de Santé remet chaque jour au Directeur une situation numérique des officiers, employés et ouvriers malades ou blessés. Cette situation contient les noms des personnes qui sont tombées malades, et de celles qui ont repris leur service dans la journée précédente.

Le chef du Service de Santé visite au moins une fois par mois les ouvriers qui sont traités à l'hospice civil de Nantes, et il rend compte de leur état au Directeur.

Il remet aussi tous les trois mois un rapport motivé relatif à ceux de ses ouvriers qui sont en traitement dans le même hospice depuis plus de 90 jours.

Ce rapport dressé dans la forme usitée dans les ports est soumis au Conseil d'administration pour être transmis au Ministre par le Directeur avec les observations du Conseil.

Le chef du Service de Santé établit à la fin de chaque trimestre un état nominatif de toutes les personnes auxquelles des soins ont été donnés, et chaque année il remet au Directeur, pour être transmis au Ministre, un rapport circonstancié sur l'état sanitaire de l'établissement.

Un des médecins en sous-ordre reçoit du garde-magasin les médicaments, ustensiles et objets nécessaires à la pharmacie.

Il en rend compte administrativement.

CHAPITRE IV.

SERVICE DE LA GENDARMERIE.

Le service médical de la Gendarmerie maritime est fait par des médecins de la Marine (ordinairement de 1re classe).

Le médecin doit ses soins aux femmes et aux enfants des gendarmes.

Tout accident, toute maladie grave, épidémique ou contagieuse pouvant entraîner des mesures de désinfection, doit être porté à la connaissance du Directeur, qui prend les mesures nécessaires.

Le médecin fait parvenir chaque jour au Directeur un tableau indiquant le nombre et la situation des malades en traitement.

Les médicaments délivrés aux gendarmes et à leurs familles sont fournis par l'hôpital sur bons du médecin, à la condition qu'ils figurent sur la nomenclature officielle de la Marine. Une dépêche du 6 décembre 1889 décide que les médicaments portés sur une nomenclature annexée seront mis au compte de la masse de secours ; que le mélange de deux ou plusieurs médicaments, dont l'un est compris dans la nomenclature, entraînera l'imputation à la masse de secours de la valeur de la composition ; enfin, que les autres médicaments et objets de pansement existant en approvisionnement pourront également être délivrés aux gendarmes ; mais la valeur en sera laissée à la charge des intéressés.

CHAPITRE V.

VISITE DES FILLES SOUMISES.

Un médecin de la Marine désigné par le Directeur du Service de Santé est chargé d'assister à la visite des filles soumises. Il rend compte au Directeur de ses visites, du nombre de filles malades, de la nature de la maladie, des envois à l'hôpital civil. Cette mesure est prise par analogie avec celle qui est adoptée par le département de la Guerre ; elle a été motivée par la nécessité où se trouvent les autorités militaires et maritimes de surveiller de près les affections vénériennes. La circulaire ministérielle du 26 septembre 1888 (B. O. p. 386) ne fait que confirmer l'excellence de cette mesure.

Il nous semble que c'est ici la place de parler des dispositions adoptées par la Marine pour déférer autant que possible aux vœux émis par l'Académie de médecine pour arrêter la propagation de la syphilis. Nous empiéterons forcément sur d'autres chapitres de l'ouvrage, puisque nous parlerons des visites sanitaires à faire dans les corps de troupes; mais cette manière de faire aura pour cette question importante l'avantage de présenter un tout complet.

A. — Syphilis dans les équipages casernés à terre et dans les troupes :

1° Les visites de santé devront être faites tous les quinze jours au moins dans les équipages de la flotte, les corps de troupes de la marine stationnés en France ou aux Colonies. Autant que possible, dans l'intérêt de l'enquête médicale, et pour respecter la dignité des hommes, ces visites ne devront pas être publiques. Elles devront être faites avec la plus grande attention.

2° Ces visites secrètes offriront de plus l'avantage que l'homme atteint dévoilera bien plus facilement que devant ses camarades, l'adresse et le nom de la femme qui l'aura contaminé. Le médecin-major du corps devra communiquer immédiatement ce renseignement au chef de corps, qui le transmettra au médecin chef du dispensaire si les femmes sont publiques et au Directeur du Service de Santé. Par ce dernier sera prévenu le médecin de la marine chargé d'assister aux visites. Si la femme n'était pas déjà inscrite sur les registres de la police, son nom et son adresse seront communiqués à l'autorité civile à qui il appartiendra d'aviser.

3° L'homme atteint d'une affection vénérienne *ne doit pas être puni*, il sera seulement l'objet, après sa guérison, d'une consigne sanitaire préventive d'une quinzaine de jours au quartier, et ne pourra sortir qu'après la visite du médecin.

4° Il y aura lieu de montrer aux hommes en quelques mots simples et de compréhension facile, les dangers de la syphilis au point de vue de l'individu et de ses enfants à venir ; mais il faudra éviter des conférences trop dogmatiques, qui courraient le risque de n'être point comprises, et se montrer très réservé, si l'on parle de la prostitution clandestine, sujet périlleux à traiter dans une ville de garnison par les allusions forcées que l'on ne pourrait éviter, et qui pourraient mettre en jeu la responsabilité civile du médecin.

5° Il faudra réclamer le concours des autorités civiles pour l'assainissement de certains foyers de contamination, soit dans les villes (débits de vin), soit aux alentours des camps. Si rien n'est obtenu dans ce sens, les chefs de corps devront consigner à la troupe les établissements suspects, sans viser, bien entendu, le cas de prostitution.

6° Un homme atteint de syphilis, guéri à l'hôpital des premiers accidents et mis *exeat*, devra se présenter tous les jours à l'infirmerie pour y continuer son traitement. Le médecin traitant de l'hôpital devra, à cet effet, sur le billet de sortie, donner toutes les indications nécessaires.

B. — Syphilis dans la marine.

1° Ordonner des visites sanitaires bi-mensuelles dans toutes les colonies.

2° Prescrire la surveillance de la prostitution dans les environs immédiats des postes, prohiber l'accès des femmes dans l'intérieur des cantonnements.

3° Rendre réglementaire la visite des passagers militaires ou marins embarquant à bord des transports pour être rapatriés. Cette visite doit être passée par les médecins-majors de ces bâtiments après l'embarquement. Les hommes atteints de syphilis ne doivent pas être, pour cette cause, laissés à terre, mais ils doivent être inscrits sur le registre de l'infirmerie du bord, et astreints à la visite du médecin qui leur fera suivre le traitement nécessaire pendant la traversée.

4° Rendre réglementaire la même visite, la veille du débarquement en France. Cette visite permettra aux médecins-majors d'établir la liste des hommes guéris et susceptibles soit d'aller en convalescence, soit d'être versés à leur corps, soit enfin d'être libérés. Dans ce dernier cas, en effet, il serait à désirer que ces hommes ne fussent pas rendus à la vie civile, et à leurs familles, sans que, au préalable, ils aient été parfaitement guéris des accidents vénériens transmissibles.

Cette même visite doit s'étendre à tout le personnel militaire non officier présent à bord la veille du débarquement. Tout cas de syphilis ou de maladie vénérienne constaté doit avoir pour effet l'envoi à l'hôpital de l'homme qui en est atteint.

Ces visites faites au départ et à l'arrivée ne doivent dispenser en aucun cas des visites générales de santé prescrites par le règlement sur le service à bord.

5° Il est nécessaire que dans chacun des chefs-lieux des cinq arrondissements maritimes un médecin de 1re classe assiste régulièrement aux visites des filles publiques. En vue de le mettre à même d'exercer un contrôle efficace de la santé de ces filles, les médecins-majors des troupes et des équipages doivent lui transmettre la liste des filles désignées comme ayant contaminé des hommes de ces différents corps.

Il est à désirer que le médecin de 1re classe désigné pour suivre la visite du dispensaire reste attaché à ce service pendant une période de trois mois au moins. Après chaque visite, il devrait remettre au Directeur du Service de Santé un rapport mentionnant les **résultats qu'il aurait constatés.**

CHAPITRE VI

PRISONS MARITIMES.

Le règlement ministériel du 8 avril 1873 (B. O. p. 635) a déterminé le service en général dans les prisons maritimes ; voici ce qui concerne le Service de Santé :

Un médecin désigné par le Préfet maritime, sur la proposition du Directeur du Service de Santé, passe chaque jour la visite des détenus et fait envoyer à l'hôpital de la marine ceux qui lui paraissent devoir être l'objet de cette mesure.

Le médecin fournit chaque jour au commissaire des prisons, après sa visite, un état nominatif des malades et exempts de travail. Tous les trimestres, il remet, ainsi qu'un rapport succinct sur la situation hygiénique, un état nominatif des détenus admis à l'hôpital, pendant le trimestre expiré, avec indication des différents genres de maladies qui ont motivé ces envois (1).

Le médecin de la prison établit, pour chaque trimestre, un rapport sur la situation sanitaire de la prison ; ce document est remis au commissaire aux prisons et transmis par la voie hiérarchique au

---

(1) Une dépêche ministérielle du 21 nov. 1878, au sujet de l'inspection trimestrielle de la prison maritime par le commissaire général, dit que le médecin doit y assister, *s'il est convoqué*, et donner des renseignements à l'inspecteur, par analogie avec ce qui se passe dans le service intérieur des divisions (art. 217 du D. du **3** décembre **1856** ; dans les corps de troupes de la marine, art. 243 de l'arr. du **22** juin **1847**).

Ministre. En cas d'épidémie, toute mesure sanitaire ordonnée pour les casernes est temporairement applicable aux prisons maritimes.

Le médecin propose tout moyen de salubrité qu'il croit nécessaire ; il s'assure de la qualité des vivres ; il est accompagné dans sa visite par le surveillant-chef.

Il doit conserver à l'infirmerie de la prison certains malades dont l'état n'exige pas impérieusement l'envoi à l'hôpital, surtout s'il s'agit de prisonniers sous le coup d'une prévention très grave, et exigeant par cela même une surveillance exceptionnelle.

Les hommes atteints de maux contagieux sont envoyés sur-le-champ à l'hôpital.

Les médicaments sont pris à l'hôpital sur un bon du médecin établi trimestriellement.

Les médecins de la marine faisaient autrefois partie des commissions nommées dans le port d'embarquement pour examiner les condamnés à la déportation et à la relégation. Cette commission, présidée par le major de la marine ou un autre capitaine de vaisseau, se rendait au dépôt des condamnés à Saint-Martin de Ré, et, assistée du médecin-major du transport en partance, décidait de l'embarquement ou du maintien au dépôt de tel ou tel condamné, eu égard à son état de santé. Certaines dépêches que nous n'avons pas besoin de reproduire ici, ont rappelé les commissions à une attention rigoureuse, à une impartiale sévérité.

Depuis le 2 juin 1891, près de 18 mois après la séparation du Corps de Santé colonial, ce sont les médecins coloniaux qui sont chargés de ces fonctions ; la commission est présidée par un haut fonctionnaire colonial ; il est juste de dire que ce ne sont plus des bâtiments de la marine de guerre, mais bien des navires affrétés pour le compte du sous-secrétariat des colonies, dont le médecin-major est un médecin colonial, qui font ce service de transports.

Cependant la visite des surveillants militaires avant leur embarquement sur ces bateaux est encore passée par deux médecins de 1re classe de la marine désignés, sur l'ordre du préfet, par le Directeur du Service de Santé ; et la commission de départ présidée par le major général ou d'un représentant (circ. du 19 mars 1873), qui visite au dernier moment les aménagements du bord, comprend encore, outre un commissaire et un officier des corps de troupes, un officier supérieur du Corps de Santé. La dépêche du 27 août 1891 règle d'une façon précise le concours que la Marine doit prêter aux Colonies à cette occasion.

CHAPITRE VII

PRÉVÔTÉS.

Le service à terre, en dehors des hôpitaux, comporte aussi certains postes que l'on appelle prévôtés. Le mot « prévôté » a actuellement une signification un peu vague ; il n'est pas jusqu'aux fonctions de médecin-major des dépôts des équipages de la flotte, et même des corps de troupes, que l'on ne qualifie de prévôtés ; nous ne parlerons ici que des véritables prévôtés, telles qu'autrefois on les entendait lorsqu'elles étaient rattachées à un port déterminé. Voici les articles qui concernent les prévôtés dans l'arrêté ministériel du 24 juin 1886.

ART. 52. — Les emplois sédentaires, dits prévôtés, dont le nombre est déterminé par le Ministre, sont attribués dans les ports militaires, les établissements hors des ports, et en Algérie, à des médecins principaux, des médecins de 1re classe et de 2e classe de la Marine.

L'officier, titulaire d'une prévôté, est rayé de la liste d'embarquement.

ART. 53. — La durée des prévôtés des médecins principaux et des médecins de 1re classe est de deux ans ; celle des médecins de 2e classe est d'un an, pour les emplois qui s'exercent dans les ports militaires.

Dans les établissements hors des ports et en Algérie, la durée de ce service est de trois ans pour les médecins principaux et les médecins de 1re classe, et de deux ans pour les médecins de 2e classe.

Pour les emplois de secrétaire-archiviste des Conseils de Santé, ainsi que pour l'emploi de médecin à l'île de Groix, la durée de la prévôté n'est pas limitée.

ART. 54. — La nomination aux différentes prévôtés est faite par le Ministre, le jour même où la vacance se produit. Elle a lieu, soit d'office, soit sur la demande de l'intéressé, en faveur de l'officier ayant accompli dans son grade une période réglementaire d'embarquement ou de service colonial. Lorsqu'elle a lieu d'office, la désignation porte sur le premier de la seconde moitié de la liste de départ.

Seule, la nomination de secrétaire-archiviste s'effectue au choix parmi les candidats réunissant les conditions de présence et de service indiquées ci-dessus.

A l'expiration de la durée de ces fonctions, le titulaire d'une prévôté est replacé sur la liste d'embarquement à la date que lui assigne son dernier débarquement.

Art. 55. — S'il n'existe dans les ports aucun médecin réunissant les conditions mentionnées à l'art. 54 ci-dessus, le titulaire de la prévôté conserve cet emploi à titre provisoire, jusqu'à l'arrivée d'un officier susceptible de le remplacer ; il reprend alors son tour sur la liste d'embarquement.

Art. 56. — Un officier qui a occupé une prévôté pendant le temps réglementaire ne peut prétendre à un autre emploi de même nature avant que tous ses collègues du même grade présents dans le service à terre aient profité du même avantage.

Sans remonter plus haut que l'arrêté ministériel du 7 août 1885, nous pouvons voir que celui du 24 juin 1886 a imprimé des modifications profondes aux prévôtés, quant au mode de désignation du titulaire.

En effet, l'art. 106 du 7 août 1885 disait que la nomination aux différentes prévôtés est faite d'office par le Préfet maritime sur la proposition du Directeur du Service de Santé ; l'art. 54 du 24 juin 1886 dit au contraire que la nomination est faite par le Ministre. Il s'ensuit une première conséquence : à savoir que les vacances prévues dans les prévôtés devaient être portées à la connaissance du Ministre assez à temps pour pourvoir au remplacement du titulaire le jour même de la vacance ; aussi la dépêche ministérielle du 29 juillet 1886 prescrit aux Directeurs du Service de Santé de prévenir un mois à l'avance des vacances qui surviendront dans les postes de prévôtés des ports militaires. Il est probable qu'une recommandation semblable a été adressée aux directeurs des établissements hors des ports.

L'art. 54 de l'arrêté du 24 juin 1886 ne parle pas d'ancienneté comme l'art. 206 du 7 août 1885 ; il est pourtant certain, surtout depuis l'arrêté ministériel du 19 juillet 1888, que l'ancienneté prévaudra lorsqu'il y aura plusieurs demandes. Mais les prévôtés ne sont plus comme autrefois *une annexe des ports* au point de vue de la désignation du médecin. Tous les ports sont consultés lorsque la vacance de l'une d'elles est annoncée. Dès l'apparition de l'arrêté du 24 juin 1886, cette règle a été mise en vigueur. Nous pouvons citer comme exemples une dépêche du 28 juillet 1886 demandant dans les ports les noms des médecins désireux d'occuper les postes d'Alger, de Saint-Mandrier et de l'École de pyrotechnie. Nous voyons aussi dans le décret de 1886 que la désignation, au cas où il n'y aurait aucune demande, porte sur le premier de la seconde moitié de la liste de départ. A cette époque, il existait une liste unique pour les médecins de 1re classe, tenue à Paris ; depuis l'arrêté du 19 juillet 1888 a créé des listes par ports pour les médecins de 1re classe (voir Listes d'embarquement). Le premier de la seconde moitié de la liste sera donc celui qui occupera ce rang sur l'ensemble des listes d'embarquement des cinq ports.

L'art. 107 du 7 août 1885 impliquant le droit de refuser une prévôté a été supprimé dans l'arrêté ministériel du 24 juin 1886.

L'art. 55 du 24 juin 1886 paraît se concilier difficilement avec la mesure qui permet de désigner le premier de la seconde moitié de la liste générale d'embarquement des cinq ports ; *il est bien certain que si le médecin ainsi désigné* n'a pas accompli sa période réglementaire d'embarquement, il sera quand même appelé d'office au poste vacant, et ne pourra se prévaloir d'une condition qui n'est exigée que pour la demande d'une prévôté. Aussi ne conçoit-on pas, puisqu'il y aura toujours une liste générale et par conséquent un premier de la seconde moitié de cette liste, qu'un titulaire d'une prévôté conserve cet emploi à titre provisoire *jusqu'à l'arrivée d'un officier susceptible de le remplacer*. Il est probable qu'au début, l'arrêté ministériel du 24 juin 1886 avait l'intention de grouper, comme autrefois, les prévôtés autour de chaque port et de faire fournir des médecins à chaque groupe par le port qui lui correspondait : c'est ce qui explique le maintien de l'art. 55 (1). Nous avons vu, plus haut, qu'un mois après l'arrêté du 24 juin, il était dérogé à cette règle, et, depuis, l'usage n'a fait que confirmer ces errements.

Enfin, ajoutons qu'il serait difficile, avec ce mode de désignation, de déférer aux prescriptions de l'art. 56 de l'arrêté du 24 juin 1886, s'il n'était recommandé, par une dépêche ministérielle du 19 janvier 1887, d'indiquer sur toutes les demandes de prévôtés transmises au Ministre si l'intéressé a déjà été titulaire une ou plusieurs fois d'un poste de ce genre.

Voici l'énumération des prévôtés, telle que l'établit l'arrêté du 24 juin 1886 et aussi les suppressions effectuées depuis :

PARIS   : Secrétaire du Conseil de santé, un médecin principal ou un médecin de 1re classe (D. du 24 juin 1886).

CHERBOURG : Secrétaire du Conseil de santé, médecin résident (médecins de 1re classe).

BREST.........
Dans le port : Secrétaire du Conseil de santé, médecin résident (médecins de 1re cl.).
Les prosecteurs d'anatomie ont été supprimés par une dépêche du 15 septembre 1890, la répartition des chaires dans les écoles annexes ne comportant plus cet enseignement).
Hors du port : Ouessant, Ile de Sein, Indret (médecins de 2e cl.).

LORIENT.......
Dans le port : Secrétaire du Conseil de santé, médecin résidant à Port-Louis (médecins de 1re cl.).
Hors du port : Ile de Groix (médecins de 2e classe).

ROCHEFORT.....
Dans le port : Secrétaire du Conseil, médecin résident (médecins de 1re classe).
Hors du port :
Forges de la Chaussade (1 médecin principal, 1 médecin de 2e cl.).
Ruelle : (médecin principal, 1 médecin 2e cl.)
Ile d'Oléron (2) : Service médical du corps des disciplinaires (1 médecin de 2e classe).

(1) L'art. 57 du 24 juin 1886, qui est la liste des prévôtés attribuées aux officiers du corps de Santé et qui les présente groupées autour d'un port, confirme notre manière de voir.

(2) Le service médical des disciplinaires, pour éviter des changements trop fréquents, avait été érigé en prévôté bisannuelle par la dépêche ministérielle du 13 décembre 1877.

TOULON........ *Dans le port*

> Secrétaire du Conseil de santé, médecin rési-
> dent (médecins de 1re cl.).
> Personnel résident de Saint-Mandrier (1 méde-
> cin principal, 1 médecin de 1re classe, 1
> pharmacien de 2e classe).
> École de Pyrotechnie (1 médecin de 1re classe);
> la dépêche du 21 avril 1891 y a mis un
> médecin de 2e classe au lieu d'un méde-
> cin de première).

Alger : (1 médecin de 1re classe).

Voici maintenant les nouvelles prévôtés établies depuis 1886 ; nous les énumérerons d'après leur ordre de date :

1° Dépêche du 26 février 1889. — Le bataillon d'apprentis-marins fusiliers, à Lorient, est pourvu d'un médecin de 2e classe ; le poste est considéré comme une prévôté d'un an.

2° Dépêche du 9 mai 1890. — Les médecins principaux, médecins-majors du corps de troupes, sont considérés comme occupant une prévôté, et sont régis par les art. 53 à 56 de l'arrêté du 24 juin 1886. La période de deux ans peut être renouvelée une fois.

3° Dépêche du 15 septembre 1890. — Les dépôts des équipages de la flotte ont un médecin de 2e classe comme prévôt ; c'est un poste d'un an. Quant aux médecins principaux médecins-majors, ils ne jouissent pas du même avantage que leurs collègues des corps de troupes et ne sont point considérés comme occupant une prévôté, puisqu'ils figurent sur la liste d'embarquement.

4° Dépêche du 1er août 1892. — Création de la prévôté de l'île d'Aix. Cette dépêche a créé une prévôté dévolue à un médecin de 1re classe ; elle est bisannuelle et réglée par les art. 52 et 53 de l'arrête ministériel du 24 juin 1886. L'officier qui est affecté à cette prévôté reçoit en plus de sa solde et de l'indemnité de logement un supplément de 500 francs; il doit donner ses soins à tout le personnel de la Guerre résidant à l'île d'Aix, soit à titre permanent, soit à titre temporaire (1).

La dépêche ministérielle est muette sur les soins qu'il y a à donner aux habitants de la commune ; mais si l'on considère que la présence d'un médecin prévôt, ne peut se justifier par le faible effectif de la garnison (25 hommes) ; que du reste l'île d'Ouessant et l'île de Groix ne contiennent pas de troupes et qu'un médecin de la Marine y réside, on est forcé de conclure par analogie ; le médecin de la Marine doit les soins gratuits à la population civile ; du reste, une des phrases de la dépêche est ainsi conçue : « *le poste médical de cette commune sera desservi*, etc... et la cession de médicaments aux habitants est autorisée ; ne sont-ils pas du reste presque tous inscrits maritimes ?

(1) Une dépêche ministérielle du 31 août 1894 affecte à l'île d'Aix un médecin de 2e classe, au lieu d'un médecin de 1re classe; la prévôté du corps des disciplinaires à Oléron sera occupée par un médecin de 1re classe. Leur temps de séjour sera sans doute réglé conformément à l'art. 53.

Une dépêche du 8 mars 1894 décide d'envoyer un médecin de 1re classe en sous-ordre à Guérigny. Cette mesure était provisoire et motivée par la pénurie des médecins de 2e classe.

Dépêche du 26 décembre 1892. — Création du service médical des bataillons d'infanterie de marine détachés à Paris. (Voir plus loin, Service dans les corps de troupes.)

CHAPITRE VII.

COMMISSIONS.

Le service en dehors de l'hôpital comporte encore diverses obliga-Itions auxquelles sont astreints les médecins faisant le service dans les salles, dans l'intervalle des visites : telles sont les commissions de toute nature, dont il nous faut ici toucher un mot, non au point de vue de leur fonctionnement intérieur, mais bien à celui de la désignation des officiers qui les composent et du rang que ces derniers y occupent quand elles sont constituées et fonctionnent.

Toutes ces commissions qui trouvent leur place dans d'autres parties de l'ouvrage sont régies, au point de vue des préséances, par l'arrêté ministériel du 26 septembre 1891 (B. O. p. 475), qu'il nous semble indispensable de reproduire presqu'en entier.

Cet arrêté règle l'ordre de préséance des officiers et assimilés dans les réunions de service, telles que commissions, banquets officiels à bord, etc. (1).

ART. 2. — A terre, dans les circonstances et réunions de service, les officiers et fonctionnaires assimilés des différents corps de la Marine prennent rang entre eux en raison de leur grade et subsidiairement de leur ancienneté de grade. Toutefois, à égalité de grade, les officiers militaires (officiers de marine et officiers des corps de troupes), prennent la droite des officiers des autres corps, et sont placés entre eux dans l'ordre d'ancienneté de grade.

ART. 3. La présidence des commissions à terre appartient à l'officier militaire le plus élevé en grade ou le plus ancien.

Toutefois les officiers, à qui la présidence de certaines commisions est dévolue par les ordonnances et décrets réglant leurs attributions respectives, les président toujours, quels que soient leur grade et leur ancienneté. Seuls peuvent se faire représenter dans les commissions visées ci-dessus les officiers ou fonctionnaires assimilés d'un grade supérieur à celui du président de droit.

ART. 4. — En l'absence du président d'une commission, il est rem-

____

(1) Voir, à « Honneurs et préséances », la place des officiers des différents corps dans les dîners à terre et à bord.

placé par l'officier ou le fonctionnaire du grade le plus élevé, et à grade égal, par le plus ancien des officiers militaires.

Art. 5. — Si, en vue d'une question spéciale à étudier, la présidence d'une commission est donnée à un officier d'un des corps non militaires de la Marine, les membres appelés à faire partie de cette commission doivent être choisis parmi les officiers assimilés moins anciens de grade, et parmi les officiers militaires d'un grade inférieur à celui du président.

Art. 6. — La liste de convocation pour une commission est établie d'après l'ordre hiérarchique, *en donnant toujours le pas, à grade égal,* à l'officier militaire. Le même ordre est observé dans le placement en séance des membres de la commission.

Art. 7. — L'ordre de placement indiqué à l'art. 7 est également observé pour les tables à bord.

Art. 8. — L'ordre de préséance des membres du Conseil d'administration du port est réglé par des arrêtés spéciaux.

Art. 9. – A bord, la présidence des Commissions est toujours exercée par les officiers de marine, quels que soient leur grade et leur ancienneté. Les officiers du corps de troupes appelés à faire partie de ces commissions doivent toujours être d'un grade inférieur à celui du président ou, à égalité de grade, moins anciens que lui.

SECTION IV

INTERVENTION DANS LE SERVICE GÉNÉRAL

CHAPITRE I.

DE L'ADMISSION DANS LE SERVICE DE LA MARINE.

ART. 1er. — *Du recrutement et de l'engagement dans la flotte.*

La loi du 15 juillet 1889, édictant l'obligation du service militaire pour tous (1), est inscrite à la page 1088 du 2e semestre 1889 (Bulletin officiel de la Marine) ; nous comptons en extraire les passages qui peuvent concerner notre corps, au point de vue du recrutement et de l'examen médical des engagés volontaires, soit dans les troupes, soit dans les équipages de la flotte.

L'article 18 établit le fonctionnement du conseil de Revision et sa composition : il ne peut statuer qu'après avoir entendu l'avis du médecin militaire, où, à défaut, du médecin civil désigné par l'autorité militaire ; cet avis est consigné dans une colonne spéciale en face de chaque nom, sur les tableaux de recensement.

L'art. 20 dit : sont exemptés par le conseil de Revision, siégeant au chef-lieu de canton, les jeunes gens que leurs infirmités rendent impropres à tout service actif ou militaire.

Il leur est délivré, pour justifier de leur situation, un certificat qu'ils sont tenus de représenter à toute réquisition des autorités militaire, judiciaire ou civile.

L'art. 43, qui détermine l'affectation à l'armée de mer, est le plus important.

---

(1) Tout Français reconnu propre au service militaire fait partie successivement :
De l'armée active pendant trois ans,
De la réserve de l'armée active pendant sept ans ;
De l'armée territoriale pendant six ans ;
De la réserve de l'armée territoriale pendant neuf ans.

Article 43 : Sont affectés à l'armée de mer (équipages de la flotte) :

1° Les hommes fournis par l'inscription maritime;

2° Les hommes qui ont été admis à s'engager ou à contracter un rengagement dans les équipages de la flotte, suivant les conditions spéciales déterminées aux articles 59 et 63 ci-après ;

3 Les jeunes gens qui, au moment des opérations du conseil de Revision, auront demandé à entrer dans les équipages de la flotte, et auront été reconnus aptes à ce service ;

4° A défaut d'un nombre suffisant d'hommes compris dans les trois catégories précédentes, les hommes du contingent auxquels les numéros les moins élevés ont été attribués, en vertu de l'art. 17 (lire la loi), par l'effet du tirage au sort.

Les articles 59 et 63 visent les engagements volontaires ; nous extrayons les passages qui peuvent concerner la marine et le service médical.

Art 59 : L'engagé volontaire doit :

1° S'il entre dans l'armée de mer, avoir seize ans accomplis, sans être tenu d'avoir la taille prescrite par la loi.

Article 63 : Dans les équipages de la flotte, les rengagements d'une durée de 3 ou 5 ans sont contractés dans le cours de la dernière année de service. Ces rengagements sont renouvelables jusqu'à une durée totale de vingt-cinq années de service effectif.

L'article 71 détermine les pénalités à appliquer aux médecins militaires ou civils qui, appelés au conseil de Revision à l'effet de donner leur avis, ont reçu des dons ou agréé des promesses pour être favorables aux jeunes gens qu'ils doivent examiner ; ils sont punis d'un emprisonnement de deux mois à deux ans.

Cette peine leur est appliquée, soit qu'au moment des dons ou promesses, ils aient déjà été désignés pour assister au conseil de Revision, soit que les dons ou promesses aient été agréés en prévision des fonctions qu'ils auraient à y remplir.

Il leur est défendu, sous la même peine, de rien recevoir, même pour une exemption ou dispense justement prononcée.

Ceux qui leur ont fait des dons ou promesses sont punis de la même peine.

Un décret du 24 décembre 1889 sur les engagements volontaires et les rengagements dans le corps des équipages de la flotte et un arrêté ministériel du 27 décembre 1889 sur le fonctionnement des commissions de réadmission et de rengagement, sont venus remplacer le décret du 18 juin 1873 et l'arrêté du 22 août de même année.

Ce décret est spécial au corps des équipages de la flotte, des règles distinctes ayant été établies pour les troupes de la marine. Nous extrairons ce qui concerne le service de santé ; ceux qui seraient curieux de lire ce décret, cet arrêté et les commentaires qui les accompagnent, le trouveront à la page 1064 et suivantes (*Décret du 24 décembre 1889 du Bulletin officiel. 2ᵉ semestre 1889*) ; disons cependant que ce décret énumère les trois modes d'engagement volontaire prévus pour l'admission dans le corps des équipages de la flotte, en laissant au Ministre le soin de déterminer les conditions dans lesquelles chacun d'eux pourra être reçu. Les engagements sont : à long terme ; pour

5 ans ; pour 3 ans. D'une manière générale et à moins d'ordres contraires, les jeunes gens âgés de 16 à 18 ans doivent souscrire un engagement à long terme, dans les formes indiquées par la loi du 22 juillet 1886 ; au-dessus de 18 ans, l'engagement doit être contracté pour une période de cinq ans.

Quant aux engagements de trois ans, ils ne peuvent être acceptés que sur un ordre formel du Ministre, et seulement lorsqu'il s'agit de jeunes gens immédiatement utilisables dans leur profession, tels que, par exemple, des cuisiniers et des maîtres d'hôtel.

Tous les jeunes gens admis dans les équipages de la flotte sont pris en qualité d'apprentis marins ; les engagements ne sont contractés en principe que dans les cinq ports militaires.

L'âge minimum est 16 ans ; la limite peut être pourtant modifiée par décision ministérielle. Les engagements sont reçus jusqu'au moment de la réunion du conseil de Revision de la classe à laquelle appartiennent les candidats ; après cette époque, ils ne peuvent que devancer l'appel.

Il n'est reçu de devancement d'appel que pour les spécialités dont le recrutement menacerait d'être long et laborieux, mais les jeunes gens doivent s'engager pour 5 ans (article 60 de la loi du 15 juillet 1889 et art. 18 du 24 décembre 1889) : toutefois les candidats ne seront reçus que s'ils remplissent les conditions d'aptitude physique exigées des engagés volontaires, bien qu'ils aient été reconnus bons pour le service par les conseils de Revision. Les engagements volontaires sont ouverts ou suspendus suivant les besoins du service.

Celui qui vient contracter un rengagement doit se rendre dans un port à ses frais ; en général, on n'accepte d'engagements que pour une spécialité. Les hommes visités au ministère de la Marine ne sont pas contre-visités dans les ports.

Le choix des engagés volontaires à long terme doit être très sévère; ils ne pourront être que canonniers, torpilleurs, ou fusiliers (loi du 20 décembre 1891); il vaut mieux prendre des gens fortement constitués qu'instruits; les anciens mousses sont rangés dans cette catégorie ; aucun engagement volontaire n'a été accepté en 1893 pour la catégorie des matelots sans spécialité.

Le fonctionnement des commissions de réadmission et de rengagement dans les corps des équipages de la flotte a été réglé par l'arrêté *du 27 décembre* 1889 (B. O. p. 1083).

Les articles qui intéressent le Service de Santé sont les suivants :

ART. 4. — Le dossier du candidat contient un certificat d'aptitude physique délivré par le médecin-major de la Division.

ART. 5. — Le certificat d'aptitude physique peut être délivré aux candidats atteints d'une infirmité légère, compatible avec leurs fonctions, lorsque ces candidats sont présents au service, et qu'ils ont déjà accompli une ou plusieurs périodes de réadmission ou de rengagement. Dans ce cas, le médecin visiteur mentionne l'infirmité sur le certificat, en émettant son avis sur le degré d'aptitude de l'intéressé au service de la flotte.

L'article précédent est particulièrement visé dans les commen-

taires qui précèdent l'arrêté. « J'insiste, dit le Ministre, sur le rôle du
« médecin, lequel consiste à éclairer la commission sur l'aptitude
« physique des candidats. La commission devra se montrer sévère
« lors de la première réadmission ou du premier rengagement, puis
« de moins en moins par la suite, sous la réserve cependant que
« l'intéressé conserve une aptitude suffisante pour la spécialité à
« laquelle il appartient. » La commission des spécialités instituée
par le décret du 5 juin 1883 (édition refondue mise en vigueur le
1er janvier 1889) comprend parmi ses membres le médecin-major
de la Division ; elle examine le premier jour de chaque semaine les
hommes arrivés à la Division pendant la semaine précédente et
détermine la spécialité à laquelle chacun d'eux peut être affecté, en
se basant sur les indications données à cet égard par le Ministre de
la Marine. (L'Instruction du 8 avril 1891, remplaçant celle du 4 août
1879, au sujet des infirmités ou vices de conformation rendant impropre au service de la Marine, est le guide du médecin dans l'appréciation de la validité du postulant. qu'il appartienne à l'inscription maritime ou au recrutement ; elle reproduit les dispositions de
l'Instruction du département de la Guerre du 17 mars 1890 (B. O.
de la Guerre, 1er semestre 1890, p. 563), en les adaptant aux exigences particulières du service de la flotte.

ART. 2. — *Choix des spécialités.*

Tous les ans, en décembre, le Ministre fixe les contingents des
diverses spécialités pour l'année suivante ; les inscrits de la levée
permanente, les jeunes gens de 18 à 20 ans (1) levés sur leur demande, sont affectés à une spécialité, s'ils présentent certaines conditions d'aptitude ; il en est de même des anciens marins. *Ce n'est
qu'en cas d'insuffisance du contingent que les hommes du recrutement
peuvent y prétendre.*

Nous ferons de nombreux emprunts dans cette partie de notre
ouvrage à l'article sur le choix des spécialités dans la marine de
M. le Dr Burot, médecin principal de la Marine (Archives de
médecine navale, février 1893).

Le corps des équipages de la flotte *se recrute* de trois manières : par
la conscription, par l'inscription maritime et par les engagements
volontaires.

La conscription ou recrutement militaire proprement dit ne fournit plus à la flotte depuis quelques années (2), mais la loi du
15 juillet 1889 sur le recrutement de l'armée donne le droit d'y recourir. Dans ce cas, on se conformera forcément à l'instruction de

---

(1) Circ. du 27 octobre 1891 (B. O. p. 734).
Ils doivent satisfaire aux conditions d'aptitude indiquées dans le titre II de la circulaire du
8 avril 1891 (B. O. p. 651).
(2) Si les conscrits étaient pris pour le service de la flotte, ils ne feraient que trois ans.
par conséquent ne pourraient être affectés à aucune spécialité, à moins de cas très rares

la Guerre du 17 mars 1890 applicable aux troupes de la Marine (notification du 24 décembre 1890 (1).

Les inscrits sont divisés en deux groupes :

1° Les hommes de la levée permanente ;

2° Les jeunes gens de 18 à 20 ans qui sont levés sur leur demande.

Les premiers sont : ou réformés, s'il y a lieu, ou matelots de pont, ou classés dans une spécialité. Ils n'ont besoin de remplir ni condition de taille, ni condition de périmètre thoracique ; l'acuité visuelle doit être égale à 3/5 pour un œil et 2/5 pour l'autre.

Les seconds ne sont admis avant l'âge de 20 ans dans les équipages de la flotte que s'ils remplissent certaines conditions d'aptitude physique exigées par l'instruction du 27 octobre 1887, qui a été jointe à celle du 8 avril 1891 (2).

Les engagements volontaires sont régis par le décret du 24 décembre 1889 que nous avons étudié plus haut.

Ces principes généraux posés, abordons l'étude des conditions physiques que doivent remplir les candidats aux spécialités, les conditions d'instruction et d'aptitude professionnelle n'étant pas de notre ressort. Elles ont trait à l'âge, à la taille, à la vision, au périmètre thoracique, au poids, à la force musculaire, à la constitution.

On peut classer les spécialités en quatre catégories :

1° Spécialités militaires : gabiers, canonniers, torpilleurs, fusiliers, timoniers ;

2° Spécialités de profession : fourriers, charpentiers, voiliers, infirmiers, etc... ;

3° Une spécialité à part : mécaniciens ;

4° Musiciens.

1° Gabiers :

Recrutement : inscrits exclusivement, de préférence ceux qui ont navigué au long cours et les anciens mousses.

Limite d'âge inférieure : 16 ans et demi pour les anciens mousses ; 18 ans pour les autres.

Bonne constitution.

Vue excellente. V=1 (sans le moindre doute).

Taille. Pas de condition, même au-dessous de 1 mètre 54

Savoir lire.

Destination : Brest ; bâtiments en disponibilité de l'escadre du Nord ; division volante.

2° Canonniers :

Recrutement : inscrits maritimes et parfois engagés volontaires ; les conditions de service pour l'admission des apprentis canonniers ont été réglées de façon à ce que les hommes aient encore au moins 16 mois de service à accomplir à leur sortie de l'école. L'arrêté du 20 février 1893 dit que les marins destinés à la spécialité du canonnage sont classés parmi les hommes de toute provenance qui

(1) Une circulaire du 6 août 1894 rend réglementaire pour les Corps de troupes de la Marine l'instruction de la Guerre du 13 mars 1894.

(2) Nous en donnons plus loin un résumé.

manifestent de l'aptitude pour le canonnage et dont la constitution est reconnue assez forte pour supporter les fatigues qu'entraînent es exercices relatifs à l'artillerie. Ils sont choisis dès leur arrivée au service. Toutefois le choix peut s'exercer parmi les hommes qui ont accompli un certain temps de service, mais sous la réserve qu'ils auront encore 30 mois à passer sous les drapeaux au moment où ils seront réservés par les commissions des ports chargés de les classer, s'ils doivent passer par les bâtiments-dépôts d'instruction, et deux ans seulement s'ils sont envoyés directement à l'école.

Ils ne doivent pas avoir moins de 17 ans, ni plus de 30 ans (les instructions ministérielles annuelles fixent l'âge de l'engagé ; ainsi, en 1893, les apprentis canonniers engagés doivent avoir 19 ans au moins).

Taille : au moins 1 mètre 60. Une tolérance de taille jusqu'à la imite de 1 mètre 58 peut être accordée aux anciens mousses, et quand il est nécessaire pour compléter les contingents, aux hommes que leur instruction élémentaire et leur vigueur physique permettent de considérer comme particulièrement aptes au canonnage.

Vue : normale V=I ; ni daltonisme, ni diplopie.

Savoir lire.

Excellente constitution ; le tour de la poitrine doit surpasser de deux centimètres la moitié de la taille.

Ils doivent être exempts de toute infirmité, même légère, si elle est susceptible d'aggravation (varices, pointe de hernie).

L'instruction préparatoire est donnée à bord des bâtiments de l'escadre de réserve à Toulon, ou à bord d'un bâtiment-dépôt d'instruction ; de là ils sont dirigés sur le bâtiment-école.

3° Torpilleurs :

Recrutement : inscrits et engagés volontaires.

Limite d'âge supérieure : 17 ans et demi pour les anciens mousses et les engagés à long terme, 18 ans pour les inscrits. (L'âge minimum pour 1893 avait été fixé à 19 ans.)

Taille : sans limite pour les anciens mousses et les inscrits, 1 mètre 54 pour les engagés volontaires.

Santé robuste.

Vue : normale V=I ; ni daltonisme, ni diplopie (art. 20 de l'arrêté du 15 avril 1891).

Savoir lire, écrire, calculer.

Destination : escadre de réserve de Toulon, bâtiment-dépôt d'instruction, *Algésiras*.

4° Fusiliers :

Recrutement : inscrits et engagés volontaires.

L'institution a pour objet d'assurer à bord des bâtiments de la flotte le service de la mousqueterie et des compagnies de débarquement.

Les apprentis reçoivent une instruction préparatoire à bord des bâtiments servant de dépôt d'instruction.

Age : 18 ans au moins.

Taille : 1 mètre 54.

Vue bonne avec tolérance de $V=I$ pour l'œil droit, 3|5 pour l'œil gauche.

Bonne constitution; pas d'infirmité, même légère (varices, pointe de hernie, orteils déviés, pieds plats à un degré nuisible pour la marche).

Savoir lire.

Destination : bataillon de Lorient.

5° Timoniers :

De préférence des inscrits ou des jeunes gens provenant de l'école des mousses.

Age : minimum 16 ans et demi pour les anciens mousses, 17 ans pour les engagés à long terme.

Taille : sans limite pour les anciens mousses et les inscrits maritimes ; 1 mètre 54 pour les engagés à long terme ;

Excellente vue $V=I$ (sans aucun doute), ni daltonisme, ni diplopie.

Bonne constitution. Instruction du 1er degré.

Destination : escadre de réserve et bâtiment-école de canonnage, sur lequel l'école de timonerie a été organisée à partir du 1er octobre 1889.

6° Mécaniciens :

Recrutement : mécaniciens de l'inscription maritime bons pour le service ; ouvriers ajusteurs, tourneurs, fondeurs, mouleurs, forgerons et chaudronniers en fer ou en cuivre provenant du recrutement ou de l'engagement volontaire ; apprentis-marins qui ont suivi les cours d'une école de mécaniciens et qui n'ont pu être admissibles à l'emploi d'élève mécanicien ou au grade de quartier-maître.

Les mécaniciens provenant de ces 3 sources portent le nom d'ouvriers mécaniciens.

Les engagements pour la spécialité de mécaniciens sont ouverts tous les ans à une époque fixée par le Ministre et ne sont fermés pour chaque profession qu'au fur et à mesure que les ports ont recruté leurs contingents. Les ouvriers électriciens sont immédiatement embarqués sur les divers navires possédant l'éclairage intérieur à l'électricité ou des appareils électriques pour l'éclairage à distance.

Pour entrer à l'école des mécaniciens, il faut prendre part à un concours, être âgé de 16 à 18 ans.

Pour le concours pour l'emploi d'élève mécanicien, il faut être âgé de 19 ans au moins et de 24 ans au plus, et satisfaire aux diverses conditions exigées pour l'aptitude physique.

Taille : d'une manière générale, pour être admis comme mécanicien, il suffit d'une taille minimum de 1 mètre 54.

Vue : 4|5 de la vue normale, avec une tolérance de 3|5 pour un œil si les candidats compensent cette infériorité par une constitution robuste.

Les conditions physiques sont faibles pour les mécaniciens, mais épreuves professionnelles très rigoureuses.

7° Pilotes.

Recrutement : inscrits maritimes présents dans leurs foyers, ou bien quartiers-maîtres et matelots de la spécialité de la manœuvre ou de la timonerie.

Bonne constitution.

Age : 20 à 28 ans pour l'école de pilotage.

Vue : excellente VI, sans amétropie ni daltonisme, même au plus faible degré.

Une circulaire du 7 février 1891 (B. O. p. 120) recommande de faire passer un examen au sujet de l'intégrité de la vue, tous les cinq ans, aux pilotes côtiers, pour éviter des erreurs dans les interprétations des signaux, cause de fréquents sinistres. Une commission spéciale qui ne comporte pas de médecin est instituée à cet effet ; elle ne peut donc procéder qu'à des épreuves pratiques et rudimentaires. La spécialité de patron-pilote de torpilleurs en voie de formation et son organisation est déterminée par l'arrêté provisoire du 20 avril 1892.

8° Fourriers.

Recrutement : se fait trimestre par trimestre ; on classe d'abord dans cette spécialité les inscrits arrivant au service qui font preuve d'une instruction nécessaire, et l'on complète les contingents par la voie de l'engagement volontaire.

Age : 18 ans au minimum.

Taille : 1 mètre 54.

Constitution robuste.

Vue : les conditions sont celles du recrutement ou de l'inscription maritime suivant la provenance.

Les magasiniers sont maintenant fondus avec les fourriers.

9° Charpentiers.

Recrutement : inscrits et engagés.

Age : 18 ans au moins.

Taille : 1 mètre 54.

Vue et constitution : les conditions sont celles du recrutement ou de l'inscription maritime suivant la provenance.

Ils sont fondus avec les calfats.

10° Voiliers.

Recrutement : le même que pour les charpentiers.

Mêmes conditions de taille et d'aptitude physique.

11° Agents des vivres.

Recrutement : inscrits ou engagés volontaires.

Age : 18 ans au moins.

Taille : 1 m. 54.

Instruction au 1er degré

12° Infirmiers.

Recrutement : matelots de toute provenance et apprentis-marins qui, après un stage de six mois au moins dans les hôpitaux de la marine, ont subi avec succès les épreuves d'un examen.

Choisis d'abord parmi ceux qui ont exercé, avant leur incorporation, la profession d'infirmier, ou d'élève en pharmacie, puis pa mi les marins remplissant les fonctions d'infirmier temporaire, enfin parmi ceux qui n'ont pas été affectés aux autres spécialités, quelle que soit d'ailleurs leur provenance, en donnant la préférence aux hommes qui se présentent de bonne volonté pour ce service, qui savent lire, écrire, et ont une bonne conduite.

Age : 18 ans au moins, 30 ans au plus.

Taille : 1 m. 54.

Santé excellente, force physique nécessaire pour transporter un malade.

13° Tambours et clairons.

Recrutement : par trimestre parmi les inscrits et les engagés volontaires.

Age : 18 ans au moins.

Taille : 1 m. 54.

Vue normale V. à droite, tolérance jusqu'à 3|5 à gauche comme pour les fusiliers (circ. du 20 février 1889).

Constitution : aussi robuste que pour les fusiliers, pas d'infirmité même légère.

Examen médical, surtout sévère, au point de vue de la poitrine (dép. du 27 juin 1890). Le tour de poitrine doit surpasser de 2 centimètres la moitié de la taille.

Savoir lire et écrire.

14° Chauffeurs.

Recrutement : inscrits et apprentis-marins ayant pratiqué la chauffe soit à bord des bâtiments de commerce, soit à terre dans les arsenaux, dans les usines ou sur les locomotives (arrêté du 26 novembre 1891).

Age : 18 ans.

Taille : 1 m. 58 au minimum.

Constitution assez robuste pour supporter les fatigues de la chauffe. Etre exempt de toute prédisposition aux hernies.

Bonne vue.

Pas de conditions d'instruction.

15° Tailleurs d'habits.

Engagements pour cette spécialité ouverts en permanence dans les ports seulement.

Taille : 1 m. 54, quel que soit l'âge.

Les engagements pour trois ans seulement peuvent être autorisés par les préfets maritimes si le recrutement est difficile.

Conditions communes pour l'aptitude physique.

16° Cordonniers.

Les dépôts recrutent les cordonniers au fur et à mesure des vacances.

Taille : 1 m. 54, quel que soit l'âge.

Conditions communes d'aptitude physique.

17° Maîtres d'hôtel et cuisiniers.

Les engagements pour trois ans seulement sont autorisés par le Préfet maritime si les cuisiniers font preuve d'une aptitude professionnelle supérieure (1).

Taille : 1 m. 54.

Conditions communes d'aptitude physique.

18° Musiciens.

Les dépôts de Brest et de Toulon complètent leur effectif en tenant compte de la répartition des instruments et des hommes rentrant de campagne.

Taille : 1 m. 54.

Conditions communes.

ART. 3. — *Instructions médicales.*

L'instruction du 8 avril 1891 contient, en outre, les règles à suivre pour l'examen des inscrits maritimes âgés de 18 à 20 ans, qui demandent à être levés pour le service et dont la notification avait déjà fait l'objet de la circulaire du 25 octobre 1887 (B. O. p. 424). On trouvera l'instruction à la page 649 du 1er trimestre de 1891. Il ne nous semble pas nécessaire de la reproduire entièrement ici ; nos collègues pourront toujours se la procurer en cas de besoin, soit sous forme de fascicule, soit dans le corps du Bulletin officiel. Nous nous bornerons à quelques considérations préliminaires plus ou moins résumées.

1° En aucun cas il n'y a lieu de prononcer *l'exemption* pour les hommes de l'armée de mer.

2° Il n'existe pas de *service auxiliaire* proprement dit pour les hommes des équipages de la flotte. Les cas de classement dans cette catégorie doivent motiver *l'inaptitude au service de la flotte* avec utilisation éventuelle dans un service de la Marine à terre, en cas de rappel sous les drapeaux.

3° La visite des engagés volontaires réclame une grande sévérité. Pour les inscrits maritimes levés d'office, les indications de l'instruction serviront à établir si les intéressés soit aptes au métier de la mer ou s'ils sont impropres au service de la flotte.

Les inscrits de 18 à 20 ans qui demandent à devancer l'appel pou-

____

(1) Les candidats à l'engagement comme cuisiniers ou maîtres d'hôtel font un stage à l'hôpital maritime, à la suite duquel une commission se prononce sur leur aptitude. C'est du moins de cette manière que l'on procède à Rochefort.

vant être examinés dans leur quartier par un médecin militaire ou civil, à défaut de médecin de la Marine, les conditions de leur admission et de leur examen ont été précisées.

4° Pour la réadmission ou le rengagement, on devra avoir égard à l'ancienneté des services et à leur spécialité, si l'infirmité est légère et compatible avec les fonctions ayant été le plus souvent du reste, contractée à bord des bâtiments de l'État.

5° Un règlement spécial fixe les conditions d'aptitude physique pour les candidats à l'École navale. En général, pour toutes les Écoles de la Marine, les candidats doivent être exempts de toute maladie ou infirmité mentionnée dans l'Instruction. Pour les hommes ou les pupilles, l'examen rigoureux est encore plus recommandé ; les enfants doivent être vigoureux, bien constitués, exempts de toute difformité, de tout vice diathésique.

Ayant seulement en vue actuellement les cas d'admission, nous ne parlerons pas des conditions de la réforme que nous étudierons plus loin.

6° L'examen des inscrits âgés de 18 à 20 ans qui demandent à être levés pour le service nous arrêtera plus longtemps ; nous en retracerons les lignes principales :

Tout matelot âgé de plus de 18 ans, ayant au moins la taille de 1 m.54, reconnu *apte à faire un bon service*, peut être admis à devancer l'appel, sous la condition de présenter tous les signes d'une bonne constitution et d'une vigoureuse santé.

Sera réputé incapable de faire un bon service ou ajourné :

1° Tout homme qui présente un cas, *même douteux*, d'infirmité pouvant entraîner tôt ou tard l'inaptitude au service;

2° Tout homme dont le développement est insuffisant ;

3° Tout homme qui est en état d'imminence morbide.

Dans le doute, le médecin doit se prononcer pour la négative ; il procédera à l'examen des intéressés en se plaçant successivement à ces trois points de vue.

A. — Se rappeler que l'examiné cherche plutôt *à dissimuler qu'à exagérer* ou à *simuler* des infirmités.

L'homme étant vêtu, on examine successivement la face, le teint, la pâleur, le regard ; de là une première impression. Il faut renvoyer tout homme atteint de calvitie, d'alopécie, d'éruption, d'écoulement de l'oreille, de maladie des yeux, d'accidents syphilitiques, etc., ou de toute autre maladie même curable qui motiverait l'entrée à l'hôpital à bref délai.

Les dents doivent être en bon état ; les mains doivent présenter une intégrité complète de forme, de mouvements, de fonctions.

On examinera l'acuité auditive par la voix seule ou par l'épreuve de la montre, dont on doit entendre le tic-tac à 1 mètre ou 1 m. 25. La vision sera examinée successivement et à part, pour l'un ou l'autre œil ; son acuité devra être égale à 1 ou tout le moins à 3/5 des deux côtés.

L'homme, étant nu, sera examiné au repos et pendant la marche.

Tout homme présentant des signes de scrofule ou un développement exagéré de la glande thyroïde sera refusé. Les membres supérieurs seront bien conformés, développés. Le jeu de leurs articulations sera normal.

On devra percuter et ausculter les régions pulmonaires et cardiaques.

On appréciera le volume de l'abdomen, le développement des hanches, la situation des organes génitaux, leur intégrité.

Pour les membres inférieurs, on examinera l'état du système veineux (varices), du système musculaire et articulaire ; la disposition normale ou anormale du pied.

En arrière on s'assurera de la rectitude de la colonne vertébrale, de la saillie des apophyses épineuses ; on examinera l'anus ; en somme on appliquera les indications de l'instruction.

B. — La taille doit être d'au moins 1 m. 54.

Les indices d'un développement insuffisant qui peuvent être corroborés par la mesure du périmètre thoracique de la force physique et du poids sont les suivants : membres grêles, muscles sans relief, maigre volume des fesses, périmètre brachial, pris au milieu de la longueur du biceps, inférieur à la moitié de la décimale de la taille ; état infantile des organes génitaux ; gracilité du cou, poitrine plus longue que large.

La mesure du périmètre thoracique n'est qu'un renseignement complémentaire ; toutefois un périmètre inférieur à la demi-taille d'un centimètre indique un développement insuffisant. Il faut placer le ruban métrique exactement au-dessous des tétons, et dans une position rigoureusement horizontale, le sujet debout, la bouche ouverte, respirant largement ou comptant à haute voix.

La force physique peut s'apprécier en donnant la main à serrer à l'examiné ou en lui faisant soulever des deux mains un poids de 50 à 60 kilos ; on peut aussi appuyer ses deux mains sur ses épaules et peser sur lui de tout le poids de son corps ; le jeune homme insuffisamment développé fléchit rapidement.

On pourrait le peser ; un jeune homme bien développé doit peser autant de kilogrammes qu'il y a de centimètres en plus du mètre dans la mesure de la taille.

C. — Par imminence morbide on doit entendre prédisposition au développement ou à l'évolution rapide d'une maladie non encore existante ou seulement latente sous l'influence des fatigues ou des conditions spéciales de la vie du marin.

Tout homme chétif, malingre, scrofuleux ou présentant quelque autre vice diathésique doit être ajourné ; à plus forte raison, s'il présente déjà les premiers signes de la tuberculose pulmonaire ou si, en leur absence, il peut en être seulement soupçonné.

Il en est de même des jeunes gens qui *palpitent* même au repos ou après un léger exercice.

7° Les hommes reconnus *impropres au service actif* à bord des bâtiments de la flotte peuvent néanmoins être susceptibles d'être utilisés dans un service à terre, en cas d'appel général sous les drapeaux.

Les marins de cette catégorie ne doivent avoir aucune maladie, ou infirmité susceptible de diminuer d'une manière notable la faculté de travailler ou de constituer une difformité repoussante.

Parmi les infirmités qui permettent l'emploi dans un service à terre, il en est qui, à un degré moins prononcé, sont également compatibles avec le service général. Pour faire cesser toute indécision à cet égard, on a établi une liste de ces infirmités ; si quelques-unes étaient omises, il serait facile de suppléer à la lacune en s'inspirant des conditions où serviront ces hommes dans les bureaux, magasins, ateliers, etc., où ils se serviront en temps de guerre. Cette liste se trouve à la fin de l'instruction de 1891, où l'on peut la consulter.

ART. 4. — *Recrutement et engagement dans les troupes.*

Les troupes de la Marine ne se recrutent plus à l'aide du contingent annuel ; avec le service de trois ans, il est bien difficile en effet d'envoyer un soldat dans une colonie après avoir achevé son instruction militaire, et acquis la force physique nécessaire pour supporter les fatigues des campagnes lointaines (1). Aussi le Parlement, désireux d'éviter une charge lourde au contingent, en même temps que tourner une difficulté inhérente à la loi du 15 juillet 1889, a-t-il organisé un système d'engagements et de rengagements encouragé par des primes pécuniaires

Quoi qu'il en soit, il est utile de donner ici, indépendamment des règles tracées par le décret du 28 janvier 1890, au sujet de l'engagement volontaire dans les troupes de la Marine, une idée de l'instruction de la Guerre du 17 mars 1890 sur l'aptitude physique au service militaire, rendue applicable aux troupes de la Marine par la circulaire du 24 décembre 1890 (B. O. p. 914).

1° La loi sur le recrutement de l'armée *exempte* du service militaire les jeunes gens que leurs infirmités rendent impropres à tout service. Le conseil de revision peut décider deux années de suite l'ajournement des jeunes gens qui sont au-dessous de la taille minima de 1 m. 54 ou qui sont d'une complexion trop faible pour faire immédiatement un service armé.

Avant qu'il soit statué, le médecin doit examiner si la faiblesse de constitution des sujets n'est attribuable qu'à une croissance trop rapide, ou à une évolution tardive de l'organisme, et émettre son avis sur les chances d'amélioration que peuvent apporter une ou deux années de délai.

2° Le Conseil de revision classe dans le service auxiliaire les

---

(1) D'après Morache, les soldats des troupes coloniales doivent avoir fait un certain temps de service en France et réunir deux conditions : n'avoir pas moins de 25 ans au moment où on les envoie dans les pays intertropicaux ; présenter une santé absolument robuste. La condamnation du recrutement des troupes coloniales par le contingent est donc ainsi prononcée sans appel par un de nos hygiénistes militaires les plus autorisés.

jeunes gens qui, en raison de certaines défectuosités, ne sont pas absolument aptes à tous les services de guerre, et qui néanmoins peuvent être utilement employés à certains services de seconde ligne ou de l'arrière.

Le médecin doit s'assurer qu'il n'existe aucune maladie ou infirmité pouvant diminuer d'une façon notable la faculté de travailler ou constituer une difformité repoussante, et fait encore connaître, avant le vote du conseil de revision, quelles sont les conclusions de son examen. Le médecin peut être appelé à visiter les hommes qui motivent la demande de dispense, et à déclarer l'incurabilité et l'impotence (1).

3° L'engagé peut avoir été déclaré impropre au service ou classé dans les services auxiliaires par le Conseil de revision, ou, ayant déjà servi, avoir été réformé. Il peut aussi, ayant été réformé pour des motifs autres que pour blessures reçues en service commandé, ou pour infirmités contractées dans les armées de terre et de mer, être ultérieurement compris dans un contingent par le Conseil de revision, si les motifs de réforme ont cessé d'exister.

Mode d'examen des hommes.

L'examiné devra se présenter entièrement nu : on jettera d'abord un coup d'œil général sur la conformation au repos et pendant la marche, puis on examine séparément les différentes parties du corps, en commençant par la tête, et en procédant de l'extérieur à l'intérieur.

On interroge chaque organe, et on s'assure de leur intégrité et de leur bonne conformation par rapport aux mouvements nécessaires à la profession des armes. On examine si aucune partie ne peut souffrir du port des vêtements, de l'équipement et des armes ; si par suite de faiblesse organique, de prédisposition morbide ou de maladie déjà existante, la vie du sujet ne serait pas directement compromise par les circonstances habituelles de la vie militaire ; si quelque infirmité ou maladie, sans gêner l'exercice des fonctions, peut exciter le dégoût et est pour cela incompatible avec la vie en commun.

On peut dans cet examen recourir à tous les moyens d'exploration exempts d'inconvénients, tels que stéthoscopes, rubans métriques, instruments optométriques, ophthalmoscopes, otoscopes, spéculums.

L'emploi local des mydriatiques, étant reconnu inoffensif, est autorisé devant les conseils de revision ; mais l'usage des anesthésiques généraux est interdit.

Les difficultés habituelles de diagnostie sont souvent augmentées par des tentatives de fraude.

Les maladies simulées ainsi que les provoquées sont en effet fréquentes chez les appelés ; pour les dernières, il reste à établir si elles n'ont pas été provoquées à dessein, et il faut être très circonspect en raison des poursuites judiciaires possibles et des sévérités de la loi. (Art 69 et 70 de la loi du 15 juillet 1889.)

---

(1) Dispense à des jeunes gens qui doivent être considérés comme chefs de famille par suite de la santé, de l'incurabilité ou de l'impotence de certains parents.

Quant aux maladies dissimulées, elles sont fréquentes chez les engagés volontaires, les rengagés et les commissionnés.

Les opérations du Conseil de revision étant des plus rapides, le médecin peut demander de suspendre son opinion jusqu'à la fin de la séance, ou même de remettre à une autre séance pour permettre un examen médical plus approfondi ou pour attendre les renseignements nécessaires.

On peut aussi renvoyer à la fin et avant la clôture des opérations l'examen des hommes qui sont atteints de maladies aiguës ou d'affections dont la guérison est possible dans un laps de temps restreint ; si la guérison exige plus de temps, l'ajournement à un an peut être prononcé.

Un même sujet peut offrir à la fois plusieurs maladies ou infirmités qui, prises isolément, sont compatibles avec les conséquences du service militaire, tandis que, réunies, elles peuvent constituer un ensemble assez défectueux pour motiver l'exemption, le classement dans les services auxiliaires ou la réforme.

Les Conseils de revision sont généralement disposés à accorder l'exemption pour des infirmités visibles ou palpables, quoique souvent légères, et ils se montrent plus rigoureux au sujet d'altérations viscérales dont ne peuvent se rendre compte les personnes étrangères à la médecine. Il appartient alors à l'expert de ne pas se borner à une simple déclaration de ses conclusions. mais de faire apprécier par quelques explications les motifs légitimes d'inaptitude au service militaire. Lorsque le sujet à examiner au point de vue de l'aptitude militaire est incorporé, la tâche devient plus facile pour le médecin que devant les Conseils de revision, car on n'est plus dans l'obligation de poser séance tenante un diagnostic souvent compliqué ; on a le temps de s'éclairer par des enquêtes ; le sujet peut être étudié à loisir, et s'il est besoin, il peut être mis en observation dans un hôpital militaire, où aucun moyen d'exploration ne fait défaut.

Les instruments nécessaires pour procéder à l'examen médical des hommes dans les bureaux de recrutement et devant les Conseils de revision sont délivrés gratuitement, comme pour les corps de troupes, sur une demande en double expédition adressée par les commandants de recrutement au Directeur du Service de Santé du corps d'armée.

4° Pour le service auxiliaire, il ne faut pas une diminution notable de la faculté de travailler ou une infirmité repoussante. Une liste des maladies compatibles avec ce service a été dressée : les mêmes considérations que pour le recrutement des équipages de la flotte sont applicables.

Il est à remarquer que les jeunes gens reçus aux Écoles militaires, à l'exception de l'école spéciale militaire (Saint-Cyr), de l'école militaire d'infanterie (Saint-Maixent), et de l'école d'application de cavalerie (Saumur), peuvent être admis dans l'armée avec une tolérance pour la myopie *jusqu'à 7 dioptries*, à la condition que les lunettes qu'ils portent habituellement ramènent au moins à 1|2 l'acuité visuelle à distance pour l'un des yeux et à 1|10 pour l'autre. En aucun cas, l'engagé entré dans l'armée à la faveur de ces tolérances ne sera admis à faire valoir ultérieurement les défectuo- sités de sa vision pour obtenir une réforme, à moins qu'il ne soit dûment constaté qu'il a cessé d'être dans la limite de ces tolérances.

Les candidats à Saint-Cyr, à Saumur et à Saint-Maixent doivent présenter les conditions de vue telles qu'elles sont définies pour les hommes de troupe (1), mais sous la réserve absolue que l'acuité vi- suelle pourra être ramenée à la normale par l'usage des verres, au moins pour l'un des deux yeux.

Nous avons reproduit cet article parce qu'il vise l'admission des élèves de l'école militaire de Lyon, qui jouissent d'une tolérance plus étendue que les élèves de Bordeaux (2) pour le nombre de dioptries, et parce que dans les régiments d'infanterie de marine les médecins-majors peuvent être appelés à examiner des candidats à Saint-Cyr ou à Saint-Maixent.

Nous avons dit plus haut que des règles distinctes avaient été éta- blies pour les engagements et rengagements dans les troupes de la Marine, par le décret du 28 janvier 1890 remplaçant le décret du 18 juin 1873. Il se trouve à la page 144 et suivantes du Bulletin of- ficiel (1er sem 1890). En voici les extraits qui peuvent nous inté- resser

Art. 6. — Le jeune homme qui demande à s'engager se présente devant un commandant de bureau de recrutement. Cet officier supé- rieur, après s'être assuré, avec l'assistance d'un médecin militaire, ou, à défaut d'un docteur en médecine désigné par l'autorité militaire, que ce jeune homme n'a aucune infirmité ni maladie apparente ou cachée, qu'il est d'une constitution saine et robuste, qu'il a la taille et le périmètre thoracique, et qu'il réunit les conditions exigées pour servir dans le corps où il désire entrer, lui délivre un certi- ficat d'aptitude.

Le chef de corps où désire entrer l'engagé, peut également déli- vrer un certificat après visite d'un des médecins sous ses ordres.

La taille à exiger est réglée par les dispositions suivantes :

1° Artillerie de la Marine :

    A. — Régiment, 1 m. 66 (3).
    B. — Compagnie d'ouvriers, 1 m. 54.

2° Infanterie de la Marine, 1 m. 54.
3° Armuriers de la Marine, 1 m. 54.

Le périmètre thoracique doit être au moins de 0 m. 78 pour les hommes ayant la taille minimum de 1 m. 54 ; pour les tailles plus éle- vées, ce périmètre doit être au moins égal à la moitié de la taille plus 0 m. 02 pour tous hommes de bonne complexion.

---

(1) 1|2 pour un œil, 1|10 pour l'autre.
(2) Qui ne doivent pas présenter plus de 4 dioptries.
(3) La circ. du 12 mars 1894 accorde aux engagés une tolérance de 6 centimètres, soit une taille minimum de 1 m. 60 ; mais ils devront être de préférence employés comme trompettes, musiciens, ordonnances, etc. ; ceux qui ont au moins 1 m. 64 pourront être conducteurs dans les batteries montées, s'ils sont vigoureux.

Une circulaire du 6 juin 1890 établit que l'obligation d'avoir le périmètre thoracique déterminé par le décret du 28 janvier 1890, s'applique exclusivement aux engagés volontaires au titre des troupes de la Marine, à l'égard desquels le Conseil de revision n'a pas encore été appelé à statuer au point de vue de l'aptitude au service.

En vue de faciliter le recrutement des engagés volontaires dans les troupes de la Marine, le Ministre, tout en tenant compte de l'impérieuse nécessité de n'avoir pour le service colonial que des hommes dont le développement physique soit complet, a arrêté par décision en date du 19 décembre 1892 les dispositions suivantes :

Le périmètre thoracique continuera à être exigé des jeunes gens de 18 à 20 ans qui demanderont à s'engager dans l'artillerie et l'infanterie de marine pour une période de trois à quatre années seulement. Il ne devra plus être imposé aux hommes sains, robustes et bien constitués qui s'engageront pour cinq ans.

Une circulaire du 7 mars 1893 (B. O. p. 364) dit que la contre-visite à laquelle peuvent être soumis les militaires qui demandent à se rengager au titre des troupes de la Marine sera passée devant la *commission de réforme* (1). Les corps d'origine auront soin de fournir une feuille de renseignements médicaux.

Empruntons au travail de M. le médecin principal des colonies Reynaud les détails suivants sur le recrutement des troupes indigènes, nos collègues étant appelés à servir dans ces régiments. Il faut d'abord poser en principe que ces hommes doivent servir dans leur pays d'origine, le déplacement sur un autre point colonial pouvant nuire à leur santé de la même façon que pour les Européens. On devra toujours avoir en vue pour eux la fréquence des maladies des organes respiratoires.

A. — *Annamites et Tonkinois :* Éliminer tous les malingres et les chétifs, les volontaires étant très nombreux.

Taille : 1ᵐ 44.

Age : minimum, 20 ans ; maximum, 35 ans.

Toutes les autres conditions de l'instruction de la guerre leur sont applicables ; le mauvais état de la dentition par l'usage du bétel n'est pas, en raison de leur mode d'alimentation, une cause d'exemption.

B. — *Africains, Hindous,* créoles des *Antilles* et *de la Réunion.* Age : il convient de recevoir les engagements des indigènes de 20 à 25 ans, exceptionnellement à partir de 18 ans, faculté de rengagement jusqu'à un total de 25 ans de service.

Taille : minima, 1.54 ; pour ces recrues on peut appliquer rigoureusement les prescriptions du décret du 28 janvier 1890 qui exige 0ᵐ, 02 au-dessus de la demi-taille, en fixant 0ᵐ, 78 comme minimum.

---

(1) Pourquoi la commission de réforme et non le Conseil de Santé des ports ? C'est que, comme nous le verrons plus loin, l'autorité militaire ne considère le médecin que comme un expert, dont il peut négliger les avis pour toutes les questions d'engagement et de rengagement. Or le Conseil de Santé ne peut jouer le rôle d'un expert, et c'est bien là la véritable fonction des médecins qui assistent la Commission de réforme.

Tout ce qui concerne les engagements volontaires a été étudié de la façon la plus complète dans le Traité de médecine légale militaire de M. Duponchel, édité chez Doin ; et nous ne saurions trop engager nos collègues à y recourir, comme pour bien d'autres questions que le cadre restreint de notre ouvrage nous interdit d'effleurer.

Nous reviendrons cependant, en nous appuyant sur l'autorité de ce médecin militaire, sur quelques points intéressants dans la pratique, au sujet des opérations de ce mode de recrutement :

En premier lieu, le certificat d'aptitude délivré par l'autorité militaire (commandant de bureau de recrutement ou chef de corps) doit conclure que l'examiné est sain, robuste et bien constitué ; ce certificat est signé par l'officier qui préside à la visite et par le médecin. Il constitue *l'une des pièces indispensables pour que l'officier de l'Etat civil* puisse faire droit à la requête qui lui est présentée de recevoir l'engagement.

Le médecin demeure un simple expert ; c'est le représentant de l'autorité militaire qui, après avoir recueilli son avis, prend la décision *et en est réellement responsable.* Cette responsabilité peut même devenir pécuniaire ; si l'engagé, à son arrivée au corps, n'est pas reconnu apte au service militaire, dans ce cas *la responsabilité des officiers n'est pas couverte par l'avis qu'a émis le médecin.*

Ainsi donc, le rôle d'expert est bien nettement affirmé ; quand un homme, jugé bon par le médecin, sera refusé par le représentant de l'autorité militaire, il n'y aura pas lieu d'en être surpris ; c'est le droit absolu de l'officier qui préside à la visite. Mais dans le cas contraire, si l'officier voulait accepter un homme déclaré impropre par le médecin, pourrait-il exiger la signature de ce dernier au bas du certificat d'aptitude ? Cela ne nous semble pas probable, ou alors le médecin fera toutes réserves ; il faut bien avouer qu'en pratique ces difficultés n'ont guère de chance de se produire.

L'engagement volontaire doit être considéré comme une faveur et ces conditions sont absolument indépendantes de celles du Conseil de révision : se préoccuper de ce qui pourra être décidé au moment de l'appel régulier, serait s'éloigner complètement des principes de l'expertise relative aux engagés volontaires ; en un mot, il est impérieusement commandé de n'admettre que des sujets dont l'aptitude est indiscutable.

Pour l'admission aux écoles, le médecin devra prendre en considération, par rapport à la constitution du sujet, les fatigues cérébrales des premières années d'études, les dispositions maladives, cause, dans l'avenir, de dépressions morales dans une carrière où l'homme a besoin de toute son énergie, enfin les frais qu'imposeraient à l'Etat des entrées fréquentes dans les hôpitaux, des traitements de non-activité, de réforme, parfois même des pensions de retraite.

L'aptitude physique d'un homme ne saurait se présumer par ce seul fait qu'il est sous les drapeaux, et il y a nécessité, au moment du rengagement, de la constater à nouveau. Aucune visite médicale ne doit être passée avec plus d'attention dans l'intérêt de l'Etat, et même dans l'intérêt de l'homme. On doit compléter la formule de l'appréciation médicale en ajoutant : réunit les conditions requises pour faire un bon service.

La mesure du périmètre thoracique prise à un endroit déterminé de la poitrine a été l'objet d'études sérieuses de la part d'un grand nombre de médecins militaires ; Duponchel, après avoir relaté les essais malheureux que l'on fit en 1876 et 1877 dans les Conseils de révision, conclut que le périmètre thoracique est une donnée d'une valeur réelle, quand on l'envisage comme signe positif d'aptitude ; comme signe négatif, c'est encore un indice excellent d'inaptitude militaire, mais à la condition *qu'il soit notablement inférieur à la demi-taille* ; mais la notion devient tout à fait fallacieuse, si l'on veut partir d'une différence de 1, 2, 3 centimètres pour trancher les cas difficiles, car il ne s'agit pas d'une mesure représentant la capacité respiratoire, mais d'un renseignement très approximatif sur cette capacité, un développement plus complet de la cage thoracique dans les autres sens ou une plus grande élasticité des parois thoraciques ou du poumon pouvant compenser cette différence dans la mesure ordinaire du périmètre. C'est simplement une donnée à mettre en regard des autres, mais elle ne doit pas les déborder. *On est cependant lié par la lettre étroite du règlement pour les engagés volontaires.*

Voici les formules que donne Duponchel à cet égard :

1° Il y a présomption d'aptitude quand le périmètre thoracique dépasse la demi-taille plus 2 ou 3 centimètres.

2° Il y a présomption très grande d'inaptitude quand le périmètre descend à 5 centimètres au-dessous des fixations admises dans l'armée italienne comme représentant l'aptitude moyenne, fixations qui sont de 80 centimètres pour les tailles de 1^m 60 et au-dessous et de la demi-taille pour les tailles qui dépassent 1^m 60.

La ligne adoptée en France pour la mesure du périmètre thoracique est celle qu'a recommandée Vallin et qui passe immédiatement au-dessous de la saillie des pectoraux ; la mensuration doit être faite dans l'intervalle de deux respirations, les bras tombants. Si l'on veut se préserver de toute erreur, et empêcher les sujets de se maintenir en inspiration ou en expiration forcée, il suffira de faire mettre les bras en l'air et de compter à haute voix. Il faut faire la mensuration avec un ruban flexible et non extensible.

ART. 5. — *Visite des candidats à l'École navale.*

Au point de vue de l'examen médical proprement dit, c'est encore l'instruction du 8 avril 1891 qui doit servir de guide ; mais, comme il faut se souvenir que l'on a à examiner des jeunes gens n'ayant pas encore complété leur développement physique, on devra se reporter aux conditions exigées pour les inscrits de 18 à 20 ans. L'instruction du 25 octobre 1887, qui fait suite du reste à l'instruction du 23 mars 1888, sur les conditions de vue, est à consulter ; elle a été intercalée dans celle du 8 avril 1891 (voir plus haut). Une dépêche du 2 octobre 1888 autorise les jeunes gens ayant l'intention de se présenter pour l'école navale, à subir l'examen médical devant les conseils de santé des ports et le conseil supérieur, sans que l'avis émis puisse être plus tard opposé aux décisions des commissions spéciales fonctionnant la veille de l'ouverture des examens : une autre dépêche du 1ᵉʳ avril 1889 rappelle aux jeunes gens et à leurs familles cette décision prise dans leur intérêt.

Il nous semble utile de reproduire en résumé les dispositions adoptées pour l'examen de ces jeunes gens, ainsi que la description sommaire du chromo-optomètre Barthélémy. Avant les examens, les candidats sont soumis, dans chaque centre (1), à une visite médicale, la veille du premier jour des compositions.

Cette visite médicale est faite par une commission composée d'un officier supérieur de la marine, président, un lieutenant de vaisseau et deux médecins de la marine (de 1ʳᵉ classe au moins).

La commission procède conformément à l'instruction du 8 avril 1891 et à celle du 23 mars 1888.

Cette dernière comprend des épreuves optométriques et daltoniques.

L'épreuve optométrique consiste dans la lecture à une distance d'un mètre pour la vision monoculaire, à une distance de 2 mètres pour la vision binoculaire, dans la proportion de 48 sur 24, des lettres capitales nᵒ 45, noires sur fond blanc, de l'échelle typographique de Snellen, éclairée par une bougie placée à cinquante centimètres de ces lettres.

Relativement au daltonisme, les candidats subissent une épreuve de nuit avec l'appareil spécial, et une épreuve de jour avec les écheveaux de laine.

Le président de la commission fait connaître immédiatement au Ministre, par télégramme, les résultats de la visite médicale. Il signale les noms des candidats qui, à cause de la faiblesse de leur constitution physique, ou de l'insuffisance de leurs facultés visuelles, n'ont pas été admis par la commission ; il marque les motifs de cette exclusion dans la forme indiquée par le modèle annexé à l'instruction du 23 mars 1888. Le Ministre statue par réponse immédiate, pour que sans retard il en soit donné avis aux intéressés.

Après l'accomplissement de cette formalité, le président adresse au Ministre les bulletins de tous les candidats examinés, même des candidats éliminés, et transmet en même temps un rapport dans lequel il rend compte de l'exécution de la mission, et relate les observations que les opérations de visite lui ont suggérées. Les candidats reconnus aptes à servir dans la marine sont seuls admis à faire les compositions. Ceux d'entre eux qui renoncent, ou qui ne se présen-

____

(1) Les centres d'examen sont Paris, Dunkerque, Dieppe, Cherbourg, Brest, Lorient Rochefort, Bordeaux, Bayonne, Toulouse, Toulon, Lyon, Nancy, Bastia et Alger.

Dans le cas où le nombre des candidats inscrits pour composer dans un des centres indiqués ci-dessus, serait insuffisant pour motiver le déplacement d'officiers et de premiers maîtres, le Ministre se réserve le droit de désigner aux candidats un autre centre dans lequel ils devront prendre part aux épreuves écrites.

tent pas à l'une des épreuves sont, par cela seul, exclus du concours.

Les décisions de la commission sont prises à la majorité des voix, la voix du président étant prépondérante.

L'instrument dont on se sert pour les épreuves est le chromo-optomètre construit sur les indications du regretté directeur Barthélemy par M. Giroux, opticien, 58, quai des Orfèvres, à Paris.

Il se compose d'une boîte carrée de 0m25 de côté sur 0m05 de profondeur. Le couvercle est à glissière et se tire par le bord supérieur ; sa face extérieure porte l'inscription « chromo-optomètre » ; sur la face inférieure est collé le tableau des test-caractères, noir sur blanc du n° xv de l'échelle de Snellen (1), disposés en carré sur huit lettres, dans tous les sens, également espacés, qu'on peut faire lire de haut en bas, de bas en haut, de gauche à droite, de droite à gauche, ce qui donne huit fois huit lettres à dénommer dans quatre directions différentes, sans compter la facilité de désigner la ou les lettres à lire avec le doigt ou une baguette. Cette disposition est suffisante pour déjouer toute dissimulation ou tout subterfuge de mémoire (2).

Ces lettres sont encadrées par quatre bandes noires mates sur lesquelles se détachent des chiffres verts et rouges (vert émeraude et rouge vermillon) ; chaque chiffre est placé dans l'axe d'une ligne de lettres et sert à les désigner.

Pour l'examen, il va sans dire que le couvercle est remis dans la rainure, le tableau en dehors.

Dans la boîte se trouvent :

1° Une règle en bois qui vient se placer à la partie inférieure de la boîte ; une fois dépliée, cette règle doit recevoir le porte-bougie et l'écran.

2° Le porte-bougie doit être placé dans le trou de la règle en bois à 0m 50 du tableau ; il y a lieu d'employer toujours les mêmes bougies (bougies dites de l'Étoile de 10 au kilog).

3° Le masque en ébonite qui permet de faire l'examen monoculaire.

4° Une boîte en carton renfermant les échantillons de laine de Holmgreen ; une instruction relative à leur emploi est collée sous le couvercle de la boîte.

5° Un ruban métrique percé d'un certain nombre de trous destiné à être fixé sur le bord de droite de la boîte à l'aide d'un petit crochet ; d'un côté il porte les divisions du mètre et de l'autre le calcul de l'acuité visuelle correspondante à chaque distance, et rapportée à une distance de 5 mètres prise pour unité. Ainsi, si à 5 mètres, le n° XV est vu nettement par l'observé, son acuité visuelle V est normale VI. Si, par contre, il est obligé de se rapprocher pour le voir, son acuité reste inférieure à 1 et sera respectivement à 4

---

(1) Le n° 15 de l'échelle de Snellen doit être vu par un œil normal à 5 mètres.
(2) Une dépêche du 6 novembre 1893 prescrit de modifier les chromo-optomètres de façon à ce qu'une partie des caractères puisse être cachée par un disque mobile, dans le but d'éviter une fraude possible.

mètres 4/5. à 3ᵐ 3/5, à 2ᵐ 2/5, à 2ᵐ50 1/2, à 1ᵐ25 1/4. à 0ᵐ62 1/8, etc. Le ruban métrique sert à mesurer la distance à laquelle le candidat à examiner sera placé, en fixant le masque au moyen d'un manche et de la tige à vis sur le trou du ruban correspondant à la distance, qui, pour le cas particulier de l'admission à l'école navale, est 2 mètres.

6° Un écran fixé par deux tiges sur la règle en bois, la face blanche de l'écran du côté de la bougie ; sur cet écran est fixé un disque renfermant quatre secteurs égaux de verres colorés, rouge, vert, jaune et blanc ; un opercule percé lui-même de quatre trous de même diamètre que les secteurs colorés, tourne d'une manière indépendante sur son axe et suivant les positions qu'il occupe, on aperçoit quatre disques colorés ou huit demi-disques accouplés et de couleurs différentes.

Le montage de l'appareil se déduit de sa description ; on attendra pour commencer l'examen que la flamme ait atteint toute son intensité. L'important est que le tableau des test-caractères et des disques colorés soit à la hauteur du regard du candidat.

La façon de procéder à l'examen est des plus simples : pour la vision monoculaire et binoculaire, il suffit de se rappeler que le candidat doit lire 18 lettres sur 24 ; à l'aide des chiffres de couleur servant à désigner des lignes de lettres, on aura une première notion du sens chromatique du sujet.

Ce sens sera ensuite examiné d'une façon plus complète à l'aide de trois épreuves : la première d'acuité, la deuxième d'appellation, la troisième de confusion. La première a déjà été faite par la lecture du numéro vert et du numéro rouge ; la deuxième se fait au moyen du disque placé sur l'écran dont l'opercule, découvre ou masque des disques ou portions de disques colorés dans des conditions analogues à celles que le marin sera appelé à distinguer, la nuit, les feux et les signaux (1).

L'épreuve de confusion est celle d'Holmgreen, qui consiste à assortir les nuances d'une même couleur d'après les échantillons choisis ; les moyens simplifiés de l'employer, l'instruction sur la méthode à suivre se trouvent dans la boîte spéciale. Elle permet de reconnaître facilement l'achromatopsie et la dyschromatopsie. Tout candidat qui n'y satisfait point sera définitivement déclaré atteint ou de daltonisme ou d'insuffisance constatée du sens des couleurs, et refusé.

On pourra consulter avec fruit à ce sujet le traité de la vision de Barthélémy, ou les traités de Masselon et Lagrange.

Les officiers et les médecins chargés de ces examens, et auxquels la Marine confie ce précieux intérêt du choix de ses futurs officiers ou de certaines de ses spécialités, devront se familiariser avec ces expériences et avec le fonctionnement des appareils qu'ils emploieront, et étudier leur propre vue. tant au point de vue de l'acuité que

____

(1) Si l'examen devait se faire à plus grande distance. comme pour les guetteurs, les timoniers. dont on exige une acuité chromatique égale à 1, on pourrait se servir seulement des quatre disques complets à couleur unique et à plus grande distance, 10 mètres par exemple.

du sens chromatique. Outre les épreuves d'acuité visuelle et de sens chromatique, il y aura lieu d'examiner les candidats au point de vue des aptitudes physiques générales, conformément à l'instruction du 8 avril 1891. Les membres des commissions n'oublieront pas que les inscrits demandant à être levés de 18 à 20 ans, devront immédiatement remplir toutes les obligations de service du matelot, tandis que les candidats à l'école navale sont plus jeunes, leur développement est encore incomplet, et ils doivent servir comme officiers. Les conditions d'acceptation sont donc différentes pour les uns et les autres ; mais la méthode et le mode d'examen restent les mêmes.

ART. 6. — *Autres visites médicales pour l'admission.*

Visite des élèves commissaires. — Les licenciés en droit qui se destinent à concourir pour l'emploi d'élève commissaire doivent être munis d'un certificat d'aptitude au service militaire délivré par un médecin militaire ou un médecin de la marine.

Une dépêche du 14 décembre 1876 prescrit la désignation d'un médecin de 1re classe, chargé de visiter les commis du commissariat au port chef-lieu et dans les divers quartiers, candidats au grade d'aide-commissaire. (Le candidat doit être immédiatement propre au service de la marine.)

Une autre dépêche du 11 avril 1878 exige un certificat du Conseil de Santé pour les commis habitant le port chef-lieu et un certificat du médecin de 1re classe désigné pour ceux des quartiers.

Visite des écrivains de directions par le Conseil de Santé. — Une dépêche du 20 février 1879 prescrit aux Conseils de Santé des ports d'examiner avant leur admission les écrivains de direction de travaux.

Visite des candidats à l'emploi de guetteur. — L'article 25 du décret organisant le service électro-sémaphorique prévoit dans la commission d'examen pour l'emploi de guetteur un officier du Corps de Santé de la marine ; les candidats doivent être exempts d'infirmités qui les rendraient impropres au service de la marine ; c'est toujours l'instruction du 8 avril 1891 qui doit servir de guide ; au point de vue de la vision, les candidats devront remplir les mêmes conditions que les timoniers ; leur acuité visuelle et leur sens chromatique doivent égaler 1. Les mêmes conditions devront être évidemment exigées des aspirants pilotes ou des pilotes en exercice, dont l'acuité visuelle peut diminuer et devenir une cause de danger maritime.

Visites des pupiles. — Tout enfant qui demande à être admis, doit être visité par un médecin de la marine ou de l'armée, ou, à défaut, par un médecin civil constatant que l'intéressé a été vacciné et qu'il n'est atteint d'aucune maladie contagieuse, ni d'infirmité qui, dans l'avenir, puisse le rendre impropre au service de la marine (article 2 du règlement du 1er mars 1869).

Lorsque les pupilles arrivent à Brest, une nouvelle visite est faite par le médecin de l'établissement, qui doit adresser au Conseil de Santé, pour la contre-visite, ceux des enfants dont la constitution ne lui paraît pas présenter des garanties suffisantes (art. 6 du même règlement).

L'intervention d'un médecin civil ne doit avoir lieu qu'à défaut d'un médecin de la marine ou de l'armée (22 juin 1869, B. O. p. 504).

La présence d'un grand nombre d'enfants atteints d'affections scrofuleuses a été constatée, et il y a lieu d'appeler l'attention des médecins sur l'importance de la visite. Il faut non seulement constater l'état actuel, mais encore prévoir les modifications que peut apporter l'âge. Dans une certaine mesure, l'instruction du 25 octobre 1887, au sujet des inscrits maritimes de 18 à 20 ans, peut rendre des services au médecin visiteur.

Une dépêche du 13 octobre 1881 établit que les enfants destinés aux pupilles et aux mousses seront contre-visités avant leur mise en route, à moins que la visite n'ait eu lieu depuis moins de 30 jours ; cette opération sera faite par la même autorité médicale (1).

Visite des Mousses. — Dans les cinq ports militaires, une commission établit par catégorie l'état des jeunes garçons de la circonscription maritime, pour l'école des mousses ; le médecin-major de la division en fait partie.

Les états de proposition sont ensuite examinés à Brest par une commission spéciale, qui comprend le médecin-major de la division et le médecin-major du bâtiment-école des mousses.

Art. du 24 mai 1890 : Conditions d'aptitude auxquelles doivent satisfaire les candidats à l'admission à l'école des mousses de la Flotte :

Envoi d'une instruction pour éviter des éliminations nombreuses, revisant l'arrêté ministériel du 29 novembre 1886.

1° *Conditions et taille* (enfants pesés pieds nus) :

à 14 ans, 1 mètre 417 ;
à 14 ans 3 mois, 1 mètre 418 ;
à 14 ans 6 mois, 1 mètre 429 ;
à 14 ans 9 mois, 1 mètre 440 ;
à 15 ans, 1 mètre 451.

2° *Poids.* — Doivent peser au moins 35 kilos sans vêtements.

3° *Pér.-thoracique.* — 0 m. 70 au niveau des mamelons.

4° *Pér.-brachial.* — 0 m. 21 sur la saillie des biceps, l'avant-bras fléchi.

5° *Acuité visuelle* : normale pour chaque œil, sans tolérance aucune, ni daltonisme, ni strabisme.

6° *Acuité auditive* : bonne.

7° Ni bégaiement, ni mauvaise dentition.

Indépendamment de ces constatations, prendre pour guide l'ins-

_____

(1) En général, médecin-major du dépôt.

truction du 8 avril 91, et les dispositions complémentaires ci-après :

1° L'examen de la poitrine devra être fait avec une grande attention ; éliminer le moindre suspect.

2° Refuser tout candidat atteint de maladie de peau, ou du cuir chevelu, maladies contagieuses, scrofule, rachitisme ; visiter toutes les parties du corps, etc.

3° N'accepter aucun atteint de varicèle, hernie, ectopie testiculaire (8 avril 1891).

Le Ministre décide et adresse ensuite aux préfets maritimes la liste des enfants admissibles qui sont alors acheminés sur Brest.

Le premier lundi de chaque trimestre, les enfants admissibles à l'école des mousses sont examinés par la commission spéciale dont il est parlé au dernier paragraphe : il est envoyé un rapport au Ministre.

Le préfet maritime à Brest prononce, si cela est nécessaire, le renvoi à leurs familles des enfants qui ne satisfont pas aux conditions de taille et de bonne santé.

Visite des inscrits. — Les inscrits maritimes qui, aux termes de l'instruction du 8 avril 1891, ne sont pas reconnus propres au service, sont examinés de nouveau par la commission spéciale de réforme instituée dans les ports militaires par arrêté du Ministre de la Marine.

Celle-ci prononce, s'il y a lieu, leur renvoi dans leurs foyers.

Il faut bien distinguer chez les marins de l'inscription les hommes de première et de seconde levée ; on devra se montrer beaucoup plus sévère pour les premiers et se montrer aussi difficile que pour les engagés volontaires. Pour les seconds, le médecin sera moins exigeant ; il s'agit en effet d'hommes qui ont déjà des services dans la marine, qui en ont fait leur carrière, et qui peuvent avoir contracté au service de l'État une infirmité légère qui serait un cas de réforme pour un soldat ou un homme de première levée.

Les marins reconnus aptes au service sont immédiatement vaccinés, alors même qu'ils porteraient les traces d'une vaccination antérieure.

Constatation de cette dernière opération et de ses résultats est faite sur les livrets matricules.

La visite à l'arrivée à la division a remplacé pour les inscrits maritimes, en vertu de la circulaire du 13 février 1868, la visite au chef-lieu du quartier des marins levés pour le service ; cette visite est inutile, puisque le marin doit être visité et contre-visité au chef-lieu d'arrondissement.

Néanmoins, dans le cas d'infirmité grave très apparente rendant impropre au service, l'administrateur du quartier fera bien de se couvrir d'un certificat médical ; il serait dérisoire, par exemple, d'envoyer un homme au port chef-lieu qui serait amputé d'un membre ou privé de la vision. — En cas de délai motivé par maladie, un certificat médical est encore nécessaire.

Lorsque des inscrits présents dans leurs foyers demandent à se faire réadmettre, les commissaires de l'Inscription maritime font examiner ces marins par un médecin militaire, ou, à défaut, par un médecin civil, qui déclare s'ils sont ou non propres au service. Dans le premier cas, les commissaires adressent les pièces des intéressés aux commandants des Équipages de la flotte du port chef-lieu, qui les soumet immédiatement à l'examen de la commission de réadmission. Après que le commandant de la division a répondu que les postulants peuvent se présenter devant ladite commission, ces hommes sont dirigés sur le port chef-lieu.

Visite des officiers de marine à admettre à l'école de gymnastique et au bataillon d'apprentis fusiliers. — Une dépêche du 6 décembre 1889 exige l'avis du directeur du Service de Santé sur l'aptitude physique des officiers de marine à admettre à l'école de gymnastique ; une autre dépêche du 10 janvier 1890, prend la même mesure pour le bataillon des apprentis fusiliers ; enfin une circulaire du 17 juillet 1890, coordonnant les mesures d'ensemble pour l'admission des officiers aux différentes écoles, décide que la visite des postulants sera passée par les Conseils de santé des ports ou le Conseil supérieur de santé à Paris.

CHAPITRE II.

RENVOI DÉFINITIF ET TEMPORAIRE DU SERVICE DE LA MARINE.

ARTICLE 1er. — *Libération et congédiement.*

Le decret du 5 février 1883 dit à l'article 415 :

Les marins provenant de l'Inscription maritime, de l'engagement volontaire ou du recrutement, reconnus atteints après leur incorporation de blessures ou d'infirmités qui les rendent absolument impropres au service, sont visités et contre-visités par une commission de réforme suivant les prescriptions contenues dans un arrêté ministériel.

Les hommes de l'Inscription ne sont jamais réformés : ils sont, s'il y a lieu, déclarés impropres au service de la flotte, et renvoyés dans leurs foyers ; les hommes reçoivent un certificat de congédiement.

Ce certificat fait mention s'ils sont susceptibles d'être utilisés, ou non, dans un service à terre, en cas de rappel sous les drapeaux, et de mobilisation.

Les marins de l'engagement volontaire ou du recrutement reconnus impropres au service sont placés dans la position de réforme n° 1, si les blessures ont été reçues dans un service commandé, ou si les infirmités ont été contractées dans les armées de terre et de mer, ou ont été aggravées en raison des fatigues du service ; n° 2, si les blessures ont été reçues hors du service, et si les infirmités ou leur aggravation ne résultent pas du service militaire. Le livret de solde et le livret matricule constatent la nature de la réforme.

ART. 2. — *Délivrance des corps de réforme.*

L'arrêté ministériel du 25 mai 1877 a institué des commissions spéciales de réforme siégeant aux ports chefs-lieux des cinq arrondissements maritimes, et appelés à statuer aussi bien sur les hommes présentés pour des congés n° 1 que sur ceux appelés à recevoir des congés n° 2.

Elles examinent aussi les réservistes de la Marine et les hommes en congé renouvelable qui ont à faire valoir des infirmités de nature à motiver la concession des congés de réforme. Elles fonctionnent à l'égard des inscrits comme commissions spéciales de congédiement.

Voici la composition de la commission spéciale de réforme :

1° Major-général de la Marine (1), président.

2° Commissaire aux Revues ou aux Armements, suivant le corps de l'homme à réformer (2).

3° Un officier supérieur de la Marine désigné par les préfets maritimes pour tous les corps.

4° Un officier supérieur appartenant au Corps de l'homme à examiner.

En cas de partage, la voix du président est prépondérante. Les décisions de la Commission sont constatées par des procès-verbaux inscrits sur des registres conservés dans les Archives de l'État-major de l'arrondissement. Deux officiers supérieurs du Corps de Santé de la Marine choisis parmi les membres du Conseil de santé, désignés par le Directeur, assistent la Commission (3). Ces médecins procèdent en sa présence à la contre-visite des hommes proposés pour la réforme et constatent par un certificat établi dans la forme ordinaire les résultats de leur examen.

---

(1) Maintenant le chef d'état-major de l'arrondissement, qui a toutes les attributions du major général, lequel est devenu lui-même major de la flotte. (V. décret de 1892.)

(2) Le nouveau décret précité enlevant au major général le commandement des troupes de la marine et créant dans les ports une brigade a été la cause de la création de 2 commissions de réforme. Actuellement elles siègent à des jours et dans des locaux différents, et l'une est présidée par le chef d'état-major et comprend parmi ses membres le commissaire aux armements ; l'autre est présidée par le général de brigade et comprend le commissaire aux revues.

(3) En pratique, ce sont deux officiers supérieurs du corps de Santé faisant partie ou non du Conseil.

Le conseil de Santé n'étant plus composé que des médecins en chef, depuis longtemps l'usage s'est établi de désigner pour la Commission de réforme des officiers supérieurs ne faisant pas partie du conseil de Santé.

Lorsque la Commission a reconnu que les marins ou militaires, soumis à son examen, sont réellement impropres au service, elle apprécie si le congé qu'il convient de lui délivrer est un congé n° 1 ou n° 2.

Les marins ou militaires qui, après leur incorporation, sont jugés impropres au service, pour quelque cause que ce soit, sont immédiatement proposés pour la réforme, et soumis à l'examen de la Commission spéciale dont il est parlé plus haut (1).

La proposition est établie par le chef de corps ; elle relate la date, l'origine et les circonstances des blessures et infirmités ; il y sera joint un certificat de visite délivré par un des médecins de la marine attachés au corps.

En cas de doute sur l'aptitude des hommes, ceux-ci seront maintenus provisoirement dans leur position antérieure, et surveillés attentivement soit au Corps, soit à l'hôpital ; ils seront examinés de nouveau dans un délai de 3 mois.

Les hommes en résidence dans leurs foyers qui seront devenus impropres au service devront demander à comparaître devant la Commission de réforme à l'autorité maritime de la localité ou au commandant de la brigade de gendarmerie de la Marine. Cette demande doit être appuyée d'un certificat médical et d'une enquête sommaire de l'autorité sus-désignée.

La Commission décide sur pièces s'il faut faire venir l'homme, ou s'il doit être visité et contre-visité à domicile par des médecins militaires. Les certificats sont envoyés à la Commission, qui décide. Dans des cas exceptionnels, pour éviter des déplacements, la Commission peut juger sur pièces provenant même de médecins civils, s'il est dûment prouvé que l'intéressé ne peut se déplacer.

En cas de rappel au service, les hommes en congé renouvelable ou en réserve qui n'auront pas fait valoir en temps utile leurs motifs de réforme seront tenus de rejoindre leurs corps ; ils ne pourront être ultérieurement réformés que s'il est matériellement impossible de les utiliser d'une manière quelconque.

Dispositions spéciales aux inscrits.

Les inscrits seront classés en deux catégories :

1° Ceux qui ne pourraient, en cas de rappel sous les drapeaux, être utilisés dans aucun service de la Marine.

2° Ceux qui pourraient dans le même cas être utilisés à terre.

Les mêmes dispositions sont appliquées aux inscrits renvoyés dans leurs foyers, et qui auraient négligé de faire valoir leur cas de ré-

---

(1) Les commissions de réforme ne doivent examiner aucun homme muni d'un certificat d'origine (21 sept. 1891, B. O. p. 529) ; voir plus loin à l'art. : « Certificats médicaux ».

forme ; ils seront renvoyés à leurs corps en cas de rappel au service.

Pour les inscrits. la Commission de réforme procède comme commission spéciale de congédiement. Les inscrits renvoyés dans leurs foyers font passer leur certificat médical par le commissaire de l'inscription maritime, qui les adresse à la commission, laquelle peut juger sur pièces.

Quelques circulaires ministérielles et dépêches ont commenté ou modifié l'arrêté ministériel du 25 mai 1877, surtout au point de vue de l'application de l'Instruction du 4 août 1879, sur les infirmités et maladies rendant impropres au service (1).

1° 27 avril 1878 (circulaire ministérielle). Les inscrits maritimes n'étant plus soumis à la visite dans leurs quartiers (circulaire du 13 février 1868), ils doivent être soumis à l'examen des Commissions de réforme dans tous les cas qui peuvent motiver l'impropriété au service.

Une dépêche du 28 mars 1885 recommande aux membres de la Commission de réforme de libeller d'une façon très explicite les procès-verbaux.

Les médecins doivent décrire d'une manière claire et détaillée, quoique succincte, les blessures et les infirmités. Ainsi, en ce qui concerne les hernies, on se contente trop souvent d'indiquer l'infirmité, perdant de vue que, pour justifier la réforme, il faut que la hernie réunisse cette double condition d'être volumineuse et difficile à maintenir réduite.

Quant au périmètre thoracique, dont le rapport avec la taille a été fixé par le décret du 26 janvier 1890 (engagements et rengagements dans les troupes de la Marine), il n'en est parlé nulle part dans l'Instruction du 4 août 1879 ; aussi la dépêche précitée établit que cette donnée ne saurait être invoquée et encore moins inspirer *à elle seule* une décision. Une dépêche du 7 août 1886 recommande de porter sur les états trimestriels transmis au Ministre le degré de la hernie et le degré en fractions de la réduction de l'acuité visuelle.

Une dépêche du 7 mai 1889 porte à la connaissance des Commissions spéciales de réforme des Observations du Conseil supérieur de Santé au sujet du différent mode d'apprécier dans les cinq ports l'utilisation, ou non, en cas de mobilisation, d'un homme ayant perdu un œil ou seulement la vision d'un seul côté. Pour quelques commissions, l'homme n'est pas susceptible d'être utilisé en cas de mobilisation générale; pour d'autres (et c'est la majorité), l'homme valide par ailleurs peut être utilisé. Cette dernière opinion, partagée par le Conseil supérieur de Santé, a été admise et notifiée aux ports par circulaire manuscrite du 2 mars 1888. Même divergence au sujet de la perte d'un doigt; si c'est l'index de la main droite qui manque, le sujet ne peut guère exécuter des travaux de force; mais il peut néanmoins être employé à d'autres services à terre; à plus forte raison, s'il s'agit de la main gauche.

____

(1) Remplacée plus tard par celle du 8 avril 1891.

Une dépêche du 24 mai 1889, au sujet du refus de transformer un congé n° 2 en congé n° 1, rappelle l'attention de qui de droit sur la nécessité d'examiner avec le plus grand soin tous les hommes au moment de leur incorporation (1), de noter les prédisposés aux maladies organiques, notamment des poumons et du cœur, qui seraient visités régulièrement et soumis à l'examen de la Commission spéciale de réforme à la première manifestation morbide, au lieu de leur accorder des séries de congé de convalescence, pour aboutir toujours à la réforme, quand le malade n'a pas succombé. On diminuera ainsi le nombre des journées de traitement dans les hôpitaux, et des dépenses très onéreuses.

ART. 3 — *Des gratifications de réforme renouvelables.*

Une instruction sur les gratifications de réforme renouvelables, en date du 27 juin 1887, a remplacé celle du 13 février 1872 et les actes subséquents ; elle n'impose aucune condition de délai, comme nous verrons plus loin, pour les pensions ; il suffit que la relation du service militaire à l'infirmité soit bien établie ; elle autorise le cumul de cette allocation annuelle avec un traitement civil d'activité, et modifiant l'instruction précitée du 13 avril 1872, la gratification renouvelable est maintenue aux marins embarquant au long cours et au cabotage (2).

Nous allons extraire de cette instruction ce qui peut regarder le corps de santé.

Sont susceptibles de l'obtenir :

1° Tout officier marinier ou marin provenant du recrutement ou de l'engagement volontaire ; tout sous-officier, caporal ou soldat des troupes de la Marine réformé par un congé n° 1.

2° Tout marin inscrit congédié pour *blessures reçues ou infirmités contractées au service.*

3° Les marins vétérans, pompiers et gardes-consignes congédiés pour blessures ou infirmités contractées au service.

La condition est que les blessures ou infirmités, bien *que ne rentrant dans aucun cas de gravité donnant droit à une pension,* occasionnent

---

(1) Une circulaire des plus importantes, en date du 24 oct. 1889 (B. O. p. 678), prescrit des mesures pour *arrêter les progrès de la tuberculose* dans les équipages de la flotte. La visite médicale ne saurait être trop sévère, si les signes ne sont pas assez évidents ; s'il s'agit d'inscrits, on peut les ajourner à un an. Si la tuberculose est nettement constatée, il n'y a plus lieu de délivrer des congés de convalescence après des séries de séjour dans les hôpitaux, mais bien de recourir à la commission de réforme.

Une circ. du 12 novembre 1890 (B. O. p. 558) applique aux corps de troupe de la marine les dispositions de la précédente.

(2) Voici le taux de la gratification tel qu'il a été fixé par la circ. du 30 janv. 1891. (Application à la marine du taux de la guerre. Modification du 3 janvier 1857.)

1ers Maîtres, adjudants et grades assimilés — 310 fr. au lieu de 280 fr.

Maîtres, sergents-majors et grades assimilés — 260 fr. au lieu de 230 fr.

2es Maîtres, sergents et grades assimilés — 210 fr. au lieu de 190 fr.

Marins non gradés, soldats et assimilés — 200 fr. au lieu de 180 fr.

une *diminution temporaire ou définitive de la faculté de travailler*

L'autorité chargée de l'appréciation des titres à la gratification es[t] la Commission ordinaire de réforme instituée dans les ports et le[s] divisions régionales par l'arrêté du 25 mai 1877, dont nous avon[s] donné plus haut la composition ; elle connaît des propositions d'ad[-] mission et de réadmission à la gratification renouvelable établies pa[r] l'autorité maritime pour les marins et militaires des troupes de [la] Marine réformés avec congé n° 1 ; ou bien établies par l'autorité mili[-] taire pour les marins et militaires des troupes de la Marine résidan[t] à l'intérieur (1).

Chaque mémoire de proposition est accompagné :

Pour l'admission à la gratification :

1° De certificats de visite et de contre-visite contenant la descrip[-] tion aussi détaillée que possible des blessures et infirmités ayan[t] motivé la réforme. (Il est indispensable de joindre à ces certificat[s] l'avis motivé de la Commission de réforme sur le droit à la gratifica[-] tion.)

2° D'un certificat d'origine de blessure ou d'infirmité ; dans le cas où ce certificat ferait défaut, il y serait suppléé par un procès-verba[l] d'enquête relatant les causes présumées de l'état d'infirmité du mari[n] ou du militaire, ainsi que les circonstances dans lesquelles l'infirmité se serait développée.

Les propositions, complétées de toutes les pièces administratives dont nous n'avons pas à nous occuper ici, sont soumises à l'exame[n] du Président du Conseil supérieur de Santé à Paris, conformémen[t] à l'art. 26 de l'ordonnance du 26 janvier 1832.

On exige *pour la réadmission* :

1° Les certificats de visite et de contre-visite mentionnés plu[s] haut ;

2° La preuve (au moyen d'une pièce authentique quelconque) qu[e] la réadmission est motivée par la blessure ou l'infirmité qui avai[t] valu précédemment la gratification. D'autres justifications seraien[t] en effet inutiles, car elles se trouvent dans les dossiers existant a[u] Ministère et établis lors de la première admission.

La concession a lieu sur l'avis du Conseil supérieur d[e] Santé.

La gratification renouvelable, accordée d'abord pour deux années, peut être successivement continuée par périodes semblables. Cett[e] continuation est subordonnée au résultat de l'examen physique de[s] titulaires, et n'a lieu que sur autorisation expresse du Ministre.

Les titulaires de la gratification renouvelable atteints de blessure[s] ou d'infirmités qui se sont aggravées au point de déterminer un droi[t] à pension, si ce droit n'était pas prescrit, ou qui, bien qu'ayant u[n]

---

(1) Le décret du 20 août 1890 (B. O. p. 323) dit au sujet des propositions de gratificatio[n] renouvelable que chaque fois qu'un homme obtient un congé de réforme n° 1, les médecin[s] qui assistent la commission doivent déclarer sur les procès-verbaux de contre-visite si l'inté[-] ressé paraît ou non susceptible d'être proposé pour une gratification de réforme renouvelable[.] Avis en est donné au président du Conseil d'administration du corps, qui provoque de[s] mesures pour la visite et contre-visite, comme dans le cas de pension de retraite.

caractère de gravité moindre, n'offrent cependant aucun espoir de guérison, qui auront été à la première visite déclarées incurables, et pour lesquelles de nouvelles constatations seraient par suite jugées inutiles, seront dispensés de se présenter devant la Commission. A leur égard, la gratification deviendra permanente, réserve faite, toutefois, des cas de suppression pour cause d'indignité.

Par suite d'aggravation de blessures ou d'infirmités, un titulaire de la gratification renouvelable peut obtenir la conversion de la gratification en pension. La demande doit en être fournie sous peine de déchéance, aux termes de l'art. 3 du décret du 10 août 1886 (B.O. p.989), dans un délai de *cinq années*, à compter du jour de la cessation de l'activité.

Disons, pour terminer ce qui concerne le rôle des médecins au sujet des gratifications renouvelables, qu'une dépêche ministérielle du 27 décembre 1869 prescrit de se conformer pour la visite et la contre-visite des militaires et marins susceptibles d'obtenir des gratifications de réforme, aux dispositions de l'ordonnance du 25 janvier 1832, c'est-à-dire de *procéder comme pour les hommes qui sollicitent une pension pour blessures ou infirmités*. L'instruction du 27 juin 1887 n'a modifié en rien cette disposition, qui au contraire a été rappelée par une circulaire en date du 6 août 1891 (B. O. p. 182) (1).

ART. 4. — *Réforme des officiers. — Non-activité pour infirmités temporaires.*

Toutes les fois qu'un officier n'ayant pas de droits acquis à la pension de retraite est atteint d'infirmités dûment constatées comme incurables, il est mis en réforme (art. 9, 10 et 11 de la loi du 19 mai 1834).

Les officiers du corps de Santé qui ont à examiner un officier atteint d'infirmités graves et incurables au point qu'elles *ne permettent pas à l'intéressé non seulement de rester au service mais encore d'y rentrer ultérieurement*, devront se conformer à la façon de procéder dans les visites et contre-visites pour les pensions de retraite. Le fait d'avoir contracté la blessure ou l'infirmité en dehors du service sera la seule différence ; en un mot, pour qu'il y ait droit à pension de retraite (nous nous appesantirons plus loin, du reste, sur ce sujet si important), il faut que les blessures et infirmités, tout en étant graves et incurables, soient reconnues causées par le service ; pour qu'il y ait seulement réforme, il suffit que lesdites blessures ou infirmités soient seulement graves et incurables, de façon qu'il résulte pour l'intéressé non seulement l'incapacité de rester en activité, mais encore d'y rentrer ultérieurement.

(1) Le décret du 10 août 1886 recommande absolument à l'art. 3 de procéder pour les certificats n° 1 comme dans les visites et contre-visites pour les pensions de retraite. Cela est d'autant plus important qu'un décret du 15 mai 1889 a supprimé pour les réformés voulant ménager leurs droits à pension l'obligation des visites annuelles, comme nous le verrons plus tard, en parlant des pensions de retraite.

Au sujet de la non-activité pour infirmités temporaires, il faut se reporter à la circulaire du 22 octobre 1846, qui se trouve dans le Bulletin officiel refondu et qui fait connaître *les formalités prescrites touchant la mise en non-activité pour infirmités temporaires des officiers de marine et des officiers civils et le rappel à l'activité desdits officiers.*

Circulaire du 22 octobre 1846.

1° Lorsqu'un officier de vaisseau n'appartenant point à une escadre se trouvera hors d'état, par suite de ses infirmités, de continuer de servir activement, il adressera sa demande au major général de la marine, qui, après s'être enquis des circonstances antécédentes, fera un rapport détaillé, dans lequel il mentionnera le temps passé par l'officier soit à l'hôpital, soit aux eaux, soit en congé de convalescence, soit dans une position donnant lieu à une exemption de service pour cause de maladie. Ce rapport sera remis par le major général, avec son avis motivé, au préfet maritime, qui, s'il juge qu'il y a lieu de donner suite, fera visiter, par deux médecins de 1re classe, l'officier signalé comme atteint d'infirmités qui le rendent impropre au service. La contre-visite sera faite par deux membres du Conseil de Santé de la Marine, en présence du préfet maritime.

Si les certificats de visite et de contre-visite constatent que l'officier est atteint d'infirmités *qui ne sont pas incurables, mais qu'un congé de six mois serait insuffisant pour obtenir leur guérison*, le préfet maritime adressera au Ministre son rapport particulier, celui du major général et les certificats de visite et de contre-visite des officiers de santé, et proposera la mise en non-activité pour infirmités temporaires, conformément à l'art. 5 de la loi du 19 mai 1834 sur l'état des officiers.

2° Un mode d'opérer analogue sera suivi pour les officiers appartenant à une escadre, à moins que le commandant de l'escadre ne préfère débarquer l'officier et l'envoyer au chef-lieu de l'arrondissement maritime le plus voisin.

3° Pour les officiers civils (1) de la marine, il sera procédé de la même manière : le chef du corps (directeur des constructions navales et autres directeurs, commissaire général, contrôleur, président du Conseil de Santé) fera le rapport ci-dessus mentionné, et il le transmettra, avec son avis motivé, au préfet maritime, qui procédera ainsi qu'il est indiqué au premier paragraphe.

4° L'état maladif des officiers de Santé atteints d'infirmités qui les mettent hors d'état de servir activement, sera constaté de la manière ci-après indiquée :

Le président du Conseil de Santé fera un rapport circonstancié, ainsi qu'il est dit au premier paragraphe ; il le remettra, avec son avis motivé, au préfet maritime, qui prescrira la visite par deux médecins de 1re classe, ou, si le grade ou l'ancienneté de grade de

______

(1) On dirait maintenant : « assimilés ».

l'officier malade l'exigent, par deux professeurs ou principaux. La contre-visite aura lieu en présence du préfet maritime par le collègue du président et par le second officier de santé en chef de la spécialité du président du Conseil de Santé (1).

5° Dans le cas où l'officier militaire ou civil signalé comme atteint d'infirmités qui le mettent hors d'état de servir activement, serait retenu par force majeure à l'intérieur de la France, le préfet maritime adresserait le rapport du chef de corps au Ministre, qui inviterait le commandant de la division militaire où résiderait le malade à le faire visiter et contre visiter, et à faire parvenir directement au département de la Marine les certificats de visite et de contre-visite.

6° Les chefs de service pourront prendre l'initiative de la demande de mise en non-activité pour infirmités temporaires des officiers placés sous leurs ordres.

7° Avant de statuer, le Ministre prendra l'avis de l'inspecteur général du Service de Santé de la Marine (2), ainsi qu'il est prescrit pour la réforme et pour la retraite à titre d'infirmités par l'article 26 du règlement d'administration publique du 26 janvier 1832 (3).

Rappel à l'activité des officiers militaires et civils ayant passé moins de trois ans en non-activité pour infirmités temporaires

Lorsqu'un officier de marine ou un officier civil, mis en non-activité à titre d'infirmités temporaires, demandera son rappel à l'activité avant l'expiration de trois années, à la suite desquelles il doit être envoyé devant un conseil d'enquête, le préfet maritime de l'arrondissement auquel il appartenait en dernier lieu devra rendre compte de cette demande au Ministre, qui lui adressera en communication les certificats et pièces qui ont motivé la mise en non-activité.

Après la réception de ces pièces, le préfet maritime fera procéder à la visite et à la contre-visite de l'officier dont il s'agit. Lesdites pièces seront mises sous les yeux des officiers de santé chargés de cet examen, lesquels auront à constater si les infirmités précédemment signalées sont *complètement disparues*, et s'il n'en est pas survenu de nouvelles. Quand les premières infirmités ou celles survenues depuis la mise en non-activité seront de nature à ne pouvoir être immédiatement appréciées, l'officier pourra être, à cet effet, mis en observation dans un hôpital maritime ou militaire.

Le Ministre prononcera ensuite, d'après les pièces qui lui seront transmises par le préfet maritime, sur la question du rappel à l'activité de l'officier en non-activité depuis moins de trois ans, après avoir pris l'avis de l'inspecteur général du Service de Santé (4).

---

(1) Bien entendu, maintenant ces distinctions n'auraient plus de raison d'être.

(2) Actuellement du Conseil supérieur de Santé.

(3) Une dépêche du 8 janvier 1802 recommande, avant de déférer un officier en non-activité pour infirmités temporaires à l'examen d'un Conseil d'enquête, d'examiner auparavant ses titres à une pension de retraite.

(4) Actuellement du Conseil supérieur.

Instruction pour le service de santé de la marine. sur la visite des officiers militaires et civils susceptibles d'être mis en non-activité pour infirmités temporaires ou d'être rappelés à l'activité. (Cette instruction est de M. l'Inspecteur général Foullioy) (1).

Les officiers de santé de la marine désignés conformément à la circulaire du Ministre en date du 22 octobre 1846, pour constater les infirmités temporaires qui rendent un officier susceptible de quitter le service actif, doivent s'attacher à bien comprendre la signification des termes de la loi du 19 mai 1834. 3e section. On voit d'abord qu'il ne s'agit pas de la nature essentielle de la maladie, mais de ses effets et de sa durée. Toute affection qui rend un employé de l'Etat incapable de s'acquitter de ses obligations le dispense forcément du service. Cependant. pour que cette affection soit temporaire dans le sens de la loi. il faut nécessairement qu'elle n'appartienne pas aux dérangements pour lesquels un séjour à l'hôpital et un congé de convalescence suffisent, et qu'elle n'arrive pas non plus au degré d'opiniâtreté qui fait prononcer la réforme. De là ressortent trois conditions : 1° l'invalidité ; 2° l'impossibilité de redevenir valide au moyen de six mois de traitement ou de congé; 3° la probabilité de recouvrer la capacité de servir à l'expiration de la période de trois ans. fixée par la loi.

Je n'ai pas besoin de dire que l'invalidité est toujours relative et qu'elle se raisonne d'après le service que l'officier est chargé de remplir. L'infirmité qui empêche un officier de vaisseau et un chirurgien de rester en activité permet encore à un ingénieur ou à un officier du commissariat de continuer ses fonctions dans les ports. La validité a aussi ses conditions. et j'en citerai deux qui me paraissent dominantes. La première est de posséder dans son organisation les moyens ordinaires d'éviter ou de surmonter les accidents auxquels la profession qu'on exerce dans la marine expose plus particulièrement la vie humaine ; la seconde, d'être doué d'une force suffisante pour résister aux privations et aux fatigues de corps et d'esprit qui sont inséparables du service auquel on s'est dévoué. Ces conditions existent à différents degrés dans les individus dont la santé n'est point parfaite; et. pour les apprécier correctement. les médecins ne doivent pas répugner. s'ils ne se sentent pas tout à fait convaincus, à exposer leurs doutes aux officiers supérieurs ou généraux en présence desquels ils émettent leurs avis, et qui peuvent leur donner d'utiles éclaircissements,

Lorsque l'invalidité résulte d'altérations apparentes. les médecins n'éprouvent point d'embarras ; mais s'ils n'ont. pour se guider, que des signes rationnels. s'ils sont réduits à s'en rapporter aux déclarations des malades pour certaines lésions cachées qui ne se décèlent par aucun phénomène positif, ils balancent, et l'autorité doit leur accorder le temps de parvenir à la connaissance de la vérité par l'observation

(1) Malgré sa longueur, nous avons cru utile de reproduire ici cette instruction qui sera souvent d'une grande utilité.

suivie des faits. Il faut donc, en pareille occurrence, faire placer le malade à l'hôpital, sous la surveillance des officiers de santé qui ont à prendre connaissance de son état.

Dans le service pratique, les mots ne conservent pas un sens rigoureux et absolu. Une maladie incurable, qui habituellement ne met pas obstacle à l'activité, peut occasionner des effets temporaires qui frappent d'invalidité pour une période plus ou moins étendue : tel est, par exemple, en certains cas, le sarcocèle. L'opinion médicale porte alors sur l'ordre des phénomènes qui interrompent la validité et qui sont susceptibles de se reproduire à des intervalles plus ou moins réguliers, plus ou moins longs.

La loi ne demande pas au médecin de se prononcer sur la durée définitive de la maladie ; elle exige toutefois qu'il déclare, selon ses lumières et sa conscience, que les infirmités ne sont pas incurables, mais qu'un congé de six mois serait insuffisant pour en obtenir la guérison.

Le Ministre recommande d'introduire cette formule dans les certificats de visite et de contre-visite, parce qu'elle est propre à rappeler aux officiers de santé le but de leurs recherches et de leurs attestations.

La possibilité de recouvrer la capacité de servir est le caractère distinctif des infirmités temporaires. Bien des hommes de savoir et d'expérience hésiteront quelquefois à projeter leur jugement dans l'avenir, et à se prononcer sur la probabilité du rétablissement. Qu'ils consultent alors, pour apaiser leurs scrupules, l'esprit bienveillant de la loi et les intentions non moins bienveillantes du gouvernement et du Ministre de la Marine. Ils verront, au troisième alinéa de l'article 13 du deuxième paragraphe de la 3e section, que les avis du conseil d'enquête ne peuvent être modifiés qu'en faveur de l'officier, et ils tireront avec raison cette conséquence, que, dans les cas, d'ailleurs très rares, où les suites de la maladie sont enveloppées d'une obscurité presque impénétrable, les questions que l'incertitude de nos connaissances laisse malheureusement indécises ne doivent se résoudre qu'à l'avantage de l'officier.

Nous venons de faire allusion à des cas qui sont, pour ainsi dire, exceptionnels. Dans les circonstances ordinaires, le service médical a besoin d'agir avec circonspection.

Sans pousser trop loin la juste sévérité qu'il lui est prescrit d'observer dans ses actes, il doit pourtant se tenir en garde contre la prétention d'être placé, sans motif légitime, dans la position de non-activité pour infirmités temporaires, soit que la maladie manque réellement de gravité, soit qu'elle ait fait trop de progrès et qu'elle ne laisse aucun espoir fondé de guérison.

Enfin, quand les officiers de santé de la Marine font partie d'un conseil d'enquête, il importe qu'ils ne se croient pas liés par les opinions avancées antécédemment.

Pour contribuer, en ce qui les concerne, à l'exécution des ordres du Ministre, ils n'ont qu'à s'expliquer clairement sur les faits actuels, a sans autre préoccupation que celle de tout homme que la loi appelle à reconnaître et à déclarer la vérité.

Un arrêté ministériel du 1er mai 1852 (B. O. p. 517) détermine la façon de procéder pour les officiers qui se trouveraient à Paris : l'inspecteur général avant 1886 et actuellement le président du Conseil supérieur de Santé désignent les médecins présents à Paris qui doivent être chargés de la visite et de la contre-visite.

Les officiers du corps de santé désignés pour la visite et contre-visite d'un officier en instance pour infirmités temporaires doivent apporter la plus sérieuse attention, et dans leurs certificats faire ressortir si telle est leur opinion :

1° Que l'affection n'est pas incurable;

2° Qu'un nouveau congé de six mois, après une année passée en dehors du service, serait insuffisant pour amener la guérison.

Les certificats de visite et contre-visite sont dressés sur des imprimés spéciaux ; ils peuvent différer, et sont alors soumis à l'examen du Conseil supérieur de Santé.

Une dépêche du 30 août 1889 rappelle aux membres des commissions de visite et de contre-visite que, pour le rappel à l'activité, l'intéressé doit être complètement guéri de la maladie qui l'a fait mettre en non-activité et qu'il ne suffit pas d'une amélioration constatée dans son état.

CHAPITRE III.

PENSIONS POUR BLESSURES ET INFIRMITÉS. PENSIONS DES VEUVES ET DES ORPHELINS.

ARTICLE 1er. — *Lois fondamentales.*

Il nous semble logique, comme l'a fait du reste Aude, de parler ici des pensions de retraite pour blessures et infirmités, une des questions où le service médical a l'intervention la plus importante et la plus sérieuse, et qui a nécessité une foule d'instructions et de circulaires dont nous allons essayer d'exprimer la quintessence.

L'État doit à ses serviteurs, après un certain nombre d'années passées au service, une pension dont le taux varie avec le temps et la nature de ces services. C'est la pension de retraite proprement dite, qui fera l'objet d'un chapitre spécial. Mais il peut arriver aussi que, bien avant l'époque fixée pour droit à pension, les serviteurs de l'État se trouvent par le fait de blessures ou d'infirmités *contractées au service,* et par le fait du service, hors d'état de continuer à servir ; il aurait été inhumain de les priver d'une pension qu'ils auraient eue sans lesdites blessures et infirmités ; l'État aurait même commis à leur égard un acte déloyal, puisque l'argent servant à payer cette pension provient de retenues faites sur leur solde.

Poussant les choses plus loin, le législateur s'est demandé si, au point de vue légal et humanitaire, il était juste de priver les veuves et orphelins d'un argent qu'ils peuvent considérer comme leur propriété, l'État s'étant fait l'économie des ressources du ménage ; de là les pensions des veuves et orphelins, dont le taux varie suivant les circonstances qui ont déterminé la mort du mari ou du père, mais dont la *condition essentielle est la mort par le fait du service.*

Ces considérations font prévoir facilement quel rôle important le Service de Santé joue dans les questions de pension de retraite pour blessures et infirmités contractées en service et par son fait. Quelles sont en effet les conditions pour ce genre de pension ? Elles sont au nombre de deux :

1° *La gravité et l'incurabilité desdites blessures et infirmités.*

2° *Leur origine constatée médicalement comme étant le fait d'un évenement de guerre ou des dangers ou fatigues du service.* Toutes les autres pièces qui accompagnent la proposition ne sont que des pièces secondaires, des formalités administratives destinées à entourer les deux certificats constatant l'un la gravité et l'incurabilité, l'autre l'origine médicale, de toutes les précautions nécessaires et habituelles, toutes les fois qu'il s'agit d'une sorte de conflit entre les intérêts de l'État et ceux d'un de ses serviteurs.

Il ne nous semble pas nécessaire de reproduire ici les articles de la loi du 18 avril 1831 (la loi fondamentale loi-mère pour ainsi dire,) des pensions de retraite qui intéressent le plus notre service.

Ce sont les articles 12, 13, 14, 15, 16, 17 et 18.

L'ordonnance du 26 janvier 1832 a été édictée pour servir d'application à la loi du 18 avril 1831 ; nous ne la reproduirons pas ici : au reste, des circulaires ministérielles sont venues la commenter ou la modifier, surtout au point de vue des délais pour la revision des pensions après aggravation des infirmités.

La loi et l'instruction se trouvent dans le Bulletin officiel refondu, T. 3.

ART. 2. — *Délais d'instance.*

Nous avons vu plus haut, au chapitre des gratifications de réforme renouvelables, que les titulaires atteints de blessures ou d'infirmités qui se sont aggravées au point de déterminer un droit à pension, peuvent obtenir la concession de cette gratification en pension, mais il était nécessaire d'établir une limite au delà de laquelle l'intéressé n'aura plus droit à cette conversion, et l'ordonnance du 26 janvier 1832 avait fixé *ce délai à un an* à partir du jour de la cessation de l'activité ; ce délai devait être *porté à deux ans,* si les blessures ou infirmités ont occasionné l'amputation d'un membre ou la perte totale de la vue. Mais il n'était question dans cet article que *de l'aggravation des blessures ou infirmités donnant lieu à une nouvelle liquidation de la pension ;* un décret du 27 novembre 1864 ajoute qu'un *marin réformé* qui, par une aggravation consécutive de blessures ou d'infirmités postérieures à sa réforme, se trouve placé dans un des cas prévus par les articles 12, 13 et 14 de la loi du 18 avril 1831, pourra obtenir aussi une pension de retraite, et fixe pour faire sa demande un *délai de deux ans* qui courra du jour de la cessation de l'activité. *Ce délai sera porté à 3 ans* si les blessures ou infirmités ont occasionné l'amputation d'un membre ou la perte totale de la vue.

Un décret *du 10 août 1886* édicte les règles aujourd'hui en vigueur pour les délais d'instance et élargit de beaucoup les règles du 27 novembre 1864 *en portant à cinq ans* la prescription des droits pouvant résulter de blessures reçues sur le champ de bataille ou d'infirmités contractées notoirement au service.

Le même délai d'instance est également accordé aux veuves et orphelins de militaires ou marins morts des suites de blessures ou d'infirmités, de façon à établir *aussi une règle unique pour la production des demandes de pension, à quelque titre que ce soit.*

Il est jugé en conséquence nécessaire d'accompagner la réforme avec gratification des mêmes formalités que les propositions d'admission à la retraite, et de soumettre les militaires réformés à des visites annuelles, en vue de bien déterminer les phases d'aggravation des infirmités et de sauvegarder l'État contre des réclamations basées sur des aggravations dues à des causes survenues postérieurement à la réforme. C'est pourquoi l'art. 2 du décret établit que les titres de réforme pour blessures reçues dans un service commandé ou pour infirmités contractées par le fait du service, ne seront délivrés aux intéressés non-officiers qu'après que l'origine, la nature et la gravité desdites blessures ou infirmités auront été constatées par des certificats d'origine et des procès-verbaux de visite et de contre-visite établis suivant les formes réglementaires en matière de pension.

Les demandes pour la concession d'un titre de réforme n° 1 ou d'un certificat de congédiement en tenant lieu pour les inscrits maritimes, sont adressées au Ministre de la Marine, qui les soumet à l'avis du Conseil supérieur de Santé. Ces demandes ne pourront être admises que si l'état de santé de l'intéressé a été constaté chaque année par la commission spéciale de réforme instituée dans les ports militaires par l'arrêté du 25 mai 1877 ; toutefois l'autorité maritime peut s'entendre avec l'autorité militaire pour faire procéder à la constatation de l'état de santé de ses réformés par la commission spéciale prévue pour le département de la Guerre.

Un décret du 15 mai 1889 (B. O. p. 779) *est venu profondément modifier* le 10 août 1886 dans une de ses clauses essentielles : nous voulons parler de l'obligation pour les militaires et marins réformés de faire constater leur état de santé *chaque année, sous peine de déchéance.* Il a été reconnu en effet que, soit par ignorance, soit par impossibilité, les intéressés négligeaient parfois de se faire visiter dans l'année qui suit le renvoi dans leurs foyers, et perdaient ainsi tout droit éventuel non plus *au bout de 2 ans,* comme le disait le décret du 27 novembre 1864, mais bien au bout d'un an ; en conséquence *l'obligation de la visite annuelle est supprimée :* cette mesure conforme aux intérêts des réformés ne porte aucun préjudice à ceux du Trésor, puisqu'il peut y être suppléé par une étude approfondie des affaires qui se présenteraient dans des conditions anormales. *En résumé, l'art. 2 de l'ordonnance du 26 janvier 1832, concernant les délais, a donc été modifié* : 1° par le décret du 27 novembre 1864 portant les délais à 2 et 3 ans ; 2° par le décret du 10 août 1886 portant les délais à cinq ans, mais avec visites annuelles, *modifié lui-même par le décret du 15 mai 1889 supprimant l'obligation de ces visites.*

Il nous faut reproduire tout au long l'instruction du 17 avril 1891, guide sûr du médecin de la marine pour toutes les questions ayant trait aux pensions de retraite et pour toutes celles du même ordre où il doit intervenir.

ART. 3. — Instruction du 17 avril 1891.

Règles à suivre pour l'établissement des certificats médicaux à joindre aux mémoires de propositions de pensions (1).

I. — Pensions à titre de blessures ou infirmités. — Les justifications de blessures ou infirmités susceptibles d'ouvrir un droit à la pension nécessitent l'établissement des pièces ci-après ;

1° Certificat d'origine ;
2° Certificat d'incurabilité ;
3° Certificat de visite ;
4° Certificat de contre-visite.

Certificat d'origine (modèles n°s 1, 2, 3, 4, 5 (2). — Le certificat d'origine de blessures ou infirmités constitue la pièce fondamentale de la justification du droit à la pension : c'est lui qui fait titre en faveur de l'intéressé ; il doit donc présenter toutes les garanties d'exactitude et de sincérité possibles. Or cette pièce essentielle laisse parfois beaucoup à désirer et son insuffisance nécessite souvent des suppléments d'instruction, des enquêtes réclamées soit par le Conseil supérieur de Santé, ou bien soit par le Conseil d'Etat, et qui ont pour conséquence d'entraver la prompte solution des affaires. Il est donc indispensable que les certificats d'origine soient libellés aussi explicitement que possible, de manière à éloigner toute idée de complaisance, et à ne laisser aucune incertitude sur les faits qu'ils sont destinés à constater ou sur les circonstances dans lesquelles ils se sont produits.

L'expérience a démontré la nécessité de fixer à nouveau les principaux types de certificats, de manière qu'ils puissent s'adapter aux diverses circonstances dans lesquelles se produisent d'ordinaire les faits de service susceptibles de donner origine au droit à la pension.

---

(1) Cette instruction a remplacé la note de M. l'inspecteur général Reynaud du 25 mars 1865, qu'en conséquence nous ne reproduisons pas.

(2) Nous sommes forcés de supprimer les modèles, qui sont reproduits dans les Archives et qu'on peut trouver au Bulletin officiel : du reste, les imprimés existent pour les différents cas.

Les modèles n⁰ˢ 1, 4 et 5, annexés à la présente circulaire, concernent le service à bord : la double attestation de l'officier en second et du médecin-major du bâtiment sera distincte, mais inscrite sur la même pièce, laquelle sera établie en deux expéditions, dont l'une sera délivrée à l'intéressé, et l'autre conservée par le Conseil d'administration du bâtiment.

L'attestation médicale sera en outre, comme par le passé, transcrite sur le registre des certifications médicales, et visée par les autorités du bord.

Pour les troupes de la marine, le modèle n° 2, qui est actuellement en usage, répond à tous les besoins ; il suffit de rappeler au Conseil d'Administration des corps de troupes qu'ils doivent confirmer l'exactitude des faits relatés dans ces certificats, qui revêtiront, par là, un plus grand caractère d'authenticité.

Dans les arsenaux maritimes et dans les établissements hors des ports, le mode de procéder n'est pas uniforme. Il convient de se servir du modèle n° 3, dans lequel se trouvent consignés : 1° le procès-verbal du fait du service commandé ; 2° la relation des lésions produites par l'accident ; 3° les conséquences qui en sont résultées ; 4° la date de la reprise du service.

Cette pièce sera établie en deux expéditions, dont l'une sera délivrée à l'intéressé, et l'autre sera déposée, sous une reliure mobile, au bureau central des matricules, après avoir été numérotée et enregistrée.

Certificat d'incurabilité (modèle n° 6). — Le certificat d'incurabilité, pour lequel la marine n'a pas eu, jusqu'ici, de modèle spécial, doit être établi par le médecin traitant et visé par le Directeur du Service de Santé. Toutefois, dans le cas où le médecin peut être appelé par son grade à procéder ultérieurement à la visite ou à la contre-visite de l'intéressé, il est préférable que le certificat d'incurabilité soit signé soit par le médecin immédiatement placé sous ses ordres, soit par le médecin résident de l'hôpital dans lequel le malade a été traité en dernier lieu.

Le certificat d'incurabilité doit décrire exactement la blessure ou l'infirmité.

Lorsqu'il s'agit de mutilations ou de lésions irrémédiables, l'incurabilité peut être prononcée immédiatement. En ce qui concerne les affections chroniques, elle ne doit être déclarée qu'après que toutes les ressources thérapeutiques ont été épuisées sans résultat, y compris, s'il y a lieu, l'emploi de l'électricité et l'usage des eaux minérales ; dans ce cas, mention doit être faite sur le certificat, des résultats qui auront été obtenus.

Quand il s'agit d'un des organes des sens, dont la fonction est diminuée ou supprimée, le certificat doit détailler les lésions qui ont été constatées, et les signes qui ont permis de les reconnaître. Enfin, lorsqu'il y a déclaration d'incurabilité, le certificat ne doit déterminer ni le degré de gravité de la blessure ou de l'infirmité, ni les conséquences légales qui en découlent.

Il doit se borner à établir que les *lésions sont ou paraissent incurables*.

Certificat de visite (modèle n° 7). — Le certificat de visite est rédigé par deux médecins désignés conformément aux prescriptions de l'article 10 de l'ordonnance du 26 janvier 1832. Il est établi d'après le modèle annexé à ladite ordonnance.

Les médecins experts, après avoir pris connaissance du certificat d'origine et du certificat d'incurabilité, et s'être entourés de tous les renseignements susceptibles d'éclairer leur jugement, procèdent à un examen détaillé de l'état actuel de l'intéressé.

Sans se préoccuper des traitements qui ont été successivement institués, ils examinent la blessure ou l'infirmité au triple point de vue des conclusions qu'ils sont appelés à formuler :

1° *Au point de vue de la gravité.* — Ils s'attachent à décrire, d'une manière détaillée, le siège et la nature de l'affection, en insistant avec le plus grand soin sur les altérations organiques ; ils évitent de reproduire les termes mêmes du certificat d'incurabilité, qui se borne à constater les résultats de l'affection, sans en déterminer les conséquences fonctionnelles.

2° *Au point de vue de l'impotence fonctionnelle.* — Ils donnent, quand il y a lieu, des mesures précises, des indications nettes sur la forme, le volume, la force, la situation de la partie du corps soumise à leur examen, et sur les altérations fonctionnelles qui résultent des lésions constatées. Lorsque les circonstances leur semblent l'exiger, ils procèdent à une nouvelle exploration des organes des sens intéressés, et en consignent le résultat dans la première partie du certificat.

3° *Au point de vue de la relation qui résulte entre la lésion et la cause invoquée pour la justifier.* — Ils s'attachent à établir, s'il y a lieu, en s'appuyant sur les données acquises à la science, que le fait rapporté par le certificat d'origine *est bien, médicalement parlant, le point de départ* de l'infirmité qu'ils ont mission d'apprécier.

Les faits étant ainsi constatés dans la première partie du certificat, ils formulent leurs conclusions dans la deuxième.

Quatre cas peuvent se présenter :

1° Si les médecins experts ne se trouvent pas suffisamment éclairés au sujet des droits de l'intéressé, par suite de l'insuffisance des justifications produites au dossier, ils peuvent conclure à la nécessité d'un supplément d'instruction, en indiquant les points sur lesquels l'enquête devra spécialement porter.

2° Si, au contraire, les droits de l'intéressé leur paraissent suffisamment établis, leurs conclusions doivent être textuellement libellées, ainsi qu'il est indiqué au modèle n° 7.

3° Dans le cas où ils jugeraient que le droit à la pension n'existe pas, mais que la blessure ou infirmité comporte la concession d'une gratification de réforme renouvelable, leurs conclusions devraient être formulées ainsi qu'il est indiqué au modèle n° 8 ; mais, dans ce cas, le certificat devrait mentionner avec soin les motifs qui s'opposent à une proposition de pension.

4° Enfin les conclusions des experts peuvent être négatives sur un ou plusieurs des points soumis à leur appréciation. Dans ce cas, les motifs de leur jugement doivent être nettement exposés.

Certificat de contre-visite (modèle n° 7). — Les mêmes considérations s'appliquent, en tout point, au certificat de contre-visite.

Toutefois, l'appréciation émise dans le certificat de visite ne limite pas la tâche des seconds experts, qui sont toujours, d'ailleurs, d'un grade supérieur à celui des médecins qui ont procédé à la visite. Ils doivent donc, après avoir pris connaissance de toutes les pièces du dossier, procéder minutieusement à la visite, et s'efforcer de faire ressortir les points qui n'auraient pas été mis suffisamment en lumière.

En aucun cas, ils ne se contentent de reproduire le libellé de la première partie du certificat de visite.

En cas de divergence dans les conclusions des certificats de visite et de contre-visite, le Conseil supérieur de Santé apprécie et formule un avis motivé à ce sujet ; le Ministre statue en dernier lieu.

II. — Gratifications de réforme renouvelables. — Conversion des gratifications en pensions. — Les conditions sous lesquelles les gratifications de réforme renouvelables peuvent être concédées sont les suivantes :

Les marins ou militaires qui ne peuvent continuer à servir pour cause de blessures ou infirmités contractées à l'occasion du service, mais ne leur ouvrant pas le droit à la pension de retraite, soit qu'elles ne soient pas assez graves ou ne soient pas incurables, sont congédiés ou reçoivent un congé de réforme n° 1.

La réforme n° 1 peut être prononcée pour infirmités existant antérieurement à l'incorporation, mais développées ou aggravées par les fatigues du service militaire.

Dans ces circonstances, les certificats qui constatent l'infirmité et ses causes doivent mentionner avec soin les motifs qui s'opposent à une proposition de pension. Si les blessures ou infirmités qui ont motivé le congédiement ou la réforme n° 1 entraînent une diminution notable de la faculté de travailler, le réformé peut obtenir une gratification renouvelable qui lui est allouée par décision ministérielle (1).

Les justifications à produire à l'appui des mémoires de proposition pour gratifications de réforme renouvelables sont prescrites par l'article 2 du décret du 10 août 1886, relatif aux délais d'instance pour la production des demandes de pensions ou de revision de pension à titre de blessures ou d'infirmités.

Il résulte de ces dispositions que :

1° Le certificat d'origine doit remplir les conditions énumérées plus haut au sujet des pensions.

2° Il n'y a pas lieu d'établir le certificat d'incurabilité.

3° Il doit être procédé à la visite et à la contre-visite, selon les

---

(1) Une circulaire du 21 septembre 1891 interdit aux commissions de réforme l'examen d tout homme *pourvu d'un certificat d'origine*. Il devra dans ce cas être procédé par une visite et contre-visite comme pour une pension de retraite. La commission de réforme n'aura à agir que si les certificats mentionnent la nécessité d'un congé de réforme n° 1.

formes prescrites par les articles 10 et 13 de l'ordonnance du 26 janvier 1832.

Les conclusions des certificats de visite et de contre-visite doivent être libellées conformément aux indications portées sur le modèle n° 8.

Dans le cas où les conclusions des experts sont négatives sur un ou plusieurs des points soumis à leur appréciation, les motifs de leur jugement doivent être nettement exposés.

Les commissions spéciales de réforme instituées dans les ports ne prononcent la réforme n° 1 qu'après que les formalités précédentes ont été accomplies.

Dans le cas de conversion de gratification en pension, il y a lieu d'établir le certificat d'incurabilité et, dans la rédaction de la 1re partie des certificats de visite et de contre-visite, de mentionner expressément les motifs de ladite conversion.

III. — J'ajoute, en terminant, que, quel que soit le corps ou le service auxquels appartiennent les intéressés, quel que soit le modèle employé, il est des règles communes qui doivent présider à l'établissement du certificat d'origine et qu'il est utile de rappeler.

1° L'ordonnance du 26 janvier 1832 attribue à l'autorité militaire ou maritime et au chef de service la constatation du fait de service commandé, par suite duquel une blessure s'est produite ou une infirmité s'est développée. Il importe, par conséquent, que les circonstances dans lesquelles l'accident s'est produit et la mention de la partie du corps qui a été lésée, soient précisées de manière à permettre d'apprécier, en connaissance de cause, la légitimité des droits éventuels qui peuvent en résulter.

Ces indications nettement établies, il appartient aux médecins qui ont donné les premiers soins d'entrer dans le détail des lésions ou de la maladie qui en a été la conséquence, de manière que, plus tard, à une époque souvent éloignée de l'accident, il soit possible d'établir s'il y a une relation entre le fait de service invoqué et les mutilations ou infirmités qui en sont résultées.

On ne doit jamais perdre de vue que, chaque fois qu'un accident, même léger en apparence, survient, il est nécessaire, sans qu'il y ait lieu de se préoccuper de ses conséquences, de constater le fait dans un certificat d'origine qui devra toujours préciser avec soin les circonstances dans lesquelles il s'est produit et les suites immédiates qui en sont résultées.

2° L'origine d'une maladie interne, pouvant ultérieurement ouvrir des droits à une pension, est souvent entourée d'obscurité, et lorsque les justifications exigées par la loi, n'ont pas été établies en temps utile (1), il devient plus tard très difficile d'apprécier le bien fondé des réclamations élevées par les intéressés ou par leurs veuves, en cas de décès.

____

(1) L'article de cette instruction qui concerne les veuves et les orphelins est reporté plus loin.

Il convient donc, lorsqu'il s'agit d'une affection aiguë, telle qu'une pleurésie ou un rhumatisme, survenus brusquement en dehors de toute prédisposition constitutionnelle appréciable, à la suite d'une circonstance de service exactement déterminée, d'établir, à l'époque la plus rapprochée possible de l'accident, un certificat d'origine dont la forme devra nécessairement différer de celle des modèles sus-indiqués.

Le médecin interviendra, dans ce cas, le premier pour déclarer qu'à telle date, il a donné ses soins pour une maladie dont il signalera la nature et les suites, et dont l'origine lui semble pouvoir être attribuée à un fait de service invoqué par l'intéressé. — L'autorité militaire ou maritime, après information, attestera, s'il y a lieu, l'exactitude de la cause indiquée (modèle n° 4).

S'il s'agit d'une affection endémique des pays chauds, dont le début est souvent insidieux et ne peut faire prévoir soit le développement ultérieur d'une maladie incurable, soit une terminaison fatale, il est nécessaire que les registres médicaux des bâtiments et des infirmeries soient tenus avec une extrême régularité et qu'ils fassent exactement mention de la nature des maladies observées, non seulement lorsqu'elles entraînent une exemption de service, mais lorsqu'elles nécessitent simplement quelques soins médicaux.

On devra veiller avec soin à ce que, soit au moment du débarquement de l'homme, soit au moment du renvoi de France ou de son envoi dans un hôpital à terre, il soit établi un certificat d'origine (modèle n° 5) indiquant exactement et dans les termes consacrés par l'usage, la nature de la maladie, l'époque de ses premières manifestations, enfin l'état dans lequel le malade se trouve à la date du certificat.

L'autorité maritime interviendra ensuite pour attester que la maladie régnait à l'état endémique ou épidémique dans la localité signalée, et que le malade y a été exposé par les obligations de son service.

Art. 4. — *Classification des blessures et infirmités ouvrant des droits à pension.*

La classification des blessures ou infirmités ouvrant des droits à la pension de retraite, du 28 novembre 1887, est aujourd'hui en vigueur. Cette classification est précédée de considérants de la plus haute importance, qui commentent et expliquent le rôle du corps médical dans l'appréciation de questions si délicates, et que nous ne pouvons mieux faire que de reproduire.

Paris, 28 novembre 1887.

Nouvelle classification des blessures ou infirmités ouvrant des droits à la pension de retraite :

Messieurs, en vue de faire cesser, dans la mesure du possible, les divergences d'appréciation qui se produisaient parfois dans la classification des blessures ou infirmités invoquées pour l'admission à la retraite, et de mettre d'accord, autant qu'elles peuvent l'être, les jurisprudences de la Guerre et de la Marine en cette matière, les deux départements ont, dans le cours de cette année, constitué une commission mixte pour procéder à la revision des tableaux de classification actuellement en vigueur dans les deux services.

Malgré la précision de cette classification, il est nécessaire de la faire précéder de quelques recommandations explicatives.

Conditions générales. — Toutes les blessures ou infirmités décrites doivent être considérées comme ayant le degré de gravité exigé pour le droit à la retraite. Le Conseil supérieur de Santé apprécie, s'il y a lieu, en raison des circonstances particulières, de faire exception à cette règle générale.

Lorsqu'une de ces infirmités est constatée, l'intéressé n'est jamais réformé ni proposé pour la gratification renouvelable, à moins qu'il ne se trouve plus dans les délais d'instance fixés par le décret du 10 août 1886. (Voir plus haut au sujet des délais.)

Les infirmités rangées dans la 6me classe représentent le minimum des conditions exigées par la loi, et complètent la nomenclature des blessures et infirmités de nature à motiver une proposition pour la retraite.

Toute infirmité non comprise dans cette nomenclature n'a pas le degré de gravité nécessité pour ouvrir le droit à pension.

Certaines affections sembleront peut-être avoir été omises ; les experts combleront facilement cette lacune apparente en se conformant à la règle posée par les articles 11 à 15 ci-après. Il demeure entendu qu'il ne s'agit dans la présente instruction que des blessures ou infirmités dont l'origine est imputable au service militaire, et que le droit à pension n'existe jamais lorsque l'état d'invalidité est susceptible de disparaître avec le temps.

Attributions des médecins experts et des officiers du Commissariat. — Chaque fois qu'un doute peut s'élever sur le droit d'un militaire à la pension de retraite, le Ministre est consulté.

Sauf vérification par le Conseil supérieur de Santé, les médecins experts ont seuls qualité pour apprécier la gravité de l'infirmité alléguée, sa relation avec la cause invoquée pour la justifier, et le droit qui en résulte.

Les officiers du Commissariat et agents administratifs, appelés à concourir à l'établissement des mémoires de proposition de pension, ne doivent jamais prendre parti dans la question médicale : leur rôle se borne à veiller à l'observation des formalités réglementaires.

Toutefois, dans les cas douteux ils prendront des mesures pour que l'intéressé puisse faire valoir ses droits avant l'expiration des délais de prescription.

Rédaction des certificats. — En ce qui concerne la rédaction des certificats médicaux, il suffira de rappeler aux médecins experts que tout certificat ne renfermant pas les renseignements exigés par les

règlements entraînait une demande de suppléments d'instruction et
par suite une perte de temps.

Règles générales de classification. — Le nouveau tableau de
classification reproduit les six classes de blessures et infirmités, et
celles-ci sont rangées d'après l'ordre des régions pour les trois dernières classes.

Sans comprendre une énumération de toutes les maladies existantes,
ce tableau comporte cependant une indication suffisante des altérations organiques ou fonctionnelles susceptibles d'être observées. Il en
résulte que les experts trouveront toujours à l'article des infirmités
concernant chaque organe, la possibilité d'y faire rentrer celles qu'ils
auront à examiner, et qui, au premier abord, sembleraient provenir
d'un cas non prévu dans la nomenclature ; le fait peut se produire
notamment pour les altérations organiques ou les désordres fonctionnels, conséquences éloignées des maladies infectieuses, telles que : le
typhus, fièvre typhoïde, choléra, fièvre jaune ; ou le charbon, le
farcin, le scorbut, le saturnisme.

Il était inutile d'établir ici une classification spéciale pour toutes
les infirmités graves pouvant résulter de maladies de ce genre, contractées à l'occasion du service ; car les experts, en ne visant, comme
ils le doivent d'ailleurs, que les conséquences des maladies, trouveront
facilement à les faire rentrer dans le cadre des infirmités affectant tel
organe ou telle région.

C'est pour la même raison que les accidents occasionnés par la présence d'un projectile ou de tout autre corps étranger dans l'intérieur
des organes n'ont pas été mentionnés d'une manière particulière ;
c'est qu'en effet les désordres résultant de ce chef peuvent aisément
se rapporter à l'infirmité visée à l'organe intéressé et énoncé dans la
nomenclature comme résultant d'un traumatisme.

5ᵉ Classe de l'échelle de gravité. — On s'est particulièrement
préoccupé de constituer la cinquième classe de l'échelle de gravité
avec les blessures ou infirmités provenant des accidents ou fatigues
du service en campagne et du séjour prolongé dans les pays chauds,
estimant que dans ces circonstances il était juste de conserver à l'intéressé le bénéfice de ses années de service et de ses campagnes.

La tuberculose en général a été également maintenue dans la cinquième classe, parce qu'elle ne doit être l'objet d'une proposition de
retraite qu'autant qu'elle résulte manifestement des fatigues du
service en dehors de toute prédisposition constitutionnelle.

Equivalence, d'après les anciens tableaux. — Un certain nombre
d'infirmités pouvaient être rangées dans une classe ou dans une autre,
au choix des experts, suivant le degré de gravité ; cette latitude
donnait lieu fréquemment à des divergences d'appréciation, surtout
lorsque les experts étaient des médecins civils. On s'est efforcé de
faire disparaître cet inconvénient en dressant par classes un tableau
aussi complet que possible des blessures ou infirmités ouvrant le droit
à pension, et la classification des équivalences a été établie de telle
sorte que les experts ne doivent éprouver aucune difficulté à apprécier immédiatement le degré d'impotence fonctionnelle occasionnée

par une infirmité et à déterminer ensuite la classe à laquelle celle-ci se rapporte. C'est ce qui explique pourquoi certaines infirmités se trouvent comprises dans deux classes différentes, mais avec l'indication spéciale de leur degré différent de gravité. Ainsi l'hémiplégie et la paraplégie restent dans la 4me classe quand elles sont complètes; mais elles figurent aussi à la cinquième dans le cas où, étant incomplètes, elles permettent encore certains mouvements.

Il en est de même de la paralysie générale, des mutilations considérables de la face, des fistules stomacales, de l'anus contre nature, de l'ankylose attaquant plusieurs articulations.

Droits résultant d'infirmités simultanées. — Si, par l'influence des fatigues du service ou des dangers de la guerre, un militaire, marin ou assimilé, est atteint de plusieurs blessures ou infirmités ouvrant chacune le droit à pension, il est rationnel et équitable de tenir compte de chacune d'elles dans l'appréciation de l'impotence fonctionnelle qui en résulte, et il y a lieu de faire bénéficier l'intéressé du cumul (1).

Dans ces cas particuliers, les propositions doivent toujours être nettement motivées, de manière à permettre au Conseil supérieur de Santé de se rendre un compte exact de l'opportunité de l'élévation de classe à accorder.

Prédispositions constitutionnelles. — Une proposition pour la pension prévue au titre II des lois des 11 et 18 avril 1831 ne peut être basée que sur des blessures ou infirmités rentrant positivement, par leur orgine, dans les définitions de l'art. 12 desdites lois, lequel, par son objet exceptionnel, exclut tout accident indépendant du service militaire, et toute infirmité résultant de causes naturelles, telles que la prédisposition constitutionnelle des individus, les progrès de l'âge et les maladies qui affligent l'humanité dans toutes les conditions de la vie sociale.

Toutefois le militaire, marin ou assimilé devenu infirme au service est toujours digne du plus grand intérêt ; et d'autre part il est souvent bien difficile d'établir que l'infirmité provient d'une cause naturelle. Lors donc que l'infirmité alléguée, bien que s'étant manifestée à la suite d'un accident de service, semble avoir pris, en raison du tempérament de l'intéressé, un développement exagéré et sans rapport avec le peu de gravité de la cause occasionnelle, les médecins experts s'entourent de toutes les garanties nécessaires pour bien démontrer que, si elle ne s'était pas déclarée après un fait de service, ladite infirmité se serait certainement manifestée à l'occasion du premier accident de la vie ordinaire. C'est alors surtout que les certificats d'examen et de vérification ne doivent négliger aucun des symptômes, si peu apparents qu'ils soient, dont la divulgation permettra au Conseil supérieur de Santé de se prononcer en toute connaissance de cause.

Au besoin et principalement lorsqu'il s'agit d'un ancien militaire,

____

(1) Le mot cumul doit s'entendre ici comme la résultante pathologique de blessures ou infirmités simultanées.

marin ou assimilé, rendu à la vie civile, l'autorité chargée de l'instruction de la demande de pension apporte tous ses soins à déterminer aussi exactement que possible : 1° l'état de l'intéressé depuis sa rentrée dans ses foyers, au moyen d'une enquête portant sur le genre de vie, les occupations, les antécédents héréditaires ; 2° les causes de l'infirmité invoquée ou les circonstances qui ont amené l'aggravation constitutionnelle, à l'aide de certificats délivrés par les médecins civils qui ont donné leurs soins au malade. Tout en tenant compte des remarques qui précèdent, les experts ne perdent cependant pas de vue que les fatigues, les intempéries auxquelles les militaires, marins ou assimilés sont exposés pendant une longue durée de service, et notamment dans le service à la mer ou aux Colonies, peuvent amener un état de dépérissement latent d'où résulte au premier accident une infirmité grave ou incurable qui n'est certainement pas produite uniquement par la cause occasionnelle et qui cependant ne saurait sans injustice être attribuée à une prédisposition constitutionnelle.

Dans ce cas, il est indispensable que les chefs immédiats de l'intéressé fassent ressortir, dans un rapport circonstancié, toutes les fatigues exceptionnelles auxquelles il a été soumis. Aucun détail n'est superflu ; il est préférable pour l'intéressé que la première enquête soit plus longue, si cela est nécessaire, une demande de supplément d'instruction entraînant toujours des retards plus longs encore. Ces observations visent principalement les propositions de retraite pour phtisie.

Un homme n'est guère susceptible de devenir phtisique pendant la période relativement courte du service actif sans avoir apporté un germe latent de cette affection. Mais on ne saurait, sans s'exposer à rencontrer de nombreux inconvénients dans l'application, fixer une limite minima de durée de services, au-dessous de laquelle aucune proposition de retraite pour tuberculose en général ne devrait être accueillie.

Il a paru plus sage de laisser aux experts le soin de déterminer les cas dans lesquels des propositions pourraient être établies. Toutefois, ils s'inspireront des considérations qui précèdent et n'admettront comme ayant des droits à la pension que les hommes chez lesquels la tuberculose s'est manifestement développée à la suite *d'un fait de service précis*, après une longue durée de service et indépendamment de toute prédisposition constitutionnelle appréciable.

Profession exercée avant l'incorporation. — En stipulant que les blessures ou infirmités pour ouvrir le droit à pension doivent mettre l'intéressé hors d'état de pourvoir à sa subsistance, l'art 14, § 2, des lois des 11 avril et 18 avril 1831 n'a établi aucune distinction entre les différents corps de métiers.

Les experts, pour l'appréciation de la gravité des infirmités alléguées, s'inspireront donc uniquement des indications fournies par le tableau de classification, sans examiner quelle était la position de l'homme avant son entrée au service, quel métier ou quelle profession il exerçait, ni si la blessure qu'il a reçue ou l'infirmité dont il est atteint, le met dans l'impossibilité de reprendre la même profession ou une profession analogue.

Il ne doit être tenu compte de ces considérations que dans certains cas tout à fait exceptionnels et sur un ordre spécial du Ministre, lorsque les infirmités n'entraînent pas, dans les conditions générales de la vie, un état d'invalidité suffisant pour motiver l'admission à la retraite, et, par suite, ne figurent pas dans la nouvelle classification.

Rôle du Conseil supérieur de Santé. — L'ordonnance du 26 janvier 1832 combinée avec les décrets des 24 juin 1886 et 8 septembre 1887, en spécifiant par son article 26 que les propositions de retraite à titre de blessures et infirmités seront communiquées au Conseil supérieur de Santé, a entendu déférer à ce Conseil l'appréciation définitive des effets légaux qu'elles doivent recevoir. Le Conseil supérieur de Santé a donc seul qualité pour juger, au point de vue médical, du rapport existant entre la nature de l'infirmité et la cause invoquée pour la justifier, ainsi que pour déterminer la concordance entre les désordres fonctionnels, tels qu'ils sont décrits dans les certificats médicaux, et les conclusions posées par les experts. De plus, c'est à lui qu'il appartient, en cas de divergence d'opinion ou de désaccord entre les experts sur la valeur des désordres fonctionnels, de trancher le différend, et son avis est prépondérant toutes les fois qu'il pense pouvoir se prononcer sans avoir besoin d'un supplément d'instruction.

Aucune demande de pension n'est rejetée, pour quelque motif que ce soit, sans que le Ministre ait été appelé à statuer.

Il ne suffit pas en effet qu'un militaire, marin ou assimilé ayant sollicité son admission à la retraite ait la certitude que ses titres ont été examinés avec soin et bienveillance ; il faut encore, lorsque sa demande n'est pas accueillie, qu'il soit mis à même de se pourvoir, s'il le juge convenable, devant le Conseil d'État.

Toutes ces formalités étant indispensables pour sauvegarder les droits des intéressés, tout en garantissant l'État contre les réclamations non fondées, je vous prie de veiller avec le plus grand soin à l'exécution des prescriptions contenues dans la présente circulaire, qui annule, en ce qu'elles auraient de contraire, toutes les dispositions précédentes sur le sujet dont il s'agit.

Je ne terminerai pas ces instructions sans rappeler encore le principe essentiel sur lequel j'ai déjà insisté, parce que trop de causes tendent à le faire perdre de vue ; à savoir : qu'il ne peut exister de droit à pension que pour des blessures ou des infirmités ayant leur source dans le service ; que l'État ne peut avoir d'obligation que pour celles-là ; qu'il n'appartient à personne de lui en créer d'autres, et qu'enfin le soin de la défendre contre des prétentions qui n'auraient pas cette base exclusive est confié aux autorités médicales chargées de constater les affections et d'en reconnaître les origines. La situation des finances publiques leur fait aujourd'hui plus que jamais une obligation étroite de défendre rigoureusement les intérêts du Trésor. Si dans les espèces complexes que visaient plus particulièrement quelques paragraphes placés plus haut, le rôle des experts peut être délicat, ils ne doivent que davantage se mettre en garde contre des influences et des sentiments qui tendraient à leur faire admettre comme élément de solution dans les questions de causalité scientifiques qui leur sont soumises, des considérations de bienveillance et d'ordre personnel. Nous renvoyons nos lecteurs au Bulletin officiel pour les tableaux de la clasification des blessures ou infirmités; du reste, un exemplaire leur sera toujours mis sous les yeux dans les commissions dont ils feront partie.

Art. 5. — *Rôle des médecins experts.*

Voyons maintenant, en reprenant, dans un coup d'œil d'ensemble, toutes les considérations un peu éparpillées que nous avons développées dans les commentaires de la loi et de l'ordonnance, quelle sera la conduite des médecins dans les divers rôles qu'ils ont à jouer (visites et contre-visites pour pensions de retraite ou gratification renouvelable ; visite devant la commission de réforme).

1° *Pension de retraite.* — S'il s'agit de pension de retraite, les médecins appelés à fonctionner soit devant les conseils d'administration des corps, soit devant le préfet maritime, agissent à titre d'experts ; à eux seuls revient le droit d'apprécier le fait qui leur est soumis ; ils doivent décrire avec soin les blessures ou les infirmités, et indiquer jusqu'à quel point elles peuvent être, *médicalement parlant*, les effets des causes spécifiées dans les pièces jointes au dossier ; il importe qu'ils établissent *de la façon la plus affirmative* le rapport qui existe entre le certificat médical d'origine et les lésions constatées au moment de leur examen.

Leurs conclusions doivent ensuite viser :

1° La gravité et l'incurabilité des lésions ;

2° L'impossibilité de servir ;

3° L'incapacité pour le blessé et l'infirme de pourvoir à sa subsistance, si ce n'est pas un officier, et l'impossibilité de rentrer au service, si l'intéressé a rang d'officier (1).

Enfin la classe dans laquelle il doit être rangé d'après l'échelle de gravité établi par la classification du 28 novembre 1887. Ils devront conclure *nettement et catégoriquement* dans les cas qui ne comportent pas de doute ; mais si les lésions constatées ne leur paraissent pas être la conséquence directe de celles relevées dans le certificat d'origine, ils devraient aussi l'exprimer très nettement, et conclure qu'il n'y a pas lieu à pension, bien que les lésions soient graves et incurables, et que l'intéressé soit incapable de pourvoir à sa subsistance.

Dans les cas, assez fréquents du reste, où la relation entre les lésions observées et le certificat d'origine n'est pas directement démontrable, mais est toutefois vraisemblable, les experts feront bien d'exprimer cette nuance par l'expression suivante : « *Ces lésions paraissent être la conséquence d'une blessure ou d'une infirmité con-*

---

(1) Un avis du Conseil d'État dont le Ministre a adopté les conclusions prescrit de la façon la plus formelle cette constatation dont il sera fait mention sur les certificats des procès-verbaux de visite et contre-visite (15 avril 1886, B. O. p. 734).

tractée en service commandé, ainsi que le constate le certificat d'origine. »

L'autorité supérieure sera ainsi éclairée, sans que la responsabilité des experts soit engagée plus que de raison.

2° Gratification renouvelable. — Pour les gratifications renouvelables. même rédaction des certificats que pour les pensions de retraite. au point de vue de la constatation des lésions et de la relation entre elles et le certificat d'origine.

Les conclusions seules diffèrent ; au lieu d'établir l'impossibilité de pourvoir à sa subsistance. les experts apprécient *la diminution temporaire ou définitive de la faculté de travailler* ; puis ils concluent à une gratification renouvelable d'une façon aussi explicite que s'il s'agissait d'une pension de retraite. Il est bien entendu qu'ils agissent encore ici à titre d'experts et qu'ils n'ont en aucune façon à se préoccuper des conclusions que pourra formuler de son côté la commission spéciale de réforme appelée à fonctionner soit avant, soit après eux. S'il y avait divergence d'opinion, ce qui n'est guère supposable, le Conseil supérieur de Santé et le Ministre en dernier ressort apprécieraient. Du reste. la circulaire du 21 septembre 1891 (B. O. p. 539) a décidé que la Commission de réforme n'examinerait directement que les hommes dont les maladies ou les infirmités n'ont aucune relation constatée avec un fait de service. Ceux qui seront porteurs d'un certificat d'origine seront signalés par le corps à l'autorité administrative, qui fera instruire l'affaire au point de vue pension de retraite ou gratification renouvelable. Si l'on conclut au droit à pension, l'homme. ne sera pas présenté à la réforme ; il ne comparaîtra devant la commission que si les certificats mentionnent la nécessité d'un congé de réforme n° 1.

3° Rôle des médecins à la Commission de réforme. — Devant la Commission spéciale de réforme. les médecins *ne figurent pas à titre d'experts, mais bien de consultants* ; leur rôle se borne à rapporter la blessure ou la maladie à l'un des cas prévus par l'instruction du 8 avril 1891 et à conclure par écrit d'après une formule invariable : *impropriété* au service de la flotte ou *impossibilité de servir activement,* suivant qu'il s'agit d'inscrits ou d'hommes appartenant au recrutement.

Le Conseil prononce ou rejette la réforme.

Le Conseil recherche en outre si l'intéressé peut être employé à un service auxiliaire. Dans ce cas. il peut demander l'avis des médecins qui l'assistent comme consultants ; mais ces derniers ne doivent rien écrire à cet égard : il ne reste aucune trace de leur opinion.

Citons quelques dépêches importantes :

L'instruction du 28 novembre 1887 a placé dans la 5e classe :

N° 20 (perte absolue de l'usage d'un membre) la destruction d'un œil ou perte complète de la vision avec déformation extérieure très apparente du globe oculaire (staphylôme, leucôme, hernie de l'iris). On a voulu éviter par là le terme un peu vague de désorganisation du globe de l'œil. employé dans la classification du 25 mars 1865 et dans celle du 8 février 1879. ce terme en effet devant s'entendre par la fonte du globe, suite de l'écoulement des liquides ou de la sortie des milieux avec occlusion plus ou moins complète des paupières. La dernière instruction a de même placé dans la 6e classe n° 51 l'abolition complète de la vision d'un côté avec ou sans altération des milieux de l'œil.

Une dépêche du 8 août 1866 a trait à la retraite des ouvriers borgnes, et a pour but de rendre uniforme la façon de procéder dans tous les ports à l'égard des ouvriers ayant perdu un œil par suite d'accidents survenus en service commandé. Elle établit que l'impossibilité de pourvoir à la subsistance est la condition *sine quâ non* du droit à pension, et que certains ports ont eu le tort de s'attacher exclusivement à la nomenclature en perdant de vue le texte de la loi. Si, après guérison, en effet, et ayant conservé une aptitude suffisante, un ouvrier continue, quoique borgne, son service dans l'arsenal, il ne peut plus être considéré comme hors d'état de pourvoir à sa subsistance : il n'en est pas de même si son métier antérieur exigeait une plus grande justesse de coup d'œil ; la marine ne peut, malgré toute sa bienveillance, le conserver à sa solde.

La même dépêche étendait ces considérations au personnel des équipages de la flotte et des troupes et aux agents divers du personnel de la Marine ; mais une circulaire du 22 mars 1876, considérant que l'ouvrier ne se trouve exposé dans l'arsenal qu'aux accidents de sa profession ordinaire (accidents qu'il n'éviterait pas davantage en travaillant pour l'industrie privée), refuse de l'assimiler, au point de vue du service militaire, au marin exposé à des dangers incessants.

En conséquence, le paragraphe qui vise ce dernier dans la circulaire du 8 août 1866 est annulé.

Citons encore à ce sujet une dépêche du 7 août 1889, adressée au port de Rochefort, au sujet d'un marin atteint du prolapsus de la paupière supérieure d'un côté et qui avait été proposé pour une pension de retraite à titre d'infirmité grave et incurable. Le Conseil supérieur de Santé, se basant sur ce qu'il n'y a pas abolition de la vision, et sur ce que le prolapsus n'est pas incurable, et peut être atténué, dans une certaine mesure, conclut à une gratification renouvelable.

Il ne nous semble pas nécessaire de placer ici le tarif des pensions de retraite pour blessures et infirmités, qui dérive du reste de celui adopté pour l'ancienneté du service ; mais nous en parlerons en temps et lieu.

Une circulaire du 31 décembre 1885 règle d'une manière uniforme la façon de procéder pour les ouvriers qui demandent leur retraite avant l'âge de 50 ans (art. 3 de la loi du 28 juin 1862) ; ils doivent d'abord faire l'objet d'une déclaration de leurs chefs de service attestant qu'ils ne peuvent plus être employés utilement au service de la Marine ; ils sont ensuite soumis à une visite et à une contre-visite opérée chaque fois par deux médecins et devant les mêmes autorités que pour le cas de blessures ou d'infirmités contractées au service ; les officiers du corps de Santé auront seulement à constater si l'incapacité de travail que l'intéressé fait valoir est de nature à lui interdire tout service dans l'arsenal.

ART. 6. — *Pensions des veuves et des orphelins.*

Les pensions des veuves et orphelins continuent, dit la loi du 5 août 1879, à être régies par les articles 19, 20 et 21 de la loi du 18 avril 1831, que nous reproduirons avec les modifications que leur ont apportées la susdite loi du 5 août 1879 et celle du 15 avril 1885.

L'art. 19 *de la loi du* 18 *avril* 1831 *est ainsi conçu :*

1° Les veuves d'officiers, marins ou autres, qui ont été tués dans un combat ou qui ont péri dans un service commandé ou requis, ont droit à pension.

2° (Ce paragraphe est ainsi conçu depuis la modification que lui a apportée la loi du 15 avril 1885, art. 7 B. O. p. 783) :

Ont droit à la pension les veuves des militaires, marins ou assimilés dont la mort a été causée soit par des événements de guerre, soit par des maladies contagieuses ou endémiques contractées à l'armée, hors d'Europe, à bord des bâtiments de l'Etat ou dans les colonies, et aux influences desquelles ils ont été soumis par les obligations de leur service, pourvu que le mariage soit antérieur auxdits événements de guerre, et à l'origine desdites maladies.

Les causes, l'origine et la nature des événements de guerre, des maladies contagieuses ou endémiques contractées à l'armée, hors d'Europe, à bord des bâtiments de l'Etat ou dans les colonies, seront constatées par un certificat d'origine dressé à l'époque où ils se seront produits et avant le retour en France.

Lorsque les militaires et marins, à leur retour en France, ne se considéreront pas comme guéris, ils feront constater par leurs services médicaux respectifs, que les effets desdits événements et maladies subsistent encore.

Cette constatation devra être renouvelée d'année en année, pendant leur séjour en France, par les officiers de santé militaires ou maritimes de la localité où ils résideront.

Le médecin qui aura soigné le malade à son décès devra affirmer que les événements de guerre ou les maladies ci-dessus contractées ont été la cause directe de la mort.

Tous certificats médicaux seront légalisés par l'autorité compétente.

Si les militaires et marins sont décédés une année révolue après la date de la dernière constatation médicale, leurs veuves seront sans droit à pension.

3° (Ce paragraphe n'a subi aucune modification.) Ont droit à pension :

Les veuves d'officiers, marins ou autres qui sont morts des suites de blessures reçues soit dans un combat, soit dans un service commandé ou requis, pourvu que le mariage soit antérieur à ces blessures ; elles seront justifiées dans les formes et les délais prescrits par un règlement d'administration publique.

4° (Ce paragraphe a été modifié par l'art. 7 de la loi du 5 août 1879.)

Art. 7. — *Les veuves des fonctionnaires et de tous les autres agents* qui, aux termes de la loi du 18 avril 1831, devaient réunir 30 ans de services effectifs pour pouvoir prétendre à une pension de retraite, auront désormais droit à la pension quand leurs maris mourront après vingt-cinq ans de services effectifs.

En cas de décès de la mère, ce droit est dévolu aux orphelins.

L'art. 20 de la loi du 18 avril 1831 est ainsi conçu :

Art. 20. — En cas de séparation de corps, la veuve d'un officier marin ou autre ne peut prétendre à aucune pension. Les enfants, s'il y a lieu, sont considérés comme orphelins. (Voir pour Divorce.)

Art. 21. — Après le décès de la mère, ou lorsque, par l'effet des dispositions de l'article précédent, elle se trouve déchue de ses droits à la pension, l'enfant ou les enfants mineurs des officiers, marins et autres, qui sont morts dans les cas prévus par l'art. 19, ont droit, quel que soit leur nombre, à un secours annuel égal à la pension que la mère aurait été susceptible d'obtenir.

Ce secours leur est payé jusqu'à ce que le plus jeune d'entre eux ait atteint l'âge de vingt et un ans accomplis ; mais dans ce cas la part des majeurs est réversible sur les mineurs.

Les art. 8 et 9 de la loi du 5 août 1879 modifient l'art. 22 de la loi du 18 avril 1831, en ce sens qu'ils accordent un avantage considérable aux veuves et aux orphelins des officiers mariniers, marins et autres, compris au tarif n° 2.

Voyons d'abord :

Art. 22. — La pension des veuves des officiers, marins ou autres, est fixée au quart du maximum de la pension d'ancienneté affectée au grade dont le mari était titulaire, quelle que soit la durée de son activité dans le grade.

Néanmoins la pension des veuves des amiraux est fixée à six mille francs.

Celle des veuves des marins ou autres au-dessous du rang d'officier ne sera pas moindre de 100 francs.

L'art. 8 du 5 août 1879 dispose que la pension des veuves et le secours annuel des orphelins des *officiers mariniers et autres compris au tarif n° 2* sont fixés à la *moitié* du maximum de la pension affectée au grade dont le mari ou le père était titulaire.

Toutefois, aucun des individus compris au tarif n° 2 ne pourra donner à sa veuve ou à ses orphelins droit à une pension supérieure à celle qui est attribuée par le tarif n° 1 aux veuves d'officiers ou assimilés du dernier grade, suivant le corps.

Dans aucun cas, la pension de veuve ou le secours d'orphelin ne pourra être inférieur à 300 francs

L'art. 9 établit que les veuves ou les orphelins des officiers mariniers, marins ou assimilés, tués sur le champ de bataille ou dont la mort a été causée par des événements de guerre, ont droit *aux trois quarts* du maximum de la pension d'ancienneté dont le mari ou le père était titulaire.

L'art. 11 du 5 août dit que les veuves ne seront pas admises à cumuler plusieurs pensions militaires ; elles pourront seulement opter pour la plus forte, quand il y aura lieu.

L'art. 19 de la loi établissant que les veuves ou orphelins privés de leur soutien, soit par des événements de guerre ou de service, soit par suite de maladies contagieuses ou endémiques, il est facile de prévoir quel rôle important les médecins doivent jouer dans la justification de leurs droits ; de là la nécessité d'établir d'une façon claire et précise les certificats d'origine et les certificats de décès, en ne négligeant, comme nous l'avons dit plus haut, aucune des circonstances qui ont pu accompagner le fait vulnérant ou nosologique, en décrivant minutieusement tous les symptômes de la maladie.

Tout d'abord ils devront s'attacher à éviter de dénommer par des appellations systématiques tel ou tel processus morbide que le nom vulgaire et bien connu suffit à caractériser (fièvre jaune, choléra, etc.). De même en ce qui touche la contagion, sans prendre parti pour l'une ou l'autre des doctrines qui ont divisé si longtemps le monde médical, ils ne retiendront que son caractère principal, celui qui pour ainsi dire saute aux yeux, la transmissibilité. De même une maladie sera réputée endémique lorsque, signalée depuis longtemps comme particulière au pays, elle atteint d'une façon toute spéciale les Européens qui y viennent. Exemple : un homme meurt de fièvre jaune à bord d'un bateau où règne cette maladie ; sa veuve aura certainement droit à une pension, cette maladie étant endémique.

Mais il ne faut pas oublier que le séjour dans les pays chauds ou de longues campagnes ne peuvent par eux-mêmes créer droit à pension, pas plus pour la veuve que pour l'intéressé. Il faut que la filiation des accidents morbides puisse être retrouvée depuis le fait initial, soit à l'aide d'un certificat d'origine, soit à l'aide d'une enquête sérieuse et approfondie ; et cela s'applique surtout aux propositions de pension pour tuberculose acquise, maladie qui est visée dans la classification du 28 novembre 1887, et aux articles 31 et 32 des considérations qui la précèdent.

Les certificats de décès doivent être dressés avec le plus grand soin et doivent mentionner de la façon la plus explicite le caractère de la maladie, de façon qu'on puisse rattacher facilement la cause de la mort aux symptômes décrits dans le certificat d'origine. Il arrive parfois qu'au premier abord il paraisse assez difficile de trouver une relation entre une maladie endémique bien justifiée par un certificat d'origine ou une enquête approfondie, et un décès survenu en France après un laps de temps plus ou moins long ; mais il ne faut en accuser souvent que le manque d'observation médicale à laquelle l'intéressé, soit par négligence, soit par impossibilité, n'a pu se soumettre ; c'est ainsi qu'une détérioration profonde, causée par le paludisme, une maladie du foie ayant entraîné un trouble profond dans les fonctions de cet organe ; une diarrhée endémique ayant dépouillé presque complètement l'intestin, peuvent plus tard être la cause de la mort souvent d'une façon tellement aiguë que l'on serait tenté de repousser bien loin une relation de cause à effet; c'est pour cela que la Marine, toujours désireuse de sauvegarder les intérêts des particuliers, tout en veillant avec un soin jaloux sur son trésor, a recommandé d'une façon formelle la pratique des autopsies dans les hôpitaux, malgré la répugnance des familles, agissant ainsi malgré elles dans leur propre intérêt, quelle que soit la position sociale ou le grade du décédé.

Dans le cas de guerre où les marins ou les troupes de la Marine avaient été employés à terre, il est évident que les règles de la loi du 18 avril 1831 ne leur sont plus applicables, et qu'il faut se reporter à celles de la loi du 11 avril sur les pensions de l'armée de terre : diverses décisions du Conseil d'État en ont décidé ainsi après la guerre de 1870. La loi, pour accorder une pension à une veuve ou un secours à un orphelin, exige que le mari ou père soit mort d'une maladie endémique ou contagieuse : il semble donc en résulter qu'un décès par maladie épidémique ne donnera aucun droit à une pension : c'est en effet le texte de la loi ; mais lorsqu'un marin ou militaire a été exposé à l'épidémie par une obligation de service, alors que, dans toute autre circonstance, il aurait pu s'y soustraire, il y a droit à pension. Il a été jugé ainsi pour quelques épidémies de variole localisées, où la maladie a été considérée comme ayant le caractère *contagieux dans le sens de la loi de pension.*

Enfin disons pour terminer que l'art. 2 du décret du 15 avril 1885 applique au département de la Marine les dispositions de l'article 6 de la loi du 17 avril 1833, concernant l'armée de terre, et relatives aux délais pendant lesquels une pension peut être réclamée. Il est ainsi conçu :

A l'avenir, tout marin ou assimilé, veuve ou orphelin de marin ou assimilé, qui se trouvera en demeure de faire valoir ses droits à l'obtention d'une pension ou d'un secours annuel, sera tenu de se pourvoir en liquidation auprès du Ministre dans un délai dont la durée ne pourra *excéder* 5 *années,* sans préjudice des règles déjà fixées et des déchéances encourues ou à encourir d'après la législation en vigueur sur les pensions de l'armée de mer; passé ce délai, les demandes ne seront plus admises.

Il nous semble utile de reproduire ici les articles de la circulaire du 17 avril 1891 qui concernent les pensions des veuves et des orphelins.

Pensions des veuves. — (*Circulaire du 17 avril* 1891.) — Aux termes de la loi du 18 avril 1831, modifiée par celle du 15 avril 1885, pour qu'il y ait droit à la pension des veuves, il faut que le décès du mari ait été occasionné soit par une blessure de guerre ou une blessure reçue en service commandé, soit par une maladie contagieuse ou endémique contractée à l'armée, hors d'Europe, à bord des bâtiments de l'État ou dans les colonies, et aux influences de laquelle il a été soumis par les obligations de son service.

Les textes combinés des deux lois précitées, l'ordonnance du

26 janvier 1832, la circulaire du 23 avril 1885 (B. O. p. 783), et l'instruction du 25 mars 1865 doivent servir de guide pour les justifications à produire à l'appui des mémoires de proposition.

Il résulte de l'ensemble de ces dispositions, que trois conditions essentielles doivent être remplies pour que ces justifications soient régulièrement établies :

1° L'origine de la blessure ou de la maladie doit être certifiée dans les formes indiquées pour les pensions de retraite à titre de blessures ou infirmités ;

2° La filiation des accidents et la continuité de la maladie doivent être suivies, d'année en année, à l'aide d'attestations ou de documents officiels (certificats de contre-visite des Conseils de Santé, extraits de feuilles de clinique, de registres médicaux, etc.. etc ..) ;

3° Le certificat de cause de décès doit indiquer, d'une manière formelle, si la blessure ou la maladie invoquée a été la cause directe de la mort.

Lorsque l'autopsie a été pratiquée, le procès-verbal de cette opération doit être annexé audit certificat (circ. du 26 août 1889, B. O. p. 433).

Dans le cas où le décès causé par une maladie contagieuse ou endémique a lieu, soit à bord, soit dans la localité où la maladie a été contractée, on doit établir immédiatement un des deux certificats prescrits par l'article 24 de l'ordonnance du 26 janvier 1832 (voir modèles nos 9 et 10 et notes).

CHAPITRE IV.

PENSIONS DES OUVRIERS DES PORTS. — PENSIONS DITES DEMI-SOLDE.

La question des pensions dites demi-soldes applicables aux inscrits maritimes intéresse les médecins de la Marine, qui, dans certains cas, ont un rôle à jouer pour apprécier l'impossibilité de servir, qui en conséquence amène l'obtention de la pension avant l'âge déterminé.

Il nous faudrait remonter assez loin pour trouver l'origine de cette demi-solde ; mais, pour ne pas égarer nos lecteurs, laissant de côté la loi du 13 mai 1791, et les actes subséquents relatifs aux pensions dites demi-soldes (Bulletin des Lois du 1er juillet 1862, n° 1033), nous ne ferons que dire un mot de la loi du 28 juin 1862 (B. O. p. 30), dont le principal caractère est d'établir une distinction entre les services rendus directement à l'Etat par diverses catégories d'agents de la Marine ou d'ouvriers, et les services mixtes rendus par les inscrits maritimes appelés à servir sur les bâtiments de l'Etat, lorsqu'ils en sont requis, et autorisés à se livrer habituellement à la navigation commerciale et à la pêche. Cette loi du **28 juin 1862** accorde donc la pension de retraite pour ancienneté, avec minimum et maximum aux contre-maîtres, ouvriers, apprentis et journaliers, en même temps que le droit d'obtenir des pensions pour blessures et infirmités, et l'extension de ces bénéfices à leurs veuves ou orphelins après 25 ans de services effectifs, à condition qu'ils aient atteint l'âge de cinquante ans accomplis, à moins d'incapacité définitive de travail ou de service dûment constatée.

L'incapacité définitive de travail ou de service dûment constatée étant une condition de l'obtention de la pension de retraite, avant l'âge de cinquante ans, il fallait nécessairement que le Service de Santé eût à intervenir : aussi, une circulaire du **29 février 1864** a-t-elle établi qu'il serait procédé à une visite et à une contre-visite, comme dans le cas de pensions pour blessures ou infirmités, eu égard à l'analogie de ces deux positions ; et, plus tard, une circulaire du **31 décembre 1885** établit qu'il n'est pas besoin de faire précéder cette visite et contre-visite d'un rapport du Conseil de Santé ou d'un certificat du médecin de l'arsenal. Les intéressés feront d'abord l'objet d'une déclaration de leurs chefs de service attestant qu'ils ne peuvent plus être employés utilement au service de la Marine, et seront ensuite visités et contre-visités par deux médecins, devant les mêmes autorités que pour le cas de blessures ou d'infirmités contractées au service. Les médecins auront seulement à constater si l'incapacité de travail que l'intéressé fait valoir, ou que le chef signale, est de nature à lui interdire tout travail dans l'arsenal. En effet, pour créer un droit à pension à titre de blessures ou d'infirmités, il est indispensable d'avoir une base première (certificat du médecin de l'arsenal ou rapport du Conseil de Santé) déterminant leur origine et leurs résultats ; pour le cas qui nous occupe, le droit existe en vertu de la loi du **28 juin 1862**, et c'est bien au chef de service à ouvrir l'instance, autant dans l'intérêt de l'homme que dans l'intérêt du service négligé.

Nous passerons de suite à la loi du **11 avril 1881** qui a amélioré dans un sens plus large le régime des pensions dites demi-soldes et complète pour leur justification la loi du **28 juin 1862**.

Les conditions de la demi-solde demeurent les mêmes : 25 ans, soit de services pour le compte de l'État, soit de navigation sur les bâtiments de commerce, à partir de l'âge de dix ans ;

Et 50 ans d'âge : la pension pourra cependant être obtenue avant l'âge de 50 ans pour les marins atteints d'infirmités évidentes, *quelle qu'en soit l'origine*, les mettant dans *l'impossibilité absolue* de continuer la navigation, bien entendu seulement s'ils réunissent leurs 25 ans de services effectifs.

Cet état devra être constaté par une commission spéciale qui fait l'objet du décret du **26 août 1881** (B. O. p. 575). Il nous semble inutile de donner ici la composition de cette commission qui a été modifiée par un décret du **28 novembre 1888**, portant de 3 à 5 le nombre de ses membres, par l'adjonction d'un second médecin et du commissaire de l'Inscription maritime du chef-lieu du sous-arrondissement. De plus, les deux médecins devront être des officiers supérieurs du corps de Santé de la Marine.

Elle fonctionne au mois de janvier de chaque année.

Elle est ainsi composée :

Le commissaire général ou le chef du service de la Marine, président.

Le commissaire de l'inscription maritime du quartier du chef-lieu du sous-arrondissement.

Un lieutenant de vaisseau désigné par le préfet maritime.

Deux médecins en chef ou principaux du corps de Santé de la Marine, également désignés par le préfet maritime.

Un aide-commissaire ou, à défaut, un commis du commissariat, secrétaire.

Dans les ports secondaires, lorsqu'il ne se trouve pas sur les lieux deux médecins de la Marine, pour éviter des frais de déplacement, le second médecin peut être pris parmi ceux qui seraient embarqués à bord d'un bâtiment de l'État, à proximité, ou, à défaut, par le médecin civil chargé du service ordinaire de santé au chef-lieu du sous-arrondissement. Toutefois, la présence dans la commission d'un médecin de la Marine du grade supérieur est obligatoire (1).

Les procès-verbaux de la commission sont transmis immédiatement au Ministre de la Marine, qui, après avoir pris l'avis du Conseil supérieur de Santé, informe les ports de sa décision. Cette consultation du Conseil supérieur, comme pour les pensions à titre d'infirmités et les gratifications de réforme renouvelables, invite les médecins à être nets et précis dans la description des maladies ou infirmités invoquées, pour que ce Conseil ait une base solide d'appréciation.

Il n'est pas inutile du reste de rappeler ici les considérations qui précèdent le décret du 26 août 1881, instituant la première commission, et qu'on a jugé inutile de reproduire en tête du décret du 28 novembre 1888.

Le Parlement, en voulant réduire l'âge d'accessibilité à la demi-solde pour les inscrits maritimes manifestement incapables de naviguer, n'a nullement entendu créer là une source d'abus. Il faut que l'intéressé soit dans l'impossibilité absolue de continuer la navigation, et que cette impossibilité soit pour ainsi dire évidente, non seulement pour le présent, mais encore pour l'avenir. Une circulaire du 9 novembre 1887 rappelle cette condition aux commissions de visite. Si parmi ceux qui ont obtenu leur demi-solde avant 50 ans, il en est qui plus tard peuvent reprendre l'exercice de la navigation, c'est que la commission de visite s'est trompée, ou qu'elle ne s'est pas suffisamment pénétrée de l'esprit des dispositions de la loi du 11 avril 1881 ; car, s'il est tout naturel que le marin qui a obtenu sa demi-solde à l'âge réglementaire de 50 ans et qui est encore valide, continue

____

(1) A Bordeaux, un des officiers de l'École du Service de Santé.

à naviguer, il n'en serait pas de même de celui qui a bénéficié des dispositions bienveillantes de la loi, puisque c'est précisément pour ce seul motif qu'il ne peut plus naviguer qu'il a obtenu cette faveur.

Cette circulaire doit être lue aux commissions par les présidents.

Enfin une circulaire du 21 novembre 1889 adopte un modèle de procès-verbal pour les commissions de visite sus-mentionnées que l'on trouve à la page 827 du B. O.; une note en marge, après avoir recommandé aux Médecins une grande netteté et une grande précision, ajoute qu'il faut joindre au procès-verbal les certificats médicaux ou autres pièces qui auraient été produites par l'intéressé.

CHAPITRE V.

APERÇU SUR LE NOUVEAU DÉCRET SUR LA RATION.

L'étude complète de la ration, de la valeur de ses éléments, et la comparaison de notre ration avec celle des marines étrangères appartient au côté technique, que nous nous sommes interdit d'aborder ; du reste, cette question trouve sa place dans le cours d'hygiène navale à professer aux stagiaires. Cependant il n'est pas inutile de jeter un coup d'œil très rapide sur le décret du 11 décembre 1893 (B. O. p 779). On comprendra que nous ne pouvons le reproduire en entier.

Une dépêche du 14 avril 1893 avait soumis aux ports l'examen d'un nouveau projet de composition de la ration à bord et à terre. Tous les rapports des commandants à la mer demandant à modifier les soupers qui se composent 6 jours sur 7 de fayols, il y a lieu, pour ne pas dépasser les crédits alloués, de demander au commerce certaines denrées (conserves, par exemple) qu'on obtient à meilleur compte que dans les manutentions. Les marins *à la mer* recevraient chaque jour au souper 100 gr. de viande conservée ou de lard, avec 60 gr. de légumes secs ou 200 gr. de pommes de terre.

En journalier, la ration comprendra par semaine : 3 dîners de viande fraîche à raison de 250 gr. ; 1 dîner de conserves ; 1 dîner de lard et 2 dîners maigres ; les soupers comporteront la délivrance de 100 gr. de viande fraîche 3 fois par semaine, et de 100 gr. de conserves ou de lard les autres fois.

A terre, la ration serait modifiée par *l'introduction de la viande conservée* et du lard dans la composition des rations : l'alimentation est néanmoins substantielle, grâce à l'ordinaire des dépôts.

La ration de vin serait portée de 23 à 25 centilitres, et celle de spiritueux abaissée de 4 à 3 centil.; la ration de café serait abaissée au taux de la ration à terre, soit 20 gr.

Dans les pays chauds, la ration de spiritueux serait supprimée; on délivrerait chaque jour du café ou du thé avec du sucre.

Les achards seraient supprimés, la moutarde donnée au taux de 1 gr. par jour. On a supprimé d'une manière générale les allocations pour déchets de distribution.

La ration de malade ne sera plus l'objet d'un tarif immuable. Il sera établi, pour les besoins de la comptabilité, un tarif de base dont les fixations pourront être modifiées par les médecins-majors.

Les commandants des bâtiments auront toute latitude pour l'achat de vivres frais ou pour faire céder par les tables ou le service du pourvoyeur à bord des transports, les denrées nécessaires aux malades.

Enfin, dans le but de permettre aux bâtiments d'utiliser les denrées dans les meilleures conditions pour le bien-être des hommes, on délivrera aux navires les ustensiles nécessaires pour la préparation des repas variés.

CHAPITRE VI.

DE LA VACCINATION.

Les vaccinations et revaccinations sont recommandées de la façon la plus formelle dans les corps de troupes et chez les ouvriers ; nous en dirons quelques mots.

Une dépêche du 26 mai 1882 range les ouvriers des ports dans la catégorie de ceux qui doivent être soumis à la vaccination à leur entrée au service, et même à la revaccination quand ils auront moins de 45 ans et qu'ils ne l'auront pas été depuis une *dizaine d'années.* Il n'y aura pas lieu, après l'opération, de les exempter de service immédiatement ; mais si le médecin de la marine constate, après examen de la piqûre, que le vaccin a pris et qu'il y a lieu d'exempter les hommes de service pendant quelques jours, ils recevront, quel que soit le lieu de leur domicile, le salaire de maladie, pendant la fièvre vaccinale. Une dépêche du 22 mars 1884 accompagnant l'envoi de 4 tubes de vaccin, demande des explications au sujet de l'absence de virus après l'assertion du Service de Santé qui motive la dépêche du 16 avril 1881 et la prime de 260 francs.

Une dépêche du 21 février 1876 rappelle les prescriptions de la dépêche du 26 mai 1882, crée dans les différents services des listes de vaccination, rend responsables de l'exécution de ces mesures les directeurs de travaux. Les époques de revaccination seront fixées chaque année par le préfet maritime, sur la proposition du Directeur du Service de Santé, et on commencera par les ouvriers admis à titre temporaire, qui n'auraient pas été vaccinés lors de leur admission ; ceux qui se refuseraient à l'opération seront immédiatement congédiés ; on continuera par les ouvriers âgés de moins de 48 à 50 ans admis antérieurement, et qui ne prouveraient pas avoir été vaccinés depuis moins de 10 ans.

Dans le cas de refus, ils subiraient un abaissement de solde de 0 fr. 50. Aucun nouvel agent ne sera admis sans avoir été vacciné par un médecin de la Marine, à moins que, sortant de l'armée, il ne prouve qu'il a subi cette opération depuis moins de 10 ans. Chaque année, on revaccinera ceux qui, âgés de moins de 48 à 50 ans, ne l'ont pas été depuis 10 ans.

Une dépêche du 29 mars 1886 demande si l'allocation-prime suffit à assurer le service de la vaccine dans les ports. Une dépêche du 4 mai 1886 autorise à disposer, sur le chapitre « Hôpitaux », de sommes destinées à l'achat *de tubes de vaccin de génisse* par les médecins-majors des divisions et des corps de troupes.

Une dépêche du 12 avril 1888 rappelle à l'observation des prescriptions de l'art. 58 du décret du 5 juin 1883, au sujet de la vaccination des hommes arrivant au service et de la constatation de cette opération et de ses résultats sur les livrets individuels et matricules.

Une dépêche du 12 mars 1889 demande l'établissement d'un modèle de liste unique de vaccination pour tous les services ; les Directions sont chargées de la conservation de ces listes.

L'achat de tubes de vaccin de génisse autorisé par la dépêche du 5 mai 1886 était onéreux : aussi, pour l'éviter et être sûr en même temps de la qualité et de la quantité suffisante du vaccin, eut-on l'idée de s'adresser aux centres vaccinogènes militaires (dépêche du 15 juillet 1890), en chargeant les Directeurs d'établir un rapport d'ensemble sur le service de la vaccine dans la Marine.

Pour faire suite à la dépêche du 15 juillet, une dépêche du 6 septembre 1890 décide que le vaccin nécessaire à la Marine sera fourni désormais par le centre vaccinogène de Bordeaux. Les Directeurs adresseront désormais les demandes de vaccin directement au Directeur du centre vaccinogène de Bordeaux.

Une dépêche du 25 sept. 1890 demande la quantité de vaccin nécessaire (exprimée en nombre de vaccinations) suivant les différentes époques de l'année.

Enfin une dépêche du 2 décembre 1890 fixe aussi pour tous les ports la quantié de pulpe vaccinale à expédier, sur les bases suivantes ; les voici pour le port de Rochefort :

Tous les 1ers du mois, la quantité suffisante pour 150 vaccinations, excepté le 1er mai et le 1er novembre où le centre vaccinogène expédiera la quantité suffisante pour 100 vaccinations ; les quantités ne sont pas absolues ; il peut arriver, surtout en novembre, au moment de l'arrivée des recrues, que les ports aient besoin d'une plus grande quantité de pulpe ; mais, en prévenant 15 jours à l'avance, on est assuré de recevoir le vaccin nécessaire.

Enfin, une dépêche du 4 février 1891 prescrit aux Directeurs des Services de Santé de fournir un rapport trimestriel sur les résultats des vaccinations, pour permettre au Ministre de la guerre de s'assurer de la durée de la conservation de la pulpe vaccinale (1).

(1) Plusieurs autres dépêches sont postérieures à celle du 4 février 1891 :

12 juin 1891 : les Directeurs demanderont directement le vaccin à Bordeaux. Envoi deux fois par mois.

24 juillet 1891 (Circ. du B. O. p. 116) : au sujet de la fourniture de vaccin aux bâtiments : ceux sur rade le demanderont aux Directeurs ; ceux en campagne s'adresseront au Ministre qui désignera le port d'envoi.

Une dépêche du 10 juin 1893 recommande de ne pas employer les vaccinations de bras bras.

TITRE II

SERVICE A LA MER.

SECTION Ire

A BORD DES BATIMENTS DE L'ETAT.

CHAPITRE Ier.

PERSONNEL MÉDICAL.

ART: 1er. — *Direction du Service.*

A la mer, le Service de Santé est dirigé (art. 19 du D. du 24 juin 1886, art. 68 du D. du 20 mai 1885 modifié) :

Dans une armée navale, par un médecin en chef.

Dans une escadre sous les ordres d'un vice-amiral, commandant en chef, par un médecin en chef ou médecin principal (1).

Dans une division navale, commandée par un officier général commandant en chef, par un médecin principal.

Sur tout bâtiment monté par un officier général en sous-ordre, par un médecin principal.

Dans une division navale commandée par un capitaine de vais-

---

(1) Le décret du 20 mai 1885 a été modifié par le décret du 6 juillet 1891 (B. O. p. 11) qui donne la composition des états-majors généraux.

seau, par un médecin de 1re classe qui remplit les fonctions de médecin-major.

Sur tout bâtiment comportant la présence d'un médecin et après décision du Ministre, par un médecin principal, un médecin de 1re classe ou un médecin de 2e classe, dans les conditions prescrites par la décision ministérielle du 20 juillet 1886.

Les officiers du Corps de Santé prennent suivant leur position les titres temporaires de médecin d'armée, de médecin d'escadre, de médecin de division, de médecin-major.

Le médecin d'armée, d'escadre ou de division, fait partie de l'état-major général.

ART. 2. — *Affectation des médecins aux divers types des navires.*

Une décision ministérielle détermine les bâtiments sur lesquels il y a lieu d'embarquer un médecin, qui prend le titre de médecin-major du bâtiment.

Le nombre et le grade des médecins à embarquer en sous-ordre est également fixé par le Ministre suivant la nature et la durée de la campagne et d'après les ressources en personnel médical (1).

Cette décision est du 20 juillet 1886 ; nous la reproduisons entièrement :

Répartition du personnel médical à embarquer sur les navires de la flotte.

1° Bâtiments — Ecoles.

Sur l'*Austerlitz* : un médecin principal, deux médecins de seconde classe.

Sur le *Borda*, la *Bretagne*, la *Couronne* : un médecin principal, un médecin de seconde classe.

2° Sur un bâtiment *ne s'éloignant pas des côtes de France*, et dont l'effectif est de 50 à 115 hommes : un médecin de seconde classe (2).

Au-dessus de 115 hommes : un médecin de 1re classe.

3° Sur un cuirassé d'escadre portant pavillon de vice-amiral, commandant en chef :

Un médecin en chef, ou médecin principal (3).

Un médecin de 1re classe, médecin-major.

Sur un cuirassé d'escadre portant pavillon de contre-amiral :

Un médecin principal, médecin-major.

Un médecin de 2e classe.

---

(1) Une dépêche ministérielle du 3 septembre 1891 demande, en raison de la pénurie des médecins de 2e classe, un médecin de 1re classe pour servir en sous-ordre sur l'*Algésiras* et l'*Austerlitz*. La même demande fut faite pour la *Mouette*, qui ne comporte réglementairement qu'un médecin de 2e classe comme médecin-major.

(2) Les avisos-torpilleurs (type *Bombe*), qui ont pourtant 66 hommes d'équipage, n'ont pas de médecin, mais en escadre ils sont attachés à un cuirassé qui assure leur service médical ; l'exiguité des logements motive cette mesure exceptionnelle.

(3) (D. du 6 juillet 1891, B. O. p. 11.)

Sur tout autre cuirassé ou sur un croiseur ou aviso faisant partie d'une escadre :

Un médecin de 1re classe.

4° Bâtiments de Cochinchine :

Sur un transport de l'Etat :

Un médecin de 1re classe.

Deux médecins de 2e classe.

Sur un navire affrété :

Un médecin principal.

Un médecin de 1re classe.

Un médecin de 2e classe.

5° Sur un transport des Antilles :

Un médecin de 1re classe.

Un médecin de 2e classe.

6° Sur un transport de Nouvelle-Calédonie :

Un médecin de 1re classe.

Un médecin de 2e classe.

7° Sur un bâtiment faisant partie d'une division navale et portant pavillon amiral :

Un médecin principal.

Un médecin de 2e classe.

Sur un croiseur de cette division navale :

Un médecin de 1re classe.

Sur un aviso ou une canonnière de cette division navale (1) :

Un médecin de 2e classe.

8° Sur un croiseur faisant partie d'une station locale des Colonies :

Un médecin de 1re classe

Sur un aviso, un aviso-transport ou une canonnière de la même station :

Un médecin de 2e classe.

9° Sur un bâtiment naviguant isolément :

Type *Iphigénie* : Un médecin principal ou un médecin de 1re classe.

Un médecin de seconde classe.

Type *Résolue* : Un médecin de 1re classe.

Un médecin de 2e classe.

Type *Japon* : Un médecin de 1re classe.

En temps de guerre, à bord des cuirassés, chaque médecin de 1re classe devra être doublé d'un médecin de 2e classe. En temps d'épidémie, et pour une mission spéciale, le Ministre fixera le nombre et le grade des médecins à embarquer sur les bâtiments.

Les autorités maritimes sont invitées à se conformer à cette répar-

(1) Il résulte donc de cette liste que le nombre d'hommes n'influe sur le grade du médecin-major que pour les navires qui ne s'éloignent pas des côtes de France (par. 2). En effet *un aviso faisant partie d'une division navale* peut avoir un peu plus de 115 hommes (type *Chasseur* ou type *Hussard*), et ne comporter pourtant que la présence d'un médecin de 2e classe comme médecin-major. (Dépêche à Rochefort du 24 septembre 1888 désignant, après lettre du Directeur, un médecin de 2e classe de la liste générale pour le *Chasseur*.) Les mêmes errements ont été suivis depuis ; un croiseur de n'importe quel rang a toujours un médecin de 1re classe.

tition dans les propositions au sujet de l'effectif des divers types de navires (1).

Il n'est pas inutile, sans entrer pour cela dans le domaine de l'hygiène navale, de donner une idée, d'après la liste de la Flotte (et l'Annuaire de 1893), des divers types qui constituent l'armement maritime, et du nombre et du grade des médecins embarqués.

La liste de la flotte est un document annuel donnant par catégories les noms des navires, leur port d'attache, leur déplacement, la puissance de leur appareil moteur, leur valeur militaire et leur effectif.

Elle est divisée en 2 parties :

1° Navires de la Flotte.

2° Navires de servitude, navires des services des ports et rades, navires condamnés.

La première partie peut seule nous intéresser ; dans la seconde, en effet, nous ne voyons guère que : 1° l'*Austerlitz* à Brest, qui comporte un médecin principal et deux médecins en sous-ordre, dont l'un est de 1re classe par suite de la pénurie de médecins de 2e classe.

2° Le *Borda* à Brest, qui comporte un médecin principal et deux médecins de 2e classe.

3° Le *Castor* à Rochefort, remorqueur et stationnaire, qui comporte un médecin de 2e classe.

4° L'*Adour* au Tonkin, ponton, centre administratif au Tonkin, qui comporte un médecin de 1re classe et un médecin de 2e classe.

5° L'*Africain*, ponton-stationnaire au Sénégal, qui comporte un médecin de 2e classe.

6° La *Minerve*, ponton-hôpital au Gabon, qui comporte un médecin de 1re classe et deux médecins de 2e classe.

7° La *Corrèze*, ponton-hôpital à Diégo-Suarez, qui comporte un médecin de 1re classe.

8° La *Loire*, ponton-stationnaire à Saïgon, qui comporte un médecin de 1re classe et un médecin de 2e classe.

La 1re partie comprend :

1° Les navires terminés ou en essais de recette.

2° Les navires en chantier ou en achèvement à flot.

Il est inutile de citer ici tous les noms ; il suffira d'indiquer les principaux types.

A. — Navires à vapeur.

1° *Cuirassés* :

a. — D'Escadre............

Type : **Formidable** (2).
Déplacement : 11.910 tonneaux, 31 officiers, 600 hommes.

Type : **Richelieu**.
Déplacement : 9.430 tonneaux, 27 officiers, 720 hommes.

(1) En raison de sa mission spéciale (Service de l'ambassadeur à Constantinople), un médecin de 1re classe sera embarqué sur le *Pétrel*. (Dép. du 22 mai 1886.)

(2) Les bateaux de ce type auront des médecins principaux (Dépêche du 31 décembre 1892), comme médecins-majors, et un médecin de 2e classe. (Dép. de septembre).

<table>
<tr><td rowspan="2">b. — De Croisière..........</td><td>Type : Bouard.
Déplacement : 6.010 tonneaux, 24 officiers, 440 hommes.</td></tr>
<tr><td>Type : Triomphante.
Déplacement : 4.650 tonneaux, 23 officiers, 371 hommes.</td></tr>
<tr><td>c. — Cuirassés garde-côtes....</td><td>Type : Caïman.
Déplacement : 7.640 tonneaux, 17 officiers, 394 hommes.</td></tr>
<tr><td>d. — Canonnières cuirassées..</td><td>Type : Achéron.
Déplacement : 1.720 tonneaux, 9 officiers, 103 hommes.</td></tr>
</table>

2° *Croiseurs* :

<table>
<tr><td>a. — De 1re classe..........</td><td>Type : Dupuy de Lôme.
Déplacement : 6.300 tonneaux, 31 officiers, 492 hommes.</td></tr>
<tr><td>b. — De 2e classe ....</td><td>Type : Aréthuse.
Déplacement : 3.650 tonneaux, 20 officiers, 427 hommes.</td></tr>
<tr><td rowspan="2">c. — De 3e classe.... ......</td><td>Type : Primauguet.
Déplacement : 2.400 tonneaux, 16 officiers, 255 hommes.</td></tr>
<tr><td>Type : Lalande.
Déplacement : 1.880 tonneaux, 11 officiers, 179 hommes.</td></tr>
<tr><td>d. — Croiseurs-Torpilleurs.....</td><td>Type : Wattignies.
Déplacement : 1.310 tonneaux, 11 officiers, 158 hommes.</td></tr>
</table>

3° *Avisos* :

<table>
<tr><td>a. — De 1re classe.</td><td>Type : Hussard.
Déplacement : 880 tonneaux, 7 officiers, 112 hommes.</td></tr>
<tr><td rowspan="2">b. — De 2e classe..........</td><td>Type : Mésange.
Déplacement : 620 tonneaux, 5 officiers, 67 hommes.</td></tr>
<tr><td>Type : Écureuil.
Déplacement : 330 tonneaux, 3 officiers, 35 hommes.</td></tr>
<tr><td>c. — De 3e classe...........</td><td>Type : Basilic.
Déplacement : 115 tonneaux, 3 officiers, 36 hommes.</td></tr>
<tr><td>d. — Avisos-transports.........</td><td>Type : Durance.
Déplacement : 1.625 tonneaux, 8 officiers, 110 hommes.</td></tr>
<tr><td>e. — Avisos-torpilleurs........</td><td>Type : Bombe.
Déplacement : 395 tonneaux, 4 officiers, 66 hommes.</td></tr>
</table>

4° *Canonnières et chaloupes* :

a. — Canonnières.......... {
Type : **Lion.**
Déplacement : 500 tonneaux, 5 officiers, 72 hommes.

b. — Chaloupes-canonnières... {
Type : **Arquebuse.**
Déplacement : 140 tonneaux, 1 officier, 47 hommes.

Type : **Moulun** (à une roue).
Déplacement : 200 tonneaux, 1 officier, 49 hommes.

c. — Chaloupes à vapeur..... |
Type : **Diamant.**

5° *Navires-torpilleurs* :

a. — Torpilleurs de haute mer. {
Type : **Ouragan.**
Déplacement : 147 tonneaux, 2 officiers, 33 hommes.

b. — Torpilleurs de 1re classe. {
Type : **Balny.**
Déplacement : 66 tonneaux, 2 officiers, 20 hommes.

et toute la série de torpilleurs numérotés de 1re, de 2e ou de 3e classe, qui nous intéressent peu, puisqu'ils ne possèdent pas de médecin.

6° *Transports* :

a. — Transports d'escadre..... {
Type : **Gironde.**
Déplacement : 6.000 tonneaux, 13 officiers 345 hommes.

b. — Transports de 1re classe. {
Type : **Tonquin.**
Déplacement : 5.700 tonneaux, 12 officiers, 285 hommes.

c. — Transports de 2e classe.. {
Type : **Calédonien.**
Déplacement : 4.455 tonneaux, 11 officiers, 384 hommes.

d. — Transports de 3e classe.. {
Type : **Drôme.**
Déplacement : 2.200 tonneaux, 5 officiers, 167 hommes.

B. — Navires à voiles.

a. — Frégate............... {
Type : **Melpomène.**
Déplacement : 2.000 tonneaux, 22 officiers, 69 hommes.

b. — Corvettes.............

c. — Goélettes, cutters, etc...

C. — Navires-Écoles.

Type : **Couronne.**
Déplacement : 6.000 tonneaux, 32 officiers, 583 hommes

Type : **Saint-Louis.**
Déplacement : 3.400 tonneaux, 5 officiers, 147 hommes.

Type : **Algésiras**.
Déplacement : 5.150 tonneaux, 36 officiers,
340 hommes.

Nous ne nous occuperons pas des navires en chantier ou en achèvement à flot, renvoyant nos lecteurs à la liste de la flotte.

Quel est le nombre des médecins embarqués par rapport à l'effectif des officiers du Corps de Santé (1) ?

Sur 20 médecins chef : trois.

Sur 55 médecins principaux : une quinzaine, ce chiffre pouvant augmenter par suite de la décision qui met sur les grands cuirassés d'escadre des médecins principaux comme médecins-majors (2).

Sur 170 médecins de 1re classe (chiffre rond) portés sur l'Annuaire de 1893 : de cinquante à soixante. Le budget de 1894 ne prévoit plus que 152 médecins de 1re classe.

Sur 210 médecins de 2e classe (chiffre rond), une cinquantaine. Pour le moment nous ne nous occuperons pas du nombre d'officiers du corps de santé détachés aux colonies, n'ayant en vue que le service à la mer. Le budget de 1894 ne prévoit plus que 160 médecins.

Nous ne trouvons sur l'Annuaire que deux pharmaciens embarqués : un pharmacien de 7e classe sur la *Minerve*, ponton hôpital au Gabon, et un sur le *Mytho*, transport de 1re classe, un médecin de 2e classe, un pharmacien de 2e classe.

Enfin une décision ministérielle du 1er août 1893, s'appuyant sur les termes du décret du 2 juillet 1893 qui considère comme service à la mer le temps passé sur les bâtiments centraux de la défense mobile, embarque sur ces bâtiments un médecin de 1re classe, médecin-major d'après les règles générales d'embarquement, et non plus en le prenant dans la seconde moitié de la liste de départ. Il sera pris dans la liste du port.

Art. 3. — *Affectation des infirmiers aux divers types de navires.*

Il faut se reporter au décret du 1er juin 1890 pour connaître le nombre et le grade des infirmiers à embarquer sur les divers bâtiments de la flotte (B. O. p. 665).

1o Il est embarqué un second maître infirmier et un matelot infirmier sur tout navire dont l'équipage réglementaire est de 400 hommes et au-dessus et sur tout navire portant pavillon d'officier général.

2o Il est embarqué un quartier-maître infirmier sur tout navire dont l'équipage réglementaire est de 150 à 399 hommes, et un matelot infirmier sur tout navire ayant un équipage de 75 à 149 hommes.

(1) Ces chiffres sont pris dans l'Annuaire de 1893 ; il y a évidemment maintenant quelques modifications ; c'est ainsi qu'actuellement il n'y a qu'un médecin en chef embarqué, l'escadre de réserve et celle du Nord ayant chacune un médecin principal.

(2) Le budget de 1894 prévoit l'embarquement de 23 médecins principaux, dont sept avec a solde d'état-major.

3° Il est embarqué un matelot infirmier sur les navires dont l'équipage est inférieur à 75 hommes, toutes les fois que la campagne l'exige ; il y a lieu de prendre les ordres du Ministre à l'armement.

4° Lorsqu'un navire est affecté à un transport de malades ou de personnel, les paragraphes précédents peuvent être modifiés par décision spéciale du Ministre et en raison de la mission du navire (1).

Il n'est pas prévu d'armement spécial en temps de guerre. En somme, l'embarquement des infirmiers est réglé d'après l'effectif des bâtiments et non d'après le type. Ainsi les croiseurs à batterie (*Cecille-Tage*), qui ont un effectif de 400 hommes au moins, ont un second maître infirmier et un matelot infirmier, tandis que les garde-côtes cuirassés (*Requin-Furieux*), qui n'atteignent pas 400 hommes, n'ont qu'un quartier-maître.

Sur les bâtiments-écoles, la règle est la même. La *Couronne*, qui a un effectif d'un peu plus de 600 hommes, a un second maître et deux matelots.

Les infirmiers embarqués sont soumis aux règles d'avancement communes ; ils font partie du 2e groupe de l'équipage ; nous ne pouvons ici faire une étude approfondie des Conseils d'avancement à bord, nos collègues qui auraient besoin de consulter ces règles les trouveraient dans le *Bulletin officiel* de 1891, p. 898 et suivantes.

CHAPITRE II.

DE L'EMBARQUEMENT. — TOURS [ET DURÉE.

ARTICLE 1er. — *Durée de l'embarquement.*

Nous nous occuperons exclusivement de l'embarquement et non du service aux colonies, qui trouvera sa place dans la partie de l'ouvrage où nous parlerons brièvement du corps de santé colonial.

L'arrêté ministériel du 24 juin 1886 est celui qu'il faut consulter pour toutes les questions relatives à l'embarquement, en tenant lieu,

---

(1) C'est ainsi que sur les transports de Cochinchine, il est embarqué un second maître infirmier et un matelot, quoique l'effectif de l'équipage ne soit que de 285 hommes.

(Voir à l'embarquement le tour pour l'Escadre et ses transports ; Circ. du 29 décembre 1880 modifiant le 19 mars 1888, disant que les cinq ports concourront à tour de rôle et que les seconds maîtres seront débarqués après trois voyages sur les affrétés.)

bien entendu, des modifications apportées par des arrêtés ultérieurs, ou des dépêches. Chaque article sera accompagné des actes qui l'ont modifié ou complété.

Art. 58. — La période réglementaire d'embarquement est fixée à deux ans. Les médecins ou pharmaciens qui seront débarqués pour une cause de force majeure avant d'avoir complété deux années à la mer, seront placés à la fin de la liste de départ, s'ils comptent au moins *une année d'embarquement*.

Il y a plusieurs exceptions à cette règle :

1° Une circ. du 29 avril 1887 (B O. p. 618) établit que les médecins qui ont fait trois voyages consécutifs sur les affrétés ou sur les transports militaires de Cochinchine seront placés à la fin de la liste de départ (1).

2° Une circ. du 14 novembre 1887 (B. O. p. 445) établit qu'un voyage aller et retour sur un transport de Calédonie donne aux médecins le même avantage.

3° Par analogie avec les règlements qui régissent l'embarquement des officiers de marine (6 déc. 1889, B. O. p. 951) et en vertu des circulaires ministérielles du 11 mai 1888 B. O. p. 775) et du 8 avril 1890 (B. O p. 360), la durée réglementaire de l'embarquement est limitée à dix-huit mois pour les médecins faisant partie des états majors des bâtiments des stations locales du Sénégal, du Congo-Gabon et d'Obock. Une dépêche du 3 mars 1894 décide que la période de séjour au Soudan et dans la Guinée française sera portée à dix-huit mois (2).

Art. 59. — « Sauf décision contraire du Ministre, le débarquement « des officiers du corps de santé, à l'expiration de la période régle-« mentaire du service à la mer, ne s'effectue que si le bâtiment se « trouve dans un port quelconque de la métropole et s'il ne doit en « résulter aucun inconvénient pour le service. »

Ajoutons cependant que lorsque l'état-major d'un bâtiment est relevé après dix-huit mois, par exemple, de séjour au Gabon, le médecin n'est pas oublié.

Art. 60. — « La traversée d'aller et retour pour se rendre à desti-« nation, soit sur les bâtiments de l'Etat, soit sur les navires de com-« merce, n'est pas comptée aux officiers du corps de santé dans la « période de temps qui doit être réglementairement accomplie. »

Art. 61. (A voir plus tard à propos du Service de Santé colonial.)

Art 62. — « Le service à bord des bâtiments de la 2e catégorie de « la réserve et du bâtiment central est considéré comme service à terre. « La durée de ce service est d'un an (3). »

____

(1) Une dépêche du 4 novembre 1890 étend cet avantage aux médecins en sous-ordre ; une autre dépêche du 27 janvier 1891 établit que les médecins de 1re et de 2e classe embarqués sur les transports de l'Indo-Chine sont réservés pour 3 voyages et embarquent indifféremment sur les affrétés et les transports. Dans l'intervalle ils servent au port de Toulon.

(2) Ceci trouverait même sa place dans le service colonial ; car c'est par analogie avec les mesures prises dans ce département que les médecins de la marine sont astreints à cette durée de séjour, quand ils sont prêtés aux colonies.

(3) Au maximum, bien entendu (voir liste d'embarquement.)

Les médecins qui reçoivent ces destinations font néanmoins partie de la liste d'embarquement.

Art. 63. — Les médecins et les pharmaciens titulaires débarqués dans un port autre que celui auquel ils sont affectés sont dirigés sur leur port d'attache, à moins que les besoins du service ne s'y opposent. Dans ce dernier cas, il en est immédiatement rendu compte au Ministre.

Art. 64. — (N'a plus de valeur depuis les changements apportés à la situation des auxiliaires.)

Art. 2. — *Des ports d'attache et listes d'embarquement. — Délais pour la désignation à l'embarquement*

Tout officier a un port d'attache qui est celui chargé de tenir à jour toutes les mutations qui le concernent et celui dans lequel il sert à terre dans l'intervalle des embarquements.

Il peut en être détaché pour diverses causes :

1° Envoi dans un autre port pour concourir au service à la mer.

2° Envoi dans un autre port pour concourir au service à terre.

3° Envoi dans une prévôté, mission, etc...

Il faut bien distinguer, depuis 1889, le port d'attache du port où sert l'officier.

En effet, un arrêté ministériel du 12 avril 1889 (B. O. p. 587) attribue aux officiers des différents corps de la marine un port d'attache (1) chargé de la tenue des matricules, dans le but de simplifier l'action administrative et pour éviter la perte de dossiers.

Cette détermination d'un port d'immatriculation n'a du reste aucune influence sur la désignation du chef-lieu d'arrondissement maritime dans lequel les officiers peuvent être appelés à servir.

La liste d'embarquement est un état semi-mensuel ou décadaire tenu à Paris ou dans les ports, donnant le nom et, dans ce dernier cas, la provenance, la date du dernier débarquement, et dans le premier, le nom seulement des officiers du corps de santé servant à terre.

Pour tout ce qui a trait aux listes d'embarquement, il y a lieu de consulter l'arrêté ministériel du 24 juin 1886 et l'arrêté ministériel du 19 juillet 1888 (B. O. p. 17), qui a modifié le premier. Nous fondrons autant que possible les articles.

1° L'embarquement des officiers du corps de Santé est ordonné, selon le cas, par le Ministre ou par le Préfet maritime, et d'après le rang d'inscription de ces officiers sur les listes tenues au Ministère de la marine ou dans chaque port.

2° Les renseignements nécessaires pour établir les listes d'embarquement sont adressés sous forme d'états nominatifs au Ministre

---

(1) C'est pour cela que l'Annuaire porte depuis cette époque 2 colonnes entre la date de naissance et le nom de l'officier : l'une pour le port d'attache, l'autre pour le port où il sert réellement.

sous le timbre : Direction du personnel. Bureau des corps entretenus. Ces états doivent être établis par grade, et faire mention de la date du dernier débarquement et de la provenance, du temps passé dans la dernière campagne, de la catégorie de la liste dans laquelle doit être classé l'officier, et enfin, s'il y a eu permutation, cet état doit indiquer le nom et la position du copermutant.

3° Les listes d'embarquement des médecins en chef et principaux et des pharmaciens de tous grades sont tenues au Ministère de la marine.

Les listes de départ des médecins de 1re et de 2e classe (1) sont tenues dans chaque port à la Direction du Service de Santé (2).

4° Les emplois du corps de Santé, soit aux Colonies (3), soit pour le service des troupes (4), ainsi que les remplacements à opérer sur les bâtiments armés (sauf l'exception citée plus loin), son attribués à ceux des médecins de la Marine qui en font la demande, la préférence étant acquise au plus ancien de grade ; en l'absence de demande, la désignation porte sur l'officier qui, d'après les règles générales des tours de départ. occupe le 1er rang sur l'ensemble des listes d'embarquement des cinq ports.

5° Les cinq ports militaires concourent à tour de rôle au remplacement du personnel médical :

A. — Sur les bâtiments faisant partie de l'escadre d'évolutions ou de tout autre escadre ou division navale opérant sur les côtes de France.

B. — Sur les navires affrétés (5).

C. — Sur les navires-écoles (torpilles, canonniers et annexes, gabiers, pilotes, apprentis-marins. mousses, Ecole navale).

Il est établi au Ministère de la marine. pour chacune de ces trois catégories de bâtiments. une liste spéciale sur laquelle les tours successifs par port sont déterminés ainsi qu'il suit :

Cherbourg : 1er et 6e tour.

Brest : 2e, 7e et 11e tour.

Lorient : 3e et 8e tour.

Rochefort : 4e et 9e tour.

Toulon : 5e, 10e et 12e tour.

Les désignations à faire pour chacune de ces catégories d'embarquement d'après la règle de tours établie porte sur les médecins de

----

(1) Les considérants de l'arrêté ministériel du 19 juillet 1888 disent qu'en raison du nombre restreint des médecins de 2e classe disponibles, la liste de départ continuera jusqu'à nouvel ordre à être tenue à Paris.

(2) Remarquer que, contrairement à tous les autres règlements antérieurs (2 juin 1875, 7 août 1885), le Directeur doit seul s'occuper de la liste d'embarquement, et non le Conseil de Santé.

(3) Voir, pour les Colonies et le service des troupes, les parties de l'ouvrage concernant ces. emplois.

(4) Exception pour les emplois de médecins-majors des régiments qui ont été érigés en prévôtés et dont les titulaires sont désignés d'après les règles des prévôtés (voir Services extérieurs).

(5) Et les transports de Cochinchine.

chaque grade figurant sur la liste d'embarquement du port qui est appelé à faire la désignation.

6° Tout officier qui rallie son port soit après débarquement, soit après déplacement pour le service à terre, soit après congé de convalescence obtenu dans un autre port, *n'est inscrit sur la liste d'embarquement que le jour où les délais de route réglementaires sont expirés, qu'il ait ou non profité de la totalité de ces délais* (1).

7° Toute désignation pour l'embarquement est faite :

A. — La veille du jour de la vacance lorsqu'elle est prévue, et le jour même en cas de vacance imprévue, pour les remplacements à faire sur les bâtiments présents dans un port de France.

B. — La veille de l'ouverture du rôle d'équipage, pour les bâtiments qui entrent en armement définitif, en armement pour premiers essais ou en 1re catégorie de réserve.

C. — Pour les embarquements résultant d'un ordre du Ministre, d'après l'heure de l'arrivée de la dépêche qui donne l'ordre.

Le Directeur du Service de Santé est avisé de l'heure de l'arrivée de cette dépêche (2).

Les désignations sont faites dans les ports d'après les demandes adressées à l'autorité locale par les officiers figurant sur la liste d'embarquement du port ; lorsqu'il y a plusieurs demandes, la préférence est acquise à l'officier le plus ancien de grade ; en l'absence de toute demande, la désignation porte sur le premier de liste (3).

Lorsque dans un port il y a lieu de pourvoir le même jour à plusieurs destinations à la mer, les officiers désignés choisissent leur embarquement par ordre d'ancienneté de grade.

8° Les listes d'embarquement et d'envoi aux Colonies sont formées pour chaque grade de médecin ou de pharmacien dans l'ordre ci-après (4) :

A. — Ceux qui, n'ayant pas terminé un premier tour de service dans leur grade, se trouvent en cours de campagne ; ils prennent rang entre eux à la date de leur promotion, le plus ancien en tête de liste.

B — Ceux qui n'ont pas commencé ce premier tour d'embarquement dans leur grade ; ils prennent rang à leur date de promotion, le plus ancien en tête de liste.

C. — Ceux qui, ayant terminé un ou plusieurs tours complets, se trouvent de nouveau en cours de campagne ; ils prennent rang entre

(1) Il résulte de cet article qu'un médecin serait mal fondé à réclamer un emploi auquel pourrait lui donner droit son ancienneté en proposant de ne pas profiter de ses délais de oute pour être inscrit sur la liste.

(2) Par analogie avec l'arrêté ministériel du 6 déc. 1889 relatif aux officiers de marine, on peut dire que si à ce moment les bureaux sont fermés, la désignation est remise au lendemain, mais elle doit être faite d'après l'état de la liste d'embarquement du jour précédent.

(3) Une dépêche du 18 juin 1887 établit que le premier de la liste a toujours le droit de réclamer un embarquement de son choix, s'il est plus ancien que ses collègues ; ce n'est que dans le cas d'absence de demande qu'il sera désigné.

(4) Bien entendu, la période de service colonial peut remplacer partout le mot : embarquement.

eux dans l'ordre inverse de leur ancienneté de grade, le plus jeune en tête de liste.

D. — Ceux qui, ayant terminé un ou plusieurs tours de service, n'en ont pas commencé un nouveau ; ils prennent rang entre eux d'après la date de leur dernier débarquement dans un port de la métropole. A égalité de date et de durée d'embarquement, le plus jeune de grade est inscrit le premier ; à égalité de date, mais en cas de durée inégale d'embarquement, l'officier qui a accompli la moindre période est inscrit le premier (1).

Les médecins principaux promus au grade de médecins en chef et les médecins de 1re classe promus au grade de médecin principal prennent rang avec leurs nouveaux collègues dans la catégorie de la liste que leur assigne leur dernier débarquement, savoir :

A. — Dans la 1re catégorie, ceux qui, étant promus en cours de campagne, débarquent dans un port de la métropole avant d'avoir complété une année d'embarquement.

B. — Dans la 2e catégorie, ceux qui, promus en cours de campagne, débarquent en France après un embarquement d'une année au moins, non compris la traversée de retour, s'ils ne rentrent pas sur le bâtiment à bord duquel ils ont fait campagne (2).

9° Les médecins de 1re et de 2e classe qui, après avoir été détachés à la Compagnie générale transatlantique, rentrent à leur port d'attache, sont inscrits sur la liste d'embarquement d'après leurs services antérieurs dans la marine de l'Etat et conformément aux dispositions de l'article précédent.

10° L'ordre d'embarquement de tout médecin dont la durée totale de service à la mer, dans son grade, n'atteint pas le terme de la période réglementaire fixé par l'art. 58 (3), mentionne la durée des embarquements antérieurs à cet ordre. Cette mention figure également sur le rôle d'équipage du bâtiment, ainsi que sur le contrôle tenu par le chef d'état-major, conformément à l'art. 187 du décret du 20 mai 1885.

11° Les médecins et les pharmaciens de la Marine rappelés des Colonies comptent au cadre des ports auxquels ils sont rattachés, à dater du jour de la décision qui fixe leur nouvelle destination.

12° Tout officier du corps de Santé occupant un emploi qui le place en dehors du tour d'embarquement et dont la durée est déterminée, reprend son tour le jour même où le terme assigné à cette position est arrivé.

S'il quitte la position avant le terme fixé pour un motif autre que la suppression d'emploi, il reste en dehors du tour d'embarquement

____

(1) On voit par là combien il est essentiel que les médecins arrivant au port se présenten toujours au secrétariat du Conseil de Santé munis de leur livret qui sert à tenir leur matricule à jour et à leur donner un rang sur la liste ; en conséquence, avant de se présenter aux Revues qui garderaient ce livret, feront-ils bien d'aller à la Direction.

(2) Les médecins de 2e classe promus médecins de 1re en cours de campagne jouissent aussi de cet avantage (Dép. minist. du 8 sept. 1886).

(3) En tenant compte du cas de force majeure et des exceptions prévues pour certaines colonies.

pendant 30 jours, sauf le cas où le terme de ladite position se trouverait atteint avant que les trente jours fussent écoulés (1).

L'officier du corps de Santé arrivé à la fin du congé, à quelque titre que ce soit, reprend son tour, comme dans les deux cas précédents, à la date de son dernier débarquement ou de sa rentrée de mission.

13° Des médecins ou pharmaciens principaux et de 1re classe peuvent être momentanément dispensés du service à la mer ou aux Colonies, en conformité de l'art. 25 de l'arrêté ministériel du 24 juin 1886, qui dit que lorsqu'un concours pour l'emploi de professeur est annoncé dans les ports, les médecins et les pharmaciens qui remplissent les conditions réglementaires déclarent par écrit leur intention de se présenter aux épreuves du concours et que dès lors, si les besoins du service ne s'y opposent pas, ils sont dispensés momentanément du service à la mer ou aux Colonies. Une dépêche du 27 juin 1893 applique cet article aux concours pour l'emploi de professeur-répétiteur à l'Ecole de Bordeaux.

Après la décision prise par le Ministre à cet égard, la modification qu'elle nécessite est immédiatement opérée sur la liste d'embarquement (2).

14° Si l'officier du corps de Santé, dispensé momentanément du tour de service en raison de son inscription pour les concours, n'en subit pas toutes les épreuves sans motifs plausibles, il reçoit, hors tour, une destination pour le service à la mer ou aux Colonies.

15° Les commandants en chef d'escadres ou de divisions adressent au Ministre, le 1er de chaque mois, les listes des médecins qui doivent, pendant les trente jours suivants, atteindre le terme de la période réglementaire d'embarquement.

Les vacances qui se produisent inopinément sont signalées au Ministre.

Lorsque des bâtiments viennent de la mer, le commandant en chef fait parvenir au Ministre, dès l'arrivée sur rade, les listes dont il s'agit et qui comprennent le nom et les prénoms, les grades et port d'attache, le nom des bâtiments, le terme de l'embarquement et les observations à faire.

16° Le Ministre peut désigner en dehors du tour d'embarquement :

1° — L'officier du corps de Santé destiné à embarquer en qualité de médecin d'une escadre ou d'une division commandée par un officier général (3).

---

(1) Il semblerait que la fonction de secrétaire du Conseil de Santé, dont la durée est indéterminée, ne tombe pas sous le coup de cet article ; pourtant, en pratique et en bonne logique, cet article lui est appliqué ; ce qu'on a voulu éviter, en effet, est l'attente à coup sûr d'un emploi agréable dans une position garantie.

2) Pour les médecins de 1re classe qui ont une liste d'embarquement par port, il y aurait lieu de consulter immédiatement le Ministre, aussitôt après leur inscription, pour savoir s'ils doivent être maintenus sur la liste.

(3) Une circulaire du 12 janvier 1886 (B. O. p. 56) décide que les officiers embarqués au *choix* qui seront débarqués après avoir accompli une année de mer, seront inscrits à la fin

2° Les officiers du corps de Santé appelés à remplir une mission spéciale. Une dépêche du 12 octobre 1883 prescrit de ne pas hésiter à désigner, contre leur gré, pour des missions spéciales, les officiers capables de les remplir, le mode de faire qui consiste à les consulter, et, en cas de refus, à désigner les premiers de liste, étant contraire à la discipline et aux intérêts du service.

Le remplacement des officiers du corps de Santé qui, se trouvant en embarquement interrompu de moins d'une année, reçoivent une nouvelle destination à la mer d'après le tour de liste, se fait conformément à l'art. 23 de l'arrêté ministériel du 6 décembre 1889 relatif à l'embarquement des officiers de marine, article rendu applicable au corps de Santé par la dépêche ministérielle du 20 décembre 1890.

L'officier est remplacé lorsqu'il a terminé la période réglementaire d'embarquement (voir art. 22 de l'arrêté du 6 décembre 1889), en tenant compte de la durée de son embarquement interrompu.

Toutefois, lorsque cette période réglementaire n'est que de dix-huit mois ou un an, l'officier reste une année entière à bord, et s'il s'agit d'un transport affecté au service des colonies, l'officier doit faire au moins un voyage.

En cas de nouveau débarquement inopiné, il est tenu compte des derniers embarquements interrompus, et si leur total *forme une année au moins*, l'officier est considéré comme ayant accompli une période réglementaire.

L'officier destiné à une division navale éloignée ou à une station locale des colonies, ou celui qui embarque sur un navire en armement pour une campagne lointaine, ne profite pas des dispositions édictées plus haut.

17° Les médecins-majors et médecins aides-majors des corps de troupes sont compris sur deux listes de départ tenues au Ministère.

Ils sont inscrits sur ces listes d'après les mêmes dispositions que pour les médecins du service général.

18° Les médecins de la Marine à désigner pour les bâtiments armant pour essais après réparations, pour les bâtiments centraux de la Réserve et pour les navires placés en 2° catégorie sont pris dans la seconde moitié de la liste d'embarquement des médecins de 1re classe groupés en 4 catégories, comme il est dit plus haut, et comprenant les noms, la provenance, la date de promotion ou du dernier débarquement, la durée de la dernière campagne, les mutations et observations. *Ils continuent d'ailleurs à figurer sur cette liste.*

Nous avons vu plus haut que les médecins peuvent être distraits de leur port d'attache pour diverses raisons : c'est dans l'arrêté ministériel du 19 juillet 1888 que nous trouvons les règles applicables à ces déplacements.

1° Lorsqu'il y a lieu d'envoyer des officiers dans un port pour

---

de la liste d'embarquement (ce qui rentre dans les les cas de force majeure) ; ceux qui n'auraient pas fait une année reprendront sur la liste de départ le rang qu'ils occuperaient s'ils n'avaient pas été embarqués ; nous savons que dans ces conditions les médecins embarqués à *leur tour* sont au contraire toujours mis en tête de liste.

y faire face aux besoins *du Service à la mer*, le Ministre désigne le port qui doit fournir ces officiers.

Les officiers ainsi déplacés sont pris en tête de la liste d'embarquement; ils sont ensuite inscrits sur la liste du port où ils vont servir, d'après les règles générales d'embarquement.

Si un officier vient à débarquer dans un autre port que celui où il a été envoyé pour le service à la mer, il doit, quel que soit son temps d'embarquement, rejoindre son port d'attache, et être replacé sur la liste de départ de ce dernier port, d'après les règles générales.

2° Lorsqu'il y a lieu de déplacer un officier pour le service à terre, le Ministre désigne le port qui doit le fournir. L'officier est pris dans la seconde moitié de la liste d'embarquement en suivant l'ordre d'inscription (1).

Lorsque la liste de départ compte un nombre impair d'officiers, la première moitié comprend un officier de plus.

Tout officier ainsi déplacé peut, s'il en fait la demande, être renvoyé à son port après un séjour d'au moins une année. Il continue à figurer sur la liste d'embarquement de son port d'attache (2).

Dans certaines circonstances (manœuvres d'escadre), des médecins du service général avaient été désignés différemment dans les ports ; le Ministre, par une circulaire en date du 26 juillet 1889 (B. O. p. 130), a décidé que les médecins-majors à destiner à l'avenir aux bâtiments armant pour les manœuvres d'escadre ou de division navale opérant sur les côtes de France seront pris dans la 2e moitié de la liste d'embarquement, comme pour le bâtiment central de la réserve, les bâtiments armant pour essais après réparations, etc.

Une dépêche ministérielle du 6 novembre 1888 avait prescrit aux ports de fournir par la voie télégraphique tous les renseignements au sujet de la modification de la liste d'embarquement des médecins de 1re classe. Il pouvait en effet arriver qu'un médecin de ce grade fût embarqué régulièrement sur un bateau du port, et que dans la décade qui sépare l'envoi des listes, il fût désigné par le Ministère pour une corvée à la mer ou aux colonies. Mais une circulaire ministérielle du 2 mai 1892 (B. O. p. 433) décida que la voie postale employée en temps opportun est suffisante pour répondre aux besoins du service. L'usage abusif des voies rapides pourrait conduire l'administration des postes à réclamer des signataires le remboursement des taxes auxquelles leurs transmissions auraient dû être soumises.

---

(1) Si l'on compare cet article avec celui cité plus haut au sujet des désignations à faire pour certains bâtiments à bord desquels le service est compté comme service à terre, on s'aperçoit que des médecins embarqués dans ces conditions peuvent être déplacés pour le service à terre, puisqu'ils continuent à figurer sur la liste d'embarquement. La jurisprudence de cette question a été fixée, tant pour le bâtiment central de la réserve que pour les bâtiments armés en essais après réparations, par la dépêche ministérielle du 17 juin 1892 (Rochefort), au sujet de deux médecins de 1re classe envoyés par ordre ministériel pour servir à terre, de Rochefort à Cherbourg.

(2) Ou mieux du dernier port où il servait, et sur la liste d'embarquement duquel il se trouvait.

En conséquence, ne plus transmettre, *par le télégraphe*, les mutations concernant les médecins en chef, médecins et pharmaciens principaux, médecins et pharmaciens de 1re classe.

Quant aux renseignements intéressant l'établissement des listes d'embarquement des médecins et pharmaciens de 2e classe, ils devront continuer à être portés à la connaissance du Ministre par télégramme, mais en supprimant dans le libellé de la transmission tous les mots inutiles, de manière à n'user que de formules brèves, pour éviter l'encombrement et le surcroît de travail sur les lignes.

Une dépêche ministérielle du 30 mai 1887 a fixé de la manière suivante les délais relatifs à la désignation pour l'embarquement ; nous la reproduisons en entier :

Les dispositions prises en vue d'assurer le fonctionnement régulier des listes générales d'embarquement des officiers des différents corps de la Marine et l'uniformité dans le mode de procéder pour les désignations à l'embarquement au tour de liste sont les suivantes :

Ces désignations auront lieu, autant que possible, dans les délais suivants :

30 jours avant la date fixée pour le départ de France, lorsqu'il s'agira d'officiers destinés à remplacer des officiers embarqués dans les stations lointaines ou en service aux colonies ; 20 jours avant la date d'entrée en armement, pour les officiers destinés à former l'état-major d'un navire armant pour une campagne hors des côtes de France, d'Algérie et de Tunisie.

15 jours avant l'époque de la vacance ou de l'embarquement, pour les officiers destinés à l'escadre d'évolutions, aux écoles de canonnage ou de pilotage, aux navires affectés aux service des côtes de France et à ceux des stations d'Algérie et de Tunisie.

10 jours à l'avance pour l'embarquement sur les navires en essais sur les stationnaires des ports, et sur les navires-écoles, le *Borda*, l'*Austerlitz* et la *Bretagne*.

Lorsque, dans des cas imprévus ou urgents, il ne pourra être tenu compte des règles ci-dessus fixées, les désignations auront lieu d'après l'état de la liste au moment de la vacance où l'armement sera connu, et sans qu'il puisse en résulter aucune modification dans les désignations précédemment faites.

Art. 3. — *Des permutations.*

Les permutations sont réglées par l'arrêté ministériel du 19 juillet 1888 :

1° Les préfets maritimes peuvent autoriser les officiers du même grade appartenant au même port à permuter entre eux pour le tour d'embarquement.

Ils peuvent également autoriser une permutation entre officiers présents dans le même port, dont l'un est à terre, et l'autre embarqué sur un navire relevant de leur autorité, soit tous deux embarqués, sous la réserve de l'assentiment du commandant du bâtiment ou du chef de service, s'il y a lieu.

2° Toute permutation a pour effet de substituer complètement l'un à l'autre pour l'origine des droits et l'obligation du tour de service les officiers du corps de Santé qui ont permuté (1).

3° La faculté de permuter est étendue aux officiers du même grade présents dans des ports différents ou embarqués sur des navires dépendant d'autorités différentes ; les demandes sont soumises au Ministre après qu'elles ont obtenu l'assentiment des autorités locales.

Tout officier ayant obtenu, *sur sa demande*, une destination soit à terre, soit à la mer, soit aux colonies, *ne peut être admis à permuter*.

Une dépêche ministérielle du 29 mars 1890 dit expressément que des médecins de 1re classe ayant sollicité une destination à la mer ou aux colonies n'ont plus le droit de permuter de rang sur la liste d'embarquement avec leurs collègues, ces demandes de destination ayant, si elles sont accueillies, comme résultat de les distraire de la liste d'embarquement.

CHAPITRE III.

DE L'EMBARQUEMENT. — SITUATION DU MÉDECIN EMBARQUÉ.

ART. 1er. — *Ordres d'embarquement.*

L'ordre d'embarquement est la pièce délivrée à l'officier du corps de Santé pour justifier de sa mutation du service à terre au service à la mer. Il est délivré dans tous les cas par le Directeur du Service de Santé ou son remplaçant intérimaire par délégation permanente du Préfet maritime.

Deux cas peuvent se présenter : 1° le médecin embarque dans le port où il est en service ; — 2° le médecin venu d'un autre port y a été envoyé pour embarquer sur un bateau.

1° Dans son port. — Le Directeur du Service de Santé délivre au médecin embarqué sur sa demande, ou comme premier de liste, en l'ab-

---

(1) Une dépêche ministérielle du 31 juillet 1894 applique les articles 83 et 84 du décret du 24 juin 1886 relatifs au rang que doit occuper sur la liste d'embarquement un médecin placé en tête de la liste de départ, et ayant permuté avec un officier de son grade désireux de redoubler sa période réglementaire de séjour colonial. Le premier doit être placé à la queue de la liste du port. (Voir l'arr. minist. du 24 juin 1886.)

sence de demande, un ordre d'embarquement dont nous verrons le modèle plus loin. Le médecin, muni de cette pièce, se rend au bureau des Revues qui est chargé de liquider sa situation financière et de tenir compte sur la matricule de sa mutation. Puis, une fois le visa de ce détail apposé sur l'ordre, le médecin le porte au détail des Armements qui est chargé de l'enregistrer sur le rôle d'équipage qu'il tient en double. Enfin l'Inspection des services administratifs et financiers le vise à son tour au point de vue de la régularité des opérations.

2° **Dans un autre port.** — Le médecin qui a reçu du Directeur de son port l'ordre de se rendre dans un autre port pour embarquer sur tel bateau, pourrait se croire dispensé, si ce n'était par politesse militaire, de se présenter devant le Directeur du Service de Santé du port où se trouve le bateau. Il n'en est rien : c'est en effet ce haut fonctionnaire qui lui délivre son ordre définitif d'embarquement. Le premier ordre n'avait servi qu'à régler dans son port sa situation financière (1), à arrêter son livret et à lui remettre une feuille de route, toutes opérations à faire régler par le bureau des Revues et vérifier par l'Inspection.

Si le navire se trouve dans un port de commerce, le médecin se présente au chef de service de la Marine ou au commissaire de l'Inscription maritime qui le destine simplement à ce navire.

Si, pour rejoindre son bâtiment, il est nécessaire de prendre la voie des paquebots, l'ordre de réquisition sera délivré par les mêmes fonctionnaires.

Dans un port de guerre, le médecin qui a reçu un ordre d'embarquement sur le vu de celui qui lui a été délivré par son Directeur, remplit les formalités citées plus haut ; il ne négligera pas de se présenter aux Revues de façon à ne pas dépasser les délais réglementaires (la visite au Directeur ne dispensant pas de cette formalité).

Si le navire n'est pas en ce moment dans le port ou sur rade, il peut se faire que le médecin soit forcé de séjourner à terre quelque temps avant de pouvoir s'y rendre. Dans ce cas, il a droit à des vacations (voir 1re partie de l'ouvrage) *s'il a une destination outre-mer*.

L'officier muni de son ordre et ayant accompli toutes les formalités citées plus haut se rend à son bord dans le plus bref délai, qui ne doit pas excéder 24 heures.

Nous citerons ici un ordre local du Préfet maritime de Rochefort en date du 4 octobre 1890, au sujet de la contexture des ordres d'embarquement.

« Le vice-amiral commandant en chef, Préfet maritime,

« Vu les dispositions du décret du 27 mars 1882 au sujet des attri-
« butions nouvelles de divers chefs de service, portant certaines
« modifications à l'ordonnance du 14 juin 1844 ;

---

(1) Nous rappelons ici qu'en cas de départ urgent les frais de route peuvent se toucher au port d'arrivée ; la feuille de route fait mention du non-paiement.
Pour les délais de route, se reporter à la première partie de l'ouvrage.

« Considérant que les embarquements des officiers des différents
« corps de la Marine ne s'opèrent pas à Rochefort d'une manière
« uniforme, et qu'il y a lieu d'appliquer les règles en vigueur dans
« les quatre autres chefs-lieux d'arrondissement maritime (1) ;

       « ARRÊTE :

« Tout ordre d'embarquement ou de débarquement doit viser la
« décision ministérielle ou préfectorale en vertu de laquelle le
« mouvement est effectué. Les officiers des différents corps de la
« Marine (officiers de marine, du commissariat, etc.., du Corps de
« Santé). désignés pour embarquer sur un bâtiment du port seront
« mis, par les soins de leurs chefs de service (Directeur) respectifs, à la
« disposition du major général, du Directeur des Défenses sous-marines.
« Il sera fait mention, sur l'ordre dont ils seront porteurs. de leur
« situation au point de vue de l'embarquement dans le grade.
« Au débarquement (2). les officiers recevront du chef de service
« sous l'autorité duquel est placé le bâtiment (Major général. Direc-
« teur des Défenses sous-marines) l'ordre de se mettre à la disposi-
« tion du chef de service duquel ils relèvent spécialement (Directeur
« du Service de Santé).
« La présente circulaire est accompagnée d'un modèle auquel il y
« aura lieu de se conformer dans les cas ordinaires, pour la rédaction
« des ordres d'embarquement.

« Rochefort. le 1er octobre 1890.
« Signé : RIBELL. »

(Modèle.)

Port de Rochefort

Le . . . . (Directeur du Service de Santé),
Vu la dépêche ministérielle du. . . . .
Et conformément à l'ordre de M. le vice-amiral, commandant en
chef, Préfet maritime, en date du. . . . .

ORDONNE :

A M. . . . . (nom. prénoms et grade)
désigné pour remplir les fonctions de. . . . . ·
à bord du. . . . . ,
de se rendre à la disposition de M. le . . . .
(Major général ou Directeur des Défenses sous-marines)
Le présent ordre sera enregistré (3) aux Revues et aux Armements.

Rochefort, le 18

NOTA. — M. . . . . ayant. . . . . . . ans . . . . mois. . . . . . jours d'embarquement
dans son grade, n'est pas en interrompu ou est en interrompu pour.. . . . .
. . . . mois. . . . . jours.

Signature. . . . .

___

(1) Cette considération nous engage à reproduire cet ordre local, malgré le soin que nous
avons pris d'être très sobres dans la citation de ce genre d'ordres.

(2) Pour ne pas scinder l'ordre et ne pas y revenir, nous mettons aussi ce qui a trait au
débarquement.

(3) On ajoute ordinairement au secrétariat du Conseil de Santé, et communiqué à l'Inspection.

Si le Directeur du Service de Santé délivre un ordre d'embarquement ou, à proprement parler, un ordre de départ à un médecin allant chercher son navire dans un autre port, il adopte la même contexture ; mais, au lieu de mettre : « de se rendre à la disposition de M... », etc......, il met « de se rendre à....... Toulon, par exemple, où il se mettra à la disposition de M. le Directeur du Service de Santé, lequel l'enverra à la disposition de tel ou tel amiral ou tel ou tel commandant. »

Art. 2. — *Arrivée à bord.*

Toutes les formalités de l'ordre étant accomplies, le médecin se dirige vers le bâtiment où il doit remplir ses fonctions, 24 heures au plus après avoir reçu son ordre d'embarquement.

Deux cas peuvent se présenter :

1° L'officier est destiné à un bâtiment faisant partie d'une escadre. Dans ce cas, l'embarquement le met simplement à la disposition de l'amiral commandant l'escadre. Il se rend à bord du navire-amiral (1), où il se présente au médecin en chef et au chef d'état-major (2) ; celui-ci lui donne l'ordre qui le destine au navire sur lequel existe la vacance (3).

2° L'officier est destiné à un navire isolé.

S'il est embarqué comme médecin-major, il se présente à l'officier en second, au commandant, et fait ensuite enregistrer son ordre par l'officier d'administration. S'il est embarqué comme médecin en sous-ordre, il se présente d'abord au médecin-major, qui le présente aux autorités du bâtiment. Le médecin en sous-ordre est installé dans son service par le médecin-major. Le médecin-major reçoit le service de son prédécesseur et, en cas de nouvel arrivant, l'installe lui-même.

Tous les autres détails d'installation à bord (place à table, domestique de chambre, etc...) sont réglés par le chef du carré, auquel il convient de s'adresser. La place à table est du reste réglée par l'arrêté ministériel du 26 septembre 1891 : l'art. 6 dit que l'ordre de placement est établi d'après l'ordre hiérarchique, en donnant toujours le pas à l'officier de marine.

---

(1) Plusieurs de nos jeunes camarades pourraient être embarrassés sur la façon de s'y prendre et les voies et moyens pour se rendre à bord. Nous leur conseillons de s'informer de l'heure à laquelle le canot-major des officiers du bâtiment-amiral quitte la terre et de demander passage à l'officier le plus gradé ou le plus ancien, en justifiant de leur ordre d'embarquement. En cas de refus, ils s'y rendront par leurs voies et moyens, mais jamais en prenant une embarcation du bord sans autorisation.

(2) Il faut bien se rappeler que l'article 75 du 20 mai 1885 dit que tout commandant en chef d'une force navale et tout chef de division commandant une division navale indépendante peuvent opérer parmi les états-majors placés sous leurs ordres les mutations qui leur semblent nécessaires.

(3) En arrivant à bord, il s'adresse à l'officier de quart, qui fait demander si le médecin en chef ou le chef d'état-major peuvent le recevoir.

ART. 3. — *Logements.*

Il n'en est pas de même de la question du logement, qui est réglée par le décret du 20 mai 1885 et au besoin par le commandant.

Art. 788. — Le médecin en chef d'armée ou d'escadre passe, pour le choix du logement, après le capitaine de vaisseau chef d'état-major et le commandant, et concourt avec les officiers supérieurs de son grade des divers corps de la Marine, suivant son ancienneté de grade.

Il en est de même du médecin principal de division.

Le médecin de 1re classe, qu'il soit médecin de division ou simplement médecin-major, choisit après les officiers de marine et officiers mécaniciens du grade assimilé et concourt avec les officiers des autres corps de la Marine de son grade.

La même règle existe pour le médecin de 2e classe.

Le commandant du bâtiment attribue dès l'armement, à l'officier d'administration, quel que soit son grade, une chambre appropriée à son service (1).

Le commandant du bâtiment désigne aussi la chambre qu'occupera l'aumônier, et qui devra, autant que possible, être la chambre d'officier le plus en avant dans la batterie, dans le faux-pont ou sous la dunette (2).

Art. 790. — Si un ou plusieurs logements se trouvent supprimés par mesure exceptionnelle, les officiers auxquels ces logements appartiennent peuvent être autorisés à prendre ceux des officiers du rang immédiatement inférieur au leur, et le même mouvement s'opère successivement jusqu'au dernier rang de l'ordre établi par l'art. 788, sans que toutefois l'officier d'administration puisse être déplacé.

Si, pendant la campagne, il survient quelques mutations dans l'état-major, elles ne donnent lieu à aucun déplacement de personnes déjà logées, sauf le cas où un changement réclamé en vertu d'une supériorité de grade serait autorisé par le commandant en chef ou le commandant.

Lorsqu'un ou plusieurs logements ne sont pas occupés par l'état-major d'un bâtiment, ils peuvent être mis à la disposition des officiers passagers suivant leur grade ou leur rang d'ancienneté. Un arrêté ministériel du 19 juin 1861 établit qu'il sera délivré, lors de leur embarquement pour chaque chambre d'officier supérieur ou autre faisant partie de l'état-major : un matelas en laine et crin recouvert en coutil, un traversin pareil, une couverture blanche en laine, une couverture blanche en coton (3).

(1) Vu la multiplicité des registres et la présence forcée à certaines périodes de fourriers dans sa chambre.

(2) Ne voulant pas empiéter sur l'hygiène navale, nous engageons nos jeunes camarades à s'y reporter pour tout ce qui a trait aux termes maritimes que nous serons forcés d'employer. (Description du Bâtiment.)

(3) On doit donc se munir seulement de draps.

Une circulaire du 23 novembre 1891 (B. O. p. 739) réalise un véritable progrès au point de vue du mobilier des chambres des officiers : elles seront désormais meublées avec des meubles d'attache en pitch-pin, ce qui est bien préférable au point de vue de la solidité et de l'uniformité. Cette mesure n'est encore appliquée qu'aux bâtiments en construction ou à ceux qui auraient à subir des réparations ou des modifications assez importantes pour entraîner la reconstruction complète des aménagements des chambres. Pour les autres navires déjà en service, on devra se servir, jusqu'à complet épuisement, du stock complet des arsenaux. Ces dispositions ayant pour but d'améliorer le bien-être des officiers et de leur éviter les frais de transport d'un matériel encombrant, il n'y aura plus lieu de faire, à bord des bâtiments, des installations complémentaires : étagères, bibliothèques, caissons, etc... Une fois les détails de l'emménagement de chaque chambre arrêtés, on ne devra rien changer ni modifier.

Il nous semble utile de reproduire ici le tableau qui se trouve à la page 1036 du 2ᵉ semestre de 1891 ; nous nous bornerons à citer les meubles et objets principaux.

Les officiers supérieurs, aumôniers et subalternes ont droit à une armoire, une bibliothèque, un bureau-ministre, un calorifère (pour mémoire) ; un lavabo avec broc en porcelaine et glace ; un lit avec tiroirs, une sonnerie électrique correspondant avec un tableau fixé dans la timonerie.

Quant à ce qui concerne les draperies, rideaux et objets divers, les officiers supérieurs, en sus des objets qui seront énumérés plus loin pour les aumôniers et les subalternes, ont droit :

A 4 thyrses : à une draperie de lit en damas de laine ; à un fauteuil voltaire ; à une housse pour ce fauteuil ; à 4 ornements de bouts de thyrses ; à 2 rideaux de lit en damas de laine ; à un rideau-portière en damas de laine ; à un tapis de pied en moquette, à 2 tapis en toile-fourrure pour le tapis en moquette, à une tenture ou ciel-de-lit en damas de laine.

Les aumôniers ont, comme les officiers supérieurs, tous les objets énumérés dans le paragraphe précédent, moins les bâtons de thyrses, le couvre-lit en damas de laine, la draperie de lit en damas de laine ; les ornements de bouts de thyrses ; les rideaux de lit en damas de laine ; le rideau-portière en damas de laine ; le ciel-de-lit en damas de laine. — Les officiers subalternes ont, comme du reste les officiers supérieurs et les aumôniers : un broc de 6 litres ; une carafe ; 2 chaises type viennois (1) ; 4 champignons en pitch-pin pour les vêtements, une couverture de laine blanche, une couverture de coton ; trois embrasses en laine ; deux filets avec armature ; trois flambeaux nickelés pouvant se fixer à la muraille ; un matelas en crin recouvert en coutil ; un oreiller en plume, trois patères ; douze portemanteaux arqués ; deux porte-chapeaux en cuivre, un ou deux (suivant le cas) rideaux de fenêtre en mousseline unie ; un seau hygiénique ; un

____

(1) Lorsque les 2 chaises ne pourront être logées, il sera délivré un fauteuil pliant en remplacement de l'une d'elles.

12*

sommier (système Thuau); une tenture en laine pour isoler de la cloison ; un traversin en laine et crin recouvert en coutil, un vase de nuit, un verre en cristal.

Les aumôniers, comme les officiers subalternes, ont leurs rideaux, leurs couvre-lits en serge rouge ; mais ils ont de plus un fauteuil voltaire et un tapis de pied en moquette, au lieu du tapis de pied en toile peinte.

Enfin seuls ils ont une glace avec cadre en pitch-pin verni.

CHAPITRE IV.

DEVOIRS GÉNÉRAUX ET PARTICULIERS.

ART. 1er. — *Devoirs généraux des officiers. — Des tables de bord.*

Les médecins embarqués doivent connaitre les lois et les règlements qui régissent les droits, obligations et devoirs qui incombent à tout officier.

Le décret du 20 mai 1885 (T. suppl. du B. O.), sur le service à bord, et l'arrêté ministériel du 24 juin 1886 (T. suppl. du B. O.) indiquent ces droits, obligations et devoirs. Il nous faut citer, au moins en résumé, les principaux articles, en les commentant et en les expliquant le mieux possible.

Art. 33. — Devoirs réciproques des supérieurs et des inférieurs :

Respect ; obéissance ; abstention de mauvais traitements ; maintien de la discipline ; arrêt par le supérieur de toute critique tendant à affaiblir l'autorité des chefs ou à ébranler la confiance des équipages ; déférence et respect, même en dehors du service ; à grade égal, absolue subordination, de même qu'à l'ancienneté pour le service.

Art. 34. — Responsabilité :

Supérieur responsable des conséquences des ordres ; inférieurs responsables de l'exécution ; l'inférieur rend compte au supérieur de l'exécution des ordres et en cas contraire indique les motifs.

Art. 35. — Les supérieurs doivent l'exemple :

Des bonnes mœurs ; du respect pour la religion et l'ordre public ; du zèle, de la subordination ; de la discipline, du dévouement à la patrie.

Art. 36. — Respect aux institutions ; religion, mœurs et usages en pays étranger.

Art. 37. — Observations des lois et règlements.

Art. 38. — Salut aux supérieurs et sur le gaillard d'arrière.

Salut dû à terre comme à bord aux supérieurs de toute arme et de toute nation : l'inférieur prévient le supérieur en saluant le premier : le supérieur rend le salut ; à grade égal, les officiers échangent le salut ; le salut ne se renouvelle pas dans une promenade ou un lieu public ; salut en paraissant sur le gaillard d'arrière.

Interdiction d'y séjourner du côté où se trouvent le commandant et l'officier de quart ; interdiction de la passerelle à toute personne non de service.

Art. 39. — On ne peut quitter un service ou un poste sans ordre, et avant d'en avoir été relevé régulièrement.

Art. 40. — On ne peut permuter pour aucun service sans autorisation.

Art. 41. — Nul ne peut s'absenter du bâtiment sans autorisation (1).

Art 42. — On doit obéir aux factionnaires faisant observer une consigne.

Art. 42. — Dans toute réunion d'officiers de marine et d'assimilés, l'officier de marine le plus élevé en grade, et à égalité de grade le plus ancien prend le commandement à l'exclusion des assimilés ; s'il n'y a que des officiers des corps assimilés, il n'y a pas droit au commandement à proprement parler : mais la prééminence appartient au plus élevé en grade, et à égalité de grade au plus ancien (2).

Art. 44. — En pays étranger, tout officier doit donner avis à ses chefs des faits parvenus à sa connaissance qui seraient de nature à servir les intérêts de l'Etat ou de la mission dont ils sont chargés.

Art. 45 à 49. — Des punitions (voir la 1re partie de l'ouvrage).

Art. 50. — Des punitions des passagers déterminées par leur rang d'assimilation.

Art. 51. — On doit réprimer tout désordre dont on est témoin.

Tout supérieur, quel que soit son grade, qui, soit à bord, soit à terre, *de service ou non*, est témoin d'un désordre quelconque, d'un détournement d'objets appartenant à l'Etat ou de faits de nature à compromettre la sécurité d'établissements de la Marine ou de bâtiments de la flotte, doit, selon sa situation, réprimer sur-le-champ ces actes ou en rendre compte, dans le plus bref délai possible, à son chef immédiat ou à l'autorité compétente.

Art. 52. — Répression des voies de fait :

Tout supérieur doit arrêter toute querelle entre ses inférieurs, et si des voies de fait sont commises, il les réprime, et provoque sur-le-champ la punition. Il prescrit qu'aucune personne de l'équipage en état d'ivresse et qu'il y a lieu d'arrêter, ne soit approchée, sauf le cas de nécessité, par ses supérieurs en grade.

---

(1) En général, cette autorisation est permanente et il suffit de n'être pas de service ou de garde pour pouvoir laisser le bâtiment pendant le temps qui est accordé aux officiers par le commandant et par les moyens de communication qu'il met à leur disposition.

(2) Il nous a semblé nécessaire de commenter l'art. 43 qui ne nous paraît pas assez explicite dans le décret. Les officiers assimilés comprennent tous ceux qui ne sont pas revêtus d'un grade véritablement militaire (voir 1re partie).

Art. 53. — On doit toujours être en uniforme et dans la tenue du jour à bord.

Art. 54. — Tenue bourgeoise, *sans mélange d'aucun insigne militaire*, autorisée pour les officiers qui descendent à terre.

Art. 55. — Défense d'embarquer des matières inflammables ou des liqueurs spiritueuses, sans l'autorisation du commandant ou de l'officier en second.

Art. 56. — En dehors du service, il est permis de fumer à bord dans les parties du bâtiment désignées par le commandant ; il est interdit de fumer dans les embarcations, les faux-ponts et les cales.

Art. 57. — Précautions concernant les lumières, les hublots et les sabords : fanal fermé pour les transports de lumière ; allumettes amorphes seulement ; ne pas laisser de lumière dans sa chambre en son absence ; défense formelle d'ouvrir les sabords et les hublots sans en avoir l'autorisation (1).

Art. 58. — Défense d'embarquer des marchandises dans un but de spéculation ; interdiction d'avoir aucun intérêt direct ou indirect dans les marchés relatifs aux fournitures ou aux travaux entrepris pour le service du bâtiment

Art. 59. — Mode d'interpeller les supérieurs :

Verbalement ou par écrit :

A un amiral de France : Monsieur l'Amiral ;

A un vice amiral ou contre-amiral : Amiral ;

A tout officier supérieur ou commandant : Commandant ;

A un lieutenant de vaisseau : Capitaine. A moins qu'il ne commande le bâtiment, auquel cas on l'appelle commandant ;

A un enseigne de vaisseau ou à un aspirant de 1re classe : Lieutenant ;

A un aspirant de 2e classe : Monsieur.

Art. 60. — Forme des lettres officielles (voir 1re partie).

Art. 61. — Mode de représentation contre un acte illégal du supérieur (voir Réclamations, 1re partie).

Art 62. — Transmission des réclamations et écrits officiels (voir Correspondance officielle, 1re partie).

Art. 63 (2). — Cet article qui traite de l'admission aux diverses tables, a été modifié par un décret en date du 11 mars 1887 (B. O. p. 298), portant création d'une table d'officiers supérieurs à bord des bâtiments montés par un officier général. Ce dernier décret a

---

(1) Quelques médecins nouvellement embarqués pourraient croire qu'ils ont la libre disposition d'un sabord ou d'un hublot s'ouvrant facilement dans leur chambre. Cela est vrai pour la rade ; mais à la mer, outre l'inconvénient d'avoir sa chambre inondée, un paquet de mer assez volumineux peut compromettre la sûreté du bâtiment ; aussi doit-on attendre toujours les ordres de l'officier en second, même en arrivant au mouillage.

(2) Le développement de l'art. 63 devant être assez long, afin de terminer de suite ce qui a trait aux devoirs généraux, nous mettons en note les art. 64, 65, 66.

ART. 64. — Toute personne embarquée qui n'est pas logée dans une chambre ou dans un poste fermé est assujettie au branlebas.

ART. 65. — On doit observer le plus grand silence pendant toute manœuvre ou tout exercice.

ART. 66. — Ne pas prendre de passage dans les les canots sans autorisation.

modifié en même temps les tarifs de solde du 1er juin 1875. Il nous semble nécessaire, comme nous l'avons dit dans la première partie, de reporter ici les frais de table en les distrayant du chapitre de la solde, puisque le service à la mer constitue une partie bien distincte de l'ouvrage.

Les officiers du corps de Santé trouveront ainsi bien séparés tous les points qui peuvent les intéresser ; nous n'avons pas cru cependant devoir faire un chapitre distinct pour la solde à la mer proprement dite et les suppléments de solde, que l'on trouvera à la 1re partie.

Il ne s'agira ici que des *traitements de table*.

Le décret du 11 mars 1887 (B. O. page 297) institue une chambre d'officiers supérieurs à bord des bâtiments montés par un officier général ; cette mesure déjà annoncée par la création d'un carré d'officiers supérieurs, donne satisfaction aux chefs et aux subordonnés en installant ceux-ci chez eux.

Il existe donc à bord des bâtiments suivant leur rang :

1° La table de l'officier général pourvu d'un commandement à la mer, en chef ou en sous-ordre, comprenant le capitaine de pavillon et le chef d'état-major avec un traitement de table fixé par le tarif n° 38 du 1er juin 1875.

Il est alloué aux capitaines de vaisseau commandant une division navale, à charge pour eux de recevoir à leur table le capitaine de frégate second.

2° La table des officiers supérieurs constituée par le capitaine de frégate second du bâtiment monté par un officier général, le capitaine de frégate premier aide de camp, les mécaniciens en chef, les officiers supérieurs du Commissariat, du Génie maritime et du corps de Santé, l'aumônier (1).

Il est alloué à cette table qui est régie comme les tables de bord (voir plus loin) un traitement journalier pour chacun de ses membres pendant la durée de leur séjour à bord, fixé comme suit :

	Sur le pied de France.	Sur le pied colonial.	
		(c. x. 1)	(c. x. 2)
Quand la table comprendra quatre membres au moins......	7.75	9.70	10.35
Quand la table comprendra trois membres......	10.35	12.95	13.80
Quand la table comprendra deux membres......	11.65	14.55	15.55
Quand la table comprendra un membre......	15.50	19.40	20.76

Lorsqu'en vertu des dispositions de l'art. 86, § 2, du décret du 20 mai 1885, les officiers supérieurs faisant partie de l'état-major général sont embarqués sur un bâtiment autre que celui du com-

(1) Les officiers supérieurs faisant partie de l'état-major du bâtiment sont admis à la table des officiers supérieurs (D. du 6 juillet 1890, B. O. p. 10).

mandant en chef, ils sont admis à la table du commandant de ce bâtiment, qui reçoit, pour frais de table de chacun d'eux, l'allocation allouée quand la table des officiers supérieurs comprend 4 membres.

La table des officiers supérieurs ne sera jamais constituée au départ de France, quand le nombre des membres à y admettre ne sera pas au moins de trois. Dans ce cas, les officiers supérieurs seraient admis à la table de l'amiral, qui recevrait l'allocation prévue au paragraphe précédent pour chacun de ceux desdits officiers n'appartenant pas au corps des officiers de marine.

Les règlements concernant les agents de service des tables des états-majors sont appliqués aux tables d'officiers supérieurs (V. D. sur les effectifs, 1er juin 1890, B. O. p. 668). Il sera donc alloué pour le service de la table des officiers supérieurs un cuisinier. Chaque officier supérieur et l'aumônier ayant droit à un agent de service particulier, il n'y avait pas lieu d'en affecter un spécialement au service de la table.

Les agents de service sont civils ou marins, au choix des officiers.

La présidence de la table des officiers supérieurs est dévolue à l'officier de marine le plus élevé en grade ou le plus ancien ; en cas d'absence de *tous les officiers de marine* membres de ladite table, la présidence est dévolue à l'officier le plus élevé en grade ou le plus ancien dans le même grade des autres corps de la Marine.

3° La table des officiers composant l'état-major du bâtiment à laquelle sont admis exceptionnellement les aspirants faisant fonctions d'officiers.

La présidence de la table appartient toujours à l'officier de marine le plus élevé en grade ou en ancienneté ; le président de la table y maintient le bon ordre et empêche tout discours contraire à la discipline et aux bienséances.

(Pour suivre l'ordre adopté pour la table d'officiers supérieurs et ne pas faire une question à part des tables de bord, il est nécessaire de nous reporter ici à l'art. 466 du D. du 20 mai 1885, B. O. T. suppl. p. 135.)

Chacun des officiers, à l'exception du plus ancien des officiers de marine président, est chargé à tour de rôle de diriger le service de la table de l'état-major (1). L'ordre des tours est déterminé par le sort. Pendant l'armement et le désarmement, l'officier d'administration est dispensé de ce service.

La durée de chaque gestion est de deux mois.

Les comptes, tant au point de vue des paiements effectués qu'à celui des délivrances en nature, sont examinés à la fin de chaque gestion, et chaque fois qu'un mouvement a lieu dans le personnel de la table, par une Commission composée du plus ancien officier de marine et de deux autres officiers désignés par le sort.

L'officier dont on examine la gestion ne peut faire partie de cette Commission. Lorsqu'un mouvement a lieu dans l'état-major, l'officier

---

(1) Pendant le temps qu'il est chargé de ces fonctions, l'officier prend le titre de chef de gamelle.

nouvellement embarqué prend, pour ce service, le rang de l'officier qu'il remplace.

Le compte de chacun d'eux avec l'administration de la table est réglé à la date du mouvement.

Le traitement de table est une prestation journalière en argent dont le taux est fixé par le tarif 38 annexé au décret du 1er juin 1873 sur la solde, modifié par le décret du 7 août 1881 (B. O. p. 200), et ramené aux sommes nettes par la décision présidentielle du 19 décembre 1884 (V. Tarif 38 annexé, B. O. p. 1109).

Nous avons vu plus haut que la création d'une table d'officiers supérieurs avait modifié certains articles du 1er juin 1873 ; nous ne citerons de ce décret que les articles ou les tarifs qui peuvent nous intéresser.

L'art. 157, par exemple, dit, au § 5, que tous les membres d'une Commission, quels que soient leur grade et le but de leur mission, sont indistinctement admis à la table de l'officier commandant le bâtiment, à qui il est payé pour chaque membre une indemnité prévue par le tarif 38 qui est de 5 fr. 80 par jour. Cette règle ne s'applique pas si les Commissions sont seulement transportées. (Dép. à Lorient du 26 juillet 1877.)

L'art. 162 a été ainsi modifié par le décret du 11 mars 1887 :

Lorsqu'à bord d'un bâtiment, il ne se trouve qu'un seul officier en dehors du capitaine, cet officier est admis à la table de l'officier commandant, qui reçoit pour lui l'allocation spéciale prévue au tarif 38, soit 4 fr. 85, sur le pied de France ; 6 fr. 05 pour la 1re colonne, et 6 fr. 45 pour la 2e colonne du tarif colonial.

Quand l'état-major ne comprend réglementairement que deux officiers, ou si, par suite de décès, de départ en permission ou d'entrée à l'hôpital, l'état-major se compose momentanément de moins de trois membres, la table est tenue et il est alloué pour chacun des officiers l'indemnité ci-après :

Quand il y a deux officiers : sur le pied de France, 4 fr. ; sur le pied colonial, 5 fr. 50.

Pour un officier seul : sur le pied de France, 5 fr. 30 ; sur le pied colonial, 7 fr. 30.

De l'art. 164 à 166 inclus, il est question du traitement de table des officiers composant les états-majors.

La quotité est fixée par le tarif 38 (1) ; le paiement en est fait par le Conseil d'administration du bord au chef de gamelle.

Les décomptes arriérés sont, en fin d'exercice ou de campagne et en l'absence des ayants droit, versés collectivement à la Caisse des gens de mer, au profit de chaque table, pour être payés ultérieurement à l'officier qui aura en dernier lieu été chargé de diriger le service de la table.

En cas de décès ou de radiation des contrôles de cet officier, le paiement est effectué entre les mains du plus ancien en grade des membres de la table présents en France et au service.

____

(1) Se reporter toujours au tarif 38 du 19 décembre 1884 qui réduit aux sommes nettes.

Lorsqu'en fin de campagne une table se trouve en dette, la reprise du trop payé n'a pas lieu collectivement. Elle s'opère sur la solde individuelle des officiers présents à bord.

L'officier qui reçoit un avancement en grade pendant une campagne, sitôt la notification au commandant, passe, s'il y a lieu, à une autre table (médecin de 1re classe promu principal passant à la table du commandant). Le commandant reçoit alors l'allocation spéciale déterminée par le tarif 38 pour les officiers supérieurs.

167. — Le traitement de table des officiers généraux et commandants est élevé à la quotité déterminée par la colonne n° 2 du tarif 38 (sur le pied colonial), à compter du jour où, en vertu des instructions données par le Ministre au commandant, les bâtiments ont mouillé dans un des ports des Iles Britanniques ou de l'Islande, dans un des ports de la côte du Maroc sur l'Océan Atlantique ; dans un des ports de la côte orientale d'Amérique au nord de la Floride, y compris Terre-Neuve ; dans l'un des ports des Açores ; dans l'un des ports de la Grèce, de la Turquie, et des possessions de cette puissance dans le Levant, y compris l'Egypte ; dans l'un des ports situés à l'embouchure du Danube.

168. — Le traitement de table des officiers généraux est élevé à la quotité déterminée par la colonne n° 3 du tarif 38 (sur le pied colonial) à compter du jour où, pour les causes indiquées au précédent article, les bâtiments ont mouillé dans un des ports du continent ou îles d'Amérique ou d'Afrique sur l'Océan Atlantique autres que ceux qui sont désignés par cet article, ou dans un des ports situés au delà du cap Horn ou du cap de Bonne-Espérance.

Sur les points désignés par le présent article, les officiers faisant partie de l'état-major touchent, comme dans les cas visés à l'art. 167, l'allocation déterminée par la deuxième colonne du tarif(D. du 7 août 1881, B. O p. 200). (Il faut donc bien remarquer que les officiers n'ont jamais droit à la 3e colonne.)

170. — Le traitement de table est ramené à la quotité déterminée par la 1re colonne du tarif le jour où le bâtiment touche à l'un des ports situés dans les parages autres que ceux indiqués par les art. 167 et 168.

Les relâches pour cause de force majeure ne donnent droit à l'indemnité sur le pied colonial qu'après décision du Ministre et rapport du commandant en chef.

Le traitement de table comporte des dispositions communes aux différentes tables du bord qu'il est nécessaire d'étudier :

En principe, le traitement de table est dû en rade et à la mer (art. 174).

Il est alloué par exception dans le port (1) :

---

(1) Il a été crée une position particulière pour certains navires de l'Escadre pendant l'hiver, c'est la position de disponibilité pendant laquelle ils sont en rade ou même dans le port, l'état-major touchant les frais de table. Cette position connue sous le nom de disponibilité armée a été créée par le D. du 18 sept. 1892 et l'arrêté ministériel de même date (V. B. O. p. 272).

Dans la limite d'un mois aux bâtiments à vapeur en essais qui rentrent au port et y séjournent (art. 175);

Sans limite aux bâtiments armés qui sont dans le port pour toute autre cause que l'armement, le désarmement ou le passage en réserve; et même dans ce cas le droit subsiste s'il y a transbordement. Les officiers quittant momentanément le bâtiment en cours de campagne pour cause de réparations ou toute autre cause de force majeure conservent le traitement de table (art. 176). Aux bâtiments armés dans les ports de commerce (art. 177). Le droit au traitement de table n'éprouve pas d'interruption pour l'officier en permission régulière; il est interrompu pour l'officier en traitement à l'hôpital ou absent du bord par suite d'une mission donnant droit à des indemnités de séjour (art. 178).

Lorsqu'on coupe le 180e degré de longitude, il est augmenté ou diminué d'une journée suivant que l'on vient de l'ouest ou de l'est (art. 180). Il est payé des avances de traitement de table sur le pied de la colonne n° 1 aux différentes tables de bord au moment où les bâtiments sont expédiés des ports de France: les mêmes règles que pour les avances de solde sont appliquées (1). Elles sont payées à raison de l'effectif des officiers au moment du départ (art. 182).

A la sortie du port de tout bâtiment, il est payé à chacune des tables de bord quinze jours d'avances spéciales de traitement de table sur le pied de l'effectif réglementaire.

Pour les bâtiments armés en essais, la quotité des avances est déterminée par le Préfet maritime dans la limite d'un mois et en raison de la durée présumée des essais.

Les avances déterminées par l'article 182 sont réduites d'un tiers à l'égard des bâtiments qui doivent effectuer leur retour immédiatement après leur arrivée à destination (art. 187).

La reprise des avances de traitement de table en cas de désarmement est opérée par égales portions sur la solde des officiers présents à bord au moment de la notification de l'ordre du désarmement (art. 189).

En cas de décès d'un officier, il n'est opéré aucune reprise sur sa succession (art. 190).

En cas de mission suspendue ou révoquée, de naufrage ou d'accident de mer, il peut être accordé un dégrèvement (art. 191).

Voyons maintenant le tarif 38 qui a été modifié, comme nous l'avons dit plus haut, par plusieurs décisions ultérieures, et ramené aux sommes nettes par le décret du 19 décembre 1884.

Nous avons déjà vu plus haut quelles sont les indemnités que reçoit l'amiral ou le commandant pour officiers reçus à sa table; nous n'y reviendrons pas.

Le tarif 38 (B. O. p. 1110 du 2e sem. 1884) fixe le traitement de table des officiers composant l'état-major d'un bâtiment à 2 fr. 65 sur le pied de France et à 3 fr. 65 sur le pied colonial.

Des frais de passage sont alloués aux diverses tables pour la nourriture des passagers; un règlement ministériel (23 février 1887 B. O.

______

(1) Voir Solde (1re partie).

p. 146) détermine l'admission aux différentes tables de bord des officiers, fonctionnaires et autres personnes appartenant soit à la marine, soit aux autres départements ministériels (1).

Sur les transports dont les emménagements comportent des tables spéciales aux passagers, ceux-ci ne sont pas admis aux tables du bord, à l'exception des gouverneurs, officiers généraux de terre et de mer et assimilés, des officiers de marine de tous grades qui prennent rang aux tables du commandant ou de l'état-major, suivant leur grade ou leur assimilation.

Les tables des passagers sont présidées par le plus élevé en grade ou, à grade égal, par le plus ancien des officiers passagers admis à cette table, et appartenant soit aux corps des troupes de l'armée de mer ou de l'armée de terre, soit au corps des officiers mécaniciens de la marine, du génie maritime, des ingénieurs hydrographes, du Commissariat, de l'Inspection et du Corps de Santé.

Au moment du départ, un ordre écrit du commandant fait connaître le président de table des passagers.

Les tables de passagers sont au nombre de 4 sur les grands transports ; elles sont soumises à des règles spéciales. Leur origine remonte pour Brest à 1873 et pour Toulon à 1871.

Pour le service de ces tables, il est passé par le commissaire aux armements un marché avec un pourvoyeur qui, moyennant la ration en nature et un abonnement journalier par personne, s'engage à nourrir les passagers suivant un programme accepté par lui.

Les indemnités à payer aux tables des états-majors pour chacun des passagers qui doivent y être nourris sont égales au traitement de table fixé pour chacun des officiers. Cette indemnité est augmentée de moitié pour tout passager dont la présence à bord n'a pas excédé huit jours (art. 193). Au contraire l'indemnité à allouer aux officiers généraux et officiers commandants est spéciale et fixée conformément au tarif 39.

Les domestiques réglementaires des passagers à la table de l'officier commandant sont nourris à l'office de cet officier, et lui donnent droit à une indemnité journalière spéciale (un franc par jour pour un officier supérieur).

Il nous semble inutile de parler ici des acomptes de frais de passage, des indemnités prévues pour les passagers annoncés et non embarqués ; tous ces renseignements se trouvent dans le décret du 1er juin 1895, aux articles 196 et 197.

Disons pourtant, le cas pouvant se produire pour un médecin, qu'un passager manquant le départ du bâtiment est tenu au remboursement de l'indemnité accordée par le Ministre à la table à laquelle il devait être admis.

_____

(1) Voir Passages par Bâtiments (1re partie)

Art. 2. — *Devoirs particuliers des officiers du Corps de Santé. —
Du médecin d'armée, d'escadre ou de division.*

Avant d'étudier en détail les devoirs particuliers qui incombent aux officiers du Corps de Santé dans les diverses positions qu'ils occupent à bord, il est bon de parler un peu des dispositions communes aux officiers des différents corps de la marine, et par conséquent applicables aux médecins, d'après le décret du 20 mai 1885.

Ils se tiennent toujours prêts à exécuter les ordres, se conforment aux règles et ordres de service établis, et veillent à ce que leurs subordonnés ne s'en écartent pas ; ils se rendent promptement à leurs postes toutes les fois que le commandant ou l'officier en second les fait avertir qu'on doit exécuter un mouvement ou un exercice quelconque nécessitant leur présence (1). Tout officier ayant à faire exécuter des ordres donnés, soit par le commandant, soit par l'officier en second, en prévient dans le premier cas l'officier en second et dans tous les cas l'officier de quart (2).

Aucun officier ne peut donner l'ordre de réunir des hommes de l'équipage pour un service quelconque sans l'autorisation de l'officier en second, et sans en informer préalablement l'officier de quart auquel il appartient de faire exécuter tous les mouvements.

Chaque officier prend une connaissance exacte du matériel afférent au service dont il est chargé : il en surveille l'embarquement, le placement à bord et le débarquement (3). Il en surveille aussi l'entretien ; il fait connaître à l'officier en second toutes les altérations qu'il a pu remarquer dans ce matériel, et lui signale les causes qui lui paraissent les avoir produites pour qu'on puisse y porter remède.

Depuis huit heures du matin jusqu'au coucher du soleil, les officiers ne paraissent dans les batteries et sur le pont que dans la tenue du jour.

Tout officier désirant s'absenter du bâtiment doit se conformer aux règles de service établies par le commandant à ce sujet.

Il prévient l'officier en second au moment de son départ, et lors de son retour à bord.

Lorsque les officiers ont obtenu l'autorisation de descendre à terre en tenue bourgeoise, ils prennent cette tenue seulement au moment de leur départ du bord, et la quittent dès leur retour.

Les punitions qui peuvent être infligées aux officiers ou assimilés embarqués sont réglées par le décret du 21 juin 1858 sur la police et la discipline, rendu en exécution de l'art. 369 du code de justice militaire pour l'armée de mer (V. 1re partie).

Le plus ancien des *officiers de marine* faisant partie de l'état-major est le chef du carré (4) des officiers. Il est responsable de la tenue du

---

(1) Branlebas de combat ou tout autre exercice.
(2) Ordre du commandant de passer une inspection de santé.
(3) Matériel de la pharmacie.
(4) Ou grand'chambre, lieu de réunion, salle à manger des officiers, terrain neutre.

carré et doit y maintenir le bon ordre. Les officiers obéissent aux injonctions qu'il leur adresse à ce sujet.

Décret du 20 mai 1885, art. 240 et 256.

L'officier du Corps de Santé de la marine chargé de centraliser le Service de Santé dans une force navale placée sous les ordres d'un officier général commandant en chef fait partie de l'état-major général, et prend, selon l'importance de la force navale, le titre de :

Médecin d'armée.

Médecin d'escadre,

Médecin de division.

Dans les divisions placées sous les ordres d'un commandant en sous-ordre et dans les divisions navales indépendantes commandées par un chef de division, cet officier prend également le titre de médecin de division.

Dans tous les cas, le médecin de division remplit les fonctions de médecin-major du bâtiment sur lequel il est embarqué.

Le médecin d'armée, d'escadre et de division reçoit du commandant en chef les ordres relatifs à son service, soit directement, soit par l'intermédiaire du chef d'état-major.

Les différents rapports doivent être adressés au commandant en chef et remis au chef d'état-major.

Il fait parvenir ses communications de service aux médecins-majors par l'intermédiaire du chef d'état-major, qui les transmet aux commandants des bâtiments.

Il reçoit par les soins du chef d'état-major communication des documents officiels et rapports qui sont adressés au commandant en chef concernant le Service de Santé, ainsi que des états périodiques ou autres, et des billets de demande pour médicaments ou objets de matériel concernant le traitement des malades.

Il reçoit, chaque jour, des médecins-majors des bâtiments par l'intermédiaire du commandant et du chef d'état-major un rapport sommaire sur l'état des hommes en traitement à bord atteints de maladies graves. Lorsqu'il juge opportun de se rendre sur un bâtiment pour visiter un malade, il prend les ordres du commandant en chef et prévient le chef d'état-major. En arrivant à bord, il prévient le commandant et à son défaut l'officier en second de l'objet de sa visite.

Il propose au commandant en chef les mesures qu'il juge utiles de prendre pour la conservation de la santé des équipages et de la salubrité des bâtiments.

Il soumet également à son approbation les modifications qu'il lui semble utile d'apporter dans l'espèce et la quantité des approvisionnements généraux du Service de Santé.

Il veille à ce qu'il ne soit envoyé aux hôpitaux dans les relâches que les malades ou blessés qui ne pourraient être traités à bord sans danger pour eux ou pour l'équipage (1).

____

(1) Une circulaire du 9 août 1880 (B. O. p. 210) recommande expressément de n'envoyer dans les hôpitaux coloniaux que les hommes sérieusement malades.

La même recommandation est faite par une circulaire en date du 30 juin 1892 (B. O p. 784).

Il se tient au courant de l'état des officiers ou marins appartenant aux bâtiments de la force navale qui sont en traitement dans les hôpitaux à terre, et il en informe le commandant en chef.

Si, en cours de campagne, il est nécessaire d'installer un bâtiment en bâtiment-hôpital, il fait partie de la commission qui doit déterminer les emménagements et installations de ce bâtiment.

Lorsqu'il juge nécessaire de recevoir verbalement des renseignements concernant l'état sanitaire de l'équipage d'un bâtiment ou des malades traités à bord, il demande au chef d'état-major de faire appeler par signal le médecin-major.

Il accompagne le commandant en chef dans ses inspections, lorsque cet officier général le trouve convenable.

Toutes les fois que le commandant en chef le trouve nécessaire, et après que le chef d'état-major en a informé les commandants, le médecin d'armée, d'escadre ou de division se rend à bord des bâtiments de la force navale pour inspecter l'hôpital et les postes destinés à recevoir les blessés pendant le combat, ou pour passer la visite sanitaire du navire et de l'équipage.

Dans cette inspection, il s'assure que les officiers du Corps de Santé sont munis des instruments complets et en bon état prévus par les règlements, et qu'ils ont pris toutes les dispositions nécessaires pour le service des blessés.

Il rend compte au commandant en chef du résultat de ses inspections et visites.

Il fait partie des commissions de Santé que le commandant en chef réunit sous la présidence du chef d'état-major, lorsque l'état sanitaire des parages où se trouve la force navale donne des inquiétudes. Cette commission donne par écrit son avis au sujet de cet état sanitaire. Une commission de Santé est aussi réunie lorsqu'il y a lieu de renvoyer en France des malades ou des convalescents. Les médecins-majors de chacun des bâtiments auxquels ces malades appartiennent, sont appelés dans cette commission où ils ont voix consultative.

Le médecin d'armée, d'escadre ou de division provoque, s'il y a lieu, de la part du commandant en chef les réprimandes ou punitions qu'il croit nécessaire d'infliger aux officiers du Corps de Santé embarqués sur les bâtiments de la force navale.

Pendant le combat le médecin d'armée, d'escadre ou de division se tient au poste des blessés.

Après le combat, il se rend, suivant les ordres du commandant en chef, à bord des bâtiments pour y visiter les blessés et lui rend compte de sa visite.

Lors de l'inspection générale, au départ d'un bâtiment, au débarquement des officiers du Corps de Santé comptant au moins trois mois d'embarquement sur le bâtiment depuis la dernière inspection générale, il fait connaître par écrit au commandant en chef son appréciation sur le mérite des officiers du Corps de Santé embarqués à bord de la force navale.

Tous les ans, et lorsqu'il cesse ses fonctions, il adresse au commandant en chef un rapport sur l'ensemble de son service.

Le commandant en chef transmet ce rapport au Ministre, après avoir ajouté, s'il y a lieu, ses appréciations.

Un duplicata du rapport de fin de campagne est transmis au Préfet maritime du port d'arrivée pour être déposé dans les archives du Conseil de Santé.

Le médecin de division qui remplit en même temps les fonctions de médecin-major du bâtiment, tout en faisant partie de l'état-major général, est placé sous les ordres directs du commandant pour tout ce qui a trait à ses fonctions de médecin-major.

Il exerce à l'égard des bâtiments dont il est chargé de centraliser le service toutes les fonctions attribuées au médecin d'armée, d'escadre ou de division.

ART. 3.4—*Du médecin-major et des autres officiers du Corps de Santé.*

Décret du 20 mai 1885, de 644 à 670 inclus.

Art. 644. — Le médecin-major reçoit du commandant ou de l'officier en second tous les ordres relatifs à son service, sauf en ce qui concerne le traitement médical des malades. Il rend compte à l'un et à l'autre de l'exécution de ces ordres.

Il est personnellement chargé et responsable du traitement médical des malades. Il se fait assister dans ce traitement par les médecins en sous-ordre.

Il reçoit par l'intermédiaire du commandant les communications de service du médecin d'armée, d'escadre ou de division, et lui adresse les siennes par la même voie.

Tous les rapports et mémoires qu'il rédige, soit à destination du médecin d'armée, d'escadre ou de division, soit à destination d'un Conseil de Santé d'un port, doivent être soumis au visa (1) du commandant, qui les transmet à qui de droit.

Art. 645. — Le médecin-major charge un des médecins en sous-ordre d'écrire les prescriptions qui sont faites pendant la visite (2) des malades et de les signer; il vise ensuite ces prescriptions. Lorsqu'il n'est pas embarqué de pharmacien, il désigne un des médecins en sous-ordre pour en remplir les fonctions (3).

Art. 646. — Le plus ancien des médecins en sous-ordre du bâti-

---

(1) Une circulaire ministérielle du 16 juin 1880 (B. O. p. 409) prescrit que les rapports médicaux établis en fin de campagne devront être annotés ou au moins visés par le commandant.

(2) L'heure des visites est réglée par le commandant du bâtiment. Généralement la visite du matin a lieu entre 7 et 8 heures et la visite du soir (contre-visite) à 3 heures de l'après-midi. Sur rade, l'heure de la visite peut être repoussée jusqu'au retour à bord du canot-major du matin, mais seulement avec l'autorisation du commandant.

(3) Nous avons vu qu'il n'y avait jamais de pharmacien, sauf un ou deux cas exceptionnels. Le médecin-major est généralement seul en temps de paix; c'est donc lui qui doit s'occuper des préparations pharmaceutiques, secondé, mais *non absolument remplacé* par le second maître ou quartier-maître infirmier qui ont dans leur Manuel une partie traitant de la préparation des médicaments.

ment est chargé, sous la surveillance du médecin-major, de la feuille du matériel du Service de Santé et de la comptabilité de ce matériel. Il se conforme aux prescriptions réglementaires en ce qui concerne l'administration du matériel dont il est chargé.

A bord des bâtiments dont l'effectif ne comporte qu'un médecin, il est chargé de la feuille et de la comptabilité.

Art. 647. — Le médecin chargé de la feuille assiste à la recette du matériel porté sur cette feuille; il le fait transporter et placer à bord suivant les ordres donnés par l'officier en second au médecin-major.

Il vérifie fréquemment l'état des effets et ustensiles remis à la garde de l'infirmier.

Art. 648. — Le médecin-major doit être muni des instruments réglementaires complets et en bon état. Il s'assure que les médecins en sous-ordre en sont également pourvus, et en rend compte au commandant et à l'officier en second.

Art. 649. — Lorsque le médecin-major estime qu'il conviendrait d'apporter des changements dans les objets et médicaments à délivrer suivant les règlements, il en informe le commandant qui prend, s'il le juge convenable, les mesures nécessaires.

Art. 650. — Le médecin-major s'applique à rechercher s'il n'existe pas, à bord, des germes de maladie contagieuse ou épidémique. Il propose au commandant, s'il y a lieu, les mesures de salubrité nécessaires, selon le climat et l'état sanitaire de l'équipage, pour prévenir ces maladies, ou pour arrêter les progrès de celles qui se seraient manifestées.

Il fait, une fois par semaine et plus souvent, si le commandant le juge nécessaire, des inspections sanitaires de l'équipage, pendant lesquelles il examine ou fait examiner par les médecins en sous-ordre tous les hommes sans exception, afin de s'assurer qu'il n'existe aucun germe de maladie contagieuse ni aucun symptôme de maladie de peau (1).

Après ces inspections, il en rend compte au commandant et à l'officier en second.

Il fait vacciner les hommes dont le livret-matricule ne constaterait point la vaccination et la revaccination réglementaires. Il apostille sur ces livrets le résultat de ces vaccinations (2).

(1) Visites sanitaires du jeudi après l'inspection proprement dite sur le pont. On examine les bras et les mains, les jambes, pour s'assurer qu'il n'y a pas trace de gale, la bouche pour voir si les hommes se servent de leur brosse à dents.

La visite des organes génitaux est moins fréquente et se fait dans l'hôpital en faisant entrer les hommes isolément. On doit surtout la passer avant et après les relâches.

(2) La circulaire ministérielle du 24 juillet 1891 fixe les règles de la fourniture de vaccin aux bâtiments (B. O. p. 116). — Les navires sur rade et sur les côtes de France adressent leurs demandes aux Directeurs du Service de Santé qui se fournissent à Bordeaux (institut vaccinogène militaire). Les bâtiments en cours de campagne, ceux des stations et des divisions navales feront connaître leurs besoins au département par une lettre spéciale sous le timbre « Subsistances et Hôpitaux »; les demandes seront transmises au port chargé de l'envoi et le Directeur du Service de Santé de ce port demandera à l'Institut de Bordeaux la pulpe destinée à être expédiée à l'extérieur.

Art. 651. — Le médecin-major visite à leur arrivée à bord tous les hommes qui embarquent et ceux qui sortent des prisons et des hôpitaux, et rend compte de cette visite à l'officier en second.

Si pendant le cours de la campagne des hommes doivent être embarqués, et si la salubrité des lieux dont ils proviennent lui paraît douteuse, il propose à leur égard les mesures de précaution qu'il juge nécessaires.

Art. 652. — Le médecin-major fait la visite et le pansement journalier des malades aux heures fixées par le tableau de service.

Tous les matins, après la visite, il rend compte au commandant de l'état sanitaire (1).

Il remet en même temps au commandant et à l'officier en second une situation journalière des malades (mod. n° 10) (2).

Il adresse chaque jour, par la voie hiérarchique, au médecin d'armée, d'escadre ou de division, un rapport sommaire sur l'état des hommes en traitement à bord atteints de maladies graves.

Art. 653. — Le médecin-major remet au commandant, le 1er et le 16 de chaque mois, un état (2) des malades traités pendant la quinzaine écoulée, soit à l'hôpital du bord, soit à l'hôpital hors du bord. Si le bâtiment fait partie d'une force navale, cet état est transmis par le commandant au chef d'état-major, qui le remet au médecin d'armée, d'escadre ou de division.

Art. 654. — Le médecin-major ordonne, lorsqu'il le juge utile, qu'un médecin en sous-ordre soit présent dans l'hôpital pendant les heures régulières du repas des malades et assiste à la distribution des aliments.

Il désigne un médecin en sous-ordre pour s'assurer de la bonne qualité des comestibles, particulièrement des fruits et des poissons apportés à bord par les marchands autorisés ou fournis par la masse du détail.

Art. 455. — Pendant les inspections du commandant et de l'officier en second, le médecin-major se tient dans l'hôpital (3) ; le dimanche il accompagne le commandant pendant toute son inspection.

Il exige que les médecins en sous-ordre se tiennent dans l'hôpital pendant les inspections.

Art. 656. — Le médecin major visite ou fait visiter fréquemment par un médecin en sous-ordre les chaudières de l'équipage et les autres ustensiles employés à la préparation des aliments. Lorsqu'il y a lieu, il propose à l'officier en second de faire étamer ceux de ces objets qui en auraient besoin.

Art. 657. — Le médecin-major fait partie des commissions formées soit pour constater la détérioration ou la perte des médicaments ou autres objets embarqués pour le service des malades, soit pour l'achat

(1) Verbalement.
(2) V. D. du 20 mai 1885, T. Suppl. p. 274 et 275.
(3) Il est en effet responsable de la propreté de l'hôpital qui est faite en même temps que la propreté générale du navire après le branle-bas du matin ; par les hommes de la batterie en dehors de ce service qui consiste dans le lavage du pont et des murailles, il doit assurer l'entretien, le nettoyage des étagères, ustensiles, armoires, par les soins des infirmiers.

et la recette de ces mêmes objets. Il fait également partie des Commissions qui ont été formées pour procéder à la recette et à la visite des vivres (1).

Art. 658. — Le médecin-major reçoit tous les quinze jours du maître commis aux vivres l'état des rafraîchissements existants à bord pour les malades. Il propose au commandant, lorsqu'il y a lieu, l'achat de vivres frais pour le service des malades.

Art. 659. — Dans les relâches, et lorsqu'il y a lieu de pourvoir au remplacement des médicaments, aliments, rafraîchissements et autres objets nécessaires pour le service des malades, le médecin-major dresse un état de ces objets et le remet au commandant.

Art. 660. — Lorsque le médecin-major croit nécessaire de faire à l'équipage des distributions extraordinaires, il en indique l'espèce et la proportion, et il en adresse la proposition écrite et motivée au commandant.

Art. 661. — Quand le bâtiment doit prendre la mer, il provoque les ordres du commandant pour se munir d'une patente de santé en règle. (V. Santé et Police sanitaire.)

Art. 662. — Lorsque, dans une relâche, le médecin-major juge que les malades ne peuvent être traités à bord sans inconvénient et qu'il est nécessaire de les envoyer à l'hôpital à terre, il en demande l'autorisation au commandant. Si cette mesure est adoptée, il dresse et signe un état de ces malades avec indication de leur maladie.

Cette liste est remise à l'officier en second qui fait dresser les billets d'hôpital (2).

Le médecin-major tient note de ces mouvements ; il fait accompagner ces malades par un médecin en sous-ordre et fait remettre au médecin de l'hôpital une notice indiquant le caractère de la maladie de chaque homme, et les remèdes qui lui ont été administrés à bord.

Le médecin-major visite souvent ces malades et rend compte au commandant du résultat de ces visites.

Il observe les mêmes dispositions à l'égard des malades envoyés sur un bâtiment-hôpital.

Art. 663. — Aussitôt que l'état d'un malade lui paraît dangereux, il en prévient le commandant et fait avertir l'aumônier.

Art. 664. — Dès qu'une personne est décédée, le médecin-major en donne avis au commandant, à l'officier en second, à l'officier de quart et à l'officier d'administration ; il fait connaître l'heure à laquelle le décès a eu lieu et celle à laquelle le défunt peut être enseveli. Il tient la main à ce qu'un des officiers du Corps de Santé placé sous ses ordres soit présent à l'ensevelissement des morts.

Art. 665. — Le médecin-major veille à ce que les couvertures,

____

(1) Une circulaire du 2 février 1893 (B. O. p. 131) établit que cette Commission doit toujours être présidée par l'officier de marine, quel que soit son grade et quelle que soit son ancienneté, en conformité de l'art. 9 de l'arrêté du 26 septembre 1891 (B. O. p. 475). Un médecin principal, médecin-major, pourra donc être présidé par un lieutenant de vaisseau, un médecin de 1re classe par un enseigne.

(2) Le médecin-major établit la partie médicale de ce billet, la date, et la signe.

matelas et autres objets qui ont servi aux malades soient exposés à l'air et purifiés (1). Lorsqu'il croit nécessaire, pour la salubrité du bâtiment et la santé de l'équipage, que les vêtements et la literie d'une personne décédée soient jetés à la mer, il en rend compte au commandant; il signe le procès-verbal qui est dressé pour en constater la disparition.

Art. 666. — Le médecin-major signale au commandant les cas de blessures ou maladies qui peuvent entraîner des droits à pension.

Il dresse à ce sujet, en temps utile, les certificats dans la forme prescrite.

Art. 667. — Pendant le combat, le médecin-major et les autres officiers du Corps de Santé se tiennent au poste des blessés. (Depuis le 6 juillet 1891, le commandant répartit les médecins dans les divers étages du navire suivant les besoins.)

Art. 668. — Tous les ans, et lorsqu'il cesse ses fonctions, le médecin-major remet au commandant un rapport sur les maladies qui ont régné, sur les traitements qu'il a prescrits et sur les observations médicales qu'il a faites pendant le cours de la navigation et dans les relâches.

Après avoir consigné ses observations sur ce rapport (circ. du 6 juin 1880), le commandant le transmet au Ministre ou au commandant en chef, selon que le bâtiment est isolé ou fait partie d'une armée, escadre ou division.

Art. 669. — Au désarmement du bâtiment, le médecin-major remet au commandant pour être transmis au Conseil de Santé du port, les cahiers de visite et les documents techniques relatifs à son service.

Art. 670. — Le médecin-major exerce, mais seulement en ce qui concerne le service des malades, une autorité directe sur les infirmiers, qui à cet égard sont subsidiairement sous les ordres des médecins en sous-ordre.

Lorsqu'il y a lieu, il demande à l'officier en second que des hommes de l'équipage soient adjoints aux infirmiers.

Le médecin-major, lorsque le navire est sur une rade où se trouvent plusieurs autres navires, fait une garde qui dure vingt-quatre heures pour chaque navire et à laquelle il est appelé d'après un ordre établi par le commandant de rade ou le chef d'état major en escadre. La garde se signale le matin à 8 heures aux couleurs en arborant le pavillon 6 au mât de misaine.

Tous les ans, à l'époque déterminée, le médecin-major remet au commandant des notes sur la conduite, les services, la capacité des médecins placés sous ses ordres.

Les officiers de Santé trouveront dans le service à bord (B. O. T. suppl., 20 mai 1885) tous les renseignements utiles à connaître au sujet des fonctions du commandant et de l'état-major.

____

(1) V. Circ. du Ministre (B. O. de 1884, 1re sem. p. 256).

ART. 4. — *Service intérieur.* — *Honneurs funèbres.*

Le décret du 20 mai 1885 sur le service à bord avait rendu nécessaire la revision du Règlement du 24 juin 1870 sur le service intérieur; cet arrêté ministériel porte la date du 24 juin 1886; nous en extrairons tout ce qu'il peut nous être utile de connaître.

Dans le rôle de combat, *les infirmiers* sont naturellement placés aux *postes des blessés*; au *passage des blessés* sont les voiliers, le personnel des vivres et magasiniers.

Le maître de timonerie est chargé de faire émarger à tous les intéressés le cahier d'ordres du commandant en chef, du commandant du bâtiment et de l'officier en second.

Il tient la main à ce que toutes les mentions de perte inscrites sur le journal à bord soient communiquées sans retard à l'officier d'administration. En rade, il fait prévenir *le médecin* de l'arrivée *des marchands à bord.* Le maître mécanicien tient la main à ce que, pendant la durée de la chauffe, les hommes ne quittent jamais la machine en sueur et sans être vêtus de leur chemise de laine. Il exige qu'en quittant le quart ils se lavent à l'eau chaude dans le lavabo de la machine et qu'ils prennent une tenue régulière.

Le maître voilier surveille pendant le combat l'ensemble *du service du transport des blessés.*

A moins d'ordres contraires, les *hublots* ne sont laissés ouverts qu'en rade pendant le jour.

Le maître calfat est tenu de les fermer au coucher du soleil et lorsque les voiles sont larguées. Il peut les fermer aussi à tout autre moment, quand l'état du temps lui semble nécessiter immédiatement cette précaution; il prévient dans ce cas l'officier de quart et l'officier en second.

Avant de prendre la mer, il ferme les hublots et les assujettit solidement; l'ordre est ensuite donné d'en ouvrir quelques-uns; il tient du monde toujours prêt à les fermer sans retard.

Le maître commis remet, tous les quinze jours, au médecin-major un état des rafraîchissements existant à bord.

Dans les circonstances ordinaires, les hommes de l'équipage se tiennent sur le pont ou dans les batteries, sans dépasser le grand mât sur l'arrière.

Hors le cas où tout l'équipage est appelé pour une manœuvre générale, il est interdit de passer par les échelles réservées à l'état-major du bâtiment.

Tout homme qui a été mouillé dans un service quelconque doit demander à l'officier de quart l'autorisation de changer de vêtement.

A moins de dispositions spéciales, il est défendu de dormir sur le pont.

Le vaguemestre, muni d'une commission spéciale que lui délivre le commandant, *peut seul retirer des bureaux de la poste les lettres, les paquets. l'argent* et les effets adressés au Conseil d'administration, aux *officiers*, etc. ; il en est responsable et les distribue immédiatement.

Il remet directement les lettres et valeurs adressées à chaque officier de l'état-major.

En rade, pendant le jour, le service est fait par bordée ; pendant la nuit, il est fait par division et même par section, sauf pendant le premier quart.

Dans les pays chauds, et lorsque les circonstances le permettent, les équipages se baignent, soit sur le rivage, soit le long du bord.

Tous les moyens sont mis en usage pour que les hommes apprennent à nager.

Si l'équipage se baigne le long du bord, des bonnettes sont disposées pour les hommes qui ne savent pas nager. Des ceintures de sauvetage sont mises à leur disposition.

Les hommes exempts de service qui ne sont pas assez malades pour rester dans l'hôpital pendant l'inspection se tiennent dans la batterie en dehors de ce poste.

Le jeudi, les médecins passent l'inspection de santé.

L'inspection du dimanche, passée par le commandant, a lieu de 4 manières différentes :

1° Inspection aux postes de combat en armes ;

2° Inspection avec la compagnie de débarquement en armes.

3° Inspection aux postes de compagnie,

4° Inspection aux postes de compagnie, suivie de l'armement des canots.

Pour le n° 1, les tambours et clairons battent et sonnent le rappel accéléré dans les batteries et sur le pont ; chacun se rend à son poste de combat.

Le commandant passe accompagné, comme le règlement le prescrit ; il y a défilé.

Pour le n° 2, les clairons rappellent pour la compagnie de débarquement ; il y a défilé.

Pour le n° 3 (de beaucoup la plus fréquente), l'officier d'administration et le médecin-major accompagnent le commandant dans toutes les parties du bâtiment qu'il inspecte ; les mêmes officiers l'accompagnent pendant l'inspection du personnel ; il y a défilé.

Pour le n° 4, les clairons sonnent l'assemblée ; on arme les canots en guerre.

Le jeudi, pendant l'inspection du matin, *les médecins passent l'inspection de santé.*

Cette inspection a lieu aux postes de compagnie, excepté pour les ouvriers et hommes de poste qui à cet effet sont réunis en bon ordre dans le lieu désigné par le commandant.

Le médecin-major rend compte au commandant et à l'officier en second.

En outre de cette inspection hebdomadaire, une inspection sanitaire complète de tous les hommes de l'équipage est passée dans les premiers jours de chaque mois. Les médecins portent principalement leur attention sur les affections vénériennes, sur les maladies de la peau et sur l'entretien de la bouche, pour lequel doit être faite régulièrement une distribution de poudre dentifrice.

Un état faisant ressortir la situation sanitaire de l'équipage est dressé par le médecin-major, à la suite de cette visite, et remis au commandant.

Tout homme nouvellement embarqué est envoyé au médecin-major pour passer la *visite sanitaire complète.*

Le médecin-major du bâtiment de garde reste à bord pendant les 24 heures que dure le service : le bâtiment de garde fournit la commission chargée d'examiner les vivres (pain et viande) distribués journellement, et d'assister à cette distribution.

Elle est composée d'un officier de marine, de l'officier d'administration et du médecin-major. Elle rend compte à l'autorité supérieure à son retour à bord. En dehors des circonstances particulières, les tours de garde ne sont réglés que s'il y a au moins trois bâtiments présents.

Pendant le service divin, le pavillon de la messe remplace à la corne le pavillon national ; aucun canot ne peut accoster pendant que ce pavillon flotte, et l'on évite, autant que possible, tout ce qui peut être une cause de trouble ou de bruit à bord.

Lors du passage du saint Viatique, tout le monde se range et se découvre.

La garde fournit un factionnaire permanent à la porte de l'hôpital et un devant les chambres des officiers dans le faux-pont.

Toutes les fois qu'une *personne quelconque* ne se soumet pas aux injonctions qui lui sont adressées par un fonctionnaire en exécution d'une consigne, ou par tout autre homme préposé à la garde d'un poste, et que les moyens de répression dont ces derniers disposent ont été inefficaces, ils ont recours à l'autorité du second maître ou du quartier-maître de garde, ou au besoin à celle de tout supérieur qui se trouve à sa portée.

Les différentes consignes des factionnaires nous entraîneraient trop loin ; on les trouvera dans l'arrêté ministériel de la page 115 à la page 127 : citons pourtant *celle du factionnaire de la porte de l'hôpital* : armé d'une épée-baïonnette, il ne laisse entrer dans l'hôpital que les personnes appartenant à l'état-major du bâtiment, les malades, les infirmiers et leurs aides et les hommes qui vont passer la visite du médecin. Il empêche tout tumulte dans le voisinage de l'hôpital ; il n'y permet aucune réunion et y maintient le silence.

Aucun canot, à moins qu'il ne soit porteur d'ordres, ne joute de marche avec celui d'un officier général ou supérieur, ou commandant du bâtiment, et en aucun cas ne le gêne dans sa route.

Quand des officiers généraux, supérieurs ou le commandant du bâtiment embarquent dans un canot ou en débarquent, les hommes qui sont dans cette embarcation se lèvent et font le salut militaire.

Quand d'autres officiers embarquent ou débarquent, les canotiers font le salut militaire, le patron se lève.

Aucune embarcation, la chaloupe exceptée, ne navigue à l'aviron ayant ses mâts hauts.

Les canotiers de garde saluent les officiers qui passent à proximité.

Les patrons des embarcations répondent seuls de la façon suivante aux interpellations des factionnaires de nuit :

Si l'embarcation porte un officier supérieur : « officier supérieur ».

Si l'embarcation porte un officier : « officier ».

Le service journalier est réglé par les tableaux A et B annexés à l'arrêté ministériel du 24 juin 1886 (B. O. T. suppl.). On comprend que nous ne les reproduisions pas en entier ici ; du reste, le commandant en chef, suivant les conditions climatériques, est seul juge de leur application et peut, en raison de circonstances spéciales, les modifier sans s'écarter trop du type adopté ; voici les principaux points qui nous intéressent, tant au point de vue du service que de l'hygiène.

Pendant la durée du lavage, quinze minutes sont accordées aux hommes pour leur propreté corporelle, et de l'eau douce est délivrée toutes les fois qu'il est possible.

A l'heure prescrite, une sonnerie de clairon ou, à défaut, la cloche sonnée à coups précipités annonce la visite des malades.

Les médecins se rendent à l'hôpital et examinent les hommes qui se présentent à eux comme malades ou blessés et ceux qui sortent des hôpitaux.

A l'heure prescrite, une sonnerie de clairon annonce le déjeuner des officiers ; il en est de même du dîner.

Le jeudi, immédiatement après l'inspection du capitaine de compagnie et de l'officier en second, le médecin-major et les médecins en sous-ordre visitent tous les hommes de l'équipage.

Aucun homme n'est dispensé de cette visite. Les hommes ont les manches relevées aussi haut que possible, et, si la saison le permet, ils ont les pieds nus et le pantalon retroussé jusqu'à mi-jambe.

A la mer, les repas des officiers ont lieu aux mêmes heures que ceux de l'équipage : l'inspection, lorsqu'elle est prescrite, est passée à 9 heures 30, excepté le dimanche où elle a lieu à 11 heures 46, après le dîner des 2 bordées.

Pour se disposer au combat, le capitaine d'armes fait descendre les malades et le matériel d'hôpital dans le poste des blessés.

Les hommes du passage des blessés disposent les cadres pour les blessés, remplissent des bailles et des barils d'eau, disposent de la sciure de bois humide et aident les infirmiers à préparer les matelas, les instruments et la pharmacie.

Dans les escadres et divisions navales, il est formé un corps de débarquement comprenant les compagnies de débarquement des différents bâtiments, l'artillerie de débarquement de ces bâtiments et des escouades de torpilleurs mineurs.

Le corps de débarquement est sous les ordres d'un officier supérieur qui prend le titre de commandant supérieur du corps de débarquement.

Les compagnies de débarquement réunies sont sous les ordres d'un officier supérieur qui prend le titre de commandant de l'infanterie.

Un service médical est organisé comprenant des médecins, des infirmiers, des brancardiers, portant au bras la croix de Genève.

Le bénéfice de la convention de Genève ne peut être acquis qu'aux hommes qui ne portent aucune arme.

Un des médecins en sous-ordre du bâtiment est spécialement attaché à la compagnie de débarquement et doit toujours la suivre lorsqu'elle descend à terre pour l'exercice ou pour une expédition.

Ce médecin est accompagné d'un ou de deux infirmiers qui portent le sac chirurgical et le linge (1) nécessaire aux premiers pansements des blessés.

Un certain nombre d'hommes sont désignés pour le service des blessés et sont porteurs de brancards.

Voici les principales dispositions des tableaux de service qui nous concernent comme officiers et comme médecins :

1° *Au mouillage* : visite des malades à 7 heures du matin (2) tous les jours ; le canot-major pousse de terre à 8 heures tous les jours.

A. Lundi : le canot-major laisse le bord à midi et à 4 heures, et enfin pour chercher les officiers qui ne couchent pas à terre, quand on met à l'appel la division de quart.

B. Mardi : le canot-major laisse le bord à 2 h. 30 et à 4 h. ; de 1 h. à 2 h. 15, branle-bas de combat (3).

C. Mercredi : canot-major à midi et 4 heures. Compagnie de débarquement à bord ou à terre.

D. Jeudi : canot-major à 2 h. 30 et 4 heures. Exercice général de manœuvre.

E. Vendredi : canot major à midi 40 et 4 heures. Exercice des embarcations (4).

(1) Ou même les objets de pansement antiseptiques.

(2) Nous avons vu plus haut qu'il pouvait y avoir tolérance pour que la visite ne se passe qu'après l'arrivée du canot-major.

(3) Lorsqu'il y a branle-bas de combat, le médecin-major et les médecins en sous-ordre se transportent immédiatement au lieu fixé pour être le poste des blessés ; à l'aide des infirmiers et des hommes mis à la disposition du médecin-major, on y transporte la caisse d'instruments de chirurgie, la table à opérations, les objets de pansement et de pharmacie placés d'avance dans une boîte d'appareil, les matelas, traversins, couvertures ; les objets sont disposés en bon ordre dans la cale et les coursives.

Le médecin-major veille à l'installation du cadre, du fauteuil ou de tout autre moyen employé pour descendre les blessés du pont ou des batteries. (On conçoit que, sous peine d'empiéter sur la chirurgie militaire et navale, nous ne pouvons nous occuper ici de ces différents modes de transport.)

Les médecins ne doivent pas quitter leur poste avant la fin du branle-bas de combat, à moins d'ordres contraires du commandant.

Une circulaire du 6 juillet 1891 modifie le décret du 20 mai 1885 au sujet du poste assigné aux médecins pendant le combat.

(4) Si les embarcations sont armées en guerre, cet exercice comporte un médecin qui embarque dans la chaloupe avec un infirmier.

Si elles sont armées en flûte, c'est-à-dire comme d'habitude, cet exercice ne le concerne

F. Samedi : canot-major à midi et 4 heures.

2° *A la mer :*

La visite des malades se fait à 7 h. 30 minutes.

Les exercices ont lieu suivant les jours de la semaine, de midi à 3 heures.

Le service à bord du 20 mai 1885 consacre les articles 860 à 871 aux *honneurs funèbres ;* les assimilés ont les mêmes honneurs que les officiers non commandants ; ainsi (1) :

Pour un médecin en chef, la compagnie de débarquement prend les armes et il est tiré cinq coups de canon.

Pour un médecin principal, un aumônier, la moitié de la compagnie de débarquement prend les armes ; il est tiré 3 coups de canon.

Pour un médecin de 1re classe, une section de la compagnie de débarquement prend les armes et il est tiré deux coups de canon.

Pour un médecin de 2e classe ou un aide-médecin, une section de la compagnie de débarquement prend les armes et il est tiré un coup de canon.

Le pavillon et la flamme sont hissés à mi-mât.

CHAPITRE V.

MATÉRIEL ET COMPTABILITÉ.

ART. 1er. — *Caisse de chirurgie. Trousse à pansement.*

Il nous faut maintenant reproduire, au moins en résumé, l'arrêté ministériel du 28 décembre 1883 relatif aux caisses d'instruments de chirurgie à embarquer sur les bâtiments de l'Etat (B. O. p. 923).

Le titre premier traite de la composition et de la description de la caisse, recommande la gravure du nom du médecin propriétaire sur la plaque de cuivre, supprime les demi-caisses.

Le dernier marché conclu le 24 mars 1893 avec M. Mathieu, fabricant d'instruments de chirurgie à Paris, porte le prix de la caisse complète munie de son étui à 790 francs, ainsi décomposés : prix des

---

pas. Bien entendu, pendant tous les exercices généraux (de manœuvre, de canot, etc...) pouvant entraîner des accidents, le médecin reste à bord.

En cas d'incendie hors du bord, un médecin embarque dans le canot n° 1 avec un infirmier.

(1) Pour un directeur du Service de Santé, les honneurs funèbres n'ont pas été fixés. Aurait-il droit à ceux des contre-amiraux ?

instruments : 600 fr. ; prix de la caisse vide : 110 fr. ; prix de l'étui : 20 fr.

La nomenclature des instruments prévus à ce marché a peu varié depuis le décret de 1883 ; nous nous bornerons à indiquer les changements survenus, renvoyant nos lecteurs, pour la composition complète, à la page 930 du *Bulletin officiel* du 2e semestre 1883, ou à la note de l'intérieur de la caisse.

1° Instruments pour opérations générales :

Au lieu de : 4 bouts de fil en argent, 4 rouleaux de fil d'argent pour sutures.

2° Instruments pour amputations, résections et ligatures :

Au lieu de : 2 bistouris droits à manche fixe, un bistouri à lame fixe pointu et un bistouri large étroit.

Par l'article 4, l'adjudicataire s'engage à fabriquer tous les instruments avec le plus grand soin, et avec des matières de première qualité ; ils seront tous conformes aux types adoptés par la Marine comme matière première et comme fini d'exécution. Tous les objets en argent seront en argent de premier titre et contrôlé, pour les pièces qui peuvent l'être.

Les instruments des nouvelles caisses sont nickelés ; le manche des bistouris et couteaux, au lieu d'être en bois quadrillé, est en métal, ce qui, au point de vue antiseptique, est un sérieux avantage.

Le titre deuxième comprend l'indication des officiers du corps de Santé qui doivent être munis d'une caisse :

Médecin en chef d'armée navale, médecins principaux d'escadre, médecins principaux et médecins de divisions, médecins-majors des bâtiments (à l'exception des stationnaires, des bâtiments-écoles et des bâtiments en réserve dans l'intérieur des ports), *et en temps de guerre* ; les médecins en second des cuirassés d'escadre ou de station, des croiseurs à batterie, des transports-hôpitaux et des bâtiments écoles, autres que ceux qui séjournent dans les ports et sur les rades. Il ne faut pas oublier que les officiers du corps de Santé appelés à servir à la mer dans d'autres positions que celles qui sont énoncées au paragraphe précédent, devront également être munis de la caisse réglementaire, lorsqu'ils en auront reçu une (ou une indemnité représentative de la valeur de cette caisse), à l'occasion d'un embarquement antérieur et dans les conditions déterminées par les articles suivants.

Depuis que le service à bord du bâtiment central de la défense mobile est considéré comme service à la mer, le médecin-major doit-il être muni d'une caisse, et, s'il en a une, touche-t-il les frais ? Sans vouloir discuter cette question, nous attendrons qu'une dépêche l'ait tranchée.

Le titre troisième traite de la délivrance des caisses à titre de propriété ou à charge d'inventaire.

Si le médecin, embarquant pour la *première fois* comme médecin-major ou dans une des positions énumérées ci-dessus, est déjà pourvu d'une caisse lui appartenant, il la fait examiner par le Conseil de Santé, et si celui-ci la trouve en bon état, complète et conforme au modèle réglementaire, il lui délivre un certificat dressé en triple expédition, une pour les Archives du Conseil ; une pour être jointe au mandat comptable : une pour le commissaire aux Armements, qui la transmet à l'officier d'administration du bord, qui en fait mention sur le rôle d'équipage. L'indemnité égale à la valeur de la caisse est payée d'après le prix du marché du service des hôpitaux, soit actuellement 790 francs ; la demande doit être adressée au Préfet maritime par l'intermédiaire du Directeur.

Si l'officier du corps de Santé embarquant dans l'une des positions décrites plus haut n'est pas déjà propriétaire d'une caisse ou si celle dont il est pourvu n'est pas reconnue admissible par le Conseil de Santé, il lui en est accordé une, *sur la proposition écrite de ce Conseil* et l'autorisation du Préfet maritime (1).

La caisse est alors délivrée par les soins de l'agent comptable des hôpitaux, auquel il y a lieu de s'adresser, et elle devient la propriété de l'officier du corps de Santé.

Les mêmes formalités administratives que pour le paiement de l'indemnité sont à observer (2).

A chaque nouvel embarquement, le médecin possesseur d'une caisse, quelle que soit d'ailleurs sa position à bord, doit la présenter au Conseil de Santé, qui l'examine et vérifie si elle est complète, en bon état et conforme au dernier modèle réglementaire.

Le certificat établi en conséquence servira ultérieurement pour le paiement des frais de caisse.

Si la caisse n'est pas jugée en bon état ou complète, il peut être délivré une caisse neuve dont la valeur sera précomptée sur les appointements ou sur les avances de campagne.

Les médecins-majors des stationnaires, des bâtiments écoles non naviguants et des bâtiments en réserve reçoivent une caisse réglementaire qui est portée sur l'inventaire du bord à leur charge, à moins qu'ils ne soient déjà pourvus d'une caisse leur appartenant. Une dépêche du 6 mai 1893 dit expressément que les médecins embarqués sur les bâtiments en essais n'ont pas droit à la délivrance d'une caisse; mais le bateau en reçoit une à charge d'inventaire.

Les médecins auxiliaires qui, d'après le décret de 1883, n'avaient droit qu'à une caisse portée sur l'inventaire, ont été mis dans la loi commune par la décision du 12 février 1889 (B. O. p. 274), en considération que cet emploi est le premier échelon obligatoire de la carrière depuis le 24 juin 1886.

Les médecins de réserve sont pourvus d'une caisse à leur charge lorsqu'ils sont embarqués, et que leur position à bord en comporte la délivrance ; le Conseil de Santé constate le bon état des caisses portées sur l'inventaire dans les mêmes conditions ci-dessus.

(1) Nous soulignons ce membre de phrase parce que M. Barnier, dans son Aide-mémoire du Médecin de la marine publié dans les Archives de médecine navale, t. 144e, p. 35, juge l'apostille du Directeur suffisante pour obtenir la délivrance d'une caisse.

(2) Une dépêche du 16 mai 1890 donne au Commissaire aux Approvisionnements les attributions qu'avait autrefois le Commissaire aux Hôpitaux, d'après le décret de décembre 1883 relatif aux caisses d'instruments de chirurgie.

Les caisses des médecins-majors et des médecins en sous-ordre sont examinées mensuellement par les chefs techniques dont ils relèvent.

Le *titre quatrième* traite de l'indemnité d'entretien et de réparation.

L'obligation d'entretenir avec grand soin les caisses soit personnelles, soit à charge, entraîne la concession d'une indemnité qui est de 10 francs net par mois, les caisses ancien modèle ne devant plus exister.

Cette indemnité se décompte à raison de 30 jours par mois ; elle est acquittée soit au débarquement dans un port de France, du médecin responsable ; soit au désarmement du bâtiment.

Le paiement a lieu par les soins de l'agent comptable des hôpitaux, sur la présentation des 2 pièces ci-après :

A. — Certificat de présence à bord, portant décompte de l'indemnité, délivré par l'officier d'administration du bâtiment et visé par le commandant.

B. — Certificat du Conseil de Santé à qui la caisse a été présentée, constatant son bon état d'entretien.

Si le port où le médecin veut toucher son indemnité n'est pas le port comptable du bâtiment, il lui faut expédier par la poste la pièce A au bureau des armements du port comptable, pour qu'elle soit contresignée et vérifiée ; elle lui est retournée ensuite, et il peut alors présenter sa caisse au Conseil de Santé du port où il se trouve.

En cas de décès à la mer d'un officier du corps de Santé pourvu d'une caisse, le commandant en chef désigne un médecin-major de la force navale pour certifier avec l'officier chargé du détail à bord l'état de ladite caisse. Si le bâtiment navigue isolément, l'attestation sera délivrée par l'officier en second, conjointement avec le 2e médecin du bord ou, à défaut, avec l'officier d'administration ; elle sera visée en outre par le commandant : puis, lors du retour en France, adressée avec le certificat de présence à bord au commissaire aux approvisionnements, pour que l'indemnité acquise soit décomptée et ordonnancée au profit des héritiers.

Si un officier en cours de campagne est transbordé d'un bâtiment sur un autre, il lui est délivré le certificat de présence à bord.

Une dépêche ministérielle du 23 juin 1886 établit que les médecins en sous-ordre ont droit à l'indemnité de caisse, étant forcés par l'art. 2 du 23 décembre 1883 à être toujours munis de la caisse réglementaire, lorsqu'ils en ont reçu une, ou une indemnité représentative, pour un embarquement antérieur.

Le titre cinquième traite des dispositions générales.

Le paiement de l'indemnité ou la délivrance d'une caisse est annoté sur le livret par le commissaire aux armements. Si un médecin ayant droit à une caisse est embarqué ailleurs que dans le port auquel il appartient, il doit, s'il n'est pas porteur de son livret, remettre au Conseil de Santé une déclaration signée de lui, faisant connaître s'il a déjà reçu soit une caisse, soit l'indemnité représentative. Cette déclaration, ou, dans le cas contraire, une note de l'agent comptable des hôpitaux indiquant la nature de l'allocation au lieu d'embarquement, sont transmises au commissaire aux approvisionnements du port du médecin, afin qu'il soit pris note de la nouvelle allocation ; les pièces sont communiquées au Conseil de Santé.

Si, par suite de la capture ou de la destruction du bâtiment *ou de tout autre événement de force majeure* (1), le médecin perd la totalité ou une partie des instruments compris dans la caisse qui est sa propriété ou confiée sur inventaire, cette perte doit être constatée à bord dans la forme ordinaire et sur la proposition du Conseil de Santé du premier port de relâche, approuvée par le Préfet maritime ; le remplacement en est opéré aux frais de l'État dans les mêmes nombres et espèces.

Dans le cas où la composition de la caisse aura reçu des *modifications importantes*, par suite de l'adoption d'instruments nouveaux ou de ceux qui sont compris dans la nomenclature, les officiers du corps de Santé embarqués doivent être pourvus de la caisse modifiée.

Il leur sera tenu compte de la plus-value qui pourrait résulter du prix de la nouvelle caisse, comparé soit au prix de la précédente, soit au montant de l'indemnité qu'elle représente. Il est enjoint aux médecins munis de caisses (anciens modèles) de les faire transformer ou compléter conformément au nouveau type, à leur prochain embarquement.

A ce sujet, une dépêche du 22 avril 1884 adopte des dispositions transitoires pour l'exécution de l'arrêté du 28 décembre 1883 : les caisses des hôpitaux seront expédiées à M. Mathieu, qui se charge de leur transformation pour le prix de 283 fr. 60 ; les caisses ainsi modifiées devront être réservées pour les délivrances à charge d'inventaire. Les médecins, en cas de nouvel embarquement et pendant le reste de leur carrière, pourront faire admettre comme réglementaires leurs caisses anciennes transformées par M. Mathieu pour le même prix : 283 fr. 60. Par suite, cette somme devra être payée au moment d'un nouvel embarquement et une fois seulement à tous les médecins qui, déjà munis d'une caisse ancienne, auront présenté au Conseil de Santé du port cette caisse transformée d'après les indications sus-mentionnées. Ceux qui préféreraient se munir à leurs frais de la caisse (nouveau modèle) ne recevraient que la somme de 94 fr., représentant la différence réelle entre la valeur de cette caisse et celle de l'ancienne. Les officiers du corps de Santé devront prendre leurs dispositions afin d'être munis d'une caisse transformée au moment où ils seront appelés à réembarquer. Le Directeur du Service de Santé du port adressera à ce sujet aux intéressés des recommanda-

---

(1) Une dépêche du 28 avril 1891 autorise le remplacement de la caisse d'un médecin de 1re classe de Rochefort qui l'avait perdue lors du naufrage de la jonque qui le transportait, d'où l'utilité d'un procès verbal de perte visé par les autorités compétentes ; aux Colonies, par exemple, le Gouverneur.

tions expresses, notamment à ceux qui figurent en tête de la liste d'embarquement.

Une autre dépêche du 13 décembre 1884 applique à Rochefort les dispositions d'une dépêche du 22 septembre 1885 adressée à Brest : échange par les médecins, au moment de leur embarquement, de leur caisse ancien modèle contre une *des caisses transformées* du magasin des hôpitaux, après examen par le Conseil de Santé.

Une autre dépêche du 8 avril 1889 explique certains points un peu litigieux au sujet de l'échange des caisses : un médecin-major d'un bâtiment-école non naviguant ne peut échanger son ancienne caisse contre une caisse transformée ou une caisse neuve, pas plus que celui d'un stationnaire ou d'un bâtiment en réserve en rade ; c'est seulement lors de l'embarquement sur un bâtiment naviguant qu'il y a lieu de faire l'échange autorisé par la dépêche précédente du 23 décembre 1884.

Lorsqu'un médecin muni d'une caisse débarque ou décède au cours d'une campagne, et que son successeur n'est point muni d'une caisse de chirurgie, le commandant en chef ou le commandant du bâtiment est autorisé à frapper de réquisition celle de l'officier débarqué ou décédé (1).

Cette mesure est prise sous la réserve du remboursement ultérieur à l'intéressé, ou à ses ayants cause, de la valeur de la caisse réquisitionnée, lorsqu'elle est portée sur l'inventaire du bord à la charge du médecin.

L'ordre de réquisition est dressé en trois expéditions, signé par le commandant en chef ou le commandant du bâtiment ; il est revêtu de la déclaration de prise en charge du médecin qui a donné lieu à la réquisition.

Une expédition de cet ordre est remise au médecin débarqué ou jointe à l'inventaire des effets ou objets divers laissés par le médecin décédé.

La seconde expédition est adressée au commissaire aux armements du port comptable du bâtiment, qui la transmet au commissaire aux approvisionnements pour servir soit à la délivrance d'une nouvelle caisse au médecin débarqué, soit au paiement aux héritiers du médecin décédé d'une indemnité égale à la valeur de la caisse réquisitionnée.

La 3ᵉ expédition est conservée par l'officier d'administration du bord.

L'arrêté ministériel du 24 juin 1886 règle la situation du médecin qui, possesseur d'une caisse d'instruments de chirurgie délivrée par l'État, croit devoir offrir la démission de son grade ; il est tenu, s'il n'a pas accompli cinq années de service dans la Marine, à partir de sa réception au doctorat, de restituer cette caisse en bon état de conservation ou la somme qui en représente la valeur.

____

(1) Bien entendu, cette mesure n'est pas applicable aux médecins en sous-ordre, qui ne doivent avoir leur caisse que s'ils en ont été munis pour un embarquement antérieur.

GUIDE DU MÉDECIN. 13

En vue d'assurer l'exécution de cette réglementation, le Ministre, par une circulaire en date du 12 juin 1889 (B. O. p. 875), décide que :

1 Toute demande de démission formulée par un officier du Corps de Santé mentionnera la date de sa réception au doctorat, la date de la délivrance qui lui a été faite d'une caisse et le nom du port où il l'a reçue.

2º Avant de transmettre au Ministre l'offre de démission, s'il s'agit d'un médecin reçu docteur depuis moins de cinq ans, le Directeur du Service de Santé fera vérifier la caisse de l'officier en cause par le Conseil de Santé, qui appréciera si elle peut être réintégrée en magasin, ou si elle est à réparer, ou enfin si elle est hors de service, sa valeur devant, dans ce dernier cas, être remboursée.

3º Lorsque la caisse aura été classée à réparer, le médecin devra la faire mettre en état à ses frais et la présenter ensuite au Conseil de Santé.

Le procès-verbal constatant le bon état de la caisse remise sera annexé à la lettre de démission.

4º Lorsque la caisse présentée ne pourra être réintégrée en magasin, ou lorsque l'officier en instance de démission désirera la garder, la valeur d'une caisse neuve devra être remboursée, sur un ordre de reversement délivré par le commissaire aux approvisionnements. La déclaration de versement sera jointe à la demande de démission.

Dans tous les cas, la démission ne pourra être soumise à la sanction du chef de l'État qu'après la restitution *en bon état* de la caisse de chirurgie ou l'acquittement de tout débet envers le Trésor public.

Mais il est encore des instruments personnels au médecin et dont il doit toujours être muni : je veux parler de ceux qui composent *la trousse à pansements*.

Le décret sur le service à bord du 20 mai 1885, aux articles 250 et 648, reproduit les dispositions du décret du 20 mai 1868, au sujet des instruments dont doivent être munis les médecins de la Marine, en dehors de ceux qui leur sont délivrés en exécution de l'arrêté du 28 décembre 1883.

La tradition voulant que tout médecin fût muni d'une trousse, dès ses débuts dans la carrière, tendant à se perdre, une circul. du 26 décembre 1885 établit une disposition formelle à cet égard, tant dans la métropole qu'à bord des bâtiments de l'État et aux colonies.

Voici la composition réglementaire de la trousse que les officiers du Corps de Santé se procureront comme ils l'entendront :

Un bistouri droit ;
Un bistouri courbe ;
Un bistouri boutonné ;
Un rasoir ;
Une paire de ciseaux droits ;
Une paire de ciseaux courbes sur le plat ;
Une pince à verrou ;
Une pince à pansements à point d'arrêt ;
Une seringue à injection hypodermique avec deux aiguilles ;

Un porte-nitrate à 2 crayons ;
Une sonde brisée (homme et femme) ;
Deux lancettes (grain d'orge) ;
Une lancette (grain d'avoine) ;
Une lancette à vaccination ;
Une spatule ;
Une sonde cannelée ;
Un stylet aiguillé ;
Un porte-mèche ;
Un stylet cannelé ;
Quatre aiguilles à sutures courbes ;
Deux aiguilles à sutures demi-courbes ;
Une plaque porte-fil ;
Epingles à sutures.

Les Directeurs du Service de Santé dans les ports et les chefs du même service aux colonies devront s'assurer que cette prescription est exactement observée par les médecins placés sous leurs ordres ; cette constatation pour les médecins embarqués sera faite dans les conditions déterminées par le décret du 20 mai 1885 sur le service à bord.

Toutefois, pour ménager la transition, la première application de cette disposition n'aura lieu qu'au fur et à mesure de l'embarquement, ou de la destination pour les colonies. Les Directeurs du Service de Santé dans les ports devront veiller à ce que les médecins soient avant leur départ munis de la trousse dont il s'agit.

Art. 2. — *Du sac d'ambulance.* — *Du coffre de combat.*

Une circulaire ministérielle du 26 octobre 1891 adopta, sur l'avis du Conseil supérieur de Santé, pour le service de la flotte, un nouveau modèle de sac chirurgical d'ambulance.

Il est fourni actuellement, comme les caisses d'instruments de chirurgie, par M. Mathieu.

Il est destiné à assurer le transport des médicaments, objets de pansement et instruments nécessaires à la compagnie de débarquement, et est porté par un des infirmiers.

Il nous semble nécessaire d'en donner ici la description complète :

1 havre-sac en toile à voile noire avec un grand bassin en fer-blanc et poches pour les pansements ;
2 bassines en fer-blanc s'emboîtant l'une dans l'autre ;
1 boîte percaline renfermant les instruments de chirurgie ;
1 couteau à amputation, pointe au milieu, de 17 centimètres ;
1 bistouri à lame fixe, pointe large ;
1 ténaculum de Bell ;
1 paire de ciseaux forts, droits ;
1 pince à verrou et à torsion ;
1 pince tire-balles ;
4 aiguilles pour sutures de Boyer, courbes ;

2 aiguilles pour sutures de Boyer, demi-courbes ;
50 épingles à sutures ;
12 serre-fines de Vidal (assorties) ;
1 scie à amputation (3 feuillets) ;
6 pinces hémostatiques (12 centimètres) ;
1 bande de Houzé ;
1 bande hémostatique (petite) ;
2 draps de corps ou bandages de corps ;
1 pelote fil à ligatures ;
1 paquet amadou ;
6 attelles en métal à rallonge ;
12 bandes phéniquées ;
2 paquets de 5 mètres de gaze au sublimé ;
1 paquet de 125 grammes de coton phéniqué ;
1 bobine soie à ligatures ;
1 paquet crins de Florence ;
1 boîte à 2 cases pour sulfate de quinine et acide tartrique ;
2 petites tasses en cuir ;
1 étui pour aiguilles ;
Aiguilles ordinaires ;
1 pièce ruban de fil ;
1 flacon à étiquette vitrifiée pour chloroforme ;
1   —   — —   pour acide phénique (solution) ;
1   —   —   pour alcool camphré ;
1   —   —   pour bichlorure de mercure (solution) ;
1   —   —   pour éther sulfurique ;
1   —   —   pour vaseline ;
1   —   —   pour laudanum ;
1 paquet de 500 grammes de coton hydrophile ;
1 étui en bois avec épingles ordinaires ;
1 boîte épingles sûreté ;
2 petites cuillers en caoutchouc durci ;
1 boîte en fer-blanc pour paquets de poudre (sublimé).

Le sac d'ambulance doit être fourni au même prix que l'ancien, soit 165 fr. 40.

Les infirmiers et brancardiers des compagnies de débarquement seront munis, indépendamment du bidon en fer-blanc et de leur tasse, d'une musette à pansement qui sera confectionnée par les moyens du bord.

Une circulaire ministérielle du 12 mai 1892 décide que les anciens modèles de sacs d'ambulance seront transformés par les soins des Directeurs du Service de Santé des ports, en vue de rendre leur composition intérieure autant que possible analogue, sinon identique, au contenu du nouveau modèle.

L'ancien modèle ainsi transformé sera réservé pour les forts, les ambulances fixes, et en général tous les points de défense et de secours où le sac pourra être utilisé sur place, sans être transporté à dos d'homme. On les délivrera également aux bâtiments en essais ou en 3ᵉ catégorie de réserve.

Le nouveau modèle sera immédiatement substitué à l'ancien dans tous les autres cas où la question de poids et de mode de suspension reprend son importance.

Voici, d'après le règlement d'armement du 15 décembre 1891, les catégories de bâtiments auxquels revient un sac chirurgical d'ambulance :

D'abord il sera délivré aux bâtiments centraux de la réserve, et à chacun des bâtiments placés en 2ᵉ catégorie de réserve pourvu d'un infirmier. Les instruments de chirurgie contenus dans le sac d'ambulance devront être soigneusement entretenus par l'infirmier au moyen de la vaseline mise dans ce but à sa disposition.

Il est attribué aux 4 catégories de bâtiments : escadre ou bâtiments sur les côtes de France ou navires faisant campagne de 501 hommes et au-dessus à 51 hommes ; aux bâtiments en essais et en réserve pourvus d'un médecin, aux bâtiments-écoles stationnant dans les ports et sur les côtes de France.

Le nouvel article du médecin comprend aussi un coffre de combat dont le modèle a été confectionné avec le plus grand soin, sur les indications du médecin en chef de l'escadre, par M. le médecin de 1ʳᵉ classe Gazeau, ancien médecin-major du *Formidable* ; le port de Toulon a été chargé d'établir un type de ce coffre pour les autres ports. Le coffre établi en décembre 1890 sur le *Formidable* et modifié d'après les instructions ministérielles du 9 décembre 1891 (1) (Subsistances, hôpitaux) est un petit meuble construit en bois du Nord, plus haut que large et d'un encombrement minime. Il mesure en effet 0ᵐ70 de hauteur sur 0ᵐ30 de largeur et 0ᵐ30 de profondeur. Il faut se reporter pour sa description au nouveau règlement d'armement et aux Archives de médecine navale.

Mais il est bon de parler du *mode de suspension des flacons*. — Les flacons se trouvent placés dans les compartiments latéraux : ils sont au nombre de 91. et leur contenance ne dépasse pas 0ˡ25. Pour les loger ont été imaginés de petits réceptacles en fer-blanc, légers, solides et doués d'une grande élasticité.

Au lieu de les décrire, il est plus simple d'indiquer rapidement le moyen pratique de les construire.

Le procédé consiste à découper dans une feuille de fer-blanc, dont l'épaisseur varie avec le poids du flacon. un morceau en forme de croix et dont les dimensions sont déterminées de la manière suivante (2).

Etant donné un flacon carré, il suffit de le placer debout sur une plaque de fer-blanc et de dessiner au poinçon le fond du carré. On répète cette 1ʳᵉ opération quatre fois, c'est-à-dire qu'on dessine un nouveau carré sur chacun des 4 côtés du premier. Puis on ajoute à trois de ces carrés excentriques une petite bande d'une largeur de 2 millimètres à 1 centimètre, suivant le volume du flacon. Cela fait, on

---

(1) C'est-à-dire en substituant des charnières à gonds avec coulisses dans lesquelles était reçue la porte antérieure et en ajoutant des attelles pour fractures.

(2) Pour plus de détails et une légère modification du procédé, voir les Archives de Médecine navale. (T. 58ᵃ, p. 33.)

découpe le fer-blanc et on plie à 90 degrés suivant les lignes qui limitent les carrés, sauf pour celui qui n'a pas reçu de bande supplémentaire. On obtient ainsi une boîte régulière ouverte par son sommet et qui reçoit exactement le flacon qui a servi de modèle.

Deux trous placés dans le carré supérieur reçoivent des vis qui fixent le réceptacle sur une surface verticale plane.

L'auteur faisait ressortir l'avantage qu'il y aurait à employer ce mode de suspension pour les pharmacies de bord : économie d'armoires, de casiers percés de trous ne concordant pas souvent avec des récipients pris dans un autre port, encombrement moindre. La dépêche ministérielle du 9 août 1892 a prescrit de se conformer à ces dispositions pour le mode d'arrimage des flacons dans les pharmacies de bord par les moyens du bâtiment. Une autre dépêche du 17 novembre 1892 prescrit de surseoir pour les bâtiments déjà armés à cette installation ; ce mode de suspension sera réservé pour les navires dont la pharmacie n'est pas encore aménagée

Il est inutile d'insister sur les indications et les avantages de ce coffre de combat : il est évident qu'il est inutile dans les postes de blessés où tout le matériel de l'hôpital du bord devra être descendu ; mais il sera indispensable sur les lieux mêmes où les hommes sont susceptibles d'être blessés, c'est-à-dire dans les batteries où les dispositions nouvelles des bâtiments de combat exigent la présence d'un médecin et d'un personnel infirmier appelés à ramasser les blessés, à leur donner les premiers soins, à les panser provisoirement, en attendant qu'on puisse les descendre dans les fonds, ou pour permettre aux hommes légèrement atteints de retourner à leur poste de combat.

Sans vouloir empiéter sur le terrain de l'hygiène navale, nous devons citer ici, puisque nous parlons du poste de combat, plusieurs dépêches qu'il est bon de connaître au sujet du passage des blessés.

Tout d'abord, disons que le décret du 6 juillet 1891, modificatif du 20 mai 1885, donne au commandant le droit de désigner aux médecins, pendant le combat, d'autres postes que le poste des blessés, innovation forcée en raison des nombreux compartiments isolés de nos grands cuirassés.

La question du passage des blessés est aujourd'hui à l'ordre du jour ; il n'en est pas de plus importante et qui doive davantage préoccuper le médecin de la marine soucieux de ses devoirs. Aussi, dans tous les rangs de la hiérarchie, on étudie avec ardeur, on cherche un moyen de transport pratique pouvant s'adapter à toutes les conditions inhérentes au navire et aux blessés ; mais on comprendra que nous ne puissions insister plus longtemps sur ce point et nous faire dans un ouvrage, qui n'est qu'un recueil de règlements, les champions de tel ou tel système (1).

Dès le 27 mai 1890, le Conseil des travaux avait proposé que l'étude des passages et des postes de blessés serait faite désormais lors de l'établissement des plans du bâtiment.

____

(1) Monsieur le Directeur Auffret dans une étude fort intéressante sur les Secours aux blessés dans les Guerres maritimes (Revue maritime et coloniale. Janvier et février 1894), a proposé un appareil pour le transport des blessés ayant la forme de la gouttière de Bonnet, mais

Le poste des blessés devra être placé dans un endroit à l'abri des projectiles, suffisamment éclairé, bien ventilé et, le plus possible, le plus près des panneaux amenant les blessés. Sur tous les bâtiments, les hunes seront munies pour la descente des blessés d'un nombre de chaises en toile proportionnée au nombre des hommes qui occupent ce poste. Un brancard du modèle de la guerre sera adopté pour le service à bord et la compagnie de débarquement ; des brancards de ce type seront disposés avant le combat dans les batteries et les principaux postes. *D'une manière générale*, les cadres servant à descendre les blessés comporteront une plate-forme suspendue à des chaînes par un treuil inférieur et glissant le long de guides métalliques. Le Ministre, en approuvant ces propositions, prescrit l'étude, sur les divers bâtiments en construction à Rochefort, des différentes questions soulevées ; le Préfet maritime a prescrit au Directeur des constructions navales de vouloir bien s'entendre avec le Directeur du Service de Santé à ce sujet.

Des dépêches des 30 avril, 16 juin et 22 août 1891 approuvent les mesures prises au port de Rochefort.

Enfin une dépêche du 27 novembre 1893 ordonne des dispositions pour loger dans le poste des blessés le matériel de médecine qui n'aura pu trouver place à l'hôpital, et pour faire communiquer le tuyautage d'eau douce avec ce poste.

ART. 3. — *Feuille d'armement.*

Les vases, ustensiles, objets divers, les médicaments et l'emballage de toutes ces matières sont déterminés par le règlement d'armement (article du médecin) mis en vigueur en décembre 1893.

La feuille d'armement est une copie de ce règlement d'armement ; elle est remise au médecin-major de tout bâtiment entrant en armement. Cette copie est spéciale au type auquel appartient le navire qui arme ; le règlement d'armement est le tableau-type. Les matières sont inscrites sur les deux, par ordre de classement de numéros d'unité collective et d'unité simple.

Le dernier article du médecin est destiné à remplacer celui mis en service en 1884.

Il réduit de 8 à 5 le nombre des catégories de navires en établissant des divisions plus conformes aux types actuels des bâtiments et à leurs effectifs.

Il prévoit dans chaque catégorie un armement spécial pour les escadres et les navires ne s'éloignant pas des côtes de France, et un autre armement pour les navires faisant campagne ; il renferme également des dispositions spéciales permettant de délivrer certains

modifiée de façon à en faire, comme le dit justement l'auteur, une sorte de hamac métallique

Un système fort ingénieux de palans, poulies, filières, etc.., permet de donner à tout le système diverses positions.

Un autre modèle du même appareil pourrait être construit en osier.

Une dépêche ministérielle du 30 août 1894 prescrit au port de Rochefort de confectionner deux modèles de la gouttière métallique et de la gouttière en osier pour être expérimentés dans l'escadre de la Méditerrannée.

articles aux bâtiments portant pavillon amiral ou guidon de chef de division ainsi qu'aux transports de l'Indo-Chine, etc...

Les fixations de la 1° colonne de la 5° catégorie s'appliquent aux bâtiments en essais sans médecin.

Deux autres colonnes visent : l'une les bâtiments écoles stationnaires dans les ports, et l'autre les bâtiments en essais, ainsi que les bâtiments en réserve pourvus d'un médecin, c'est-à-dire ceux en 1re catégorie de réserve (1).

Dans chaque port, on délivrera, soit au bâtiment central de la réserve seulement, soit à la fois à ce bâtiment et aux autres groupes mentionnés ci-dessus, les objets de matériel d'hôpital, et les espèces de médicaments prévus pour les bâtiments en essais pourvus d'un médecin, dans le nouvel article du médecin.

Quant aux quantités qui, dans ce règlement, s'appliquent à un bâtiment en essais envisagé isolément, elles seront fixées par le Directeur du Service de Santé, en prenant pour base la moyenne des effectifs dont le bâtiment central de la réserve ou chacun des centres de groupe doit assurer le service médical.

Enfin, dans le cas où, comme à Toulon, il serait nécessaire de désigner comme centre de l'un des groupes un bâtiment en 2° catégorie susceptible de passer de la position de réserve à celle d'armement, le matériel d'hôpital et les médicaments seront délivrés à ce navire dans un ou plusieurs coffres qui, en cas d'armement du bâtiment, seront transbordés sur celui des autres navires en 2° catégorie, devenant à son tour le centre du groupe.

Quelle que soit d'ailleurs sa situation au point de vue de cette organisation du service médical, chaque bâtiment en 2° catégorie de réserve n'en continuera pas moins à recevoir un sac d'ambulance dont les instruments seront entretenus par l'infirmier au moyen des 100 grammes de vaseline délivrés à cet effet.

On a inscrit dans la nouvelle feuille du médecin tout le matériel concernant le service des malades qui figurait à l'article de différents maîtres chargés.

Tout le matériel du nouvel article du médecin sera délivré dorénavant par la Direction du Service de Santé. Les objets qui étaient fournis par d'autres directions passeront, à la date du 31 décembre 1891, à la Direction du Service de Santé ; le rattachement de ce matériel aux chapitres ressortissant à la Direction du Service de Santé aura lieu dans les conditions indiquées dans la circulaire du 28 décembre 1888 (B. O. p. 825). Les objets de matériel provenant

---

(1) Il a en effet été décidé, sur la proposition du Conseil supérieur de Santé et par modification du tableau B du Règlement du 26 août 1884, qu'un médecin-major ne sera pas embarqué sur chaque bâtiment en 2° catégorie de réserve. En principe, le service médical de cette catégorie de navires sera assuré, comme celui des bâtiments en 3° catégorie, par les soins du médecin-major du bâtiment central de la Réserve, auquel on adjoindra un médecin en sous-ordre dans les ports où la nécessité en sera reconnue. Ces dispositions sont appliquées à Cherbourg, Lorient et Rochefort. A Brest et à Toulon, en raison du nombre assez élevé des bâtiments en 2° catégorie, la majorité générale et la Direction du Service de Santé s'entendront pour constituer ces navires en groupes ayant chacun un bâtiment central pourvu d'un médecin.

des articles des différents maîtres seront, comme certains autres figurant déjà à l'article du médecin, logés dans le magasin général, en vertu de l'article 10 de l'arrêté du 15 juin 1859 ainsi conçu :

S'il reste un espace libre dans le magasin, après y avoir déposé les objets portés sur la feuille du magasinier, le commandant y fera placer les divers objets annotés M. G. sur les feuilles des maîtres, en ayant soin toutefois de faire passer en première ligne les objets relatifs au service religieux et le matériel du Service de Santé. Le magasinier est responsable de ces objets envers les maîtres chargés ou autres comptables.

Dans chaque port, le Préfet maritime statuera, pour les bâtiments-écoles, sur les allocations supplémentaires et les réductions ou suppressions qui paraîtraient opportunes suivant les besoins du moment. Il en sera de même pour les transports-hôpitaux et pour les navires destinés à des missions spéciales. La décision du Préfet maritime sera soumise à la ratification du Ministre, qui décidera, après avoir pris l'avis du Conseil supérieur de Santé.

Sur la demande motivée du médecin-major d'un bâtiment, appuyée par le commandant, le Directeur du Service de Santé proposera au Préfet maritime des modifications dans les approvisionnements portés sur la feuille du médecin. Le Directeur du Service de Santé pourra prendre l'initiative de ces propositions, lorsque la nature et la durée de la campagne lui paraîtront l'exiger.

Logement des médicaments. — En ce qui concerne le genre et la dimension des vases destinés à contenir les médicaments, les indications portées dans la colonne « Observations » ont été basées, pour chaque substance, sur la plus petite quantité de médicaments inscrite à l'article du médecin, et de façon que chaque flacon devienne une unité de délivrance pouvant être préparée à l'avance (1).

Imprimés. — On a ajouté le Guide médical pour les commandants des navires dépourvus de médecin.

Il est nécessaire de reproduire aussi la circulaire ministérielle du 12 mai 1892, au sujet du nouvel article du médecin.

Le fractionnement des médicaments par unité de poids et de délivrance ne sera appliqué qu'aux bâtiments des quatre premières catégories, et l'on pourra suspendre temporairement l'exécution de

---

(1) Voir l'article de M. le médecin de 1re classe P. Gazeau, dans le tome 58e des Archives, page 436, dans lequel il fait ressortir les avantages de l'unité de délivrance : préparation à l'avance ; remise au désarmement de produits bien conservés ; diminution de l'encombrement, à condition qu'on ait une réserve de flacons. Mais les inconvénients sont : un grand nombre de flacons (600 récipients — 1re catégorie) ; la difficulté de choisir un type pour base des unités de délivrance. Comme conclusion, après avoir étudié le matériel médical de la marine anglaise, l'auteur propose d'adopter comme elle des coffres à médicaments, en leur appliquant ainsi le principe des unités de délivrance. Ils seraient au nombre de trois (300-150 et 50 hommes). Une dépêche ministérielle du 11 août 1891, se basant sur les propositions faites par les ports et les escadres au sujet des modifications à apporter à l'article du médecin en ce qui touche le gros matériel d'hôpital, et d'autre part sur les délivrances à faire aux bâtiments et le matériel à réserver pour l'armement des navires, prescrit l'étude d'un nouveau mode de délivrances.

Il s'agirait de constituer des coffres de médicaments et des paniers de pansements correspondant à un effectif déterminé. (Voir l'appendice où est commentée la dépêche, et où se trouve l'instruction annexée.)

la mesure à l'égard des médicaments qui sont peu susceptibles de s'altérer, ou qui sont délivrés en quantités considérables à certaines catégories. Il conviendra d'ailleurs d'examiner si, pour les médicaments qui s'altèrent facilement, et dont les quantités varient très notablement d'une catégorie à l'autre, il n'y aurait pas lieu d'adopter désormais deux unités de fractionnement, dont l'une serait, par exemple, le double de l'autre.

Bases de délivrances. — On mettra à l'étude la question de savoir s'il ne serait pas préférable, dans l'avenir, de prendre comme base des délivrances à faire aux bâtiments d'un effectif supérieur à 100 hommes, les quantités revenant pour 100 hommes, au lieu de répartir les navires en un certain nombre de catégories d'après leurs effectifs. Cette question dont la solution paraît très simple pour les objets consommables, devient plus complexe pour les articles non consommables, les quantités n'étant pas toujours proportionnelles aux effectifs.

Le mode de procéder dont il s'agit sera mis en pratique, à titre d'essai, pour les bâtiments compris dans l'avant-dernière colonne du nouvel article du médecin (bâtiments-écoles stationnant dans les ports et sur les côtes de France). Cette catégorie comprend des bâtiments tels que le *Borda*, l'*Austerlitz*, la *Couronne*, l'*Algésiras*, dont les effectifs (y compris le personnel d'instruction) sont très variables et dont les malades graves sont envoyés à l'hôpital à terre. Les quantités qui ont été portées dans ladite colonne, en ce qui concerne les articles consommables, correspondent à 100 hommes d'effectif moyen; quant aux articles non consommables, les quantités en ont été portées à titre de simple renseignement, et elles pourront être modifiées par décision préfectorale, sur la proposition des Directeurs du Service de Santé, conformément aux dispositions générales de la circulaire du 15 septembre 1891 et par analogie avec qui a été décidé pour les groupes de bâtiments en 2ᵉ catégorie de réserve.

Emploi des pansements antiseptiques. — Conformément à l'avis du Conseil supérieur de Santé : « J'appelle, dit le Ministre, l'attention du personnel médical sur l'emploi qu'il convient de faire des nouveaux articles de pansement. La méthode des pansements rares doit être adoptée partout, et le matériel antiseptique doit être l'objet d'une surveillance rigoureuse, surtout sur les bâtiments où il n'existe pas de médecin en sous-ordre, et où les pansements simples sont confiés aux infirmiers.

« Dans la pratique du service journalier, certains objets, tels que la gaze apprêtée (dans laquelle on peut tailler des bandes), la gaze non apprêtée (qui sert à faire des compresses), le coton simplement hydrophile, l'étoupe purifiée en nappe, le molleton de coton blanc, etc... peuvent être couramment employés, surtout avec les solutions antiseptiques, tandis que les bandes roulées, les compresses bichlorurées, le coton et l'étoupe bichlorurés en paquets ou plumasseaux préparés d'avance doivent être réservés pour les cas spéciaux, pour les pansements d'urgence, et enfin comme matériel pour le combat. »

Substitution de l'alcoolature de racines d'aconit à l'alcoolature de feuilles. — Le nouveau médicament étant beaucoup plus actif que l'ancien, on devra coller sur les flacons d'alcoolature de racines d'aconit la marque distinctive adoptée pour les poisons.

Coffres à médicaments. — La nomenclature des articles entrant dans la composition des coffres à médicaments à délivrer aux bâtiments de la 3e catégorie ayant subi des modifications, la Direction du Service de Santé de Cherbourg établira un nouveau modèle de coffre dont les dimensions sont aussi réduites que possible, dans le but de faire servir ce coffre aux torpilleurs.

Les anciens coffres seront réservés pour le service à terre, pour les forts et batteries en temps de guerre.

Nous ne pouvons, on le comprend, transcrire ici en entier tout l'article du médecin ; nous nous contenterons d'expliquer les en-têtes des tableaux, en renvoyant pour les « Observations » au règlement lui-même.

La première colonne est seulement utile pour le règlement d'armement : elle désigne le service où s'opèrent les délivrances, les remises et les réparations (1).

Les 3 colonnes suivantes indiquent les localités où s'opèrent :

1° Les délivrances (section de magasin où elles se font, magasin proprement dit ou pharmacie) (2) :

2° Les remises (à quel atelier elles se font : atelier des hôpitaux ou pharmacie) ;

3° Les réparations (à quel atelier elles se font : atelier des hôpitaux ou pharmacie).

La 4e colonne comprend les numéros d'ordre de la nomenclature par unité collective et unité simple.

La 5e colonne comprend la nomenclature des objets à fournir qui se divisent en : 1° vases, ustensiles, objets divers ; 2° médicaments ; 3° imprimés, registres, règlement.

La 6e colonne comprend l'indication par la lettre C des objets consommables.

La 7e comprend l'indication par les deux lettres M G des objets qui peuvent être confiés au magasinier, s'il reste de la place dans le magasin général (v. circ. du 15 septembre 1891).

Les 10 autres colonnes suivantes comprennent les catégories de bâtiments établies suivant leur effectif ; chaque catégorie se divise elle-même en 2 colonnes suivant la destination du navire : *a.* escadre et bâtiments sur les côtes ; *b.* navires faisant campagne.

1re catégorie : 501 hommes et au-dessus.

2e   —   301 à 501 hommes.

3e   —   126 à 300 hommes.

---

(1) Nous avons vu en effet, dans la circulaire du 15 septembre 1891, que la Direction du Service de Santé fournissant tout, il n'y avait plus qu'une seule feuille du médecin.

(2) Une dépêche ministérielle du 9 décembre 1893, décide que le matériel en approvisionnement au groupe comptable des hôpitaux sera reparti en 3 sections : Vivres. — Matériel spécial comprenant les médicaments, les instruments, les récipients, les objets de pansement. — Meubles, objets de couchage, effets de malades, etc..

4e catégorie : 51 à 125 hommes.

5e   —   50 hommes et au-dessous et navires sans médecin.

Cette dernière comprend aussi les bâtiments en essais sans médecin.

Les deux colonnes suivantes sont attribuées : la 1re aux bâtiments en essais et en réserve pourvus d'un médecin ; la 2e aux bâtiments-écoles stationnant dans les ports et sur les côtes de France.

Enfin la dernière colonne est réservée aux observations, dont nous citerons les principales :

Une décision du 8 juin 1892 (B. O. p. 595) prescrit l'application à la Marine, *aussi bien à bord des bâtiments de la flotte* que dans les infirmeries régimentaires et les hôpitaux maritimes, de la circulaire du 12 février 1892 (Bulletin officiel du Ministère de la Guerre, p. 188), relative à la délivrance et à la conservation des médicaments toxiques employés sous la forme de solutions étendues. (Voir Service dans les hôpitaux.)

ART. 4. — *Approvisionnement. Délivrances à l'armement, et après l'armement.*

L'adoption d'une feuille unique pour le médecin a été un grand progrès au point de vue de la simplification des écritures, de l'économie de temps, si précieuse même en temps de paix. Tous nos collègues se rappellent les complications qu'entraînait, avant le nouvel article du médecin, l'emploi de cinq feuilles : une pour la pharmacie ; une pour le magasin des hôpitaux ; une pour la pavillonnerie ; une pour la petite chaudronnerie ; une pour le magasin des imprimés.

Actuellement, sauf pour les imprimés qui sont fournis par le détail des approvisionnements, tout le matériel du médecin se prend à l'hôpital ; examinons maintenant les voies et moyens.

Tout d'abord l'art. 216 de l'Instruction sur la comptabilité des matières du 8 novembre 1889 établit que les objets d'approvisionnement et les médicaments sont délivrés aux bâtiments par le groupe comptable auquel ils ressortissent, aux termes du Règlement d'armement ; le nombre de mois d'approvisionnement ne peut, pour les médicaments, dépasser une année, et, pour l'escadre et les bâtiments des côtes, n'est que de six mois.

Les fixations réglementaires des espèces et des quantités ne peuvent être dépassées ni réduites sans l'autorisation du Ministre.

Toutefois, dans les cas d'urgence, le Préfet maritime peut autoriser des délivrances en excédent ou des réductions, sous l'obligation d'en rendre compte au Ministre. Les demandes de cette nature, annotées des motifs qui les ont fait établir ou accompagnées d'une note qui doit rester annexée au billet, sont adressées aux préfets maritimes par les commandants par l'intermédiaire du major général, qui, avant de les transmettre, y appose son visa et y joint, s'il y a lieu, ses observations (1).

____

(1) Les sections ou magasins du groupe comptable des hôpitaux ne sont donc pas libres de délivrer seulement une partie du matériel ou médicaments revenant au bâtiment, même avec

L'art. 217 du 8 novembre 1889 conserve au Conseil de Santé le rôle qui lui est attribué par l'art. 35 du D. du 24 juin 1886 (modifications dans les approvisionnements portés sur la feuille d'armement pour le médecin; initiative de ces propositions; la circulaire du 15 décembre 1891, au contraire, annonçant le nouvel article du médecin, ne parle que du Directeur du Service de Santé, et n'exige plus que son avis.

1° *Délivrances à l'armement.* — Lorsqu'un bâtiment désarmé ou en réserve (3e catégorie) passe dans l'une des positions qui comporte la délivrance du matériel par les magasins, la feuille d'armement, dressée à l'avance par la Direction du Service de Santé et visée par le Commissaire aux travaux, est remise au médecin-major.

Elle est rédigée en deux expéditions : l'une, dite feuille de maître (dans le cas particulier, feuille du médecin), modèle 45, comprend les objets à délivrer par les magasins, et reste entre les mains du médecin-major ; l'autre, dite feuille de magasin, modèle 46, est destinée à servir de titre au groupe comptable qui a fait la délivrance. Les délivrances sont faites au médecin-major (1) ou à son délégué, sur la présentation de sa feuille (2) ; elles sont immédiatement inscrites tant sur l'exemplaire qu'il doit conserver, que sur la feuille de magasin. Les quantités y sont portées en toutes lettres.

Les délivrances sont constatées :

1° Sur la feuille du médecin par la certification du préposé chargé du groupe comptable ou de son agent;

2° Sur la feuille de magasin par l'acquit de la partie prenante. Si, dans les cas prévus, l'ordre est donné de délivrer à un bâtiment soit des objets non compris dans le règlement, soit des quantités excédant les fixations réglementaires, le Directeur du Service de Santé fait inscrire cet ordre sur la feuille du médecin. La dépêche du 24 avril 1890 rappelle à l'exécution de cet ordre.

L'ordre de délivrance visé par le Directeur et par le Commissaire aux travaux est inscrit sur la feuille de magasin par l'agent qui opère la délivrance. Si l'on est autorisé à ne pas prendre certains objets, mention en sera faite sur les feuilles du médecin par les soins du Directeur.

Le Préfet maritime, sur les comptes qui lui sont rendus par le commandant et les chefs de service, fixe l'époque de la clôture de l'armement. Trois jours après cette clôture, l'inventaire est arrêté, et il ne peut plus se faire aucune délivrance au moyen de la feuille du médecin.

La feuille du médecin est arrêtée au nombre d'articles délivrés par le préposé comptable ; il en est de même de la feuille de magasin. Ces feuilles sont ensuite certifiées par le directeur ; le Commissaire

l'autorisation du commandant. Il arrive parfois que l'hôpital du bord est beaucoup trop petit pour contenir les banquettes à dossier ou autres objets encombrants ; on peut obtenir l'autorisation de les laisser à terre, en procédant comme il est dit ci-dessus.

(1) Il fait porter les matières et objets à bord au moyen d'une embarcation ou d'une corvée d'hommes qu'il demande à l'officier en second de son navire. Le service des hôpitaux prête généralement une charrette à bras pour le transport jusqu'au quai.

(2) C'est le commissaire du bord qui la remet au médecin.

aux travaux reste dépositaire des feuilles de magasin ; la feuille du médecin lui est immédiatement restituée.

2° *Délivrances aux bâtiments armés.* — Les délivrances ont lieu sur la demande faite par le commandant ; elles ont pour objet :

1° Le remplacement de matières ou de drogues consommées ;

2° Le remplacement d'objets qui ont été remis en magasin, versés à d'autres bâtiments, ou aux dépôts établis à l'extérieur, cédés ou perdus ;

3° Un complément ou un supplément à l'armement (1).

Les demandes en remplacement de matières ou de drogues *consommées* comprennent les quantités nécessaires pour compléter les fixations réglementaires, en prenant pour base l'existant à bord. Elles sont établies sur feuilles ou sur billets (mod. n°s 47 et 47 *bis*) (2).

Les feuilles de remplacement sont dressées en double expédition ; elles sont dressées par groupe comptable ; chaque feuille peut comprendre la totalité des articles à délivrer par un groupe comptable. L'une des expéditions (mod. 47) est destinée à rester à l'appui de la comptabilité du bord et est à proprement parler la demande ; elle présente les indications suivantes :

1° Quantités réglementaires.

2° Quantités existant à bord au 1er ou au 15 du mois où la demande est faite.

3° Quantités nécessaires pour compléter les allocations réglementaires.

L'autre expédition (mod. n° 47 *bis*), destinée à servir de titre au préposé comptable, n'indique que les quantités à délivrer (ordre de délivrance). La feuille de demande est certifiée par l'officier d'administration, et visée par l'officier en second et le commandant (3) ; elle doit être visée aussi par le commissaire aux travaux, qui certifie la concordance de l'état avec l'inventaire tenu dans ses bureaux. Le Directeur du Service de Santé ordonne la délivrance sur l'expédition destinée à rester entre les mains du préposé comptable (4). Au bas de

(1) Les demandes en supplément sont celles qui sont faites en excédent aux fixations réglementaires, en ce qui concerne soit les quantités, soit les espèces des objets, aux termes de l'art. 117 du 8 nov. 1889 ; les délivrances de cette nature doivent être autorisées par le Ministre, et en cas d'urgence par le préfet maritime.

Les demandes en complément peuvent concerner soit des objets, qui, ayant été jugés d'abord devoir être inutiles, sont réclamés par les commandants, soit les quantités et les espèces des objets que le changement de la nature et de la durée de la campagne rendrait nécessaire d'ajouter aux quantités.

(2) Ces feuilles ou billets sont de couleur jaune.

(3) Voici la manière de remplir ces feuilles : les en-têtes complétés, on inscrit sur la demande et sur l'ordre de délivrance les substances dont on a besoin, en les rangeant dans l'ordre où ces matières sont classées sur la feuille d'armement, c'est-à-dire par numéros d'ordre d'unité collective et d'unité simple. Les en-têtes des diverses colonnes indiquent ce qu'il y a à mettre dans chacune d'elles. Les deux dernières colonnes (*quantités délivrées*) ne sont pas remplies par le médecin ; elles le seront postérieurement par le préposé comptable qui y notera les quantités réellement délivrées.

(4) Les 2 expéditions (demande et ordre de délivrance) sont annotées de la façon suivante : les objets et matières demandés devront sortir du port. On y substitue pour les médicaments les mots « de l'hôpital ». Cette annotation est revêtue de la signature du Directeur du Service de Santé qui ordonne par là de faire un billet de sortie.

l'ordre de délivrance il y a une formule de récépissé qui est complétée et signée par le médecin-major.

Les magasiniers opèrent les délivrances (1) en échange de coupons (mod. 49) délivrés par le préposé comptable et dressés par sections de magasin. Ils remettent en même temps au médecin-major un bulletin de délivrance à talon détaché d'un registre à souche (mod. n° 50) ; le talon pourra être détaché de la souche pour servir de billet de sortie.

A son arrivée à bord, le médecin-major ou son délégué remet les bulletins de délivrance à l'officier d'administration, qui les rattache à la feuille de remplacement déposée entre ses mains.

Les billets en remplacement de consommation (mod. n°s 47 et 47*bis*) diffèrent des feuilles en ce qu'ils sont dressés par section de groupe comptable en double expédition ; ils présentent les mêmes indications et sont soumis aux mêmes formalités, hormis que les délivrances se font en échange de l'ordre de délivrance dûment acquitté. Les délivrances sont certifiées par les magasiniers sur l'expédition du billet de demande, qui doit être restitué à l'officier d'administration, et, comme pour les feuilles, ils remettent un bulletin de délivrance détaché d'un registre à souche et servant de billet de sortie. Les demandes en remplacement d'*objets remis* sont établies par section de magasin (mod. n°s 51 et 51 *bis*). Elles ne peuvent être ordonnées par le directeur que sur la présentation du billet de remise dûment acquitté (art. 130 et 131 du 8 nov. 1889).

Les demandes en remplacement de matières et d'objets versés à d'autres bâtiments ou à des dépôts extérieurs, usés, perdus, détruits ou changés d'emploi, sont établies par groupe comptable ou par section. Elles doivent faire mention des causes du manquant à bord et, lorsqu'il y a lieu, de la partie prenante qui a délivré récépissé (mod. 51 et 51 *bis*).

La délivrance des *objets non consommables* n'est autorisée qu'au vu des procès-verbaux constatant la perte, la destruction ou le changement d'emploi (mod. n°s 51 et 51 *bis*).

Les demandes en *complément* ou en *supplément* à l'armement sont établies sur les imprimés (modèles 51 et 51 *bis*) ; elles doivent être accompagnées d'une fiche en papier sur laquelle sont expliquées les raisons justificatives de cette demande extraordinaire ; la fiche est signée par le médecin-major et contre-signée par le commandant. Ces demandes doivent être revêtues de l'approbation du Préfet maritime ; c'est l'ordre de délivrance (51 *bis*) qui reçoit cette approbation.

Comment sont approvisionnés au point de vue des médicaments les bâtiments en cours de campagne et des stations navales ?

1° Par demandes en France : les demandes de matériel ou de drogues qu'il serait utile de faire venir des ports de France sont adressées au commandant en chef, si le bâtiment appartient à une escadre ou à une division navale ; au gouverneur de la colonie, si le bâtiment est

---

(1) Lorsque, dans l'une des demandes, il y a des matières qui doivent être contenues dans des récipients, le médecin doit les fournir, ou s'il ne les possède pas, il doit ajouter à la suite de la demande les vases, flacons, etc... nécessaires.

attaché à une station locale ; directement au Ministre et en triple expédition et par le même courrier, sous le timbre de la direction compétente, si le bâtiment navigue isolément.

Ces états de demande (mod. n° 101) indiquent :

Les quantités nécessaires pour assurer le service du bâtiment jusqu'à l'époque déterminée par la demande, en prenant pour base comme chiffre maximum les allocations prévues par le règlement d'armement ;

L'existant à bord le jour de la demande ;

Les quantités à expédier résultant de la comparaison de ces deux termes. Ces demandes, après avoir été centralisées par le commissaire d'escadre, de division, ou par l'administration de la colonie, une fois parvenues au Ministère, sont examinées d'urgence par la commission permanente de contrôle et de revision de règlement d'armement, qui indique, s'il y a lieu, les modifications à leur apporter.

Les recettes d'objets envoyés par les ports sont constatées et justifiées par l'avis d'expédition revêtu du récépissé du médecin-major comptable. Le commandant du bâtiment fait parvenir au Ministre, sous le timbre de la direction administrative compétente, par la première occasion qui se présente, autant de certificats de réception (mod. 103) qu'il y a de factures d'envoi, où il joint des procès-verbaux en cas d'avaries en route ou d'erreurs commises par le port expéditeur.

2° Par des délivrances faites par des magasins des stations navales.

Elles s'opèrent sur l'ordre du commandant en chef. Il est dressé par le magasinier qui opère le versement, un état (modèle 100) en triple expédition des objets versés ; une expédition est gardée à bord, une seconde est destinée au commissaire aux travaux du port auquel appartient le bâtiment, et la troisième reste comme pièce justificative de la dépense à l'appui de la comptabilité du magasinier qui a opéré le versement.

3° Par des versements de bâtiment à bâtiment : même façon de procéder que pour les versements faits par les magasins des stations navales.

4° Dans les colonies, par les magasins établis pour le service de la métropole ou les magasins coloniaux : les demandes se font dans la forme ordinaire pour le remplacement de matières consommées. Les duplicata des feuilles ou des billets de demande, revêtus de la certification de délivrance par les agents coloniaux, constatent les recettes des bâtiments.

5° En pays étranger, par des achats :

Ordonnés par le commandant en chef d'escadre ou de division, et par le commandant, si le bâtiment navigue isolément.

Les achats d'objets de matériel ou de consommation ne doivent être ordonnés que dans le cas d'une nécessité absolue, dont il doit être justifié (art. 131 du 20 mai 1885).

Toutefois, en ce qui concerne les objets de consommation, il peut être dérogé à ce principe, quand il y a avantage pour le Trésor public à ce que le bâtiment se les procure sur place, au lieu de les faire venir de France.

L'opportunité des achats de l'espèce en pays étranger est appréciée par le Conseil d'administration du bord au moyen de la comparaison des prix des localités visitées par le bâtiment à ceux de revient en France indiqués sur les états de consommation (mod 112), augmentée de 25 0/0 représentant la valeur des frais de transport de la métropole au lieu de station du bâtiment.

Ces achats ont lieu :

Soit par marchés passés avec concurrence et publicité ;

Soit par marchés passés de gré à gré ;

Soit sur simple facture (quand la valeur de chacun des achats n'excède pas 1500 francs).

Le médecin-major fait partie de la commission chargée d'établir les clauses et conditions du marché.

ART. 5. — Demandes à réparer. — Remises.

Lorsque des instruments ou objets pourront être utilisés au moyen d'une réparation (baignoire, bouilloire, appareil à glace, etc.), le médecin fait une demande à réparer qu'il adresse à l'atelier où la réparation doit être effectuée : ce genre de demande se fait sur l'imprimé mod. 27 et 27 bis (papier violet). Ils comprennent un primata et un duplicata.

Le primata est signé par le Conseil d'administration du bord. Il est ensuite soumis à la signature du directeur compétent ; après quoi il est porté à l'atelier avec le duplicata, où celui qui en est chargé signe la demande. Lorsque les objets sont réparés, le médecin, en venant les prendre, signe également le reçu des objets réparés. Le duplicata reste entre les mains du médecin et reçoit la mention : « Les objets mentionnés au présent billet ont été restitués après réparation ».

Le primata reste à l'atelier.

Remises. — Quelle que soit la position réglementaire dans laquelle ils se trouvent placés, les bâtiments peuvent, dans les cas et selon les formes prescrites, faire remise au magasin des drogues et objets dont ils avaient pris charge.

Il est fait remise, soit à titre définitif, soit à charge de remplacement, des objets de matériel des médicaments à la salle de dépôt des hôpitaux.

Les remises sont faites dans deux cas :

A. — On veut remplacer des objets perdus ou cédés à d'autres navires ; dans ce cas, on fait une remise fictive. Au moment de la perte ou de la cession, on a eu soin à bord d'établir un procès-verbal de perte ou de cession.

Une copie de ce procès-verbal, dûment certifiée, est remise à la Direction compétente et constitue la remise.

B. — On veut remplacer des objets cassés, hors de service, ou l'on veut rendre définitivement les objets qu'on avait à bord. Dans ce cas, on fait une remise effective.

Les dispositions générales concernant les remises se trouvent dans l'Instruction du 8 novembre 1889. Voici ce que nous avons à retenir. Les remises ont lieu à charge de remplacement ou à titre définitif.

Dans le premier cas, elles se font au moment où le navire est armé, et dans le deuxième au moment où le navire désarme. Dans un cas, on se sert de billets de remises ; dans l'autre, on emploie les feuilles de remise.

Billet de remise. — On se sert de l'imprimé n° 23 (papier rose) ; le billet de remise ne sert que pendant l'état d'armement du navire et pour les remises à charge de remplacement (1). Ils sont constitués par deux feuilles, un primata et un duplicata. Les en-têtes doivent être remplis avec soin ; les indications données par le billet lui-même suffisent à montrer quelles sont les mentions à inscrire.

Les deux expéditions sont signées par le Conseil d'administration du bâtiment ; le primata sera gardé par le magasinier ou l'agent qui recevra la remise ; le duplicata restera entre les mains du médecin, auquel il servira de décharge, après toutefois qu'il aura reçu le visa du commissaire aux travaux, auquel il doit être présenté dans les 48 heures qui suivent la remise. On doit toujours indiquer le motif de la remise.

Feuilles de remise. — Les feuilles de remise sont constituées par les imprimés (mod. 22, 22 *bis*, 22 *ter*). Elles sont tout à fait analogues aux feuilles d'armement comme forme et comme disposition. Cette conformité tient à ce qu'elles servent à remettre définitivement les substances, objets, matériel pris à l'armement ; elles sont donc la reproduction des feuilles d'armement, sauf le changement de titre.

Il n'y a qu'une feuille de remise pour les hôpitaux, car il n'y a qu'une salle de dépôt ; nous avons vu, du reste, que depuis le 15 septembre 1891 les hôpitaux fournissaient tout le matériel.

Lorsque le bâtiment désarme, le médecin-major ou celui chargé de la comptabilité prépare la feuille de remise pour les drogues et médicaments (A. 106 du 8 novembre 1889).

Il inscrit successivement les quantités à remettre sur la feuille du bord (modèle n° 22 *bis*), laquelle, après que l'exactitude en a été reconnue par l'officier d'administration, est signée par le Conseil d'administration.

L'agent de la salle de dépôt des hôpitaux, au vu de cette feuille, annote les mêmes quantités sur celle dont il est détenteur (mod. n° 22 *ter*). Il porte sur les deux feuilles les quantités réellement reçues et en donne récépissé sur la feuille dont le médecin pour le compte duquel la remise est faite, reste détenteur ; cette feuille est remise au bureau des travaux à la fin du désarmement.

Art. 6. — *Tenue des registres de comptabilité. — États à fournir.*

Le médecin-major, s'il est seul, ou le second médecin chargé de la feuille, sont comptables et responsables de la partie du matériel à bord qui leur est confiée au même titre que les maîtres chargés.

(1) Exceptionnellement ils peuvent être employés à faire des remises définitives, dans le cas, par exemple, d'objets perdus ou cédés ; mais dans ce cas il faut l'approbation du préfet maritime.

Le médecin chargé est tenu de représenter l'existant du matériel à bord d'après les écritures, soit au désarmement, soit lorsqu'il est fait des recensements à bord. Il ne lui est tenu en compte que les dépenses régulièrement justifiées.

Nous avons vu plus haut comment se faisaient les demandes, et qu'elles étaient faites pour les drogues et médicaments par le médecin chargé de la pharmacie ; nous n'y reviendrons pas ; nous savons aussi comment sont justifiées les recettes ; nous nous occuperons surtout ici des *dépenses ou consommations*.

Les écritures relatives aux matières et objets de consommation déposés au magasin général du bord sont tenues par le magasinier, soit pour son propre compte, s'il s'agit de matières et d'objets portés sur sa feuille, soit pour le compte des maîtres pour les matières et les objets portés sur la feuille de ces comptables (1).

Il tient également pour le compte de chaque maître (et du médecin, bien entendu), les écritures relatives aux objets susceptibles de consommation dont ces maîtres ou comptables sont demeurés détenteurs.

Mais il ne faut pas croire pour cela que le médecin soit déchargé de tenir les registres de comptabilité (2) qui sont au nombre de trois ; l'art. 553 de l'Instruction du 8 novembre 1889 prescrit que la comptabilité des médicaments, établie dans la même forme que celle du magasinier, est suivie par le médecin chargé de la pharmacie :

1° Un livre-journal des recettes et dépenses (mod. n° 107);

2° Un registre-balance des matières et objets de consommation (mod. n° 109) ;

3° Un état mensuel des recettes et dépenses (mod. n° 108).

1. Le livre-journal sert à l'inscription : des demandes et des époques où elles ont eu lieu ; des dépenses, avec les dates de consommation ; de l'origine des recettes et de la destination des dépenses (3).

2. Le registre-balance est ainsi fait : ses feuillets sont divisés chacun en deux colonnes verticales. Chaque colonne reçoit en tête l'inscription du nom d'un médicament (dans l'ordre de la feuille d'armement). Chaque colonne est divisée elle-même en deux colonnes verticales secondaires, dont chacune se trouve partagée en 24 subdivisions transversales. Il y a donc place pour les recettes et les consommations de 24 mois doubles, soit 48 mois ; soit pour la durée d'une campagne de 4 ans. En résumé, ce registre est le résumé des recettes et des consommations mois par mois.

3. Chaque mois, le médecin établit un état des recettes et des dépenses ; il se sert à cet effet de l'imprimé modèle n° 108 ; il en fait un pour les recettes et un pour les dépenses ; les en-têtes suffisent à expliquer la façon de s'y prendre. Pour obtenir la consommation annuelle de chaque médicament, le médecin dépouille le cahier de

(1) Nous avons vu que certaine partie du matériel médical (objets marqués M. G.) sur la feuille d'armement peuvent être placés dans le magasin général.

(2) Art. 646 du D du 20 mai 1885.

(3) Si l'on s'en tenait à la seule inscription sur le livre-journal des consommations de médicaments, il est bien certain que son utilité serait minime ; mais le médecin peut dépenser une partie de son matériel soit par perte, contamination, remise, versement, cession, déficit, constaté par recensement.

visite (dont nous parlerons plus loin), sur lequel sont journalièrement portées les prescriptions.

Ce mode d'évaluation laisse quelquefois un peu à désirer ; s'il s'agit de médicaments en quantité minime prescrits chaque jour, il pourra arriver qu'à la fin du mois les quantités cotées comme dépensées soient au delà de la quantité marquée sur le cahier de visite, à cause des déchets inévitables. Il n'y a donc qu'un moyen pour le médecin de se rendre compte de ses consommations : c'est de faire au moins deux pesées par mois pour les médicaments prescrits à dose minime ; de cette façon il aura une base certaine de vérification.

Les états de recette seront dressés en faisant le total de toutes les matières, drogues ou médicaments provenant de délivrances, de cessions, etc.

Une circulaire ministérielle du 26 octobre 1887 (B. O. p. 335) a supprimé l'état des consommations en quantités et en valeurs prévu par la circ. du 8 juin 1877, et qui était analogue à celui que tient le magasinier pour les autres comptables (mod. n° 110).

L'Instruction du 8 novembre contient aussi quelques recommandations que nous ne saurions oublier :

Lorsque le bâtiment transporte des passagers militaires ou autres relevant d'un département ministériel étranger, afin de permettre de dresser les états appréciatifs et de poursuivre le remboursement des avances faites par la Marine, le médecin comptable établit aussi exactement que possible, dans ses écritures, ainsi que dans les documents soumis au Conseil de santé, une distinction entre les médicaments délivrés aux passagers et ceux délivrés à l'équipage. Le médecin remet à l'officier d'administration, comme tous les autres détenteurs de matériel, tous les documents nécessaires pour les objets, de quelque nature qu'ils soient, délivrés au bâtiment, et pour lui permettre de suivre la comptabilité de ces objets.

Les documents dont la remise ne serait pas effectuée aux époques fixées, sont réclamés par l'officier d'administration. En cas de refus, cet officier rend compte au commandant et consigne, lorsqu'il y a lieu, ses observations dans le procès-verbal concernant l'arrêté de la comptabilité.

La comptabilité des drogues et médicaments suivie par le médecin chargé de la pharmacie du bord est vérifiée par le Conseil de Santé lors du désarmement ou du passage du bâtiment en 3e catégorie de réserve (A. 669 du décret du 20 mai 1885).

Le Conseil de Santé est chargé de vérifier la comptabilité pharmaceutique des médecins embarqués. A cet effet, lors du désarmement d'un bâtiment, toutes les pièces relatives au traitement des malades sont soumises à son examen. Ces pièces sont ensuite déposées aux Archives du Conseil de Santé (art. 36 décret du 24 juin 1886).

Cette vérification est indépendante du contrôle dévolu au Commissaire aux travaux par l'Instruction du 8 novembre 1889 sur la comptabilité.

En cours de campagne, lorsqu'un médecin chargé est remplacé, il est opéré un récolement des objets à sa charge par une commission composée de l'officier en second du bâtiment, président ; d'un officier désigné par le commandant ; de l'officier d'administration. Le médecin remplacé et son successeur assistent aux opérations de la commission.

Les résultats du récolement sont constatés par un procès-verbal, et servent de point de départ à la comptabilité du nouvel embarqué ; il en est passé immédiatement écriture dans la comptabilité du bord.

L'officier d'administration procède à la vérification du compte du comptable remplacé ; s'il ressort des différences entre les existants réels et les existants en écritures, il est provisoirement sursis, jusqu'à concurrence de la valeur des déficits, au paiement des sommes qui lui restent dues. Les explications que le comptable croirait devoir produire pour sa justification sont consignées dans le procès-verbal, qui fait connaître en outre l'opinion de la commission sur les causes des excédents et des déficits, ainsi que sur la responsabilité encourue. Le procès-verbal de remise et de prise de service est inscrit sur le registre des procès-verbaux. Le Ministre statue définitivement après la reddition des comptes du bâtiment.

CHAPITRE VI.

REGISTRES TECHNIQUES. — RAPPORTS MÉDICAUX.

ART. 1er. — *Registres de statistique.*

Au point de vue technique et de l'établissement de la statistique médicale, le médecin-major doit tenir deux registres qui lui sont délivrés à l'armement :

1° Le registre d'observations et de certifications médicales ;

2° Le registre de statistique médicale ou d'enregistrement.

Il tient aussi des cahiers de visite et des feuilles de clinique. Le journal météorologique a été supprimé (6 août 1884, B. O. p. 241).

Actuellement, le médecin, étant généralement seul à bord, pourrait être tenté de se décharger sur son infirmier (1) du soin de tenir ces registres ; il est donc essentiel d'avertir nos jeunes camarades qu'il

---

(1) Surtout si cet infirmier est quartier-maitre, et par conséquent, a suivi le cours dans le but de l'obtention du certificat d'admissibilité (voir Manuel de l'infirmier marin où se trouve traitée la question des registres statistiques).

est du plus haut intérêt pour l'État et les individus, de tenir ces registres avec le plus grand soin ; aussi, s'ils en confient la *tenue matérielle* à leur infirmier, devront-ils surveiller de très près cette partie du service.

1° *Registre d'observations et de certifications médicales.* — Ce registre est destiné à reproduire les certificats délivrés aux hommes victimes d'accidents survenus en service commandé ou de blessures de guerre ; ceux délivrés aux hommes atteints de maladie provenant du fait du service. On y inscrit aussi les certificats dressés après décès. En cas d'épidémie, toutes les circonstances et les faits qui s'y rattachent y sont portés. En résumé, l'hygiène, la salubrité du navire, les lieux visités fournissent des éléments à la tenue de ce registre qui, à la fin de la campagne, sera un historique concis et net de tous les faits importants qui se sont passés à bord dans le domaine de l'hygiène et de la pratique médicale.

Les certificats reproduits sont signés par l'officier en second et le commandant. Il est interdit d'en détacher un seul feuillet ; il est essentiel de lire la courte notice que l'on trouve à la 1re page. Au désarmement, il est remis avec les autres pièces techniques et administratives au secrétariat du Conseil de Santé (1).

Tout en évitant d'attacher une importance imméritée à une blessure peu grave ou à une maladie légère provenant du fait du service, le médecin doit toujours se tenir sur ses gardes, et se demander si une lésion d'apparence insignifiante au début, si une maladie des plus bénignes, ne va pas s'aggraver ou être suivie, dans un temps éloigné, de conséquences fâcheuses. C'est là une question de tact médical, et il est difficile de formuler aucune règle : aussi fera-t-on bien, dans le doute, de mentionner sur ce registre tout accident, toute maladie qui sera dûment le résultat du service (refroidissement pendant un quart d'heure, par exemple, suivi de bronchite ou de pneumonie, entorse légère suivie d'arthrite chez un prédisposé).

Il arrive fréquemment que des hommes blessés ou malades pendant le cours du service, ou bien leurs veuves s'adressent à leur ancien médecin-major pour obtenir de lui un certificat *a posteriori*, si mention n'a pas été faite sur les registres médicaux de la blessure ou de la maladie, et en conséquence si aucun certificat d'origine n'a été délivré.

La plus grande réserve doit être observée à ce sujet ; en effet, les hommes ou leurs veuves, en instance de pension, s'imaginent facilement qu'il suffit de quelques jours de traitement à l'hôpital du bord, ou même d'exemption à l'infirmerie, pour pouvoir rattacher une maladie ultérieure quelconque aux fatigues et aux dangers de la vie maritime, et voir la cause d'un décès survenant bon nombre d'années après, dans une indisposition passagère qui a cédé rapidement pendant le cours de la campagne. Aussi, faut-il, comme nous l'avons déjà dit, apporter le plus grand soin à la tenue de ces registres et à la

---

(1) Nous avons vu dans le service à terre (Conseil de Santé) que des copies de certificats inscrits sur ce registre étaient souvent demandées aux directeurs des ports.

délivrance des certificats, pour ne pas, dans l'avenir, avoir à se faire le reproche de négligence.

Mais il ne s'ensuit pas que, la faute commise, le médecin-major d'un bâtiment puisse, à son gré, la réparer, une fois débarqué. Outre que les seuls certificats médicaux, ayant quelque valeur, sont ceux qui sont extraits du registre de certifications médicales, et dont les Directeurs du Service de Santé délivrent des copies, il pourrait arriver aussi que le certificat *a posteriori*, établi sur des souvenirs vagues et peu précis, ne fût pas d'accord avec le registre d'enregistrement journalier, soit comme date de maladie ou comme diagnostic, ce qui suffirait à le frapper d'impuissance.

En bonne règle, il ne faudra donc en délivrer que sur demande officielle, comme pièce faisant partie de l'enquête, qui est souvent pratiquée en l'absence de certificats d'origine par l'autorité compétente ; dans ce cas, le médecin devra se recueillir, rappeler ses souvenirs, et établir en toute conscience le certificat demandé.

2° *Registre de statistique médicale.* — Il est appelé aussi enregistrement journalier. Son nom indique qu'on y inscrit régulièrement, et jour par jour, tous les malades qui se présentent à la visite. Il doit être tenu par le médecin-major, s'il est seul à bord, ou par un médecin en sous-ordre.

La tenue matérielle peut être confiée à l'infirmier, à condition d'une surveillance attentive (1).

L'instruction qui est placée en tête est suffisante pour qu'on se rende compte exactement de la façon de le tenir ; mais il est certains points sur lesquels nous devons insister particulièrement.

Première page : On y inscrit le nom du port comptable, celui du navire, son espèce, le nom et le grade du commandant en chef, la désignation de l'escadre ou de la division, le nom et le grade du commandant, le grade du médecin-major. Si plusieurs commandants ou médecins-majors se succèdent à bord, à chaque remplacement, on inscrit le nom des nouveaux, avec les dates d'embarquement et de débarquement ; car plus tard, une fois ce registre déposé dans les archives du Conseil de Santé, après le désarmement du bateau, on peut avoir intérêt à retrouver le nom du commandant ou d'un médecin-major. On indiquera aussi la mission ou la station du navire et les dates de son armement et de son désarmement, c'est-à-dire la période qui comprend la *statistique* médicale du registre.

Deuxième page : Au verso de ce premier feuillet, doivent être inscrits les *lieux visités* par le navire, avec les dates d'arrivée et de départ de *chaque lieu*. Cette inscription est plus utile qu'on ne le pense généralement ; outre qu'elle sera un élément précieux pour la confection du rapport de fin de campagne, elle peut servir dans le cas d'un certificat d'origine incomplet ou absent. Un homme est décédé à bord de la fièvre jaune ; son certificat de décès, dont

_____
(1) Voir le Manuel de l'infirmier marin (2e partie).

la copie se trouve sur le cahier de certifications, n'affirme pas d'une manière absolue le caractère de la maladie ; plus tard, la veuve de cet homme demande une pension ou un secours quelconque ; dans ce cas, il y a lieu de consulter la deuxième page du registre pour voir si la date du décès se rapporte à un séjour fait par le bâtiment dans un port manifestement infesté. S'il en est ainsi, le certificat *à posteriori* (nous avons vu plus haut dans quel cas on pouvait l'établir) sera probant, la religion du médecin étant éclairée. C'est justement pour ce genre de recherches qu'il est indispensable que la première page contienne le nom de tous les médecins-majors qui se sont succédé à bord.

Les pages 3, 4, 5, 6, 7, 8, 9, 10, 11, 12, 13 sont consacrées à l'instruction et aux modèles de statistique médicale (1).

Les pages 15, 16, 17, 18, 19, 20, 21, 22, 23, 24, 25, 26, 27 contiennent les tableaux de statistique en blanc. Rien à dire sur ces pages, les en-têtes suffisant à expliquer leur usage.

A la page 28 commence l'enregistrement journalier des malades.

Neuf colonnes sont destinées aux indications relatives aux hommes passant la visite.

Première colonne : Nom et prénoms : il est essentiel d'écrire les noms avec leur véritable orthographe (2), et certains noms étant très communs chez les marins, on ne devra jamais négliger d'y inscrire les prénoms, pour que l'on puisse s'y reconnaître plus tard dans les secrétariats du Conseil de Santé.

Deuxième colonne : Grade ou fonctions : Il ne faut pas se contenter de mettre simplement matelot, quartier-maître, 2e maître, mais bien indiquer la classe du marin et même de l'officier marinier.

L'indication de la spécialité ne devra pas non plus être négligée, tant pour les marins que pour les officiers-mariniers.

Troisième colonne : Age. La mention de l'âge est importante, non seulement au point de vue de la distinction à faire entre plusieurs marins qui peuvent être de même nom, de mêmes prénoms, de même spécialité, mais encore au point de vue de la statistique médicale, à laquelle elle fournit un élément d'intérêt des plus sérieux.

Quatrième colonne : Entrées : cette colonne est subdivisée en entrées à l'infirmerie et entrées à l'hôpital. Malgré l'indication précise

---

(1) Il y a lieu de rectifier l'erreur commise à la page 4 (Résumé n° 4). L'effectif moyen s'il s'agit ici de l'équipage et des passagers) s'obtient en divisant le total des rations délivrées par le nombre de jours du mois.

(2) Le quartier-maître de mousqueterie, toujours présent à la visite, peut éclairer le médecin sur l'orthographe des noms. A ce sujet, puisque l'occasion s'en présente, il nous paraît utile de prémunir nos jeunes collègues contre les renseignements souvent exagérés que les quartiers-maîtres de mousqueterie leur fournissent sur le compte des malades qui se présentent à la visite. Certes, il est bon d'être prévenu qu'un homme se fait porter malade, sous la menace ou le coup d'une punition, mais il ne faudrait pas croire aveuglément le quartier-maître, qui peut être tenté d'imposer au médecin sa propre opinion sur tel ou tel homme de l'équipage qui n'a parfois que le défaut d'être un peu mou et peu habitué à la vie maritime. Mieux vaut toujours l'observation de ce prétendu « carottier » à l'hôpital du bord pendant la journée que la crainte souvent réalisée d'accidents graves survenus après un refus d'exemption de service, accidents qui seront toujours mis sur le compte du médecin, malgré l'impossibilité presque toujours certaine où il était de les prévoir et les prévenir à temps.

contenue dans l'instruction, on inscrit parfois dans la colonne : Entrées à l'hôpital », les dates d'envoi dans les hôpitaux à terre. C'est là une coutume qui est venue probablement par suite du manque d'un local bien séparé, réservé aux malades à bord de certains bateaux Les médecins considéraient le poste en toile comme une infirmerie, et par là étaient conduits, pour remplir la colonne : « Hôpital », à y inscrire les dates d'entrée à l'hôpital à terre.

Cette pratique est à abandonner, car elle fausse entièment la statistique ; peuvent être considérés, croyons-nous, comme malades à l'hôpital du bord, ceux qui, en cessant de manger à leur plat (1) et exemptés de tout service, sont nourris par les soins de l'hôpital ; les hommes, au contraire, qui viennent à la visite pour recevoir des médicaments, pour se faire panser, pour obtenir une exemption d'un service quelconque, peuvent être considérés comme étant traités à l'infirmerie, s'ils continuent à manger à leur plat.

Cinquième colonne : Sorties : subdivisée en deux, sorties de l'infirmerie, sorties de l'hôpital. Même remarque à faire que pour la colonne des entrées.

Sixième colonne : Nature de la maladie. Le médecin-major devra sur ce point exercer la plus grande surveillance.

Il peut en effet arriver que le diagnostic d'une maladie à son début soit assez obscur. Toutes les phlegmasies ne commencent-elles pas, en effet, par de la fièvre ? Si la simple mention « fièvre » est portée sur le cahier d'enregistrement journalier et que la maladie prenne plus tard un caractère déterminé (pneumonie, pleurésie, fièvre typhoïde même), on ne songera pas à rectifier ce premier diagnostic d'attente. Aussi est-il bon de l'inscrire seulement au crayon dans les cas douteux, de façon à ce qu'en parcourant à la fin du mois le registre, l'attention du médecin soit attirée par cette annotation au crayon, et qu'il puisse maintenir le diagnostic ou le changer.

La mention portée peut aussi être incomplète. Combien de fois voit-on sur les registres médicaux les mots : « anémie, diarrhée », quand il y aurait lieu d'inscrire : « anémie tropicale, diarrhée de Cochinchine » ! Quel est alors l'embarras des Directeurs du Service de Santé des ports devant la revendication des intéressés ou de leurs veuves, en ne pouvant distinguer s'il s'agit d'une maladie sporadique ou bien d'une maladie endémique conférant droit à pension !...

Septième colonne : Journées : subdivisée en trois : journées d'infirmerie, journées d'hôpital, total. La différence entre les dates d'entrée et de sortie donne les dates des journées des diverses catégories. Dans le compte des journées, on comprend le jour de l'entrée et non celui de la sortie.

____

(1) Cette distinction basée sur la question des vivres d'hôpital nous paraît préférable à celle parfois adoptée : un malade est à l'hôpital du bord s'il est couché ; à l'infirmerie, s'il est debout. En effet, la convalescence de maladies graves n'entraînant pas la position horizontale, à quelle date précise le malade serait-il sorti de l'hôpital pour entrer à l'infirmerie ? elle entraîne au contraire un régime particulier.

Huitième colonne : Destination à la sortie. Les malades sortent de l'infirmerie ou de l'hôpital du bord de diverses manières :

Si, par guérison, on inscrit : sort guéri ;

par congédiement, on inscrit : congédié le ;

par décès, on inscrit : décédé le ;

par envoi à l'hôpital à terre, on inscrit : envoyé à l'hôpital le ;

soit pour jouir d'un congé, on inscrit : envoyé en congé le.

Neuvième colonne : Observations. Dans cette colonne doivent être mentionnées toutes les circonstances susceptibles de fournir des renseignements. On doit également y inscrire ce qui n'a pu trouver place ailleurs : par exemple, le retour à bord des hommes sortant d'un hôpital, l'époque du rapatriement pour les hommes congédiés ou partant en congé, les renseignements relatifs aux décès, aux autopsies (1), etc...

Comme le dit si bien M. Barnier, ancien secrétaire du Conseil de Santé de Toulon, auteur de l'Aide-mémoire du Médecin de la Marine inséré dans le tome 44 des Archives de Médecine navale, auquel on s'apercevra que nous avons fait de nombreux emprunts, il est indispensable de ne pas oublier les inscriptions chronologiques.

Au commencement d'une année, le millésime doit être mis au milieu de la page, en gros caractères. Chaque mois doit être séparé du mois suivant par un trait, et la dénomination du mois doit être indiquée dans la marge de gauche. Rien n'est pénible (et comme notre ancien collègue, M. Barnier, nous en savons quelque chose), comme de consulter un registre qui se suit pêle-mêle, sans indication de mois et où l'indication chronologique manque.

ART. 2. — *Cahiers de visite. Feuilles. Situation journalière. Billets d'hôpital.*

Le cahier de visite à bord sera tenu absolument comme à terre. Il est bon cependant de faire remarquer que les malades qui passent la visite à bord des bâtiments doivent être divisés en plusieurs catégories : 1° ceux qui sont aux vivres de l'hôpital et exempts de service ; 2° ceux qui sont exempts de service tout en continuant de manger à leur plat ; 3° ceux qui sont exempts d'une partie seulement du service (quart de nuit, lavage, mâture, embarcation, etc.) ; 4° enfin ceux qui font leur service et se présentent à la visite pour prendre un médicament ou se faire appliquer un pansement.

Aussi l'infirmier, en inscrivant sur le cahier le nom de tous les hommes qui viennent passer la visite du médecin-major, tiendra compte de ces quatre catégories pour la bonne tenue de ce cahier. A la colonne : « Observations », on indiquera pour chaque homme le genre de maladie.

(1) Très brièvement, si elles ont été pratiquées dans un hôpital à terre. Des détails plus précis à ce sujet, s'il y a lieu, se retrouveront sur le cahier des certifications médicales.

Quand le navire transporte des passagers, il est bon, pour la facilité du service, de la statistique et de la comptabilité des médicaments, d'avoir deux cahiers de visite : l'un pour les malades de l'équipage, et l'autre pour les passagers malades.

Une fois la visite terminée, l'infirmier-major dépouille le cahier de visite pour connaître le nombre des rations et les vivres particuliers ou supplémentaires qu'il aura à demander à la cambuse. Les diverses consommations prescrites par le médecin-major sont opérées au moyen d'un extrait du cahier de visite établi par le médecin et visé par l'officier en second. Cet imprimé est fourni à bord par le commis aux vivres. Ces extraits reçoivent la signature de l'officier d'administration et du commandant.

Ceci nous amène tout naturellement à parler de la nourriture des malades à bord.

La ration de malade à bord des bâtiments est, d'après l'art. 4 du décret du 11 décembre 1893 (B. O. p. 778), sur la ration, composée *d'après les prescriptions médicales* (1), en journalier comme en campagne.

Le Ministre de la Marine détermine la nature et l'importance des denrées à embarquer pour les malades (2).

Les commandants des bâtiments, sur les propositions écrites des médecins-majors, peuvent autoriser, lorsqu'ils en reconnaissent la nécessité, l'achat de poules, œufs, poissons, légumes et autres vivres frais, pour être délivrés aux malades en remplacement des denrées embarquées.

Les denrées nécessaires aux malades peuvent également être délivrées, à titre de cession, par les tables ou le service du pourvoyeur.

Un grand progrès a été réalisé depuis le décret de 1880 par ce fait que le médecin-major n'est plus emprisonné, comme autrefois, dans les limites étroites d'une ration pour ses malades ou ses convalescents.

Pour justifier toutes les délivrances faites par la cambuse pour les besoins de l'hôpital du bord, l'infirmier-major tient un cahier dit cahier des vivres à prendre à la cambuse, où sont portées toutes les délivrances. Chaque demande est soumise à la signature du médecin-major.

Feuilles de clinique. — Sur certains navires, et principalement sur les transports de malades et les navires-hôpitaux, le médecin-major fait établir pour chaque malade alité une feuille de clinique ; pour toute maladie grave ou de quelque durée, il est indispensable de se conformer à cette règle dictée non seulement par la nécessité d'une saine observation médicale, mais encore par l'utilité que présenteront ces documents pour le rapport de fin de campagne. Même imprimé, même mode de confection que pour le service dans les hôpitaux.

____

(1) Une circ. du 5 février 1894 (B. O. p. 123) autorise en conséquence la délivrance de pain blanc aux malades.

(2) Une circ. du 29 mars 1894 (B O. p. 369) a supprimé le jus de citron, et par conséquent l'art. 15 de l'arrêté ministériel du 11 déc. 1893 sur la ration ; les magasins des subsistances verseront le leur aux hôpitaux.

Situation journalière. — Après la visite, l'infirmier-major prépare la situation journalière des malades et convalescents (modèle n° 40, p. 274 et 275. décret du 20 mai 1885). Le médecin-major y inscrira tous les malades exempts de service ou d'une partie du service.

Sur le recto de la situation. on inscrira les malades exempts de tout service. A la colonne n° 1 on met les noms et les prénoms ; à la colonne n° 2. les grades et fonctions ; à la colonne n° 3, la nature de la maladie ; à la colonne n° 4. les malades en traitement à l'hôpital à terre (en chiffres) (1) ; à la colonne n° 5. les maintenus à l'hôpital du bord ; à la colonne n° 6, les entrants à l'hôpital du bord ; à la colonne n° 7, les sortants : à la colonne n° 8, les observations. Les chiffres de ces diverses colonnes sont totalisés au bas de l'imprimé.

Sur le verso de la situation est la liste des hommes exemptés d'une partie du service. Ici il n'y a que 3 colonnes à remplir : colonne n° 1, nom et prénoms : colonne n° 2, grade et fonctions ; colonne n° 3, service dont le marin est exempté ; quart de nuit, de lavage, de mâture, d'embarcation. A la fin de la page on fait la récapitulation numérique des hommes exemptés d'une partie du service.

A bord des bâtiments où se trouvent des passagers, on ne portera sur la situation journalière que le nombre des passagers malades. La situation journalière est faite en double expédition ; elle est signée par le médecin-major. qui en remet une au commandant, et l'autre à d'officier en second.

Billets d'hôpital. — Lorsque le médecin-major, après avoir pris les ordres du commandant. a décidé d'envoyer un marin ou un officier malade à l'hôpital à terre. l'infirmier-major prépare le billet d'hôpital. Ce billet est divisé en deux parties : le billet proprement dit, qui doit rester entre les mains de l'administration de l'établissement hospitalier, et le talon qui doit accompagner le malade dans la salle où il sera soigné et être annexé au tableau de clinique.

L'infirmier-major inscrira sur le billet d'hôpital et sur le talon le nom du bâtiment. le grade du médecin qui doit signer le billet, les nom prénoms. grade et profession du malade, ainsi que la date. Il laissera en blanc le nom de la maladie et les observations sur l'invasion de la maladie, les moyens curatifs déjà employés. renseignements qui doivent être donnés par le médecin qui signera le billet.

Le billet d'hôpital, ainsi que le talon, sont signés par le médecin; puis le billet d'hôpital est remis à l'officier en second, qui le fait remplir par le fourrier de la compagnie à laquelle le malade appartient.

État de quinzaine. — L'état de quinzaine prescrit par l'art. 653 du 20 mai 1885 comprend les malades traités pendant la quinzaine écoulée, soit à l'hôpital du bord, soit à l'hôpital hors du bord. Il est à cet effet divisé en deux parties, désigne les malades par grades et par

---

(1) Comme pour les colonnes 4, 5, 6, 7.

genres de maladie: fiévreux, blessés, vénériens, galeux. Il doit présenter des observations succinctes sur la nature et les causes de la maladie, porter le nombre des décès et leur cause. Si le bâtiment fait partie d'une force navale, le commandant le transmet au chef d'état-major ; il doit être fourni par le médecin-major le 1er et le 16 de chaque mois.

ART. 3. — *Rapports médicaux.*

Rapports. — Conformément aux articles 651 et 674 du décret du 15 août 1852, renouvelés par les décrets subséquents, et notamment par le décret du 20 mai 1885, les médecins en chef d'armée navale, médecins principaux ou médecins-majors de division, les médecins-majors des bâtiments armés, doivent remettre aux commandants en chef et aux commandants particuliers de leurs navires, tous les ans, lorsque ces officiers cessent leurs fonctions, ou lorsqu'ils en sont requis, des rapports pour être transmis au Ministre, sur les maladies observées parmi les équipages, sur les traitements employés, et sur les mesures pratiquées afin de conserver la salubrité des bâtiments.

Une copie de ces rapports est adressée au Préfet maritime, puis déposée aux archives du Conseil de Santé dans les ports.

Une Instruction en date du 9 décembre 1857 (B. O. p 258) codifie le mode de confection de ces rapports : il nous semble inutile de la citer en entier ; nous en indiquerons seulement les points saillants.

Les médecins embarqués doivent établir des rapports médicaux dans diverses circonstances et à certaines époques, savoir :

1° Tous les ans, au mois de janvier, sur les navires qui restent dans un état continu d'armement.

2° En fin de campagne, sur les bâtiments revenant de mission, de station, de division navale ou de voyages dont la durée est limitée par la nature même de la destination.

3° Accidentellement, lorsqu'ils en sont requis : mais alors ce n'est plus qu'un rapport sur un objet spécial, qui ne dispense en rien du rapport annuel ou de fin de campagne.

Le médecin en chef d'escadre ou de division ne devra pas se borner à colliger tous les rapports des médecins-majors sous ses ordres ; son rôle est de les comparer, et d'en extraire les points principaux au point de vue hygiénique et nosologique par une analyse minutieuse. De l'étude de ces différents rapports il sera facile de faire sortir un rapport d'ensemble débarrassé de tous les détails indispensables au rapport particulier de chaque médecin-major, mais inutiles à l'étude des grandes lignes et des vues d'ensemble dont le médecin centralisateur doit se préoccuper. Le médecin de division, médecin-major de son navire, aurait donc ainsi deux rapports à faire : l'un particulier à son bâtiment, et l'autre d'ensemble pour son bâtiment et les autres navires de la force navale. L'Instruction lui accorde même la faculté de faire établir le rapport particulier par le second médecin.

Si, en cours de campagne, un médecin-major vient à débarquer, il doit laisser à son successeur tous les cahiers, registres, notes, feuilles de clinique, etc., qui pourront permettre à ce dernier d'établir le rapport de fin de campagne.

Les médecins-majors devront bien se persuader que ces rapports ont la plus haute importance, puisqu'ils contiennent des faits basés sur l'expérience des climats et lieux visités, des propositions faites au nom de l'hygiène de l'équipage ou de la salubrité du navire, et qu'ils sont consultés dans les Archives des Conseils de Santé des ports, par les médecins qui vont entreprendre les mêmes campagnes.

Quelle est la forme à donner aux rapports du Service de Santé des bâtiments armés ?

Citons tout d'abord textuellement les observations générales de l'Instruction :

« Le rapport du médecin de la Marine doit porter le cachet de son
« individualité ; il dénote son intelligence, le soin qu'il apporte dans
« ses observations, sa pénétration dans l'étude des causes de maladies,
« l'étendue de ses connaissances générales, son instruction médicale
« et son talent au lit du malade. Il faut donc lui laisser un champ
« assez vaste pour qu'il donne carrière à ses inspirations. Mais le
« moment est venu de faire concentrer les efforts de chacun vers un
« but unique et de donner à certaines parties de ces rapports une dis-
« position tellement uniforme qu'elle puisse se combiner avec toutes
« celles de même nature et présenter des résultats numériques qui
« seront d'un grand poids pour l'élucidation des problèmes à résoudre
« en hygiène et en médecine sur les flottes. »

Ceci posé, voici la façon générale d'établir un rapport médical.

On le divise en trois parties :

1re partie : Statistique. Description des divers tableaux ; itinéraire du navire, météorologie (1), mouvement des malades, maladies observées à bord, causes des décès, statistique mensuelle.

2e partie : Histoire médicale : — *a.* considérations hygiéniques sur le navire et sur l'équipage ; — *b.* considérations météorologiques (1) ; — *c.* considérations médicales (2) ; — *d.* considérations statistiques (3).

3e partie. — Climatologie et considérations diverses sur les pays visités. — Cette partie, trop souvent négligée sous prétexte que les pays visités ont été décrits tant de fois, devrait être l'objet des

---

(1) Le registre météorologique du médecin ayant été supprimé, comme nous l'avons vu plus haut, ce dernier devra s'adresser à la timonerie.

(2) Résumé des observations cliniques qu'il a dû rédiger au lit du malade : relation des épidémies, de leurs causes, marche, mesures prises, etc.

(3) Développement explicatif des tableaux résumés inscrits en tête. Étude particulière des maladies des noirs ou hommes de couleur qu'on emploie dans quelques divisions navales ou stations locales. Distinction à faire entre les hommes composant le noyau primitif de l'équipage et ceux qui, en cours de campagne, sont venus prendre à bord la place des rapatriés ou décédés.

préoccupations de tous les médecins-majors. Ceux qui donnent cette raison sont-ils bien sûrs que, même après une abondante moisson de faits démographiques, géographiques ou ethnologiques recueillie par leurs devanciers, il ne reste pas pour eux quelque chose à glaner dans le domaine de ces sciences ? D'ailleurs, tout, dans la vie des cités comme dans celle des individus, ne se modifie-t-il pas dans un temps donné ? Si on laisse échapper l'occasion de recueillir tous ces changements, il pourra se faire qu'un médecin-major plus scrupuleux fasse une étude complète et consciencieuse des pays, comme l'Indo-Chine, les Antilles, et que l'on soit étonné de voir quelles modifications profondes sont survenues depuis les premiers renseignements donnés sur ces colonies. Dans ces conditions du reste, on n'atteint pas un des buts principaux du rapport : initier les médecins-majors qui vont entreprendre une nouvelle campagne dans les régions parcourues par leurs prédécesseurs, aux conditions hygiéniques : les prémunir contre les dangers probables ou certains, leur montrer les lacunes scientifiques qu'ils s'appliqueront plus particulièrement à combler.

Quelques médecins-majors aiment mieux suivre, dans leur exposition, l'itinéraire du navire, et faire l'histoire médicale entière de la campagne en la rattachant à des périodes déterminées. Ce mode de faire est surtout employé pour les transports de Cochinchine. Le premier nous semble préférable pour les campagnes ordinaires : rien n'empêche, du reste, dans un résumé d'ensemble, d'étudier le navire et ses habitants au point de vue médical et hygiénique en fonction des lieux visités, des mouillages fréquentés le plus habituellement : on jettera ainsi une vive clarté sur le rapport; mais, nous le répétons, cela ne saurait suffire.

Les dispositions générales de l'Instruction sont à citer ici comme conclusion de l'étude des registres et des rapports :

« Le chef du Service de Santé dans une force maritime devra
« s'assurer par des inspections fréquentes que les registres du Ser-
« vice de Santé sont tenus avec soin et exactitude à bord de chaque
« navire, que les résultats mensuels sont inscrits régulièrement et
« que les documents relatifs à l'histoire médicale de chaque navire
« sont établis et conservés de manière à permettre la rédaction des
« rapports.

« Dans les arsenaux, lorsque le Directeur du Service de Santé aura
« reçu du Préfet maritime le rapport d'un médecin-major (1), il
« chargera un membre du Conseil de Santé d'examiner ce mémoire,
« d'en faire rectifier les défectuosités qui pourraient exister au point
« de vue de l'application de l'Instruction et d'en présenter une ap-
« préciation raisonnée qui sera communiquée à l'auteur du mémoire
« et gardée ensuite dans les Archives du Conseil de Santé avec un
« exemplaire du mémoire. »

---

(1) Tout rapport médical doit être établi en deux expéditions qui sont remises au commandant du bâtiment, lequel y annote ses observations, le contresigne et le fait parvenir par la voie hiérarchique à l'autorité compétente.

L'autre exemplaire sera adressé par la voie hiérarchique au Ministre de la Marine pour être, s'il y a lieu, soumis à l'appréciation du Conseil supérieur de Santé en vue de l'obtention du prix de médecine navale (1).

Quelques circulaires ou dépêches concernent les rapports de fin de campagne :

Le rapport médical, établi en fin de campagne, devra, dans certains cas. être accompagné de l'avis du commandant du bâtiment (14 mars 1868. B. O. p. 345), sans que l'intervention du commandant puisse s'appliquer à la partie médicale et professionnelle du médecin-major. Une circulaire ministérielle du 16 juin 1880 rappelle que les rapports des médecins-majors ne doivent pas parvenir avec le simple visa du commandant, mais bien avec son avis. lorsque ces documents contiennent un exposé de situation ou des vues spéciales pouvant donner lieu à examen. (Considérations sur le service, l'hygiène, les emménagements intérieurs et les perfectionnements de tous genres intéressant la santé et le bien-être des équipages.)

Par une dépêche en date du 2 janvier 1875 (Archives méd. nav. T. 23. p. 154). le Ministre a infligé un blâme à un médecin de 1re classe qui, sortant de la limite de ses attributions. avait cru devoir critiquer le régime disciplinaire du bord pendant la campagne du bâtiment.

Une dépêche du 14 décembre 1867 prescrit aux médecins-majors des bâtiments rapatriant des hommes de Cochinchine, d'Alexandrie à Toulon, d'établir un rapport détaillé sur la traversée accomplie, en indiquant le nombre d'hommes rapatriés :

1° Par congés de convalescence ;

2° Par continuité de service.

Le nombre des décès pour chacun des corps doit être indiqué avec soin avec leur date.

Lorsqu'un bâtiment-transport arrive en France, le médecin-major se présente au Directeur du Service de Santé du port d'arrivée et lui remet :

1° Un rapport sommaire sur les traversées d'aller et de retour ;

2° La liste du personnel médical embarqué à bord;

3° La liste des officiers du corps de santé passagers ;

4° La liste des convalescents renvoyés par décision du Conseil de Santé des Colonies ou des Commissions de Santé navales. avec la date du décès ou du débarquement de ceux qui n'y figurent plus.

5° Le médecin-major du transport fait en outre remettre par le commandant. qui le transmet au Préfet maritime par la voie hiérarchique. un rapport détaillé en deux expéditions, analogue dans sa contexture au rapport de fin de campagne.

6° Le médecin-major, pour chaque décès, se conforme à la circu-

---

(1) Il devra être accompagné d'une appréciation du Directeur du Service de Santé, qui signalera, s'il y a lieu, les points saillants et ceux pouvant amener des améliorations de toute nature.

laire du 12 octobre 1872 (B. O. p. 474), au sujet des décédés en cours de traversée ; cette circulaire prescrit d'établir en double l'état relatif à un décès.

Enfin une dépêche du 10 février 1888 (Personnel, Corps entretenus) recommande de la façon la plus expresse au médecin-major des bâtiments armés de ne pas oublier dans son rapport les tableaux statistiques, les considérations hygiéniques sur le navire et l'équipage.

ART. 4. — *Actes de l'état civil à bord.*

Actes de l'état civil à bord. Procès-verbaux à dresser des naissances et décès à bord.

Une Instruction du 2 juillet 1828, réimprimée en 1871 par l'Imprimerie nationale, est relative à la rédaction des actes de l'état civil à bord des bâtiments ; nous en extrairons les dispositions suivantes que les officiers du corps de Santé doivent connaître :

Les officiers instrumentaires (chargés de remplir à bord les fonctions d'officiers de l'état civil) doivent dresser acte, par écrit, des naissances et des décès qui ont lieu à bord.

D'après les articles 56 et 81 du Code civil, les docteurs en médecine ou en chirurgie qui auront assisté à un accouchement déclareront, à défaut du père, dans les trois jours de l'accouchement, la naissance de l'enfant à l'officier instrumentaire.

Lorsqu'il y aura des signes ou indices de mort violente, ou d'autres circonstances qui donneront lieu de la soupçonner, on ne pourra faire l'inhumation qu'après qu'un officier de police, assisté d'un docteur de médecine ou en chirurgie, aura dressé procès-verbal du cadavre et des circonstances y relatives, ainsi que des renseignements qu'il aura pu recueillir sur la personne décédée.

Lorsqu'à bord des bâtiments de l'État, la mort aura été occasionnée par un événement de guerre, par le feu de l'ennemi, par suite de blessures reçues dans l'une ou l'autre de ces circonstances, ou enfin par suite de maladies épidémiques, lesquelles causes peuvent donner aux familles des individus décédés à bord de ces bâtiments, des droits à des pensions, le médecin fait, après le combat, un procès-verbal, en présence de l'officier en second et de l'officier d'administration, pour constater la mort des officiers, officiers mariniers, matelots, soldats, etc., tués, ou la quantité des blessures reçues par eux pendant l'action. (Voir le modèle ci-après.)

A la suite d'une mort naturelle ou par blessures, le médecin-major fait par une déclaration écrite la constatation du décès.

Lorsqu'il y aura des signes ou indices de mort violente, un procès-verbal de l'état du cadavre sera dressé avec l'assistance du médecin-major. (Voir ci-après.)

Procès-verbal à dresser après un combat par le médecin-major.

L.   commandé par M (1)
Ce jourd'hui le (2)   du mois d   de l'an mil huit
cent (2)   heure du (3)
étant à (4)
nous (5)   médecin de   classe, médecin-major dudit
bâtiment, après la cessation du combat que vient de soutenir ce
bâtiment contre (6)   avons (7)
                              constaté de la manière suivante la mort de
(9)   individus tués pendant le combat, et les blessures
dont (9)   autres ont été attteints :
                              1° Tués pendant l'action.
5)   (8)   (10)
                              (11)
                              2° Morts au poste
(5)   (8)   (10)
(1)

                              3° Blessés
(5)   (8)   (10)
(12)

En foi de quoi nous avons dressé le présent procès-verbal, qui.
après lecture, a été signé par nous, et par MM. (13) (14). Fait à bord.
les jour, mois et an que dessus.

Nota. Ce procès-verbal devra immédiatement être présenté au capitaine du bâtiment et soumis à son visa. Il sera ensuite remis à
l'officier d'administration. Un acte spécial. dont le modèle est donné
page 72 de l'Instruction de 1828, est inscrit par l'officier d'administration à la suite de l'acte de décès. Le médecin signe cet acte.

(1) Son grade.
(2) En toutes lettres.
(3) Matin ou soir.
(4) Endroit, parage ou hauteur où se trouve le bâtiment.
(5) Prénoms et noms.
(6) Indiquer, s'il est possible, le nom du bâtiment ennemi et la nation à laquelle il appartient, ou, au moins, le pavillon de la nation sous lequel ce bâtiment a combattu.
(7) Nom.
(8) Grade au service. numéro d'immatriculation ou quartier, f°   . n°   .
(9) Nombre en toutes lettres.
(10) Fonctions ou emploi à bord. etc.
(11) Genre de blessures qui ont causé la mort.
(12) Quantités et nature des blessures (se conformer. s'il y a lieu, au nota ci-dessous).
(13) Noms de l'officier en second et de l'officier d'administration.
(14) Et s'il y a eu des témoins entendus, ajouter : Et par MM. dont nous avons consigné ci-dessus les déclarations.
Si les témoins ne savaient ou ne pouvaient pas signer, porter : MM. (7), témoins dont
nous avons consigné ci-dessus les déclarations, ont dit ne savoir signer, attendu (cause de
l'empêchement), ou par MM. (7) dont nous avons consigné ci-dessus les déclarations:
MM. (7), également témoins, ont dit ne savoir ou ne pouvoir signer, etc.

Le médecin intervient encore à bord dans plusieurs procès-verbaux.

1° Ainsi dans le procès-verbal à dresser par l'officier de quart pour constater le décès, à bord, d'un individu, par suite d'un événement quelconque ou de mort subite. Dans ce cas, l'officier de quart est accompagné du médecin-major, qui, examen fait du cadavre, dit : « Nous déclarons sur notre honneur et en notre âme et conscience que... (ici se place littéralement la déclaration du médecin-major sur l'état du cadavre et les causes apparentes de la mort).

Le médecin-major signe ce procès-verbal.

2° Dans le procès-verbal à dresser par l'officier de quart pour constater le décès, à bord, d'un individu, lorsqu'il y aura des signes ou indices de mort violente. Le médecin-major accompagne l'officier de quart et, examen fait du cadavre, il dit : « Nous déclarons, sur notre honneur et en notre âme et conscience que... (transcrire littéralement sa déclaration sur l'état du cadavre et les causes apparentes de la mort).

Le médecin-major signe ce procès-verbal.

3° Lorsqu'un individu meurt à bord, par suite de maladie contagieuse, procès-verbal des effets de cet individu est dressé par l'officier d'administration, qui, informé par le médecin-major que la maladie à laquelle cet individu a succombé était contagieuse, et qu'il serait dangereux de conserver à bord les hardes qui étaient sur lui ou auprès de lui, au moment de son décès, en rend compte au capitaine, lequel donne l'ordre de jeter à la mer ces effets.

A bord des bâtiments de commerce où se trouve un médecin, son intervention a lieu pour les mêmes cas dans les procès-verbaux à dresser par le capitaine. Une instruction du 8 juin 1887 insérée au B. O. est relative au transport en France des restes mortels des personnes décédées dans les colonies ou à bord des bâtiments de l'Etat ; il faudrait s'y reporter.

L'Instruction du 2 juillet 1828 a été remplacée par une toute récente du 3 octobre 1893 (B. O 981), qui a été faite pour application des mesures législatives suivantes, dont nous donnerons un résumé; pour la commodité, nous n'avons pas séparé, quoiqu'il s'agisse ici du service à la mer, les obligations du médecin d'hôpital ou d'armée de celles du médecin naviguant.

Deux lois du 8 juin 1893 concernant l'établissement en mer ou aux armées des actes de l'état civil (testaments, procuration, et actes divers) ont été notifiées à la Marine par une circulaire ministérielle en date du 8 juillet 1893. Nous en extrairons ce qui peut nous intéresser :

1° Loi modifiant certaines dispositions du Code civil relatives à certains actes de l'état civil et aux testaments faits soit aux armées, soit au cours d'un voyage maritime.

Art. 59. En cas de naissance pendant un voyage maritime, il en sera dressé acte dans les trois jours de l'accouchement en présence du père s'il est à bord, et de deux témoins pris parmi les officiers du bâtiment ou à leur défaut parmi les hommes de l'équipage.

naissance a lieu pendant un arrêt dans un port, l'acte sera dressé dans les mêmes conditions, lorsqu'il y aura impossibilité de communiquer avec la terre ou lorsqu'il n'existera pas dans le port, si l'on est à l'étranger, d'agent diplomatique ou consulaire français investi des fonctions d'officier de l'état civil.

Cet acte sera rédigé, savoir : sur les bâtiments de l'Etat, par l'officier du commissariat de la Marine, ou, à son défaut, par le commandant ou celui qui en remplit les fonctions ; et sur les autres bâtiments, par le capitaine, maître ou patron, ou celui qui en remplit les fonctions.

Il y sera fait mention de celle des circonstances ci-dessus prévues dans laquelle l'acte a été dressé.

L'acte sera inscrit à la suite du rôle d'équipage.

Les articles 60, 61 ont trait au dépôt par l'officier instrumentaire de une ou plusieurs expéditions des actes de naissance dressés à bord, dans les bureaux compétents ou entre les mains des autorités consulaires ; une expédition parvient au Ministère de la Marine, qui la fait parvenir à l'officier de l'état civil du dernier domicile du père de l'enfant ou de la mère, si le père est inconnu.

Art 62. Reconnaissance d'un enfant naturel, inscription en marge de l'acte de naissance ; mêmes formalités, même mode de transmission.

Art. 80. *En cas de décès dans les hôpitaux ou les formations sanitaires,* les hôpitaux maritimes, coloniaux ou autres établissements publics, soit en France, soit dans les colonies ou pays de protectorat, les directeurs, administrateurs ou maîtres de ces hôpitaux ou établissements devront en donner avis, dans les vingt-quatre heures, à l'officier de l'état civil ou à celui qui en remplit les fonctions.

Celui-ci s'y transportera pour s'assurer du décès et en dressera l'acte, sur les déclarations qui lui auront été faites et sur les renseignements qu'il aura pris.

Il sera tenu dans lesdits hôpitaux, formations sanitaires et établissements, un registre sur lequel seront inscrits ces déclarations et renseignements.

Art. 86. En cas de décès pendant un voyage maritime, il en sera dans les 24 heures dressé acte dans la forme prescrite par l'art. 59. Les dépôts et transmissions se feront dans les formes prescrites par les art. 60 et 61.

Art. 87. Si une ou plusieurs personnes inscrites au rôle d'équipage ou présentes à bord, soit sur un bâtiment de l'Etat, soit sur tout autre bâtiment, tombent à l'eau sans que leur corps puisse être retrouvé, il sera dressé un procès-verbal de disparition par l'autorité investie à bord des fonctions de l'état civil : le procès-verbal, signé par l'officier instrumentaire et par les témoins de l'accident, sera inscrit à la suite du rôle d'équipage.

Les dispositions des art. 60 et 61 seront applicables à ces procès-verbaux.

Art. 88. En cas de présomption de perte totale d'un bâtiment ou de disparition d'une partie de l'équipage ou des passagers, il sera rendu par le Ministre de la Marine, après une enquête administrative et sans formes spéciales, une décision déclarant la présomption de la perte du bâtiment ou la disparition de tout ou partie de l'équipage ou des passagers.

Art. 89. Lorsqu'il n'aura pas été dressé d'acte régulier de décès à l'égard des marins et militaires morts aux colonies ou dans les expéditions lointaines, la présomption de décès sera déclarée, comme il est dit à l'art. 88.

Art. 93. Les actes de l'état civil concernant les militaires, les marins de l'État et les personnes employées à la suite des armées peuvent, *hors de France*, en présence de deux témoins, être reçus par les officiers trésoriers, les commandants, les intendants, etc... ; *dans les hôpitaux maritimes et coloniaux sédentaires ou ambulants, par le médecin directeur ou son suppléant.*

Les mêmes autorités ont le même pouvoir en France, en cas de mobilisation ou de siège, et leur compétence s'étendra même aux personnes non militaires qui se trouveront dans les forts et les places assiégées.

Art. 94. Dans tous les cas, une expédition sera adressée le plus tôt possible au Ministre de la guerre ou de la marine, qui en assurera la transcription sur les registres de l'état civil du dernier domicilé ; en cas de domicile inconnu, la transcription sera faite à Paris.

Art. 95. Dans ces circonstances, il sera tenu un registre de l'état civil dans les corps de troupes, dans les quartiers généraux, etc.., *dans chaque formation ou établissement sanitaire dépendant des armées et dans chaque hôpital maritime ou colonial*, pour les individus en traitement ou employés dans ces établissements, de même que pour les morts appartenant à l'armée qu'on y placerait à titre de dépôt.

Les registres seront arrêtés au jour du passage des armées sur le pied de paix ou de la levée du siège, et conservés, selon le cas dans les archives du Ministère de la Guerre ou de la Marine.

Art. 96. Dans les hôpitaux ou formations sanitaires dépendant des armées, les registres sont cotés et parafés par le médecin-chef de l'hôpital ou de la formation sanitaire, dans les hôpitaux maritimes et coloniaux, et pour les unités opérant isolément aux colonies, dans les pays de protectorat, et en cas d'expédition d'outre-mer, par le chef d'état-major ou par celui qui en remplit les fonctions.

Art. 981. Les testaments des militaires, des marins de l'État et des personnes employées à la suite des armées pourront être reçus, dans les cas et conditions prévus à l'art. 93, soit par un officier supérieur en présence de deux témoins, soit par deux fonctionnaires de l'intendance ou officiers du commissariat, soit par un de ces fonctionnaires ou officiers en présence de deux témoins, soit enfin dans un détachement isolé par l'officier commandant ce détachement assisté de deux témoins, s'il n'existe pas dans le détachement d'officier supérieur, de fonctionnaire de l'intendance ou d'officier du commissariat.

Art. 982. Les testaments pourront encore être reçus, si le testateur est malade ou blessé, *dans les hôpitaux ou les formations sanitaires militaires*, par le médecin-chef assisté par l'officier d'administration.

Art. 983. Dans tous les cas, il sera fait un double original ou une expédition ; le tout sera envoyé au Ministère.

Art. 984. Le testament fait dans la forme ci-dessus établie sera *nul six mois après* que le testateur sera venu dans un lieu où il aura la liberté *d'employer les formes ordinaires*.

Art. 988. Au cours d'un voyage maritime, dans les conditions définies par l'art. 59, le testament sera reçu en présence de deux témoins par les autorités énumérées au même article.

Art. 989. A bord des bâtiments de l'Etat, le testament de l'officier d'administration sera, dans les circonstances précédentes, reçu par le commandant.

Art. 990, 991, 992. Mêmes formalités pour le dépôt et pour la transmission que pour les actes de naissance.

Art. 995. Les dispositions insérées dans un testament fait, au cours d'un voyage maritime, au profit des officiers du bâtiment autres que ceux qui seraient parents ou alliés du testateur, sont nulles et non avenues.

2° Loi relative aux actes de procuration, de consentement et d'autorisation, dressés aux armées ou dans le cours d'un voyage maritime.

Art. 1er. En temps de guerre ou pendant une expédition, les actes seront dressés par les fonctionnaires de l'intendance ou les officiers du commissariat, et, à défaut, par les commandants, les officiers d'administration, etc..., et dans les hôpitaux maritimes ou coloniaux, par le directeur ou son suppléant.

Art. 2. Au cours d'un voyage maritime, ces actes sont dressés par les autorités désignées à l'art. 59.

Art. 3. Hors de France, la compétence de ces fonctionnaires ou officiers sera absolue.

En France, elle sera limitée au cas où les intéressés ne pourront s'adresser à un notaire. Mention de cette impossibilité sera consignée dans l'acte.

Ces actes seront dûment légalisés par les autorités compétentes.

La circulaire ministérielle du 8 juillet 1893, en notifiant ces deux lois, fait observer que la jurisprudence du département de la Marine au sujet du décès et de la disparition est maintenant consacrée sous la forme législative ; que les pouvoirs d'officier de l'état civil sont attribués à tout chef de poste ou de détachement opérant isolément aux colonies, pour assurer, *même en temps de paix*, l'établissement régulier des actes de décès et éviter des déclarations judiciaires entraînant des lenteurs regrettables.

En ce qui concerne les actes reçus à bord, la loi du 8 juin 1893 précise, en les complétant, les procédés admis dans la pratique, par extension des textes en vigueur ; l'acte de disparition reconnu par la loi est devenu une sorte d'acte de l'état civil.

Le fonctionnement de l'état civil dans les corps militaires coloniaux se résume en une extension des règles de l'état civil aux armées : attribution des pouvoirs d'officier de l'état civil à tout chef d'expédition, de poste ou de détachement, ainsi qu'à tout médecin placé à la tête d'un hôpital maritime ou colonial, sédentaire ou ambulant. Toutefois il ne faudra pas perdre de vue qu'on ne doit s'adresser aux officiers instrumentaires militaires dans les hôpitaux coloniaux ou la garnison des centres coloniaux qu'en cas de guerre ou de siège. Dans une autre hypothèse, il conviendra de saisir l'officier de l'état civil du droit commun.

Il en sera différemment pour les postes ou détachements, lesquels devront toujours être munis de registres de l'état civil ; les officiers commandants ne devront pas se refuser à dresser les actes de décès des explorateurs ou négociants qui viendraient à mourir dans l'étendue de leur commandement, dans les localités où aucun officier de l'état civil de droit commun ne pourrait intervenir.

Il faut aussi remarquer, au sujet des procurations et actes divers, que la compétence des officiers instrumentaires militaires est limitée en France, non pas précisément au cas d'impossibilité absolue et matérielle de recourir à un notaire, mais au cas où des circonstances de santé ou de service feraient obstacle à ce que le ou les intéressés se transportent auprès de l'officier public.

Nos collègues auraient tout intérêt à consulter le livre de MM. Wilhelm, chef du service du contentieux au Ministère de la Marine, et Paul Trayer, docteur en droit, qui ont dressé des exemples de tous les cas qui peuvent se présenter, avec des formules précises et des modèles appropriés au sujet des actes de l'état civil reçus en mer, aux armées ou aux colonies (Paris, A. Challamel, éditeur). Cet ouvrage a été rendu réglementaire pour les bibliothèques des corps de troupes de la marine (circ. du 22 mars 1894, B. O. p. 334).

CHAPITRE VII.

DU DÉBARQUEMENT.

ART. 1er — *Arrivée sur rade.*

A. Il faut distinguer si la rade est française ou étrangère.

En rade française, le médecin-major est chargé d'obtenir la libre pratique. A cet effet il se rend, muni de sa patente de santé, dans une embarcation portant un pavillon jaune à la « Santé », et répond à toutes les questions posées par l'agent de service. Pendant ce temps, le bâtiment arbore, lui aussi, le pavillon jaune au mât de misaine.

Le médecin-major retourne aussitôt à bord pour notifier la décision de l'autorité sanitaire (1).

En rade étrangère, les choses se passent différemment : sitôt mouillé sur rade, le bâtiment arbore le pavillon jaune ; l'autorité sanitaire du pays, avertie par ce signal, envoie une embarcation le long du bord, montée par un agent de son service qui est chargé d'arraisonner le bâtiment. Personne ne monte à bord et le médecin muni de sa patente se présente à la coupée pour la montrer à l'agent sanitaire qui, après en avoir pris connaissance, et posé quelques questions auxquelles le médecin est tenu de répondre en toute conscience, peut accorder la libre pratique ou, au contraire, imposer quelque temps de quarantaine.

La même façon de procéder est employée généralement sur les rades des colonies françaises.

Sitôt son arrivée dans un port, le médecin-major doit faire visite au Directeur du Service de Santé dans les vingt-quatre heures qui suivent son arrivée ; la tenue officielle à prendre est la tenue n° 3.

Il lui fournit tous les renseignements médicaux qui peuvent l'intéresser sur les conditions de salubrité de son navire, sur l'état sanitaire de l'état-major et de l'équipage, sur l'histoire médicale de la campagne. Il lui remet la liste des officiers du corps de santé placés sous ses ordres, et celle des médecins passagers.

Nous avons vu plus haut quels états le médecin-major d'un transport avait à fournir à son arrivée dans un port.

Il doit présenter lui-même au Conseil de Santé tous les officiers, officiers-mariniers ou marins du cadre de la flotte, qu'ils appartiennent à l'équipage ou soient passagers. Dans le premier cas, chaque convalescent sera muni : 1° d'un billet de présentation (certificat ordinaire de visite), délivré par le commandant, pour les non-officiers, et pour les officiers, par le chef d'état-major ; — 2° d'un certificat médical délivré et signé par le médecin-major, relatant sous une forme concise mais assez explicite les faits nosologiques qui entraînent la comparution devant le Conseil de Santé pour l'obtention d'un congé de convalescence.

Autant que possible, dans ce certificat, le médecin devra éviter de se servir de termes vagues ou de dénominations nouvelles basées sur une théorie médicale et non encore consacrées par la science. Il notera si la maladie ou l'accident est le fait d'un service commandé (ce qui peut avoir son importance au point de vue de la solde à allouer à l'intéressé) (2). Enfin il aura grand soin d'indiquer sur ce certificat l'endroit ou les endroits dans lesquels le convalescent désire

---

(1) Si la libre pratique est obtenue, le pavillon jaune est immédiatement amené ; si, au contraire, un ou plusieurs jours de quarantaine sont imposés, il reste en tête de mât de misaine pendant ce temps.

(2) Le médecin devra bien se garder de proposer un nombre de mois, ce droit n'appartenant qu'au Conseil de Santé.

passer son congé, pour éviter une peine inutile au Conseil de
santé (1). Ces pièces suffisent pour les officiers et hommes de l'état-
major et de l'équipage.

Il n'en est pas de même, si le médecin-major d'un bâtiment présente des officiers ou des marins passagers ; dans ce cas, outre les
deux pièces citées plus haut (le certificat délivré par le médecin
devra surtout envisager les faits qu'il a pu observer à bord), on doit
joindre le certificat de contre-visite délivré par le Conseil de Santé
colonial ou le certificat médical établi par la Commission de Santé
de la division ou de la station navale qui a renvoyé le convalescent.

Tous les autres convalescents n'appartenant pas au cadre de la
flotte sont adressés par les soins du médecin-major à leurs corps
respectifs qui auront à les présenter au Conseil (infanterie de marine,
artillerie, employés, etc.) ; il doit envoyer à chaque médecin-major
une liste nominative de ces convalescents, avec les renseignements
médicaux permettant d'établir pour chacun un certificat de visite.

Nous ne reviendrons pas sur ce que nous avons dit au sujet du
fonctionnement du Conseil de Santé, des congés de fin de campagne, etc...

ART. 2. — *Du débarquement.*

L'officier du corps de santé peut débarquer pour cause de désarmement du navire ou de terminaison de la période de service à
la mer.

Dans le premier cas, il est débarqué en même temps que les autres
officiers ; il s'occupe de remettre le matériel qui lui est confié, ainsi
que les objets d'approvisionnement (drogues et médicaments). (Voir
Remises.) Il adresse au commandant son rapport de fin de campagne
en double expédition ; il veille à ce que les registres de statistique
de comptabilité et les cahiers de visite soient bien portés au secrétariat du Conseil de Santé du port ; enfin, comme tous les autres officiers, il est mis à la même date à la disposition de son chef de service qui est pour lui le Directeur du Service de Santé.

S'il est débarqué pour cause de terminaison de la période de service à la mer, après avoir rendu le service à son successeur dans
toutes ses parties (médicale, administrative, statistique), il fait viser
son ordre de débarquement délivré par l'autorité compétente, par
l'officier d'administration du bord qui lui remet son livret et une

---

(1) Il arrive que le médecin-major se présente au Conseil de Santé pour l'obtention d'un
congé de convalescence ; dans ce cas, doit-il dresser lui-même son certificat de visite et le
signer ? Il aura mieux fait de prendre la précaution, s'il lui a été possible, de se munir d'un
certificat délivré par le médecin principal de sa division, le Conseil de Santé colonial,
ou tout autre médecin d'un grade au moins égal au sien. S'il ne l'a pas fait, il vaudra mieux,
à son arrivée au port, qu'il s'en fasse délivrer un par le Directeur du Service de Santé, le
secrétaire du Conseil ou le médecin résident.

situation financière. Après avoir pris congé des autorités du bord, le médecin, muni des pièces ci-dessus mentionnées, descend à terre, fait viser son ordre de débarquement par le détail des armements et celui des revues. Les armements établissent et remettent à l'officier un mandat de la somme qui lui est due. Les revues inscrivent l'officier dans le personnel en service à terre et retiennent le livret, si l'officier doit servir au port. Le médecin se présente au directeur de santé (1) du port, qui lui remet un ordre de rallier son port d'attache, ou qui le conserve au port en lui donnant un service, s'il est attaché à son port de débarquement.

L'officier du corps de santé renvoyé dans son port fait viser son ordre aux revues, où on lui remet une feuille de route, en même temps qu'un mandat de la somme qui lui est due pour frais de route ; dans ce cas, mention en est faite sur sa feuille de route pour qu'il puisse se les faire payer plus tard.

Nous avons vu dans la 1re partie ce qu'il faut entendre par délais de route ; si l'officier a besoin d'un délai de route un peu plus long, il doit en faire la demande par télégramme (avec réponse payée) au Directeur du Service de Santé du port où il se rend. A son arrivée dans ce port, il justifie auprès du commissaire aux revues, du délai extraordinaire qui lui a été accordé (2).

CHAPITRE VIII.

SANTÉ PUBLIQUE ET POLICE SANITAIRE.

ART. 1er. — *Décrets fondamentaux.*

Les officiers du corps de santé de la marine remplissent à bord des navires de guerre les fonctions assignées aux médecins sanitaires, ainsi que cela résulte de l'art. 1er du décret du 22 novembre 1851. Il leur importe donc de connaître les principales dispositions qui

---

(1) A cet égard, il est une habitude qu'il serait désirable de voir prendre à tous nos collègues : c'est de se présenter tout au moins au secrétariat du Conseil de santé, sinon au directeur, avant de se rendre au bureau des Revues. En voici la raison : le bureau des Revues retenant le livret de l'officier, le secrétaire du Conseil n'a aucune pièce officielle pour régler la situation sur sa matricule, sur la liste d'embarquement, etc. Il est donc forcé de s'en rapporter pour tous les faits de service qu'il doit connaître à des affirmations qui peuvent être erronées ; ou de demander communication du livret aux Revues, ce qui entraîne une perte de temps et une correspondance qu'on pourrait ainsi éviter.

(2) Le secrétaire du Conseil de santé a du reste eu le soin d'adresser le télégramme reçu avec la mention « Approuvé » et signé par le directeur, en communication au commissaire général et à l'inspecteur en chef, qui le font courir dans leurs bureaux.

régissent la police sanitaire et qui sont consignées dans un décret du 22 février 1876, inséré dans le *Journal officiel* du 5 mars suivant. Ce décret abroge la loi du 3 mars 1822, les ordonnances et les règlements de police sanitaire maritimes antérieurs au décret dont nous donnons ici une analyse succincte :

1° *Des maladies qui sont l'objet principal de la police sanitaire :*

Le choléra, la fièvre jaune et la peste sont les seules maladies pestilentielles exotiques, qui, en France, déterminent l'application des mesures sanitaires permanentes contre les personnes venues par mer des pays où règnent ces maladies.

D'autres maladies graves, transmissibles et importables, notamment le typhus, la variole, peuvent toutefois être l'objet de précautions exceptionnelles ; mais, dans ce cas, les mesures prises ne sont applicables qu'à la provenance contaminée.

Des mesures de précaution peuvent toujours être prises contre un navire dont les conditions hygiéniques sont jugées dangereuses, quelle que soit la provenance de ce navire.

2° *De la reconnaissance et de l'arraisonnement des navires.*

Tout navire qui arrive dans un port français doit, avant toute communication, être reconnu par l'autorité sanitaire.

Cette formalité obligatoire a pour objet de constater la provenance du navire, et les conditions sanitaires dans lesquelles il se présente. Elle consiste dans un interrogatoire, et dans la présentation, s'il y a lieu, d'une patente de santé.

L'arraisonnement peut motiver une inspection médicale.

3° *De la patente de santé.*

La présentation d'une patente de santé, à l'arrivée dans un port de France, est obligatoire *en tout temps* pour les navires provenant des côtes orientales de la Turquie d'Europe, du littoral de la mer Noire et de tous les pays situés hors de l'Europe, l'*Algérie exceptée.*

En temps ordinaire, c'est-à-dire lorsqu'une épidémie pestilentielle n'est signalée dans aucun pays du nord de l'Europe, sont dispensés de présenter une patente de santé, à leur arrivée dans un port de France, les navires provenant de la Grande-Bretagne, de la Belgique, de la Hollande, du Danemark, de la Norvège, de la Suède et de la Russie.

En temps ordinaire, c'est-à-dire lorsqu'aucune épidémie pestilentielle n'est signalée dans aucun des pays qui bornent le bassin de la Méditerranée, la même dispense est accordée aux navires provenant du littoral de l'Espagne sur cette mer, de l'Italie, de Malte, de tout le littoral de l'Adriatique et de la Grèce.

En temps ordinaire, c'est-à-dire quand aucune épidémie pestilentielle n'est signalée en Espagne ou en Portugal ou sur la côte d'Afrique au delà du 30° degré de latitude nord, la même dispense est accordée aux navires provenant des ports d'Espagne situés sur l'Océan, de Gibraltar et des ports du Portugal.

En dehors du temps ordinaire, tel qu'il vient d'être défini pour chacune des trois régions ci-dessus déterminées, la patente de santé devient obligatoire pour les navires provenant de tous les pays ou d'une partie des pays situés dans la région contaminée.

Dans ce cas, l'obligation de la patente de santé pour les navires partant de tel ou tel pays est notifiée sans retard à qui de droit par l'autorité supérieure.

La dispense de la patente de santé n'exempte pas de la reconnaissance à l'arrivée, ni de l'arraisonnement, quand celui-ci est jugé nécessaire.

En France, la patente de santé est délivrée gratuitement par l'autorité sanitaire à tout capitaine qui en fait la demande.

A l'étranger, pour les navires français à destination de France, la patente de santé est délivrée par le consul français du port de départ ou, à défaut de consul, par l'autorité locale. La patente de santé délivrée au port de départ doit être visée à chaque escale que fait le navire et conservée jusqu'au port de destination définitive. Il est du devoir du capitaine de ne jamais s'en dessaisir (1).

Un navire ne doit avoir qu'une seule patente de santé. La patente de santé n'est valable que si elle a été délivrée dans les quarante-huit heures qui ont précédé le départ du navire (2).

La patente de santé est *nette* ou *brute*. Elle est nette quand elle constate l'absence de toute maladie pestilentielle dans le pays ou les pays d'où vient le navire ; elle est brute quand la présence d'une maladie de cette nature y est signalée.

Le caractère net ou brut de la patente est apprécié par l'autorité sanitaire du port d'arrivée.

4° *Mesures sanitaires du point de départ.* — Lorsqu'une maladie pestilentielle vient à éclater dans un port ou ses environs, le devoir de l'autorité sanitaire de ce port est de constater la maladie, d'en faire immédiatement la déclaration officielle et de signaler le fait sur la patente de santé qu'elle délivre. La cessation complète de la maladie doit elle-même être annoncée officiellement et mentionnée sur la patente de santé avec la date de la cessation.

En temps d'épidémie, l'autorité sanitaire, avant de délivrer la patente de santé, vérifie l'état sanitaire et hygiénique des navires français en partance, et signale à l'autorité compétente les infractions aux prescriptions hygiéniques des règlements maritimes.

L'autorité sanitaire a le devoir de s'opposer à l'embarquement d'une personne atteinte d'une des maladies visées par le présent règlement et de toute substance qui, par sa nature ou par son état de corruption, serait nuisible à la santé du bord.

5° *Des mesures sanitaires pendant la traversée.* — Le médecin embarqué a pour obligation de faire respecter à bord les règles de l'hygiène, de protester au besoin contre l'embarquement des sub-

---

(1) Bien entendu, à bord des navires de guerre, elle est confiée au médecin-major.

(2) Le médecin-major devra faire grande attention à cette recommandation et, en cas de contre-ordre de départ, ne pas négliger d'avertir le commandant que la patente n'est plus valable, pour qu'on mette à sa disposition le moyen d'aller en chercher une autre ou faire viser la première par l'autorité compétente.

stances nuisibles; de tenir note exacte, sur un registre *ad hoc*, de tous les cas de maladie survenus pendant le voyage, avec les détails essentiels que comporte la nature de chaque cas, et d'y consigner également les communications qui peuvent avoir eu lieu en mer.

En cas de maladie pestilentielle ou suspecte à bord, les malades doivent, autant que possible, être isolés dans une partie bien aérée du navire ; tout ce qui aura servi à leur usage doit être détruit ou soumis à une désinfection rigoureuse. Des mesures convenables de désinfection doivent être appliquées à toutes les parties du navire, et surtout à celle qui sert ou a servi d'hôpital pour les malades.

6° *Des mesures sanitaires à l'arrivée.* — Tout capitaine arrivant dans un port français est tenu :

A. — D'empêcher toute communication de son navire avant que celui-ci ait été reconnu et admis à la libre pratique;

B. — De se conformer aux règles de la police sanitaire, ainsi qu'aux ordres qui lui sont donnés par les autorités chargées de cette police ;

C. — De produire auxdites autorités tous les papiers de bord; de répondre, après avoir prêté serment de dire la vérité, à l'interrogatoire sanitaire et de déclarer tous les faits, de donner tous les renseignements venus à sa connaissance, pouvant intéresser la santé publique.

Peuvent être soumis à de semblables interrogatoires, et obligés, sous serment, à de semblables déclarations, les gens de l'équipage et les passagers, toutes les fois qu'il sera jugé nécessaire.

Le médecin embarqué est tenu de répondre à l'interrogatoire de l'autorité sanitaire, et lorsque celle-ci le demande, de présenter par écrit un compte rendu de toutes les circonstances du voyage ayant de l'intérêt pour la santé publique.

La reconnaissance des navires est pratiquée de nuit toutes les fois que les circonstances le permettent. Cependant, s'il y a suspicion sur la provenance ou sur les conditions sanitaires du navire, l'arraisonnement et l'inspection médicale ne peuvent avoir lieu que le jour.

Les navires munis d'une patente de santé nette sont admis immédiatement à la libre pratique, après la reconnaissance de l'arraisonnement, sauf dans les cas mentionnés ci-après :

A. — Lorsqu'un navire porteur d'une patente nette a eu à bord ou pendant la traversée, des accidents suspects de peste, de fièvre jaune ou de choléra, ou une maladie grave réputée importable.

B. — Lorsque le navire a eu en mer des communications compromettantes.

C. — Lorsqu'il se présente à son arrivée dans des conditions hygiéniques dangereuses.

D. — Lorsque l'autorité sanitaire a des motifs sérieux de contester la sincérité de la teneur de la patente de santé.

E. — Lorsque le navire provient d'un port qui entretient des relations libres avec une localité voisine où règne soit la peste, soit la fièvre jaune ou le choléra.

F. — Lorsque le navire provenant d'un port où régnait peu auparavant une de ces trois maladies, a quitté ce port avant le délai suffisant pour que le pays soit déclaré net :

Dans ces différents cas, le navire, bien que muni d'une patente nette, peut être assujetti au régime de la patente brute.

7° *Des mesures de quarantaine.* — Tout navire arrivant avec patente brute ou dans l'un des cas énumérés ci-dessus est passible de quarantaine..

La mise en quarantaine est notifiée par écrit au capitaine dans le plus bref délai possible ; toutefois la teneur de la décision notifiée reste sujette à modifications jusqu'à la fin de la quarantaine, selon les éventualités.

Les mesures de quarantaine sont variables suivant les cas.

Elles peuvent différer pour les passagers, l'équipage, les marchandises, le navire.

Dans les ports de l'Océan et de la Manche, les mesures de quarantaine peuvent être différentes de celles appliquées, pour les mêmes maladies, dans les ports de la Méditerranée.

Le navire est dit *suspect*, lorsqu'il arrive avec une déclaration du capitaine ou du médecin qu'aucun accident de la maladie en question n'a eu lieu à bord depuis le départ et que l'inspection médicale à l'arrivée confirme cette déclaration.

Le navire est dit *infecté* lorsque des accidents certains ou probables de la maladie pestilentielle ont eu lieu à bord, soit au point de départ, soit en cours de traversée, soit à l'arrivée.

La quarantaine se distingue en quarantaine *d'observation* et en quarantaine *de rigueur*.

La quarantaine d'observation, ou de simple suspicion, est applicable aux navires en patente brute ou jugés en état brut, qui n'ont eu à bord aucun accident pestilentiel ou de nature suspecte. Elle consiste à tenir en observation pendant un temps déterminé le bâtiment, l'équipage et les passagers. Elle comporte une inspection médicale. Pour les passagers, elle peut être purgée à bord du navire, mais de préférence dans un lazaret. L'autorité sanitaire est juge de la nécessité du déchargement sanitaire et de la désinfection dans tous les cas de quarantaine d'observation, excepté pour les provenances de peste. Si la désinfection du navire est jugée nécessaire, on y procède après le débarquement des passagers. La quarantaine d'observation simple, sans désinfection générale, date pour le navire et pour les personnes restées sur le navire, du moment où la surveillance est installée à bord.

La quarantaine de rigueur ne peut être purgée que dans un port à lazaret ; elle nécessite, avant toute opération de déchargement, le débarquement au lazaret des passagers et de toutes les personnes inutiles à bord ; elle comporte ensuite le déchargement dit *sanitaire*; elle exige la désinfection des effets dits à usage et celle du navire. Elle date pour les passagers de leur entrée au lazaret; elle commence, pour les personnes restées à bord, quand la désinfection du navire est terminée.

Tout navire en quarantaine doit être tenu à l'écart dans un mouillage déterminé et surveillé par un nombre suffisant de gardes de Santé.

Si, pendant la durée de l'observation simple, un cas de maladie suspectée se manifeste parmi les quarantenaires, l'observation se transforme en quarantaine de rigueur.

Si, dans le cours d'une quarantaine de rigueur, le même fait se produit, la quarantaine recommence pour le groupe des personnes restées en libre communication avec la personne atteinte.

Un navire mis en quarantaine peut reprendre la mer.

Dans ce cas, la patente de santé lui est rendue avec un visa mentionnant les conditions dans lesquelles il part.

Un navire ayant à bord la peste, la fièvre jaune ou le choléra, qui se présente dans un port où il n'existe qu'un lazaret de second ordre, est envoyé de droit au grand lazaret le plus voisin, après avoir débarqué ses malades et reçu les secours dont il peut avoir besoin.

Les navires chargés d'émigrants, de pèlerins, de corps de troupes, en général tous les navires jugés dangereux par une agglomération d'hommes dans de mauvaises conditions, peuvent en tout temps être l'objet de précautions spéciales que détermine l'autorité sanitaire du port d'arrivée.

Outre les quarantaines prévues, l'autorité sanitaire d'un port a le droit, en présence d'un danger imminent, et en dehors de toute prévision, de prescrire provisoirement telles mesures qu'elle juge indispensables pour garantir la santé publique, sauf à en informer dans le plus bref délai le Ministre compétent, qui statue sur la conduite à tenir.

8° *Des mesures de désinfection.* — En cas de patente brute ou désinfection à bord, les lettres, papiers et paquets sont soumis aux désinfections d'usage.

Les procédés de désinfection sont appropriés à la nature des objets auxquels on les applique.

Le décret du 22 février 1876 contient en outre différents titres relatifs aux lazarets, aux droits sanitaires, aux autorités sanitaires, et à leurs attributions. Le médecin le plus élevé en grade du service de santé de la Marine fait de droit partie du Conseil sanitaire dans les ports militaires.

Au décret précité sont joints plusieurs annexes dites : Règlements contre le choléra, la fièvre jaune, la peste. Un modèle de la patente de santé, de l'interrogatoire pour la reconnaissance sanitaire et le tableau des circonscriptions sanitaires sont également annexés au décret. On trouvera tous ces documents dans le n° 64 du *Journal officiel* (année 1876).

Le décret du 22 novembre 1851, qui établit que les officiers du corps de santé de la Marine remplissent à bord des navires de guerre les fonctions assignées aux médecins sanitaires, dit que ces officiers recevront de l'autorité sanitaire du port d'armement, en même temps que la patente de santé, un extrait des lois, ordonnances, décrets, règlements et instructions qui doivent être observés à bord des bâtiments, dans l'intérêt du service sanitaire.

Les médecins remettront, au moment de l'arrivée, à l'autorité sanitaire, un rapport rédigé d'après les feuilles de clinique et relatant les circonstances du voyage au point de vue de l'hygiène publique. Ce rapport sera vu et contresigné par le commandant du navire.

Citons deux dépêches ministérielles, l'une spéciale au port de Toulon (29 juin 1858), prescrivant de prendre la santé à la consigne et non au stationnaire ; l'autre du 21 juillet 1858, recommandant aux commandants de se conformer aux règlements sanitaires.

Nos collègues auront tout intérêt à consulter les rapports de M. le Dr Proust, inspecteur général des services sanitaires, et les projets de règlements adoptés par le Comité consultatif d'hygiène publique de France, dans la séance du 11 mai 1885. Du reste, par une circulaire en date du 24 avril 1886 (B. O. p. 786), le Ministre de la Marine a décidé de faire observer strictement lesdits règlements à bord des bâtiments de la flotte ainsi que sur les affrétés.

La longueur des documents nous empêche de les reproduire, ils suivent immédiatement la circulaire.

SECTION II.

A BORD DES BATIMENTS DE COMMERCE.

Le service des médecins de la Marine à bord des bâtiments de commerce se résume exclusivement, à l'époque actuelle, dans le service sanitaire à bord des affrétés de la ligne de l'Indo-Chine. Il n'y a pas bien longtemps encore, le service de l'immigration indienne (transport des coolies dans nos colonies des Antilles) était assuré par des bâtiments de commerce sur lesquels était placé un médecin qui remplissait en même temps les fonctions de commissaire du Gouvernement. Il peut se faire encore qu'un médecin soit investi de la double fonction de soigner l'équipage et les passagers, et de représenter le Gouvernement à bord de certains bateaux ; mais, nous le répétons, ce fait est absolument exceptionnel aujourd'hui, si ce n'est pour les médecins des colonies qui embarquent sur les affrétés destinés à la relégation et transportation. Nous parlerons donc exclusivement du service à bord des affrétés, en reproduisant les instructions annoncées par la circulaire ministérielle du 16 avril 1886.

Le service médical à bord des affrétés est assuré par un médecin principal, médecin-major, ayant sous ses ordres un médecin de 1ʳᵉ classe et un médecin de 2ᵉ classe ; nous ne rappellerons pas les dépêches qui les concernent au sujet de leur désignation, de leur réserve pour trois voyages, etc... Disons seulement que le médecin-major d'un affrété doit être dirigé sur Marseille, et non sur Toulon, port de départ (dépêche ministérielle du 19 novembre 1892).

A bord des affrétés, les fonctions de commissaire du Gouvernement sont exercées par un sous-commissaire de la Marine ; le médecin-major n'a donc à se préoccuper que du service médical.

Il a donc le devoir de veiller à l'observation de toutes les mesures recommandées par le rapport du 14 janvier 1885, du Dr Proust, au Ministre du Commerce, dans l'intérêt de la santé publique, en tant qu'elles ne sont pas contraires aux règlements militaires et maritimes, ou aux termes de la charte-partie du bâtiment.

Il tient ou fait tenir toutes les pièces officielles (registres, patentes de santé, etc.) qui à l'arrivée doivent permettre à l'autorité sanitaire d'accorder au navire, pour la libre pratique, les privilèges prévus pour les bâtiments ayant un médecin embarqué. Il veille à l'exécution à bord des règles de l'hygiène, ainsi qu'à la santé du personnel du bord (passagers et équipage), et est personnellement responsable du traitement des malades et des exempts de service. Il a le droit de visite sur les cuisines, ustensiles de cuisine et de table et objets de couchage, et il s'assure que l'approvisionnement de médicaments et de vivres d'hôpital a été embarqué.

Il indique au capitaine commandant du navire et à l'officier commandant les troupes passagères, les mesures qu'il lui paraîtrait utile de prendre au point de vue de l'observation à bord des règles de l'hygiène, tant au point de vue du personnel que du matériel.

Dans le cas où ces mesures ne recevraient pas l'approbation de ces deux autorités, il formulerait des observations par écrit, et le capitaine ainsi que le commandant des troupes passagères seraient tenus de lui répondre immédiatement par écrit. L'autorité maritime ou militaire du port d'arrivée serait saisie du fait.

Il se conforme, à l'égard des médecins en sous-ordre et des infirmiers, aux règlements de la Marine militaire nationale.

Si des médecins militaires valides sont embarqués comme passagers, tous ceux qui seront d'un grade inférieur à celui du médecin-major ou, à grade égal, d'une ancienneté moindre, pourront être attachés au service de l'hôpital sous ses ordres, et sur sa demande motivée, si le commandant des troupes passagères juge opportun d'acquiescer à cette demande. En cas de refus de la part de cet officier, il serait procédé comme il est dit plus haut.

Les médecins militaires d'un grade plus élevé que celui du médecin-major du bord ou, à grade égal, d'une ancienneté plus grande seront considérés à bord comme de simples passagers.

Toutefois, le médecin-major pourra accepter leurs services, à titre de concours bienveillant et sans que pour cela son autorité et sa responsabilité comme médecin du bord soient en rien amoindries.

En cas de maladie du médecin-major, il sera remplacé dans ses fonctions de médecin-major du bâtiment par celui de ses sous-ordres de la marine militaire qui le suit dans l'ordre hiérarchique militaire.

Toutefois, si ces médecins en sous-ordre de la Marine militaire ne sont pas docteurs en médecine (1), et qu'il y ait à bord des médecins militaires, docteurs en médecine, le commandant des troupes passagères à bord pourra de sa propre autorité désigner le plus ancien de ces médecins pour remplir les fonctions de médecin-major pendant la maladie du titulaire.

Il remet chaque jour après la visite, au commandant des troupes passagères, une situation des malades du bord.

Il devra se pénétrer des dispositions du décret-loi sur la Marine marchande du 24 mars 1852, qui fixe d'une façon précise les droits

____

(1) Ce qui ne peut arriver maintenant.

et les devoirs des commandants et officiers des navires de commerce.

Le service intérieur des locaux affectés aux malades est réglé par le médecin-major, sauf en ce qui concerne les dispositions relatives à la police et à la discipline du bord.

Le capitaine du navire, le commandant des troupes passagères, ainsi que les personnes que ces deux autorités y enverraient en mission, auront libre accès dans ces locaux.

TITRE III

SERVICE DES TROUPES

CHAPITRE PREMIER.

PERSONNEL. — DEVOIRS GÉNÉRAUX.

ART. 1er. — *Personnel.*

Le service des troupes de la marine (Infanterie et Artillerie) est assuré par des médecins de la marine en France et aux colonies ; le service des hôpitaux aux colonies est fait par des médecins du corps de santé des colonies.

Les uns et les autres ont donc intérêt à connaître leurs devoirs ; en tant que médecins militaires : aussi M. Reynaud, médecin principal des colonies, a-t-il consacré à cette étude une partie de l'intéressant travail qui lui a valu le prix de médecine navale pour l'année 1892 (1) ; nous lui ferons de nombreux emprunts. (*L'Hygiène coloniale*, de M. Reynaud, est éditée chez M. O. Doin, en 1 volume.)

Les médecins des troupes de la marine sont détachés du corps de santé de la marine ; mais ils ne constituent pas un corps spécial ayant sa vie propre, son autonomie. Ils ont une liste de départ particulière dont les tours sont réglés sur les mêmes bases que celle de leurs collègues du service général.

Chaque régiment d'infanterie de marine et d'artillerie a comme médecin-major un médecin principal, et comme aides-majors des médecins de 2º classe. Une dépêche ministérielle du 9 mai 1890 (2) assimile les emplois de médecin-major remplis par des médecins

---

(1) L'Armée coloniale au point de vue de l'hygiène pratique (Archives de médecine navale.)

(2) Une dépêche du 30 sept. 1894, considérant que les médecins principaux, médecins-majors des corps de troupes, ne figurent sur aucune liste de départ, et que les nécessités du service pourraient exiger le déplacement, pour les corps de troupes aux colonies, d'officiers supérieurs de ce grade, décide qu'il sera créé une liste de départ pour ces médecins-majors plus expérimentés que leurs collègues du service général. Ceux actuellement en fonctions pourront être inscrits sur cette liste, trente jours après leur demande, s'ils ne veulent pas continuer à être régis par la circ. du 9 mai 1890. Leur demande devra parvenir avant le 1ᵉʳ novembre 1894.

principaux à des prévôtés de deux ans pouvant être renouvelées pour une nouvelle période bisannuelle, sur la demande des intéressés. Ces postes sont donnés, en cas de vacance, au plus ancien des officiers qui les désirent; si personne ne les recherche, on suit les règles usitées pour les prévôtés, et on désigne le premier de la seconde moitié de la liste générale d'embarquement (1). Les 3 bataillons d'infanterie de marine détachés à Paris ont aussi comme médecin-major un médecin principal dans les mêmes conditions (2). (Dép. ministérielle du 26 décembre 1892.)

Les médecins attachés au service des troupes conservent l'uniforme et le droit à la solde et aux indemnités attribués à leur grade dans le corps de santé de la marine.

Le mode de désignation des aides-majors, lorsqu'elle se fait d'office, diffère de celui des médecins principaux, médecins-majors, qui eux occupent une prévôté; en effet, en l'absence de demande pour l'emploi d'aide-major, la désignation porte sur l'officier qui, d'après les règles générales des tours de départ (art. 68 de l'arrêté ministériel du 24 juin 1886), occupe le premier rang sur l'ensemble des listes d'embarquement des cinq ports.

Les médecins du service des troupes ne peuvent être replacés, sur leur demande, dans le cadre général, qu'après avoir servi pendant deux ans au moins dans le service régimentaire, et s'ils sont présents en France, au moment où ils en font la demande.

Nous avons vu que les médecins des troupes conservaient l'uniforme de leurs collègues. Cependant, ayant l'obligation de monter à cheval, une décision présidentielle du 1er août 1893 a fixé ainsi leur tenue de cheval :

1° Pour la petite tenue : la culotte bleu de roi, les bottes ou les brodequins avec les houzeaux ou les jambières, le veston en usage dans la marine, la casquette, le ceinturon et la dragonne en soie noire, l'épée.

2° Pour la grande tenue : la culotte bleu de roi et les bottes, la redingote avec pattes en or, la casquette, le ceinturon soie et or (3), l'épée.

A cheval, l'épée devra être suspendue à la selle au moyen du baudrier porte-sabre en usage pour les officiers montés d'infanterie (4).

Les médecins affectés aux corps de troupes ne sont point indépendants du Service de Santé des ports ; et sur ce point l'article 1er de l'arrêté ministériel du 31 mars 1890 confirme les règlements et dépêches qui ont toujours attribué aux chefs du Service de

(1) Une dépêche du 2 oct. 1894. décide qu'à défaut de demande des médecins principaux pour les trousses, le 1er de la liste générale sera désigné, en vertu de l'arrêté du 19 sept. 1888.

(2) Une dépêche ministérielle prescrit de désigner dans les ports des médecins du service général, en cas d'insuffisance du personnel médical des troupes (Dép. minist. du 10 janvier 1890).

(3) Il y a probablement une omission ; on ne parle pas de la dragonne d'or qui doit se porter dans cette tenue, puisque dans la petite on porte la dragonne de soie.

(4) Une circulaire du 7 avril 1894 (B. O. p. 449) alloue aux médecins-majors et aides-majors une indemnité de monture de 15 fr. par mois ; elle est supportée par le chapitre 12 (Personnel médical).

Santé dans les ports une surveillance technique sur le service médical des corps de troupes. (Voir : Attributions du directeur ; Service dans les hôpitaux.)

ART. 2. — *Devoirs généraux. — Visite journalière.*

Les devoirs et les droits des médecins des troupes sont ceux attribués aux médecins de l'armée de terre par le règlement sur le service intérieur.

Une dépêche du 17 décembre 1890 a appliqué aux troupes de la Marine les règlements suivis dans la Guerre au point de vue des infirmeries régimentaires, des pièces à fournir et du service de santé en campagne. Laissant donc de côté les règlements du 17 août 1876 (B. O. p. 270) et du 29 janvier 1884 (B. O. p. 187), au sujet des infirmeries régimentaires, nous étudierons l'application aux troupes de la Marine de ces règlements. Notons que ces mesures sont qualifiées de provisoires, et qu'elles sont spéciales à chaque port. Nous nous trouverons donc encore ici en face de la difficulté signalée au commencement de la 2ᵉ partie de l'ouvrage, c'est-à-dire : Étude de règlements non encore adoptés, qui ont cependant force de loi pour l'usage dans les cinq ports, puisqu'ils ont été approuvés par le Ministre.

Nous citerons souvent dans cette partie de notre travail le Traité de Médecine légale militaire de Duponchel (1), qui explique d'une façon si précise et dans un ordre si méthodique les obligations des médecins des corps de troupes.

Voici comment il les définit d'une façon générale :

« Chaque matin, les médecins de régiment ont à résoudre, dans le « cours de leur visite journalière, un problème complexe, qui com-« porte comme données principales la solution des questions « suivantes :

« 1º Désignation des malades qui doivent être envoyés à l'hôpital « ou entrer à l'infirmerie.

« 2º Désignation des malades qui peuvent être conservés à la « chambre, après avoir reçu à la salle de visite les soins et les médi-« caments qui leur sont nécessaires ; fixation, durée et nature des « exemptions de service.

« 3º Désignation des hommes qui se sont indûment fait porter « malades.

« Accessoirement, ils peuvent avoir encore à visiter des engagés « ou des rengagés, des soldats de recrue arrivant au corps, à établir « des certificats d'origine, à signaler aux chefs de corps les cas de « retraite ou de réforme pour infirmités qui peuvent se présenter à « leur observation ».

L'article 67 du Règlement sur le service intérieur des troupes d'infanterie, dont les dispositions sont appliquées aux corps de troupes de la Marine par dépêche ministérielle du 27 mars 1894,

(1) Édité chez O. Doin.

donne au sujet de la visite régimentaire les indications suivantes :

Tous les matins, avant le rapport, à l'heure fixée par le colonel, le médecin-major de 1re classe (dans la Marine, médecin principal) fait sa visite au quartier.

Les sergents de semaine, porteurs du cahier de visite, conduisent à la salle de visite les hommes malades. Les hommes qui ne peuvent pas se lever sont visités dans leur chambre.

Le médecin inscrit de sa main sur le cahier de visite, en regard du nom des hommes, ceux qui doivent entrer à l'hôpital, à l'infirmerie ou à la salle des convalescents, ceux qui sont reconnus malades à la chambre, et le nombre de jours d'exemption de service qui leur sont accordés, enfin ceux qui n'ont pas été reconnus malades. L'exemption ne peut être de plus de quatre jours ; elle est renouvelée, s'il y a lieu.

Quand il y a des malades aux salles de discipline, ceux qui peuvent marcher sont conduits à la salle de visite par le caporal de garde, et ceux qui ne peuvent pas marcher sont visités dans la salle de discipline par le médecin, que le sergent de semaine et le caporal de garde accompagnent.

Les billets d'hôpital sont signés par le médecin-major de 1re classe (médecin principal dans la Marine) et, en son absence seulement, par le médecin le plus élevé en grade après lui.

Voici le modèle du cahier de visite des compagnies :

DATES	Nos MATRICULES	NOMS (1)	GRADES	RENSEIGNEMENTS de la compagnie, etc. Escadron, etc. (2) BATTERIE	GENRE DE MALADIE. Prescriptions médicamenteuses	DÉCISION DU MÉDECIN. Exemptions. Entrée à l'hôpital. Infirmerie

Pour la répartition des soldats malades, l'article 68 du Règlement sur le service intérieur de l'infanterie donne l'indication suivante :

Le médecin-major est tenu de traiter au régiment les maladies dont la nomenclature est déterminée par les instructions ministérielles.

Les malades traités au régiment se divisent en malades à la chambre, malades à la salle des convalescents et à l'infirmerie. La salle des convalescents fait, quand elle existe, partie intégrante

(1) Noms des hommes malades, des hommes rentrés la veille des hôpitaux ou d'une position quelconque, des hommes nouvellement incorporés, des hommes quittant le corps momentanément ou définitivement.

(2) Le sergent-major ou le maréchal des logis chef indique dans cette colonne les renseignements de nature à éclairer le médecin, tels que : rentrants de permission, sortants de l'hôpital, de prison, punis.

des locaux de l'infirmerie ; elle est surtout destinée à recevoir les hommes sortant des hôpitaux et auxquels un changement brusque de régime serait nuisible (1). Les formalités d'admission sont les mêmes que pour l'entrée à l'infirmerie.

A mesure que les hommes lui sont présentés, le médecin militaire décide s'ils doivent entrer à l'infirmerie ou à l'hôpital ou être simplement soignés à la chambre. La décision est inscrite sur le cahier de visite, qui établit ainsi une sorte de correspondance spéciale entre le service médical et les capitaines commandant les compagnies, escadrons ou batteries du même corps de troupes. »

On doit traiter dans les infirmeries régimentaires les maladies dont la liste suit (nomenclature n° 4 de l'Instruction ministérielle du 9 juin 1888 (Guerre) appliquée aux troupes de la Marine par la dépêche ministérielle du 17 décembre 1890).

Fièvre éphémère	Entérite légère
Courbature, fatigue	Arthrite légère
Oreillons	Blépharite
Fièvre intermitt^e simple	Conjonctivite légère
Rhumatisme musculaire	Héméralopie
Anémie légère	Otite aiguë
Alcoolisme aigu	Erythème intertrigo. Hyperydrose plantaire
Névralgies	
Epistaxis	Urticaire
Coryza	Herpès
Laryngite simple	Eczéma
Goitre	Impetigo
Bronchite aiguë simple	Ecthyma
Pleurésie sèche	Pemphigus
Palpitations	Acné
Varices	Prurigo
Lymphangite	Lichen
Adénite non spécifique	Psoriasis
Affections des dents et complications	Pityriasis
Stomatite simple	Herpès
Amygdalite	Gale
Angine simple	Clou de Biskra
Indigestion	Syphilis primitive et secondaire
Embarras gastrique sans fièvre	Chancre mou simple et compliqué
Constipation	Blennorrhagie simple et compliquée, épididymite
Diarrhée aiguë simple	
Coliques, Entéralgie	Lésions du crâne
Ténia	Lésion de la face (parties molles)
Lombrics	Lésion du cou (parties molles, peu profondes, peu étendues)
Hémorrhoïdes	
Ictère catarrhal	Lésions de la poitrine (parties molles, peu profondes et peu étendues)
Balanite, herpès, végétations	
Phimosis et paraphimosis	Lésions de la nuque et du dos (parties molles, peu profondes, peu étendues)
Synovite tendineuse	
Kystes	

(1) Dans les troupes de la Marine, les hommes qui ont un congé de convalescence à passer au corps y sont reçus.

Lésions des organes génitaux (scrotum et testicules)

Lésions de l'épaule et de la région clavicule (peu profondes, peu étendues)

Lésions du bras (parties molles, peu profondes et peu étendues)

Lésions du coude (parties molles, peu profondes et peu étendues)

Lésions de l'avant-bras (parties molles, peu profondes, peu étendues)

Lésions du poignet (parties molles, peu profondes et peu étendues)

Lésions de la main, peu profondes et peu étendues

Lésion de la hanche (parties molles, peu profondes et peu étendues)

Lésion de la cuisse (parties molles, peu profondes et peu étendues)

Lésion du genou (parties molles, peu profondes et peu étendues)

Lésion de la jambe (parties molles, peu profondes et peu étendues)

Lésion du cou-de-pied (parties molles, peu profondes et peu étendues)

Lésion des orteils (parties molles, peu profondes et peu étendues)

Lésion du pied (parties molles, peu profondes et peu étendues)

Excoriations, abcès, accidents locaux consécutifs aux marches

Excoriations, abcès, contusions, autres accidents locaux du cavalier

Furoncles

Flegmon, abcès peu étendus

Panaris simple

Onyxis, ongle incarné

Érythème solaire, coup de soleil

Coup de chaleur léger

Brûlures superficielles peu étendues

Engelures

Malades en observation (affections légères)

Cette liste est longue, et on s'aperçoit, en la parcourant, que pour diminuer le nombre des journées d'hôpital trop onéreuses, on a voulu faire traiter à l'infirmerie toutes les maladies qui n'exigent pas une surveillance constante et un traitement compliqué. Bien entendu, à la première apparition d'un symptôme de quelque gravité, le malade sera envoyé à l'hôpital. On doit redouter les accidents mortels possibles à l'infirmerie, se défier des angines, par exemple, qui peuvent être suivies d'un œdème de la glotte, de la fièvre intermittente qui peut revêtir la forme pernicieuse dans les pays paludéens.

Une pratique à recommander est celle qui consiste à maintenir le malade en observation à l'infirmerie, quand les symptômes accusés ne paraissent pas bien légitimes ; on pourra s'entourer de tous les moyens de diagnostic (1) et l'examiner à loisir, sans avoir à craindre un accident fatal qu'on ne manquerait pas d'imputer à notre négligence ou ignorance, même s'il est survenu chez un homme habituellement mal noté ou sous le coup d'une punition.

Voici les formalités administratives pour l'entrée à l'infirmerie : mention sur le cahier de visite ; rapport journalier adressé au chef de corps sur le nombre des hommes entrés à l'infirmerie, les sortants et les entrants.

Mêmes formalités pour les entrants à l'hôpital et les hommes portés malades à la chambre.

Les malades désignés pour entrer à l'infirmerie et ayant besoin d'un régime alimentaire spécial sont mentionnés sur le cahier de visite des compagnies.

Voici les formalités administratives pour l'entrée à l'hôpital : mention sur le cahier de visite et sur le rapport journalier ; établis-

____
(1) Surtout thermométrie.

sement de la pièce spéciale dite billet d'hôpital (1). Le médecin du régiment remplit seulement le talon du billet, en indiquant le diagnostic et les divers renseignements utiles au médecin à l'hôpital ; il date et signe.

Le sous-officier de semaine emporte avec le cahier de visite les billets d'hôpital concernant sa compagnie, son escadron ou sa batterie. Là finit le rôle du médecin, toute la partie administrative incombant aux capitaines de compagnie, de même que le *transport*, dont il ne saurait cependant se désintéresser tout à fait *et dont il doit indiquer les conditions*, pour éviter d'aggraver une maladie légère au début.

Lorsqu'un malade est envoyé à l'hôpital dans la forme ordinaire, son entrée se fait le lendemain du jour où il a été visité, et le billet doit être daté du lendemain ; jusqu'au moment de leur départ, ils restent couchés à la chambre, et reçoivent tous les soins nécessaires. Cette mesure est prise dans l'intérêt pécuniaire des compagnies qui ne toucheraient pas la somme qui leur revient, si le malade entrait au milieu de la journée à l'hôpital. Néanmoins, si l'état du malade est grave, cette règle administrative doit fléchir, et le médecin a soin d'indiquer cette nécessité en inscrivant en tête du billet : « Urgence » ; bien entendu, pour toute maladie contagieuse, on devra agir de même.

Les hommes malades à la chambre ne sont pas à proprement parler des malades, mais bien des hommes atteints d'indispositions légères qui nécessitent leur inaptitude professionnelle.

La statistique ne tient pas compte des exemptions partielles de service : de gymnastique, de marches, etc..., de baignades pour les hommes atteints d'affections thoraciques ou circulatoires, ou bien qui présentent dans l'eau froide la coloration rouge intense de la peau qui est le prélude de congestions internes. Le médecin de régiment doit avoir un grand tact pour l'appréciation de tous les cas d'exemption ; ne pas hésiter à donner quelques jours de repos aux hommes simplement fatigués.

Citons à ce sujet le passage où Duponchel nous semble résumer de la façon la plus précise l'art des médecins de régiment :

« Il consiste vraiment à savoir tenir la balance égale entre les
« différentes considérations d'ordre humanitaire d'une part, discipli-
« naire de l'autre, qui pèsent sur leur conscience. Peuvent être
« regardés *à priori*, comme également au-dessous de leur tâche, ceux
« dont l'indulgence trop connue attire chaque jour à la visite un
« nombre disproportionné d'hommes, et ceux dont la rigueur extrême
« fait diminuer le nombre des malades, jusqu'à l'amener constam-
« ment beaucoup au-dessous des proportions relevées par les statis-
« tiques officielles, proportions qui sont à peu près les mêmes dans
« toutes les armées européennes (3 à 6 p. 100). »

Le médecin-major qui s'apercevrait qu'on ne tient pas compte de

---

(1) Inutile de reproduire ici le billet d'hôpital, sur lequel le médecin a du reste peu à écrire et dont les indications sont assez nettes.

ses exemptions dans les compagnies, aurait, en s'appuyant sur l'art. 38 du règlement du 25 novembre 1889 (1), le droit et le devoir d'en référer au colonel.

Il nous semble inutile de reproduire ici le modèle du rapport journalier ; il nous suffira de savoir qu'il est divisé en trois colonnes verticales : 1° indication du mouvement des malades ; 2° genre de maladies ; 3° nom des entrants et des sortants. La première tient compte des mouvements à l'hôpital, à l'infirmerie, à la chambre, etc... La seconde est divisée en trois, pour fiévreux, blessés et vénériens. La troisième comprend aussi le nom des officiers malades à la chambre, le compte-rendu de la visite à l'hôpital, des demandes et observations, et enfin la désignation de l'aide-major de semaine.

Ajoutons que les médecins ont l'obligation de recueillir sur des registres spéciaux d'infirmerie (mod. 22), d'hôpital (mod. 23), des malades à la chambre (mod. 21), le nom des militaires à qui ils ont donné l'une ou l'autre de ces destinations.

Les militaires isolés ou éloignés de leurs corps, les officiers sans troupes, et les personnes énumérées à l'art. 196 et suivants du 25 novembre 1889, sont visités, quand ils sont malades, par le médecin chargé de cette fonction en vertu des ordres du général commandant la brigade. Deux situations leur sont seulement applicables : le traitement à domicile, et l'hôpital.

Art. 3. — *Visites aux officiers.*

Une circ. du 30 mai 1892 (B. O. p. 138) dit que les employés militaires d'artillerie de marine ont droit à des soins médicaux gratuits, en conformité de l'art. 33 du 4 octobre 1891 sur le service des places ; les gardes et gardiens de batterie, à défaut de médecins de la marine, pourront même être visités par des médecins civils, dont les honoraires seront payés par la Marine, ainsi que les médicaments venant des pharmacies civiles.

En temps de paix, il n'existe pour les officiers malades que deux situations : ils sont malades à la chambre chez eux, ou bien à l'hôpital ; jamais ils ne doivent entrer à l'infirmerie. Voici le règlement sur le service intérieur qui les concerne :

Art. 20. — Il est toujours fait rapport au lieutenant-colonel des officiers qui ne peuvent pas faire leur service ; le lieutenant-colonel charge le médecin-major de les voir et de lui rendre compte de leur état. Il en informe le colonel au rapport journalier et plus tôt, s'il y a lieu.

Bien entendu, les officiers, à qui cependant le médecin-major doit ses soins gratuits, sont libres de se faire soigner par un autre médecin ;

---

(1) *Le médecin-major chef de service propose au chef de corps toutes les mesures dont la réalisation réclame l'intervention du commandant. Il est seul responsable de l'exécution du Service de Santé.*

mais ils ne sauraient se soustraire à la visite qu'il leur fait en vertu de l'article 20, visite qui a un caractère officiel, qui a pour but de sanctionner leur absence du service, et de permettre de prendre à leur égard telle ou telle mesure que comporte leur état (congé de convalescence, non-activité, réforme, etc.).

Le médecin rend compte au lieutenant-colonel soit de vive voix, soit par écrit; dans ce dernier cas, sous pli cacheté.

L'officier peut-il être contraint d'entrer à l'hôpital? Voyons à ce sujet l'article 405 du Règlement sur le service intérieur.

Art. 405. — L'officier malade a le droit de se faire soigner chez lui; mais, dans des circonstances spéciales (1), sur l'avis du médecin-major, le colonel peut ordonner l'entrée de l'officier à l'hôpital.

Les billets d'hôpital portent, quand il y a lieu, une indication du médecin traitant sur les précautions hygiéniques à prendre à l'égard de militaires mis *exeat*: quelques jours de repos à la salle des convalescents, quelques jours d'exemption.

CHAPITRE II.

INFIRMERIES RÉGIMENTAIRES.

Art. 1er. — *Devoirs du médecin chef de service.*

Abordons maintenant d'un peu plus près la question des infirmeries régimentaires (2) ; nous reproduirons presque en entier le règlement de la Guerre, en modifiant certaines parties qui ne sont pas encore rendues réglementaires.

En principe, il n'est formé qu'une infirmerie régimentaire par régiment (3), quel que soit le nombre des casernements que le corps

(1) Officiers célibataires dépourvus de gardes-malades, de ressources suffisantes pour un traitement long et dispendieux, ou bien officiers ne se rendant pas compte de la gravité de leur état.

Il est à remarquer que, d'après la dépêche du 24 oct. 1892, les officiers, employés militaires et sous-officiers mariés, traités à domicile, ne peuvent comme dans la Guerre, tirer des médicaments de l'hôpital, à charge de remboursement, pour eux et pour leur ménage.

(2) Une commission a fonctionné dans les cinq ports, en vertu de la dépêche ministérielle du 17 décembre 1890, à l'effet d'indiquer les modifications qu'il y a lieu d'apporter provisoirement aux règlements de la guerre, de manière à rendre ces règlements immédiatement applicables au fonctionnement des infirmeries régimentaires de la Marine.

Le Ministre a approuvé, comme nous le verrons plus loin, certaines propositions de la Commission réunie à Rochefort par une dépêche ministérielle en date du 3 mars 1891.

(3) A Rochefort, il n'y a pour ainsi dire qu'une infirmerie proprement dite : celle du 3e Le 7e régiment en effet ne dispose que de 4 lits pour les malades et n'a aucun des locaux réglementaires.

occupe dans la même localité ; tout détachement d'un bataillon ou de deux escadrons, s'il est isolé dans une place, doit avoir une infirmerie ; elles sont constituées pour permettre de traiter au corps les militaires atteints d'affections dont la gravité n'exige pas l'envoi à l'hôpital. Elles reçoivent également les militaires sortant de l'hôpital, jusqu'à ce qu'ils soient en état de reprendre leur service et de vivre à l'ordinaire.

Le nombre des lits à affecter à une infirmerie régimentaire est fixé, tant pour les malades que pour les convalescents, à 2,50 pour 100 de l'effectif normal pour les troupes à pied, et à 3 pour 100 du même effectif pour les troupes à cheval.

Le médecin chef de service (médecin principal dans les corps de troupes de la Marine) a des attributions et des devoirs généraux qu'il est nécessaire de reproduire en entier, au risque de répéter ce que nous avons dit dans les pages précédentes :

Il dirige et surveille, sous l'autorité du chef de corps, tout ce qui concerne le fonctionnement et la police de l'infirmerie.

Il propose au chef de corps toutes les mesures dont la réalisation réclame l'intervention du commandant, et il s'assure spécialement de la ponctuelle exécution de celles prescrites dans le but de prévenir l'invasion ou d'arrêter la propagation des affections contagieuses.

Le médecin chef de service soumet au chef de corps, chaque année, à l'arrivée du contingent, les mesures qui lui paraissent les plus avantageuses pour faciliter l'acclimatement des recrues et pour les habituer progressivement aux fatigues inhérentes au service militaire.

Il doit surveiller ceux des hommes dont la constitution ne présente pas la force et la vigueur nécessaires, ainsi que les hommes atteints d'infirmités compatibles avec le service, mais qui, par suite d'un entrainement trop rapide, peuvent se transformer en affections graves. Il inscrit sur le *registre d'incorporation* tous les renseignements qu'il peut recueillir à ce sujet. Sur l'ordre du chef de corps, le médecin-major examine au point de vue de l'intégrité des organes de la respiration et de la circulation les hommes proposés pour les emplois de clairon, trompette ou musicien.

Il signale la nécessité des opérations de désinfection des locaux, vêtements et fournitures de couchage. Il en surveille l'exécution par lui-même ou se fait rendre compte par un des aides-majors.

Il assure par lui-même, et à l'aide des médecins placés sous ses ordres, le service médico-chirurgical de l'infirmerie, ainsi que la vaccination et la revaccination. Il dirige l'instruction spéciale des brancardiers et des infirmiers régimentaires. Il visite ou fait visiter à domicile les officiers ainsi que les sous-officiers qui logent en ville, lorsque ceux-ci ne peuvent sortir pour se rendre à la visite au quartier.

Il veille à ce que les substances toxiques soient séparées des autres médicaments et tenues sous clef, et à ce que les récipients qui les renferment soient pourvus d'une étiquette jaune orangé, et d'une bande circulaire de même couleur. Il fait prendre en sa présence les médicaments présentant certains dangers ou, quand cela n'est pas possible, donne les instructions les plus précises pour qu'aucune erreur ne puisse se produire (1).

Il a autorité sur tout le personnel attaché à l'infirmerie, ainsi que sur les sous-officiers, caporaux et soldats à l'infirmerie, à la salle des convalescents ou à la salle de visite. Cette autorité est définie par les règlements sur le service intérieur des corps de troupes. .

Il rédige la consigne de l'infirmerie, la soumet à l'approbation du chef de corps et la fait afficher.

Il propose au chef de corps les militaires qu'il croit susceptibles de remplir les fonctions de sous-officier d'infirmerie et d'infirmier ; il lui remet aux époques fixées des notes sur leur degré d'instruction et leur manière de servir.

Il établit chaque année, avant les inspections générales, le *rapport d'ensemble* sur le fonctionnement du service ; il établit ainsi les certificats, rapports, états et tous autres documents du service de santé. Il se conforme, pour l'établissement des certificats de visite et des certificats d'origine de blessures (mod. n° 2), concernant les militaires des corps, aux dispositions contenues dans l'Instruction du 17 avril 1891 ; il établit la statistique médicale du corps.

Il fait aux officiers et fait faire aux sous-officiers par les médecins en sous-ordre des conférences sur l'hygiène des troupes (2).

Il est seul responsable envers le chef de corps de l'exécution du service.

Il adresse tous les jours au chef de corps un rapport (modèle n° 10), faisant connaître numériquement la situation des malades à l'hôpital, à l'infirmerie, à la salle des convalescents et à la chambre

Il est responsable envers le Conseil d'administration de tout le matériel de l'infirmerie. Il signe tous les bons, et les fait viser par le major.

Il prend part aux conférences concernant la fourniture, l'installation et le filtrage de l'eau de boisson.

Il soumet toute sa correspondance au visa du chef de corps et l'enregistre sur un registre spécial.

Voyons maintenant les devoirs qu'il a à remplir envers le Directeur du service de santé du port.

Il signale au Directeur du service de santé tout ce qui intéresse l'hygiène et la santé du régiment ; il lui rend compte des modifications qui se produisent dans l'état sanitaire ; il en recherche les causes et les soumet à son appréciation, soit qu'elles proviennent du

---

(1) Une circulaire du 8 juin 1892 a rendu réglementaires à bord des bâtiments, dans les infirmeries régimentaires et dans les hôpitaux, les dispositions d'une note du Ministère de la Guerre, en date du 12 février 1892, relative aux précautions à employer pour la délivrance et la conservation des médicaments toxiques employés sous forme de solutions étendues ; Voir Service dans les hôpitaux.

(2) Une dépêche du 10 février 1879 recommande aux médecins-majors d'insister, dans leur cours d'hygiène, sur les maladies qui peuvent résulter de la malpropreté des dents. Ils recommanderont de se servir de la brosse réglementaire.

casernement, des conditions topographiques ou climatériques, soit qu'on puisse les rattacher à l'état sanitaire de la population. Dans ses rapports, il a soin de comparer l'état sanitaire du régiment à celui de la localité où il tient garnison ; il rappelle les épidémies antérieures, les mesures employées pour les combattre ; en un mot, il s'efforce de réunir les renseignements les plus circonstanciés pour permettre au Directeur du Service de Santé d'éclairer le vice-amiral Préfet maritime et de provoquer des ordres.

En temps ordinaire, il adresse au Directeur du Service de Santé un état des malades en traitement à l'infirmerie, conforme au modèle adopté par la dépêche ministérielle du 2 janvier 1891 (1) ; cet état doit parvenir au Directeur les 10, 20, 30 ou 31 du mois, suivant le cas, au soir de chaque mois.

En temps d'épidémie, et sur l'ordre du Préfet maritime, cet état peut être fourni tous les cinq jours, et même plus souvent. Tous les rapports exceptionnels concernant l'état sanitaire sont établis en deux expéditions transmises par le chef de corps : l'une au Directeur du Service de Santé, l'autre au général commandant la briga...

ART. 2. — *Devoirs des médecins en sous-ordre et des infirmiers.*

Les attributions des médecins en sous-ordre sont les suivantes :

Ils sont placés sous les ordres des médecins chefs de service ; ils concourent à l'exécution des différentes parties du service suivant les instructions qu'il leur donne ; le plus élevé en grade après lui ou le plus ancien dans le grade le remplace, en cas d'absence ou de maladie, dans toutes ses attributions.

Le médecin détaché dirige l'infirmerie du détachement conformément aux prescriptions du présent règlement ; il a, envers le commandant du détachement, les mêmes attributions et les mêmes devoirs que le médecin chef de service envers le chef de corps.

Il rend compte au médecin chef de service, par l'intermédiaire du commandant du détachement, de tout ce qui concerne son service spécial.

Les devoirs du sous-officier chargé des détails de l'infirmerie régimentaire sont les suivants :

Toutes les fois que l'effectif des sous-officiers d'un corps le permet, un sous-officier est désigné par le chef de corps pour être chargé des détails de l'infirmerie.

Le sous-officier assure la surveillance du service, tient les registres ainsi que toutes les écritures se rapportant au service médical et à l'administration de l'infirmerie.

Il exerce les fonctions attribuées aux sous-officiers de semaine pour tout ce qui concerne la propreté personnelle des hommes, la tenue et la propreté des ustensiles, chambres, escaliers et corridors, l'entretien des effets, la discipline et le bon ordre ; il veille à l'exécution des ordres particuliers du chef de corps et de ceux du médecin chef de service.

Il remplit, quant aux distributions, les mêmes fonctions que le fourrier.

____

(1) **Voir : Etats à fournir (Service technique ou de la Direction).**

Il est employé à l'instruction des brancardiers et des infirmiers régimentaires comme moniteur général. Le sous-officier chargé des détails de l'infirmerie est toujours avec le médecin-major chef de service. Dans tout détachement pourvu d'une infirmerie, le chef de détachement désigne un caporal pour assurer le service de cette infirmerie.

ART. 3. — *Exécution du Service.*

Les divers locaux de l'infirmerie sont tenus dans le plus grand état de propreté ; le médecin-chef de service s'assure chaque jour que rien n'est négligé à cet effet.

Le chauffage et l'éclairage sont assurés par les soins du casernement.

Le médecin chef de service établit les bons pour les bandages herniaires, les lunettes, etc..., qui sont nécessaires aux militaires du régiment. Il en tient note sur le cahier d'enregistrement et les inscrit à la date du jour où ils ont été délivrés sur le registre d'incorporation, dans la colonne d'observations.

Ces objets sont délivrés par les hôpitaux maritimes de la manière indiquée à l'article : « Délivrances ».

Les malades en traitement à l'infirmerie sont sous l'autorité immédiate des médecins chefs de service : ils doivent toujours être convenables envers les infirmiers régimentaires ; s'ils ont à se plaindre de l'un d'eux, ils le font connaître au sous-officier d'infirmerie. Ils sont tenus de déférer aux injonctions de ce dernier.

Le sous-officier s'assure fréquemment de la présence des militaires traités à l'infirmerie ; en cas d'évasion, il en rend compte immédiatement à l'adjudant de semaine et au médecin chef de service.

Aucun sous-officier, caporal, brigadier ou soldat ne peut communiquer avec les hommes à l'infirmerie que pour les besoins du service et après s'être présenté au sous-officier d'infirmerie. Il est expressément défendu d'apporter aux malades aucune espèce de comestibles, de boissons, ou des médicaments, sans l'autorisation du médecin chef de service, sous peine de répression sérieuse.

Il est interdit aux malades de se rendre dans les chambres occupées par le régiment ou de pénétrer dans les cantines.

Lorsqu'un militaire en traitement à l'infirmerie est puni, l'effet de la punition est suspendu jusqu'à la sortie.

Les militaires traités à l'infirmerie, ceux exempts de service et les convalescents peuvent faire des promenades en dehors du quartier.

Lorsque le médecin chef en reconnaît la nécessité, il en rend compte au chef de corps, qui, en cas d'insuffisance du personnel attaché à l'infirmerie, fait commander le nombre de gradés nécessaire au maintien du bon ordre, et approuve l'itinéraire proposé par le médecin, ainsi que l'heure de départ et celle de la rentrée.

Le chef de corps, le lieutenant-colonel et l'officier supérieur de semaine exercent sur l'infirmerie l'action et la surveillance définies par les règlements sur le service intérieur des corps de troupes.

Les malades guéris sont désignés à la visite du matin pour sortir le lendemain.

Sur l'ordre du major qui en informe le médecin chef de service, l'officier de casernement passe une inspection minutieuse de la literie et constate les dégradations.

Le sous-officier d'infirmerie examine les effets d'habillement qui ont été confiés aux malades, et rend compte au médecin chef de service. En cas de départ du corps, les malades à l'infirmerie qui ne peuvent suivre ce mouvement sont envoyés à l'hôpital.

Quand un militaire présent au corps vient à décéder, le médecin chef de service constate le décès et établit un certificat provisoire, sur le vu duquel le corps est reçu dans le service d'un des hôpitaux du lieu, à titre de dépôt. Il rend compte au chef de corps, dans un rapport circonstancié, des causes du décès ; ce rapport est transmis au Ministre. En cas de mort violente, le corps ne peut être enlevé et transporté à l'hôpital que lorsqu'un officier de police judiciaire a rempli les formalités légales.

Les conseils d'administration préviennent sans délai la famille des décédés.

Les locaux affectés à une infirmerie doivent, autant que possible, comprendre :

1° Des salles pour les malades fiévreux, blessés ou vénériens, et pour les convalescents :

2° Une chambre pour le traitement des sous-officiers ;

3° Une salle de visite pouvant servir en même temps de logement au sous-officier d'infirmerie ;

4° Un salle servant de réfectoire et de lieu de réunion aux malades et aux convalescents ;

5° Une chambre d'usage de magasin pour les effets des maladies, les ustensiles et l'approvisionnement de l'infirmerie ;

6° Une chambre pour la tisanerie et le chauffage des bains ;

7° Un cabinet attenant à cette chambre pouvant recevoir deux baignoires et des lavabos ;

8° Des latrines indépendantes de celles de la troupe et spéciales à l'infirmerie ;

9° Un local spécialement destiné à recevoir le matériel de réserve du Service de Santé ;

10° Une cour et un jardin servant de promenoir ;

11° Un local pour la désinfection.

L'infirmerie régimentaire doit, autant que possible, être installée dans un pavillon spécial. La surveillance doit y être rendue facile par l'adoption d'un dispositif qui oblige ceux qui rentrent aussi bien que ceux qui sortent à passer sous les yeux du sous-officier d'infirmerie,

Les salles des malades et les salles des convalescents doivent être situées au premier étage, bien aérées, bien éclairées et disposées de façon à assurer à chaque homme au moins 20 mètres cubes d'air, déduction faite de l'emplacement occupé par les lits et le mobilier, en tenant compte de la fixation du nombre des lits prévue plus haut.

Ces salles ne doivent pas communiquer entre elles.

Les sous-officiers sont traités dans une chambre particulière.

La salle de visite est au rez-de-chaussée ; elle est toujours précédée d'une salle d'attente ; elle a un plancher en bois.

La tisanerie, le cabinet de bains sont au rez-de-chaussée. Le magasin doit être assez grand pour recevoir une partie du matériel de l'infirmerie ; on y place des étagères le long des murs ; il doit être exempt d'humidité.

Les latrines doivent être d'un accès facile et installées dans les meilleures conditions hygiéniques.

Lorsque les bains à l'usage de la troupe sont installés dans le pavillon de l'infirmerie, ils doivent comprendre au moins deux pièces, la salle de bains et le vestiaire qui sont pourvus d'une entrée distincte de celle de l'infirmerie et ne communiquent pas avec elle.

Les infirmeries régimentaires sont garnies du mobilier et des fournitures de literie conformément aux règlements ; elles ont des brancards pour le transport des malades.

La gestion de l'infirmerie régimentaire appartient au Conseil d'administration ; le médecin chef de service est, pour l'exécution du service, l'agent du Conseil sous la surveillance du major.

Les infirmeries régimentaires sont pourvues des médicaments et des objets d'exploitation compris dans la nomenclature qui a été adoptée par le Ministre à titre provisoire, à la suite de l'avis donné à ce sujet par les cinq ports militaires.

Du 15 au 20 du 3e mois de chaque trimestre, le médecin chef de service établit les demandes spéciales (mod. 38 de l'Instruction du 8 novembre 1889) (1), pour l'approvisionnement de l'infirmerie. Ces demandes sont soumises à l'approbation du Directeur du Service de Santé, qui s'assure qu'elles sont conformes aux règlements et aux besoins du service ; il autorise, quand il y a lieu, et sur une note motivée du médecin chef de l'infirmerie, des délivrances supplémentaires.

Les malades et les convalescents entrants ne font usage, pendant leur séjour à l'infirmerie, que du pantalon de coutil et du bourgeron. Mais ces vêtements étant insuffisants en certaines saisons, il y est suppléé par des vêtements du service d'instruction propres et en bon état, ayant atteint le terme de leur durée légale.

Le médecin chef de service est responsable de la conservation et du bon entretien du matériel qui lui est remis. Il signale au Conseil d'administration toutes les dégradations qui se produisent. Les réparations sont effectuées par les soins du corps ou par le Service compétent, selon le cas.

Les objets composant l'approvisionnement des infirmeries régimentaires qui sont hors de service sont remis à la Direction du Service de Santé dans les formes habituelles aux remises.

Tous les ouvrages et documents qui composent la bibliothèque de l'infirmerie sont catalogués par les soins du médecin chef de service. La bibliothèque n'étant pas fondée, il est impossible dès à présent d'en établir la composition ; mais elle doit contenir en principe les collections de médecine et de pharmacie, de statistique médicale, de for-

______

(1) Le médecin-major y joint un état indiquant l'existant et les quantités nécessaires, pour faire ressortir le nécessaire.

mulaires, règlements, sur le service de santé, manuels, instructions, etc.... appelés à servir spécialement à l'infirmerie régimentaire.

L'indemnité pour frais de bureau attribuée au titre de la solde au médecin-chef de service, dans une infirmerie de corps ou de détachement, est destinée à couvrir es dépenses résultant de l'achat des fournitures de bureau, du registre de correspondances et autres, etc... ; les médecins des infirmeries de détachement ont aussi des frais de bureau variables.

Les militaires traités à l'infirmerie, ou admis à la salle des convalescents, continuent à compter à leur compagnie ou batterie. Pour ceux qui doivent être soumis à un régime spécial, les commandants de ces unités versent au médecin-chef de service : pour les caporaux et les soldats, la portion de la solde journalière qui est prélevée pour l'ordinaire ; pour les sous-officiers, celle qui est fixée par leur chef de corps comme taux de leur pension à la cantine et au mess. Le pain et les autres prestations en nature normales et supplémentaires sont remplacés par une indemnité représentative dont le taux est fixé par le Ministre et qui est versée à l'infirmerie.

La masse de l'infirmerie est affectée à l'alimentation des malades soumis au régime spécial, et accessoirement à la fourniture des objets d'entretien et de propreté et aux menues dépenses, variables suivant les localités que le chef de corps juge à propos d'ordonner dans l'intérêt de la santé ou du bien-être des malades.

Les autres dépenses, sauf celle de l'éclairage des salles d'infirmerie, qui est réglée par des instructions ministérielles, sont imputées au service des hôpitaux.

La comptabilité de l'infirmerie nécessite, dans la Guerre, une masse de registres (onze) dont le but et la teneur sont indiqués de l'art. 86 à l'art. 93 du 25 novembre 1889. Désireux d'en diminuer le nombre et trouvant que les articles 15, 16 et 17 du Règlement du 19 août 1876 sont suffisants, la Commission qui a fonctionné au port de Rochefort a proposé de maintenir réglementaires ces derniers articles ; nous allons les reproduire.

Art. 15. — Les médecins des infirmeries régimentaires tiendront un cahier de visite.

Les dépenses en médicaments et autres objets de consommation constatés par ce cahier seront résumés chaque jour, et le total en sera porté sur un registre qui devra être arrêté trimestriellement. Il sera rendu compte annuellement des consommations au Conseil de santé de la marine.

Art. 16. — En ce qui concerne les vases, ustensiles et objets divers non susceptibles de consommation, lesquels appartiennent à la catégorie des valeurs mobilières et permanentes, les médecins des infirmeries régimentaires se conformeront aux règles de comptabilité qui régissent ces valeurs.

Art. 17. — Les officiers du corps de santé chargés du service régimentaire recevront du service général les imprimés nécessaires à la tenue de leur comptabilité.

Il leur sera délivré en outre un registre de 25 feuilles pour observations médicales et une instruction-guide pour l'admission au service ou la réforme.

Nous ne parlerons pas des infirmeries-hôpitaux, ni des dépôts des convalescents, les règles étant à peu près les mêmes que pour les infirmeries; les infirmeries-hôpitaux ne diffèrent des infirmeries que parce qu'on y traite des malades qui, en principe, ne peuvent être traités que dans un hôpital, et parce que le personnel infirmier peut être plus nombreux ou plus spécial et le matériel plus considérable.

Citons maintenant quelques dépêches qui ont trait aux infirmeries régimentaires :

1° Une dépêche du 11 décembre 1890 assimile les infirmeries du Château-d'Oléron et de Boyardville (1) aux infirmeries-hôpitaux du département de la guerre. On devra y soigner tous les malades dont l'état de santé n'exige pas absolument l'envoi à l'hôpital de Rochefort ; la même dépêche refuse la concession d'une caisse d'instruments de chirurgie à cette infirmerie : le Préfet maritime réglera à titre transitoire les détails et le mode d'application des dispositions prévues au chapitre 3 du titre II du décret du 25 novembre 1889.

2° La dépêche du 3 mars 1891 approuve les propositions faites par le port de Rochefort au sujet du montant de l'indemnité représentative de la ration de pain et des autres prestations en nature (viande, café, sucre), qui servira à constituer, comme dans la guerre, la masse de l'infirmerie régimentaire.

La même dépêche approuve la nomenclature des articles à délivrer aux infirmeries; la Commission a pris pour base des quantités à délivrer l'effectif d'un bataillon ou d'une infirmerie : un bataillon en ce qui concerne les drogues et les objets dont la consommation et l'usage varient suivant l'effectif; une infirmerie en ce qui a trait aux objets non consommables dont toute infirmerie doit être pourvue, sans que l'effectif puisse intervenir dans la fixation des quantités nécessaires. Par exception, l'infirmerie de l'île d'Aix, qui doit fournir des médicaments à la population civile (dép. minist. du 10 janvier 1887), sera approvisionnée pour un demi-bataillon, quoiqu'il n'y ait que 25 hommes de troupes. Les demandes devront faire mention de l'effectif qui leur sert de base. La Commission avait proposé en outre de délivrer à chaque infirmerie une caisse entière d'instruments de chirurgie conforme au modèle de la flotte, avec allocation d'indemnité réduite.

La dépêche du 3 mars 1891 décide qu'en ce qui concerne les infirmeries des portions centrales, l'indemnité mensuelle d'entretien de caisse allouée aux médecins-majors qui en sont pourvus sera égale à

____

(1) Une dépêche du 18 novembre 1890 décide qu'un médecin de 2° classe du service général sera détaché à Boyardville ; actuellement il n'y a plus de détachement du 7° dans cette localité.

la moitié de celle fixée pour les médecins embarqués, mais qu'il n'y aura pas lieu de munir de caisses les aides-majors chargés des infirmeries de détachements.

3° La dépêche du 4 mai 1891 dit que les inspecteurs généraux des troupes de la marine recevront des instructions pour étudier dans chaque port la question de la réorganisation des infirmeries régimentaires et formuler des propositions.

Tout est resté depuis lors dans le *statu quo*, et les infirmeries régimentaires des cinq ports fonctionnent toujours sous un régime provisoire, qui peut être un peu différent, suivant les propositions qu'ils ont faites, mais qui doit être sensiblement le même.

4° Une dépêche du 29 juillet 1891 décide que le service des hôpitaux délivrera désormais tout le matériel des infirmeries régimentaires.

5° Une dépêche du 19 décembre 1892, considérant qu'il importait de placer les filtres Chamberland dans les casernes sous la surveillance et la responsabilité des médecins des corps de troupes, indique les précautions suivantes à prendre :

1. Nettoyages fréquents des bougies.

2. Stérilisation, environ tous les cinq jours, des bougies en les plongeant dans l'eau bouillante.

3. Certitude, après chaque nettoyage, que les bougies n'ont pas de fêlures ; pour cela monter la bougie sur un tube de caoutchouc, terminé par une soufflerie quelconque, soufflet ordinaire, poire en caoutchouc ; plonger la bougie dans l'eau et souffler ; s'il y a la moindre fêlure, on verra les bulles d'air monter dans le liquide.

6° Une dépêche du 8 février 1893 rattache au corps des disciplinaires l'infirmerie-hôpital du Château-d'Oléron qui appartenait autrefois au 3ᵉ d'infanterie de marine (dép. du 10 janvier 1887). Le médecin-major occupe une prévôté, mais remplit, à l'égard des disciplinaires et des détachements des régiments, les fonctions de médecin chef de service. La dépêche du 10 janvier 1887 établit qu'en raison des difficultés de communication entre l'île d'Oléron et Rochefort, cette infirmerie comportera un régime alimentaire spécial permettant d'y soigner certaines catégories de malades. Toutefois le médecin-major ne devra jamais garder des hommes gravement atteints, lorsqu'ils devront être évacués sur l'hôpital maritime du chef-lieu, dès qu'ils seront transportables.

CHAPITRE III.

DEVOIRS PARTICULIERS AU MÉDECIN. — RAPPORTS.

Art. 1er. — *Devoirs particuliers*.

Les médecins des corps de troupes, outre les soins à donner aux malades dans les infirmeries, sont encore différents devoirs à remplir :

1° Vaccination et revaccination (voir article spécial) ;

2° Rapport à fournir aux inspecteurs généraux et aux inspecteurs du service de santé (1) sur l'état sanitaire ;

3° Certificats d'origine et autres ;

4° Recrutement et instruction des infirmiers, brancardiers régimentaires et brancardiers d'ambulance ;

5° Désinfections ;

6° Conservation et entretien du matériel du service courant et du service de mobilisation ;

7° Tenue des registres des dépenses, des mouvements ;

8° Visite des recrues, des militaires proposés pour la réforme ;

9° Présence aux marches, aux manœuvres, au tir à la cible, aux baignades ;

10° Rapports officiels ;

11° Conférences réglementaires.

Une circulaire du 18 mars 1893 appliquant aux troupes de la marine le décret sur le service intérieur dans les corps de troupes du 20 octobre 1892, il est nécessaire de citer les quelques articles qui peuvent être appliqués aux médecins.

Il leur est prescrit des tournées dans les diverses parties du quartier, pour ce qui intéresse la salubrité et l'hygiène ; la tenue des chambres, les mesures prises pour assurer l'aération, la mise à l'air des vêtements et du matériel de literie, le nettoyage de parquet, la protection contre le soleil, la tenue des latrines, l'évacuation des ordures doivent principalement préoccuper le médecin. Il passe fréquemment dans les cuisines pour examiner la qualité des aliments et leur préparation. Il vérifie également la qualité des denrées et des liquides mis en vente dans les cantines.

Le médecin doit observer aussi les mouvements de terre que l'on peut exécuter dans le quartier ou dans son voisinage et en donne avis au chef de corps, en lui indiquant les mesures à prendre.

La tenue des hommes, les corvées qui leur sont imposées, la pratique de l'hydrothérapie doivent attirer son attention. Lorsque le régiment occupe plusieurs quartiers, le médecin-major se réserve habi-

---

(1) Dans la Guerre. Dans la marine ce serait aux Directeurs du Service de Santé.

tuellement la visite du quartier principal ; dans les autres, la visite est faite par les médecins qui lui sont subordonnés ; ceux-ci lui rendent compte.

Les substances vénéneuses doivent être toujours déposées dans une armoire dont il a la clef. Les mêmes précautions citées plus haut dans le service des hôpitaux sont à observer.

Art. 2. — Rapports médicaux.

Les médecins des corps de troupes de la marine doivent établir des rapports sur la situation sanitaire à des époques déterminées et dans une forme prescrite par l'instruction ministérielle du 13 juillet 1858 (B. O. p. 22).

Il ne nous semble pas nécessaire de reproduire in extenso cette instruction, pas plus que les tableaux de statistique qui lui font suite ; nous préférons reproduire la notice sur le même sujet qui est annexée, au règlement de la Guerre du 25 novembre 1889, après avoir donné une idée sommaire du but, des rapports et de la contexture des tableaux.

Les régiments d'artillerie et d'infanterie de marine sont affectés au service des ports et des établissements coloniaux ; chaque détachement doit fournir un rapport médical indépendant de celui de la portion centrale, s'étendant du 1er janvier au 31 décembre, transmis en double expédition (1) et inscrit sur un registre spécial qui reste au corps.

Pendant les traversées en mer, il sera tenu compte de l'état sanitaire des détachements dans les formes adoptées pour la marine ; à cet effet, le médecin-major du bâtiment dressera une note qui, au point d'arrivée, sera expédiée au médecin-major de la portion centrale.

A l'époque des revues d'inspection générale, les médecins remettront à l'inspecteur général une expédition du rapport de l'année précédente, avec les notes additionnelles sur l'état sanitaire depuis le commencement de l'année. Il est bien entendu que ce rapport sera indépendant de celui qui comprendra la statistique complète pour la période annuelle entière.

En tête du rapport prennent place six états de statistique sous forme de tableaux :

1° Effectif réel et effectif moyen ; mutations ;

2° Mouvement des malades à l'hôpital, à l'infirmerie, à la salle des convalescents, à la chambre ;

3° Causes, suivant sept grandes classes (2), auxquelles sont attribuées les admisssions à l'hôpital ;

---

(1) Une dépêche du 31 décembre 1842 prescrit de transmettre aux Conseils de Santé un double des rapports mensuels.

(2) Clinique interne comprenant, les maladies endémiques, épidémiques et sporadiques. Clinique externe, comprenant les blessures ou accidents, les maladies chirurgicales, les maladies vénériennes, les maladies cutanées apyrétiques.

4 Les causes des décès et la durée des services généraux et dans les colonies, des hommes décédés.

5° La nature des infirmités qui ont amené la réforme.

6° Les observations relatives à la vaccine et à la variole.

Le règlement de la Guerre du 25 novembre 1889 doit actuellement servir de base aux rapports des médecins des corps de troupes, tout comme celui du 21 mai 1845 avait servi de base à l'instruction de 1858. Le voici en son entier, tel qu'il existe dans la notice n° 4 (art. 38 du règlement).

1° *Exposition de l'état sanitaire du corps depuis la dernière inspection générale.* (Cette période s'étend du 1er juin de l'année précédente au 31 mai de l'année courante.)

A. — Indiquer d'une manière précise :

L'effectif moyen du corps depuis la dernière inspection.

Le nombre total des malades fiévreux, blessés et vénériens envoyés aux hôpitaux, le nombre actuel, ainsi que le maximum et le minimum de ces affections.

Les mêmes indications pour les malades traités à l'infirmerie.

Les mêmes indications pour les malades à la chambre.

B. — Nombre des décès, des congés de convalescence, des envois aux eaux minérales, des congés de réforme n° 1 et 2, enfin des changements d'arme. Nombre et état de santé des hommes qui ont quitté le corps par libération.

C. — Quelles maladies ont dominé pendant la période entière et aux différentes saisons.

Indiquer les épidémies, s'il s'en est développé.

D. — Comparer l'état sanitaire du corps pendant l'année qui vient de s'écouler, avec celui des années antérieures, et indiquer les différences favorables ou contraires qui résultent de cette comparaison.

2° *Causes qui ont influé sur l'état sanitaire du corps :*

A. — Rappeler les circonstances à l'action desquelles le régiment a été soumis pendant l'année précédente et dont il a pu conserver l'impression.

B. — Recrutement. Constitution générale des militaires nouvellement incorporés.

Précautions prises pour les habituer à leur nouveau genre de vie et aux exercices de l'arme.

C. — Influence du climat, de la contrée en général et de la localité en particulier sur la santé du régiment, en se fondant sur la topographie médicale.

D. — Influence exercée par le casernement ; indiquer la situation des casernes et les conditions de salubrité qui en résultent. Signaler les dispositions intérieures qui ont pu être nuisibles. Porter spécialement son attention :

Sur la capacité de l'aération des chambres, leur propreté, leur degré de température, leur humidité.

Sur les latrines.

Sur les baquets.

Sur les salles de police et prisons.

Sur les cuisines.

Sur les cantines et les denrées qui s'y débitent.

E. — Influence exercée par l'hôpital civil ou militaire. Porter son attention :

Sur l'éloignement de cet établissement.

Sur sa situation et les conditions de salubrité des locaux.

Sur les soins que les malades y reçoivent et les traitements curatifs auxquels ils sont soumis.

F. — Influence exercée par les marches, les exercices, les expéditions, les combats, le gymnase, le tir à la cible, etc., etc. Donner des détails précis sur les accidents qui ont pu se produire en différents cas (1).

G. — Influence exercée par le régime. Porter son attention :

Sur le pain, la viande, les légumes, sur la préparation des aliments et sur la surveillance dont les cuisines ont dû être l'objet.

Sur les boissons. Qualité des eaux, qualité des boissons fermentées.

Liquides mélangés à l'eau pendant la chaleur, et si le mélange se consomme aux repas. — Effets observés.

H. — Influence exercée par les logements chez l'habitant. Remarques sur la propreté et la convenance des lieux de logement et sur la surveillance que l'autorité municipale y exerce ; maladies qui ont été spécialement rapportées à cette cause.

3° *Exécution du service de santé depuis la dernière inspection générale* :

A. — Infirmerie régimentaire. Porter son attention :

Sur les chambres, leur situation, leur salubrité.

Sur le mobilier : fourneaux, baignoires, bassines, vases pour bains locaux ; indiquer les objets dont il se compose.

Sur les dispositions prises pour y maintenir la discipline, et y faire exécuter les prescriptions.

Sur le régime de l'infirmerie ; comment est-il réglé ? est-il susceptible d'améliorations ?

B. — Salle des convalescents. Nombre des hommes qui y ont été admis ; nombre des rechutes ; durée moyenne du séjour ; régime suivi par les hommes ; moyens de maintenir l'ordre et d'assurer la surveillance.

Appréciation de cette institution ; résultats qu'elle a produits

______

(1) Une circulaire ministérielle du 25 avril 1890 (B. O. p. 243) applique aux troupes de la Marine une décision de la Guerre du 1er août 1890 relative aux mesures sanitaires à observer pour l'exécution des marches pendant la période des chaleurs. A moins de nécessité absolue, aucune troupe ne devra être mise en route de 9 heures du matin à 3 heures du soir, aux époques et dans les régions suivantes :

Pour les 3 premiers arrondissements, Cherbourg, Brest et Lorient, du 15 juin au 1er septembre ; pour les 4e et 5e arrondissements, Rochefort et Toulon, du 1er juin au 1er septembre.

Il n'est fait d'exception que pour les grandes manœuvres.

Les officiers feront aux sous-officiers et soldats des conférences sur les accidents produits par la chaleur et sur les premiers secours à donner aux hommes atteints d'insolation ou de coup de chaleur. Toute la note du reste est à lire.

relativement au nombre des rechutes, à la durée du séjour des malades à l'hôpital.

C. — Matériel d'ambulance (sacs, sacoches, cantines de réserves, chargements de voitures médicales). Le matériel existe-t-il ? Est-il au complet ? A-t-il besoin de réparations ou d'extension ?

D. — Exemptions de service ; surveillance des officiers du corps de santé et concours des officiers de l'arme relativement aux militaires qui peuvent en avoir besoin, afin d'assurer l'usage opportun et de prévenir l'abus des exemptions de service.

E. — Moyens employés pour assurer la propreté du corps, spécialement celle de la bouche et des pieds ; bains chauds à l'usage de la troupe ; installations, fonctionnement, résultats ; améliorations dont ils sont susceptibles.

F. — Sur combien d'hommes cette opération a-t-elle été nécessaire depuis la dernière inspection ? A-t-on pu se procurer aisément et conserver du vaccin ? Moyens employés à cet effet. Nombre d'hommes atteints de variole au corps après avoir été vaccinés en variolés.

G. — Prophylaxie de la syphilis. Visites sanitaires ; époques auxquelles elles ont lieu.

Les dispositions prescrites par la circulaire du 10 mai 1842 sont-elles exécutées ? Les filles publiques sont-elles inscrites à la police du lieu ? surveillées ? régulièrement et efficacement visitées ? Les médecins du corps ont-ils été appelés à concourir à cette visite ? Résultat de ce concours.

H. — Surveillance des bains de rivière. Les bains ont-ils été pris ? à quelles époques ? Mesures adoptées pour prévenir les accidents.

4° *Observations générales.* — *Propositions diverses d'améliorations.*

Dans cet article, l'attention du médecin chef de service se portera spécialement :

A. — Sur l'habillement. Il exposera le résultat de ses remarques concernant la coiffure, le col ou la cravate, la tunique ou le dolman, le pantalon, le mode de chaussure, etc...

B. — Sur l'équipement,

C. — Sur les exercices, les manœuvres, les marches, la gymnastique.

D. — Sur la propreté des locaux et des personnes, sur les moyens d'assurer la salubrité et l'aération facile des chambres, des cuisines, des salles de police, des prisons.

E. — Sur le logement du soldat en route.

En satisfaisant à toutes ces indications, les médecins du corps de troupes ne perdront jamais de vue : d'une part, qu'ils n'ont à s'occuper des sujets que ce titre comprend qu'en ce qui concerne l'hygiène et la santé du soldat ; en second lieu, qu'ils doivent motiver avec soin, d'après les faits qu'ils auront observés et qu'ils citeraient à l'appui, les modifications de toute nature qu'ils jugeraient utiles de proposer.

Les points indiqués dans ce programme sont ceux que le médecin chef de service doit nécessairement traiter ; mais il peut y ajouter les observations ou propositions non prévues que son expérience, la position spéciale du corps, les localités qu'il occupe, lui suggèrent. Certaines parties du programme n'exigent que des réponses très succinctes; d'autres comportent plus de développements; mais l'exactitude, la précision doivent se trouver dans toutes. Les diverses questions formulées dans le programme comprennent la période de temps écoulée depuis la dernière inspection générale.

Chaque rapport est visé par le chef du corps, qui le remet à l'inspecteur général. Pour les troupes de la marine, il devra porter en tête l'indication du port ou de la colonie, le numéro du régiment, les nom et prénoms du médecin-major, l'année de l'inspection. Il sera établi sur papier format couronne de 37 centimètres de hauteur sur 23 centimètres de largeur.

Il est parlé des certificats de visite, d'origine, etc., aux articles spéciaux ; admission, pensions de retraite, etc.

L'instruction des infirmiers doit rester essentiellement pratique ; elle comprend le service de l'infirmerie dont demeurent chargés les porte-sacs et sacoches, choisis eux-mêmes parmi les infirmiers régimentaires et comptant dans leur effectif.

Autant que les circonstances le permettent, l'instruction pratique des infirmiers est complétée par un stage de deux mois à l'hôpital.

En outre de cette instruction pratique, les infirmiers reçoivent une instruction théorique qui comprend la connaissance du matériel sanitaire affecté à l'infirmerie régimentaire de campagne, le chargement et le déchargement des voitures médicales régimentaires et l'école du brancardier.

Les infirmiers suivent les cours et les exercices spéciaux aux brancardiers.

Les brancardiers, ordinairement fournis par les musiciens, sont instruits, conformément au manuel du brancardier militaire, par le médecin-major ou un aide-major délégué.

Au cours des marches et des manœuvres, en temps de paix, le médecin-major et les médecins en sous-ordre ont à remplir des devoirs qui se rapprochent plus ou moins de ceux du Service de Santé en campagne, dont nous donnerons plus loin un rapide aperçu. Il existe par régiment une voiture à quatre roues, qui sert à transporter les hommes tombant inopinément malades jusqu'à l'étape. Là on avise, en se conformant aux articles du règlement sur le service intérieur, que nous savons être applicable aux troupes de la marine et que nous reproduisons en entier.

Tous les jours, à l'heure fixée, les malades et les éclopés sont visités et pansés sur poste de police.

Le médecin désigne :

1° Ceux qui sont autorisés à placer le havre-sac sur les voitures, mais qui marchent avec leur compagnie.

2° Ceux qui, dans le même cas, sont de plus autorisés à marcher avec les équipages.

3° Ceux qui sont autorisés à monter sur les voitures.

4° Ceux qui entrent à l'hôpital.

Ces autorisations sont toujours données par écrit. Les sergents de semaine se trouvent à cette visite pour prendre connaissance des décisions du médecin et en informer le capitaine. Le chef de bataillon de semaine y assiste autant que possible. Dans un bataillon voyageant séparément, le chef de bataillon peut être remplacé par le capitaine adjudant-major.

Les caporaux d'escouade font connaître le logement des hommes qui ne peuvent venir au poste ; un des médecins va les visiter.

Le médecin-major rend compte de la visite au chef de la colonne. S'il n'y a pas de médecin militaire dans une colonne, la visite est faite par le médecin civil requis.

Aucun homme n'est admis dans les hôpitaux civils ou militaires sans un billet du médecin.

Nous pouvons diviser, dit Duponchel, les manœuvres en périodes de marche qui viennent d'être examinées, et périodes de séjour, dans lesquelles on constitue le service à peu près comme en temps de paix, à moins que des ordres n'aient été donnés pour figurer le fonctionnement du service en campagne. Mais on institue presque toujours, dans la région où s'effectuent les grandes manœuvres, un dépôt de convalescents ou d'éclopés qui rend les plus grands services ; il recueille des hommes simplement indisponibles et incapables de suivre leurs corps, mais insuffisamment atteints pour nécessiter leur entrée à l'hôpital.

———————

CHAPITRE IV.

SERVICE DE SANTÉ EN CAMPAGNE. — CONVENTION DE GUERRE.

———

ART. 1ᵉʳ — *But et division.*

Le Service de Santé en campagne (1), tel qu'il est régi par le règlement du 31 octobre 1892, incombe complètement aux médecins militaires qui en ont la direction et la responsabilité entière de l'exécution.

Le Directeur du Service de Santé relève immédiatement du commandant en chef de corps d'armée, et il est l'intermédiaire obligé de tous les organes du Service de Santé avec le commandement.

Il existe auprès de chaque général commandant une unité (division, corps d'armée, armée), un médecin d'un grade élevé (inspecteur ou principal) portant le titre de médecin divisionnaire, directeur

____

(1) Nous avons cru utile de donner ici un aperçu du Service de Santé en campagne, au risque d'empiéter sur le programme de chirurgie navale et militaire qui est étudié dans les écoles annexes. Cette raison excusera notre briéveté.

de corps d'armée, directeur d'armée. C'est lui qui donne ou transmet tous les ordres d'exécution concernant le Service de Santé, d'après les prescriptions du commandement; c'est à lui également qu'aboutissent toutes les demandes et tous les rapports devant être soumis au général. Son rôle est donc considérable.

Le Service de Santé en campagne a pour objet :

1° La prévision, la préparation et l'exécution des mesures d'hygiène destinées à assurer le bon état de santé des troupes.

2° Les soins à donner aux blessés et malades en marche, en station et sur le champ de bataille.

3° Le triage méthodique des malades et blessés, afin d'assurer la conservation des effectifs et d'éviter l'encombrement du théâtre des opérations.

Le traitement sur place des malades et blessés atteints légèrement, ou qui, en raison de la gravité de leur état, ne peuvent être évacués.

L'évacuation rapide vers l'arrière de tous les autres malades et blessés.

4° Les mesures à prendre pour combattre les épidémies et pour protéger le territoire national contre leur importation.

5° L'initiative des mesures à prendre pour l'extension des établissements hospitaliers de l'intérieur et la création d'établissements nouveaux, afin de donner satisfaction à tous les besoins résultant de l'état de guerre.

6° Le service de santé dans les sièges.

7° Le réapprovisionnement des corps de troupes et des formations sanitaires en objets de pansement, en médicaments et en matériel.

Le Service de Santé en campagne se divise en :

Service de l'avant.

Service de l'arrière.

Le premier comprend toutes les formations sanitaires qui marchent avec le corps d'armée.

Le second comprend toutes les formations sanitaires qui font partie des armées, mais ne marchent pas avec le corps d'armée. Elles ne dépendent plus des généraux commandants de corps d'armée, mais bien du directeur des étapes, subordonné lui-même au directeur général des chemins de fer et des étapes et au chef d'état-major général.

Art. 2. — *Service de l'avant.*

Le service de l'avant se divise en 3 échelons, qui sont :

1° Le service régimentaire.

2° Les ambulances.

3° Les hôpitaux de campagne.

1° Le service régimentaire est destiné à donner les premiers secours en station, en marche et pendant le combat, et commencera nécessairement le triage des soldats malades et de ceux qui tenteraient de se faire passer pour tels. Il dispose pour cela d'un personnel et d'un matériel relativement importants.

Son personnel comprend dans l'infanterie quatre médecins officiers et docteurs en médecine (dont 1. médecin-major. chef de service, et 3 aides-majors. dont 1 par bataillon) ; 3 médecins auxiliaires officiers de santé ou étudiants en médecine, ayant le grade d'adjudant. soit 1 par bataillon ; 12 infirmiers régimentaires, dont 4 par bataillon ou 1 par compagnie: 52 brancardiers régimentaires. dont 4 sergent et 3 caporaux, soit 16 brancardiers et un caporal par bataillon ou 4 brancardiers par compagnie. A ces chiffres, il faut ajouter les musiciens du régiment, au nombre de 40 environ, que le médecin chef peut employer comme relais de brancardiers ; en somme, *en chiffre rond, une centaine d'hommes* par régiment pour les premiers secours aux blessés.

Le matériel régimentaire de l'infanterie se compose des sacs et des équipements des infirmiers et de 3 voitures médicales, soit un e par bataillon.

Chaque voiture contient des cantines et des paniers de réserve ; 20 bidons, 19 musettes à pansement, un tonneau d'eau, 8 brancards. La voiture médicale portant environ 800 pansements, on voit qu'un régiment d'infanterie dispose de près de 3,000 pansements, en comprenant les 114 des sacs et les 360 des musettes, sans compter *le paquet individuel de pansement* (1) dont est muni chaque soldat.

2° Les ambulances sont destinées à compléter l'action du service régimentaire en marche et en station. à recevoir les blessés relevés sur le champ de bataille, à leur donner les soins nécessaires pour qu'ils puissent être évacués promptement.

Chaque corps d'armée possède :

Une ambulance par division d'infanterie ;

Une ambulance de brigade de cavalerie ;

Une ambulance de quartier général destinée en principe aux troupes non divisionnaires, et formant en outre la réserve du corps d'armée (soit en moyenne 4 ambulances pour un corps d'armée).

De plus, il y a une ambulance par division de cavalerie indépendante.

Le personnel et le matériel de ces formations sanitaires sont très importants.

Ainsi une ambulance de quartier général comprend :

8 médecins, dont le médecin-chef;

1 pharmacien ;

3 officiers d'administration;

3 aumôniers, dont 1 de chaque culte ;

2 officiers du train des équipages.

---

(1) Il se compose essentiellement d'une enveloppe extérieure destinée à le protéger contre l'usure, d'une enveloppe intérieure en tissu caoutchouté qui le garantit de l'humidité; d'un gâteau d'étoupe, d'une compresse de gaze, d'une bande également de gaze et longue de 4 mètres, d'un morceau de tissu caoutchouté et de 2 épingles de sûreté. Une étiquette indiquant son mode d'emploi est collée sur chaque paquet ; une étiquette semblable *se trouve à l'intérieur du paquet.*

128 infirmiers, 98 hommes du train, 70 chevaux, 33 mulets porteurs de litières ou de cacolets, 11 voitures pour le transport des blessés, 13 voitures contenant un matériel considérable (148 brancards, ressources nécessaires pour 10,830 pansements).

3° Les hôpitaux de campagne sont destinés à relever les ambulances dans la soirée, ou au plus tard dès le lendemain du combat, à continuer les évacuations, à traiter sur place et jusqu'à leur relèvement les malades et blessés non évacués, à renforcer éventuellement l'action des ambulances sur le champ de bataille.

Le nombre des hôpitaux de campagne à affecter à chaque corps d'armée est variable ; il est actuellement de 6 à 8.

Le personnel d'un hôpital de campagne est composé de :

4 médecins, dont le médecin-chef ;

2 pharmaciens ;

2 officiers d'administration ;

36 infirmiers ;

8 soldats du train.

Son matériel est porté par 4 fourgons ; il comprend 1662 pansements; l'ensemble des hôpitaux de campagne d'un corps d'armée en contient par conséquent environ 15.000.

Si l'on additionne les ressources en objets de pansement d'un corps d'armée entier (matériel des régiments, des ambulances et des hôpitaux de campagne), on arrive à un chiffre qui dépasse 60,000 pour les pansements. Il y a de plus 750 brancards, sans compter les 905 brancards de l'hôpital d'évacuation et les 3 trains sanitaires improvisés, imposés à chaque corps d'armée.

Art. 3. — *Service de l'arrière.*

Les formations sanitaires de l'arrière constituent 2 groupes, destinés :

1° Le premier, à l'hospitalisation sur place ;

2° Le second à l'évacuation et au réapprovisionnement.

1° *Hospitalisation.* — Le premier groupe est constitué par les hôpitaux de campagne, temporairement immobilisés dans la zone de l'arrière, pour traiter sur place les blessés qui ne peuvent être transportés ou les malades atteints de maladies contagieuses.

En dehors de ces formations sanitaires prévues dès le temps de paix, le service de santé utilise les hôpitaux et hospices permanents qui se trouvent près des lignes de concentration ou sur les territoires occupés, ainsi que les hôpitaux auxiliaires, créés par les sociétés d'assistance aux blessés et malades militaires ou les particuliers. (Nous étudierons plus loin le rôle qu'ont à remplir ces sociétés vis-à-vis le service de santé militaire, avec qui elles doivent se mettre en relation dès le temps de paix.)

Les établissements de ce premier groupe relèvent du commandement d'étapes le plus voisin.

2º Le second groupe, qui a pour but *l'évacuation* et le réapprovisionnement, comprend :

a. Les hôpitaux d'évacuation placés à chaque tête d'étapes de route et à chaque station tête d'étapes de guerre. Les hommes désignés pour être évacués y sont reçus, triés, classés par catégorie, et soignés jusqu'au moment de leur mise en route. Ils sont dotés d'une réserve de médicaments et de matériel pour approvisionner les formations sanitaires et les corps de troupes.

b. Les infirmeries de gares et les infirmeries de gîte d'étapes établies sur le parcours des lignes d'évacuation ; elles fournissent la nourriture, les soins et les médicaments aux blessés et aux malades de passage, recueillent ceux qui ne peuvent continuer leur route et assurent leur transport dans un hôpital voisin.

c. Les transports d'évacuation (trains d'évacuation sur les voies ferrées, convois d'évacuation sur les voies de terre ou sur les voies d'eau).

d. Les stations-magasins pour le réapprovisionnement des formations sanitaires et des dépôts d'éclopés pour recevoir les hommes qu'il n'est pas nécessaire de rapatrier et pour ceux momentanément indisponibles, n'ayant besoin que d'un repos de courte durée.

On peut ajouter au service de l'avant et service de l'arrière celui dit de *Territoire national*, qui, à proprement parler, ne fait pas partie du service de santé en campagne. Il est chargé d'organiser des hôpitaux auxiliaires soit en les créant de toutes pièces, soit en utilisant des locaux dont la disposition peut s'y prêter, soit en se servant des hôpitaux militaires ou civils déjà existants.

Nous empruntons à la conférence faite par M. le médecin-major Schneider à la Société de secours aux blessés les quelques renseignements suivants, au sujet des ressources du service de santé militaire ; peut-être n'a-t-il pas compris dans cette énumération le personnel et le matériel que fournirait la marine :

« En cas de mobilisation, l'armée française disposerait de plus de
« 6000 médecins (dont 1250 du cadre actif), d'environ 1150 pharma-
« ciens du cadre actif, de réserve ou de la territoriale ; de 1900 officiers
« d'administration, et d'à peu près 30000 infirmiers des sections,
« sans compter les infirmiers et brancardiers régimentaires, ce qui
« porterait ce chiffre du personnel militaire chargé de donner ses
« soins aux blessés, à plus de 50,000 hommes.

« Elle aurait à sa disposition un matériel de campagne d'une
« valeur de plus de 30 millions de francs, venant s'ajouter à celui des
« hôpitaux et infirmiers militaires du territoire national. »

ART. 4. — *Fonctionnement du service.*

« Voyons maintenant le fonctionnement du service, qui consiste
« essentiellement dans la répartition des malades, qui, grâce aux
« nombreuses formations sanitaires échelonnées depuis l'extrême

« avant-garde jusqu'à la zone de l'arrière, constitueront une sorte de
« vaste réseau dont les mailles retiendront tous les soldats capables
« de reprendre à bref délai le service de guerre et ne laisseront pas-
« ser que les hommes pour lesquels un repos prolongé sur le terri-
« toire national est impérieusement recommandé (1). »

Pour être clair, il faut distinguer, comme le fait le règlement sur le
service de santé en campagne :

Le service pendant les périodes de marche;
Le service pendant les séjours ;
Le service pendant le combat.

Dans l'infanterie, les médecins en sous-ordre marchent à la
gauche de leur bataillon. Ils ont avec eux les infirmiers régimentaires et la voiture médicale du bataillon. En cas de fractionnement,
les infirmiers accompagnent leur compagnie. Le médecin chef de
service marche à la gauche du corps ; une voiture pour blessés à
quatre roues est mise journellement par l'ambulance à la disposition
de chaque régiment d'infanterie.

Pendant la marche, le médecin chef de service reçoit les malades
et éclopés munis d'un bon délivré par le médecin du bataillon, les
admet dans la voiture d'ambulance ou les allège simplement de leur
sac ; dans ce dernier cas, ils marchent en groupe en avant de la voiture.

Après l'arrivée au cantonnement, le médecin chef de service passe
la visite, assisté des médecins en sous-ordre, dans un local réservé,
à proximité du poste de police. Il prend des mesures pour que la
visite soit faite dans les détachements et fractions isolées. Les malades
plus gravement atteints et les éclopés sont dirigés sur l'ambulance (2) ;
les hommes dont l'état ne permet pas le transport sont remis aux
autorités municipales de la localité, qui sont requises d'en assurer le
traitement.

Les ambulances doivent se préoccuper, dès qu'elles ont donné les
premiers soins, de l'évacuation de leurs malades pour conserver une
mobilité complète.

Le règlement prévoit deux cas pour les évacuations : celui où les
conditions des évacuations ont été déterminées dans l'ordre du mouvement de la colonne, et celui où cette détermination n'a pas été faite.
Dans le premier cas, l'ambulance évacue les éclopés sur le dépôt d'é-
clopés qui leur est désigné, et les malades soit sur un hôpital d'évacuation, soit sur un hôpital permanent des pays traversés, ou sur un
hôpital auxiliaire, soit enfin, à défaut des destinations précédentes,
sur une localité dont le service est fait par un hôpital de campagne
immobilisé dans ce but.

Lorsque l'ordre du mouvement ne contient aucune destination
spéciale à ce sujet, les évacuations sont dirigées sur le commandement

____

(1) Duponchel (*Médecine légale militaire*).
(2) Les transports se font à l'aide des voitures régimentaires, de la voiture d'ambulance ou
de voitures de réquisition ; ils ont lieu autant que possible dans la soirée, exceptionnellement
le matin.

d'étapes établi à la tête d'étapes de guerre ou de route de corps d'armée. Un hôpital d'évacuation est toujours placé à ce commandement d'étapes ; le médecin chef du service des étapes veillera à la répartition des évacués. Les transports sont effectués à l'aide de voitures des autres services ou de voitures réquisitionnées ; exceptionnellement, lorsque la distance à parcourir est courte, avec celle de l'ambulance.

Quand un corps de troupe séjourne dans un cantonnement, il organise avec ses propres ressources une infirmerie régimentaire. On y reçoit les hommes qui paraissent susceptibles de se rétablir promptement, *y compris les galeux*, mais à l'exclusion de toute autre maladie contagieuse.

Les hommes admis à l'infirmerie et encore incapables de suivre le mouvement sont envoyés à l'ambulance la veille du départ. Lorsqu'une division ou un corps d'armée séjourne dans un cantonnement, les malades qui paraissent devoir se rétablir promptement sont con·servés à l'ambulance. La veille du départ, ils sont renvoyés à leur corps ou évacués comme il a été dit plus haut.

Dès qu'un combat s'engage, le médecin chef de service de chaque régiment réunit tout son personnel et se préoccupe d'organiser des postes de secours à proximité de la troupe du combat.

On peut dire que, pendant le combat, le service de santé dans les corps de troupes a pour mission :

1° De constituer, à proximité des réserves de régiment, un poste de secours ;

2° D'opérer, au moyen des brancardiers régimentaires, le relèvement des blessés et leur transport au poste de secours. Un relais d'ambulance est établi au moyen de la voiture pour blessés à quatre roues ; il sert de liaison entre cette formation sanitaire et le poste de secours.

Le poste de secours est établi en arrière et près des réserves de régiment, autant que possible à l'abri du feu de la mousqueterie.

Tous les blessés sont amenés à ces postes de secours pour y recevoir les premiers soins ; les hommes atteints de blessures légères qui leur permettent encore de combattre sont renvoyés à leur rang après pansement. Les autres sont évacués sur l'ambulance. Tous les blessés, quelle que soit leur nationalité, sont indistinctement recueillis par les brancardiers qui explorent la zone comprise entre les réserves de bataillon et les réserves de régiment, sous la conduite des médecins auxiliaires. *Il faut poser en principe* que le service chirurgical dans les postes de secours doit se borner à parer aux accidents immédiats, tels que les hémorragies, les syncopes, et à appliquer des pansements ou appareils simples pouvant permettre le transport des blessés jusqu'à l'ambulance et l'attente de soins plus complets.

Après avoir donné ces soins sommaires, parmi lesquels l'application du paquet individuel de pansement jouera un grand rôle, le médecin fait fixer à un bouton de la capote du blessé une fiche de diagnostic (1), qui lui épargne les examens inutiles et facilite son

____

(1) On y indique la nature de la blessure et les soins chirurgicaux antérieurs.

classement dans les hôpitaux de campagne et d'évacuation. Cette fiche peut être blanche ou rouge ; la fiche blanche est destinée aux hommes non évacuables, dont la blessure est si grave que leur transport en chemin de fer au loin n'est pas actuellement possible. La fiche rouge, au contraire, s'applique aux blessés qui, après avoir reçu des soins appropriés, pourront être évacués. Les ambulances s'établissent pendant le combat à proximité des corps d'armée (1), divisions ou brigades auxquelles elles sont affectées ; leur médecin chef fait reconnaître les postes de secours et organise des groupes sous la direction d'un médecin pour aider les postes de secours à transporter les blessés à l'ambulance.

Là, d'après les renseignements fournis par les fiches de diagnostic établies aux postes de secours, les médecins pratiquent, s'il y a lieu, un nouvel examen des blessures, appliquent les pansements, classent les blessés dans l'une des trois catégories : « pansés, à panser, à opérer », et complètent la fiche de diagnostic.

Il en est établi une pour les blessés qui se présentent sans en être pourvus. *Il faut poser en principe* qu'on ne pratique à l'ambulance que les opérations d'une urgence absolue.

A mesure que les blessés ont été traités à l'ambulance dans ces conditions, ils sont divisés en trois catégories :

1° Ceux qui, étant encore capables de marcher, sont rassemblés en dehors et à proximité de l'ambulance, sous la surveillance d'un sous-officier, et qui se rendront plus tard à l'hôpital sous le commandement du plus élevé en grade ou du plus ancien d'entre eux.

2° Ceux qui, atteints le plus grièvement, peuvent néanmoins supporter le transport.

3° Ceux qui, non évacuables, doivent être remis à un hôpital de campagne venant relever l'ambulance.

Quand le combat est terminé, les médecins chefs de division indiquent aux ambulances les hôpitaux de campagne ou les hôpitaux d'évacuation sur lesquels ils peuvent évacuer leurs blessés. Les hôpitaux de campagne entrent en action le plus tôt possible, afin de permettre aux ambulances de reprendre leur mobilité le soir même ou le lendemain du combat.

Les hôpitaux de campagne, que l'on pourrait comparer à des filtres, évacuent sur l'hôpital d'évacuation tous les blessés transportables et retiennent au contraire ceux qui ne le sont pas ; ils sont spécialement organisés pour relever les ambulances divisionnaires ; en cas d'empêchement d'évacuer les malades vers l'arrière, ils peuvent être temporairement immobilisés, et même passer dans le service de l'arrière, si, par suite des progrès de l'armée, la zone des étapes a été reportée en avant.

Le service de l'arrière a pour objet :

La continuation du traitement des malades et des blessés non transportables ; le traitement sur place de ceux qui, légèrement

---

(1) Autant que possible à proximité des réserves de la division.

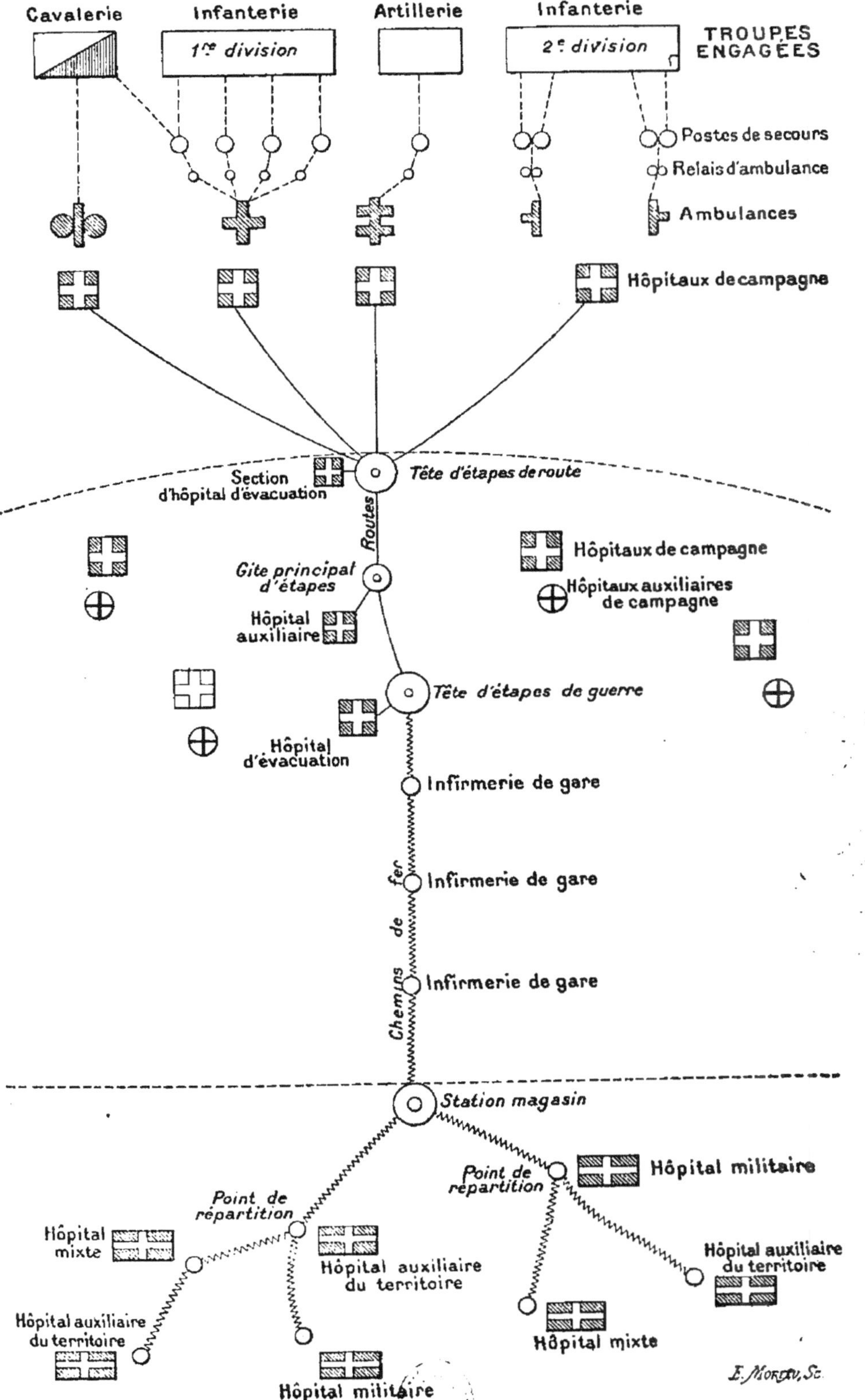

Cavalerie
Infanterie
1re division
Artillerie
Infanterie
2e division
TROUPES ENGAGÉES
Postes de secours
Relais d'ambulance
Ambulances
Hôpitaux de campagne
Section d'hôpital d'évacuation
Tête d'étapes de route
Routes
Gîte principal d'étapes
Hôpital auxiliaire
Hôpitaux de campagne
Hôpitaux auxiliaires de campagne
Tête d'étapes de guerre
Hôpital d'évacuation
Infirmerie de gare
Infirmerie de gare
de fer
Infirmerie de gare
Chemins
Station magasin
Point de répartition
Point de répartition
Hôpital militaire
Hôpital mixte
Hôpital auxiliaire du territoire
Hôpital auxiliaire du territoire
Hôpital auxiliaire du territoire
Hôpital mixte
Hôpital militaire
E. Morieu, Sc.

atteints ou simplement éclopés, sont susceptibles de rejoindre rapidement leur corps, et ne doivent pas être éloignés du théâtre des opérations ; l'évacuation incessante des malades et blessés transportables sur les gares dites « point de répartition » ;

Le réapprovisionnement en médicaments, objets de pansement et matériel.

Les hôpitaux de campagne temporairement immobilisés fonctionnent sur place, soit jusqu'à leur relèvement, soit jusqu'au moment où les malades qui y sont traités sont guéris ou évacués ; ils sont relevés le plus tôt possible, soit par des hôpitaux improvisés sur les routes d'étapes, au moyen des ressources locales, soit par les hôpitaux auxiliaires des sociétés d'assistance. Pour le transport des blessés de l'hôpital de campagne à l'hôpital d'évacuation, le service de santé doit se servir de tous les moyens disponibles : voitures réquisitionnées, de vivres, d'approvisionnements, bateaux, chemins de fer, etc...

Les hôpitaux destinés à l'isolement et au traitement des hommes atteints de maladies épidémiques ou contagieuses doivent, autant que possible, être des hôpitaux du territoire ou des hôpitaux auxiliaires, et non des hôpitaux de campagne qui doivent être disponibles pour le service de l'avant. Ils sont signalés par un fanion rouge ; après leur fermeture, ils sont soumis aux mesures de désinfection les plus rigoureuses, qui ne peuvent être éludées sous aucun prétexte.

Placés en tête du service médical de l'arrière, les hôpitaux d'évacuation verront affluer un nombre considérable d'hommes qui ne devront point être uniformément et d'emblée dirigés sur l'intérieur. Tous les arrivants seront visités à nouveau et, suivant leur état, désignés définitivement pour être dirigés sur l'intérieur ou maintenus soit dans un hôpital du pays occupé, soit dans un dépôt de convalescents.

Le service est réglé comme dans un hôpital de campagne temporairement immobilisé. Les malades et blessés destinés à être évacués par les voies ferrées (1) sont classés dans l'une des 3 catégories suivantes :

Malades et blessés transportables seulement dans les trains sanitaires permanents ;

Malades et blessés pouvant être transportés dans les trains sanitaires improvisés ;

Malades et blessés transportables par les trains ordinaires.

Les infirmeries de gares sont établies dans les gares ou bifurcations importantes ; elles sont en général desservies par la Société française des secours aux blessés ; elles sont destinées à pourvoir à la nourriture des malades et des blessés traversant la gare dans les trains d'évacuation, à les soigner et à assurer leur évacuation.

Les stations de répartition sont des stations de chemins de fer situées à l'extrémité.

____

(1) Il existe habituellement un hôpital d'évacuation à la tête de chaque ligne d'évacuation voies de terre, voies ferrées, voies d'eau).

L'ensemble des mouvements nécessités par les évacuations des malades et blessés est réglé d'un commun accord par le Ministre et le Directeur général des chemins de fer et des étapes. Les trains sanitaires sont permanents, improvisés ou ordinaires ; ils comprennent un personnel médical et administratif.

Les trains sanitaires permanents sont de véritables hôpitaux roulants, dans lesquels on a installé tout le confort désirable ; mais ces trains coûtant excessivement cher (150.000 fr. chacun), et ne comportant de place que pour 128 blessés, dépensant beaucoup pour leur entretien en temps de paix, on a cherché à augmenter le matériel improvisé qui permet, avec un wagon à marchandises quelconque, de faire une petite salle de blessés. Les wagons des trains sanitaires improvisés peuvent être aménagés au moyen des appareils Bry-Améline, grâce auxquels la trépidation est réduite au minimum. L'inconvénient qu'ils présentent est qu'on est obligé de percer les parois du wagon, opération longue et entraînant des dégradations. De plus, comme ils sont composés de traverses allant d'un côté du wagon à l'autre, il est impossible, pendant la marche, de circuler dans le wagon. L'appareil de MM. Brêchet, Desprez et Ameline paraît être préférable. Il consiste essentiellement en une sorte de cage composée de quatre montants reliés par des traverses. De distance en distance sont des ressorts dits compensateurs, du système de M. Desprez. Ils sont composés de deux ressorts agissant mutuellement, dont l'un, beaucoup plus faible que l'autre, empêche celui-ci d'arriver jusqu'au terme de son jeu, et évite ainsi au blessé les chocs et les heurts. Ces appareils se montent en 2 ou 3 minutes, sans qu'il soit besoin de percer les parois du wagon ; on peut circuler librement. Les wagons ordinaires à voyageurs peuvent aussi servir, étant donné qu'il y a un certain nombre de blessés qui peuvent parfaitement voyager assis (près des deux tiers).

Il faut encore, comme moyen d'évacuation, considérer le transport par routes au moyen de voitures régulières du service de santé, et le plus souvent au moyen de voitures de réquisition convenablement emménagées.

Éventuellement la direction des étapes organise des convois d'évacuation par eau :

Transports-hôpitaux de la Marine de l'Etat ; navires de commerce (paquebots affrétés), bateaux à vapeur, remorqueurs, bateaux plats à halage.

La répartition des malades et blessés est faite aux hôpitaux d'évacuation d'après un plan d'ensemble établi par le Ministère, et non plus aux stations de répartition, comme le prescrivait le règlement du 25 août 1884.

Le commissaire militaire de la station tête d'étapes de guerre reçoit chaque jour des directions de service de santé des régions territoriales affectées à l'hospitalisation des malades et blessés de l'armée, dont il assure les évacuations, l'avis du nombre des places disponibles dans l'ensemble des établissements de ces régions. D'après ces indications et les instructions données par la commission du réseau ou du chemin de fer de campagne dont elle relève, la commission de gare, après concert avec le médecin chef de l'hôpital d'évacuation, fixe la composition et l'heure de départ des trains d'évacuation. Elle désigne la gare, *point de répartition* sur laquelle chacun de ces trains sera dirigé ; ils sont reçus à l'arrivée par le *directeur du service de santé* ou son délégué qui fixe immédiatement la répartition dans les divers hôpitaux, hospices ou établissements, en évitant de changer la composition des wagons et autant que possible sans transbordement.

Les approvisionnements du matériel de campagne, des échelons de l'avant et ceux de l'arrière sont groupés par unités et sous-unités collectives, dont le nombre et la composition sont fixés par des tableaux indicatifs ; le matériel de remplacement est constitué par des réserves de ces unités à l'ambulance du quartier général et à l'hôpital d'évacuation, de même qu'à la station-magasin de chaque armée.

Voici les procédés employés pour réapprovisionner :

Les stations-magasins enverront à l'hôpital d'évacuation une réserve d'unités et de sous-unités collectives.

L'hôpital d'évacuation réapprovisionnera les ambulances et les hôpitaux de campagne.

Enfin l'ambulance du quartier général comprendra une réserve de sous-unités collectives destinées aux corps de troupes du corps d'armée.

La comptabilité du matériel ne se fera plus comme autrefois par unités détaillées ; elle comprendra des unités et des sous-unités collectives.

Les unités sont un ensemble de sous-unités collectives, comme, par exemple, une voiture de chirurgie, une voiture médicale, régimentaire.

Les sous-unités collectives sont des collections, notamment des paniers, contenant une certaine quantité d'objets divers destinés aux mêmes besoins.

Afin de faciliter le travail et le service du réapprovisionnement, on a spécialisé les paniers. Ainsi, par exemple, chaque voiture a une collection d'un certain nombre de paniers portant les numéros 1, 2, 3, 4, etc...

Le panier n° 1 renferme tout ce qui est nécessaire à la pratique des opérations (instruments, appareils de lavage, substances antiseptiques).

Dans le panier n° 2 sont les médicaments.

Le panier n° 3 est garni des objets utilisés dans un pansement simple.

Le panier n° 4 contient les pansements pour plaies, fractures.

Si l'on a besoin, après une bataille meurtrière, d'objets de pansement, on demande à l'hôpital un certain nombre de paniers n°s 3 et 4, qui arrivent complets et sont échangés contre un même nombre de paniers vides ou incomplets, lesquels sont envoyés à la station-magasin pour y être remplis à nouveau.

De tous les registres et états nécessaires au Service de Santé en campagne, nous ne retiendrons que le registre médical (mod. n° 5, art. 21 du règlement), qui peut ultérieurement tenir lieu de certificat d'origine, quand on n'aura pas pu les établir le jour même, ce qui est cependant réglementaire.

Nous n'entrerons pas dans le détail de tout le matériel des différentes formations sanitaires ; cette énumération serait aussi fastidieuse qu'inutile, et serait un peu en dehors du cadre que nous nous sommes tracé. Les manœuvres du service de santé auxquelles ont été conviés depuis plusieurs années un certain nombre de nos collègues, ont montré ces diverses formations en pleine activité ; il est à désirer que ces opérations deviennent de plus en plus fréquentes, pour qu'un plus grand nombre d'entre nous puisse se familiariser avec ce fonctionnement dont, on le comprendra, nous n'avons pu donner ici qu'une légère esquisse.

ART. 5. — *Sociétés de secours aux blessés.*

Nous avons l'occasion de parler ici des Sociétés d'assistance de secours aux blessés et malades de l'armée de terre et de mer, qui, nous l'avons vu plus haut, sont chargées d'organiser des hôpitaux auxiliaires. Sans vouloir faire l'historique de ces Sociétés, disons que la plus ancienne est la Société de secours aux blessés militaires dites « Croix Rouge », qui, jusqu'en octobre 1892, jouissait d'une sorte de prééminence sur ses deux émules, nous ne dirons pas rivales, l'Union des Femmes de France et l'Association des Dames françaises. Le décret du 23 octobre 1892 les place toutes trois sous l'autorité du commandement et du Directeur du Service de Santé.

Leur rôle consiste à créer dans les places de guerre, villes ouvertes et autres localités désignées par le Ministre, sur la proposition du Directeur du Service de Santé, des hôpitaux auxiliaires, à prêter leur concours au Service de l'arrière en ce qui concerne les hôpitaux auxiliaires de campagne de ce Service.

En outre, la Société française de secours aux blessés reste chargée du service des infirmeries de gare (1).

Elles ne peuvent employer que des Français ayant satisfait aux obligations de la loi sur le recrutement ou l'inscription maritime, à l'exception d'hommes des services auxiliaires de l'armée territoriale ou de la réserve dûment autorisés *dès le temps de paix.* La nomination du personnel médical, qui devra être pris dans les mêmes conditions, sera agréée par le Ministre.

Chaque Société est représentée auprès du Ministre de la guerre par un délégué ; un médecin militaire représente auprès d'elle le Ministre. Ces deux commissaires sont chargés d'étudier en commun toutes les questions intéressant la préparation au Service de guerre ; toutes facilités leur sont données à cet effet.

____

(1) C'est le seul privilège qu'elle ait sur les autres.

Dans chaque région de corps d'armée, chaque Société est représentée par un délégué régional agréé par le Ministre de la guerre et accrédité par lui auprès du général commandant du corps d'armée et du Directeur du Service de Santé. Dans les 10ᵉ, 11ᵉ, 15ᵉ et 18ᵉ corps d'armée, les délégués régionaux sont également accrédités auprès des préfets maritimes et des directeurs de Service de Santé de la Marine. Le délégué régional transmet ses propositions au Directeur du Service de Santé, qui les transmet par la voie hiérarchique au Ministre compétent ; il lui fournit de même, au 1ᵉʳ janvier et au 1ᵉʳ juillet de chaque année, un état de ses ressources en personnel et matériel, état qui sert de base au rapport semestriel que doit fournir le directeur le 1ᵉʳ février et le 1ᵉʳ août.

Une Commission supérieure présidée par le Directeur du Service de Santé au Ministère de la guerre est instituée à Paris ; la Marine y est représentée ; elle donne son avis sur toutes les questions soumises par le Ministre de la guerre ou par les Sociétés.

Le personnel, qui peut porter un uniforme déterminé par le Ministre de la guerre ou tout au moins un insigne distinctif, est autorisé à porter le brassard de neutralité institué par l'art. 7 de la Convention de Genève ; des mesures sont prises à cet effet.

En temps de guerre, l'ouverture et la fermeture des établissements hospitaliers sont autorisées par le commandement.

Les Sociétés doivent se procurer elles-mêmes leur matériel ; exceptionnellement la Guerre peut leur en prêter ; il en est de même des vivres et médicaments.

Les catégories de malades et blessés à admettre dans leurs établissements sont déterminées par l'autorité militaire.

Le mode de traitement, le régime alimentaire, le fonctionnement du service intérieur doivent se rapprocher le plus possible du règlement sur le Service de Santé militaire.

Dans les ports de guerre, le Directeur du Service de Santé de la Marine a, sous l'autorité du Préfet maritime, en tout ce qui concerne le service maritime, les droits et les devoirs d'un Directeur du Service de Santé de l'armée, à l'égard des Sociétés d'assistance et du Ministère (1).

ART. 6. — *Convention de Genève.*

C'est ici l'occasion de parler de la Convention de Genève, en ce qui concerne l'armée de terre ; nous ne pouvons mieux faire que de la reproduire en entier :

Convention du 22 août 1864 pour l'amélioration du sort des militaires blessés dans les armées en campagne :

---

(1) Une dépêche du 10 juin 1893 établit que les Directeurs de Service de Santé des ports ne devront s'occuper dans leurs rapports que des ressources locales dont peuront disposer, en cas de mobilisation, les différentes Sociétés. Elle commente quelques articles du décret surtout au point de vue du recrutement.

Art. 1er. — Les ambulances et les hôpitaux militaires sont reconnus neutres et, comme tels, protégés et respectés par les belligérants, aussi longtemps qu'il s'y trouvera des malades et des blessés.

La neutralité cesserait si ces ambulances ou ces hôpitaux étaient gardés par une force militaire.

Article additionnel 3 du 20 octobre 1868 (1). — Dans les conditions prévues par les articles 1 et 4 de la Convention, la dénomination d'ambulance s'applique aux hôpitaux de campagne et autres établissements temporaires qui suivent les troupes sur le champ de bataille pour y recevoir des malades ou des blessés.

Art. 2. — Le personnel des hôpitaux et des ambulances, comprenant l'intendance, les Services de Santé, d'administration, de transport des blessés, ainsi que les aumôniers, participera au bénéfice de la neutralité, tant qu'il fonctionnera et qu'il restera des blessés à relever ou à secourir.

Art. 3. — Les personnes désignées dans l'article précédent pourront, même après l'occupation par l'ennemi, continuer à remplir leurs fonctions dans l'ambulance ou l'hôpital qu'elles desservent, ou se retirer, pour rejoindre le corps auquel elles appartiennent. Dans ces circonstances, lorsque ces personnes cesseront leurs fonctions, elles seront remises aux avant-postes ennemis par les soins de l'armée occupante.

Article additionnel 1. — Le personnel désigné dans l'art. 2 de la Convention continuera, après l'occupation par l'ennemi, à donner, dans la mesure des besoins, ses soins aux malades et blessés de l'ambulance ou de l'hôpital qu'il dessert.

Lorsqu'il demandera à se retirer, le commandant des troupes occupantes fixera le moment de ce départ, qu'il ne pourra toutefois différer que pour une courte durée, en cas de nécessité militaire.

Article additionnel 2. — Des dispositions devront être prises par les Puissances belligérantes pour assurer au personnel neutralisé, tombé entre les mains de l'armée ennemie, la jouissance intégrale de son traitement.

Art. 4. — Le matériel des hôpitaux militaires demeurant soumis aux lois de la guerre, les personnes attachées à ces hôpitaux ne pourront, en se retirant, emporter que les objets qui sont leur propriété particulière. Dans les mêmes circonstances, au contraire, l'ambulance conservera son matériel.

Art. 5. — Les habitants du pays qui porteront secours aux blessés seront respectés et demeureront libres. Les généraux des Puissances belligérantes auront pour mission de prévenir les habitants de l'appel fait à leur humanité, et de la neutralité qui en sera la conséquence.

Tout blessé recueilli et soigné dans une maison y servira de sauvegarde. L'habitant qui aura recueilli des blessés sera dispensé du

---

logement des troupes, ainsi que d'une partie des contributions de guerre qui seraient imposées.

Article additionnel 4. — Conformément à l'esprit de l'article 5 de la Convention et aux réserves mentionnées au protocole de 1864, il est expliqué que, pour la répartition des charges relatives au logement des troupes, il ne sera tenu compte que dans la mesure de l'équité, du zèle charitable déployé par les habitants.

Art. 6. — Les militaires blessés ou malades seront recueillis et soignés, à quelque nation qu'ils appartiennent.

Les commandants en chef auront la faculté de remettre immédiatement aux avant-postes ennemis les militaires blessés pendant le combat, lorsque les circonstances le permettront et du consentement des deux parties. Seront renvoyés dans leur pays ceux qui, après guérison, seraient reconnus incapables de servir.

Les autres pourront être également renvoyés, à la condition de ne pas reprendre les armes pendant toute la durée de la guerre.

Les évacuations avec le personnel qui les dirige seront couvertes par une neutralité absolue.

Article additionnel 5. — Par extension de l'article 5 de la Convention, il est stipulé que, sous la réserve des officiers dont la possession importerait au sort des armes, et dans les limites fixées par le 2e paragraphe de cet article, les blessés tombés entre les mains de l'ennemi, lors même qu'ils ne seraient pas reconnus incapables de servir, devront être renvoyés dans leur pays après guérison, au plus tôt si faire se peut, à la condition de ne pas prendre des armes pendant la durée de la guerre.

Art. 7. — Un drapeau distinctif et uniforme sera adopté pour les hôpitaux, les ambulances et les évacuations. Il devra être en toutes circonstances accompagné du pavillon national.

Un brassard sera également admis pour le personnel neutralisé ; mais la délivrance en sera laissée à l'autorité militaire.

Le drapeau et le brassard (1) porteront : croix rouge sur fond blanc.

Voici ce que dit le décret du 31 octobre 1892 au sujet des brassards de neutralité.

Les brancardiers régimentaires portent un brassard spécial ne conférant pas la neutralité :

Les brassards de neutralité font partie du matériel du Service de Santé ; ils sont estampillés, dès le temps de paix, du cachet du Ministère de la guerre et revêtus d'un chiffre romain indiquant la région et d'un numéro d'ordre qui sont reproduits sur le livret individuel. Ils sont délivrés par les médecins chefs de service au personnel sous leurs ordres.

Les brancardiers militaires, n'étant pas couverts par la Convention de Genève, doivent recevoir de leurs compagnies leurs brassards spéciaux, croix de Malte en drap blanc renversée et reposant sur deux de ses branches fond bleu.

---

(1) En vertu de la circ. minist. du 30 juillet 1890, les médecins doivent se procurer à leurs frais leur brassard.

Articles concernant la Marine (1). — Les embarcations qui, à leurs risques et périls, pendant et après le combat, recueillent ou qui, ayant recueilli des naufragés ou des blessés, les portent à bord d'un navire soit neutre, soit hospitalier, jouiront, jusqu'à l'accomplissement de leur mission, de la part de neutralité que les circonstances du combat et la situation des navires en conflit permettront de leur appliquer.

L'appréciation de ces circonstances est confiée à l'humanité de tous les combattants.

Les naufragés et les blessés ainsi recueillis et sauvés ne pourront servir pendant la durée de la guerre.

Le personnel religieux, médical et hospitalier de tout bâtiment capturé est déclaré neutre.

Il emporte, en quittant le navire, les objets et les instruments de chirurgie qui sont sa propriété particulière.

Le personnel désigné dans l'article précédent doit continuer à remplir ses fonctions sur le bâtiment capturé, concourir aux évacuations de blessés faites par le vainqueur, puis il doit être libre de rejoindre son pays, conformément au second paragraphe du premier article additionnel ci-dessus.

Les stipulations du deuxième article additionnel ci-dessus sont applicables au traitement de ce personnel.

Les bâtiments-hôpitaux militaires restent soumis aux lois de la guerre, en ce qui concerne leur matériel ; ils deviennent la propriété du capteur ; mais celui-ci ne pourra les détourner de leur affectation spéciale pendant la durée de la guerre. Tout bâtiment de commerce, à quelque nation qu'il appartienne, chargé exclusivement de blessés ou de malades dont il opère l'évacuation, est couvert par la neutralité ; mais le seul fait de la visite, notifié sur le journal du bord par un croiseur ennemi, rend les blessés et les malades incapables de servir pendant la durée de la guerre. Le croiseur (ennemi) aura le même droit de mettre à bord un commissaire pour accompagner le convoi et vérifier ainsi la bonne foi de l'opération.

Si le bâtiment de commerce contenait en outre un chargement, la neutralité couvrirait encore, pourvu que ce chargement ne fût pas de nature à être confisqué par le belligérant.

Les belligérants conservent le droit d'interdire aux bâtiments neutralisés toute communication et toute direction qu'ils jugeraient nuisibles au secret de leurs opérations.

Dans les cas urgents, des conventions particulières pourront être faites entre les commandants en chef pour neutraliser momentanément, d'une manière spéciale, les navires destinés à l'évacuation des blessés et des malades.

Les marins et les militaires embarqués, blessés ou malades, à quelque nation qu'ils appartiennent, seront protégés et soignés par les capteurs.

Leur rapatriement est soumis aux prescriptions de l'article 6 de la Convention et de l'article 5 additionnel.

____

(1) Nous n'avons pas cru devoir séparer les   es de la Convention qui regardent la Marine.

Le drapeau distinctif à joindre au pavillon national pour indiquer un navire ou une embarcation quelconque qui réclame le bénéfice de la neutralité, en vertu des principes de cette Convention, est le pavillon blanc à croix rouge.

Les belligérants exercent à cet égard toute vérification qu'ils jugent nécessaire. Les bâtiments-hôpitaux militaires seront distingués par une peinture extérieure blanche avec batterie verte.

Les navires hospitaliers, équipés aux frais des Sociétés de secours reconnues par les gouvernements signataires de cette convention, pourvus de commission émanée du Souverain qui aura donné l'autorisation expresse de leur armement, et d'un document de l'autorité maritime compétente, stipulant qu'ils ont été soumis à son contrôle pendant leur armement et à leur départ final, et qu'ils étaient alors uniquement appropriés au but de leur mission, seront considérés comme neutres, ainsi que tout le personnel.

Ils sont respectés et protégés par les belligérants.

Ils se feront reconnaître en hissant, avec leur pavillon national, le pavillon blanc à croix rouge.

Ces navires porteront secours et assistance aux blessés et aux naufragés des belligérants, sans distinction de nationalité.

Ils ne devront gêner en aucune manière les mouvements des combattants.

Pendant et après le combat, ils agiront à leurs risques et périls.

Les belligérants auront sur eux le droit de contrôle et de visite ; ils pourront refuser leur concours, leur enjoindre de s'éloigner et les détenir, si la gravité des circonstances l'exigeait.

Les blessés et les naufragés recueillis par ces navires ne pourront être réclamés par aucun des combattants, et il leur sera imposé de ne pas servir pendant la durée de la guerre.

Dans les guerres maritimes, toute forte présomption que l'un des belligérants profite du bénéfice de la neutralité dans un autre intérêt que celui des blessés et des malades, permet à l'autre belligérant, jusqu'à preuve du contraire, de suspendre la convention à son égard.

Si cette présomption devient une certitude, la convention peut même lui être dénoncée pour toute la durée de la guerre.

L'application de ces articles additionnels est encore aujourd'hui lettre morte. Des conférences internationales ont été réunies et l'on n'a pu sortir encore de la phase diplomatique. La question, mise au concours par la Société de secours aux blessés de l'Union des Femmes de France, a été traitée magistralement par M. le commandant Houette, qui a obtenu le prix décerné. Tout dernièrement M. le directeur Auffret, qui a assisté au congrès de Rome en 1892, a fait paraître dans la *Revue maritime* un article des plus intéressants, plein d'aperçus nouveaux, et qui, grâce à la valeur technique de l'auteur, fera certainement faire un grand pas en avant à une question si importante pour les guerres futures.

TROISIÈME PARTIE

COMMENT ON EN SORT

COMMENT ON EN SORT

CHAPITRE PREMIER.

DÉMISSION. — RÉSERVE DE L'ARMÉE DE MER.

ART. 1er. — *Démission.*

La démission est l'abandon volontaire du grade par l'officier qui renonce à tous les avantages et prérogatives attachés à la qualité d'officier.

Pour que l'officier perde son grade, il faut que sa démission soit acceptée par le chef de l'Etat ; il reste jusque-là soumis à toutes les règles du service, et il s'exposerait, s'il y manquait, à toutes les peines de discipline.

L'officier qui donne sa démission sans avoir satisfait entièrement à la loi du recrutement qui impose à tous les Français l'obligation du service militaire, doit être repris pour terminer ce temps sous les drapeaux. Nous verrons plus loin qu'il peut obtenir un grade dans la réserve. Un officier qui désire faire accepter la démission de son grade doit en adresser la demande au Ministre par la voie hiérarchique.

Lorsque la démission d'un officier a été acceptée, cet officier ne peut plus être réintégré dans les cadres qu'en passant de nouveau par toutes les conditions exigées pour l'admission dans le corps.

Les départements militaires considèrent comme leur droit de ne pas présenter à l'acceptation du chef de l'Etat les démissions données en cours de campagne ou à la suite d'un ordre de départ, et le Conseil d'Etat a jugé (9 mars 1872, B. O. p. 416), *d'une manière générale* que ce fait ne constitue pas un excès de pouvoir donnant ouverture à un recours par la voie contentieuse. La décision du Ministre aurait ainsi un caractère discrétionnaire. C'est en cela, comme nous l'avons vu dans la première partie, que consiste le lien du breveté officier.

Une circulaire du 9 septembre 1875 disait qu'il ne serait donné suite aux offres de démission des officiers du corps de santé ayant contracté *un engagement décennal*, que trois mois après leur réception, ou au retour en France des démissionnaires, à l'expiration de leur service, pour ceux qui sont employés à la mer ou aux colonies, et après remboursement des frais de thèse ou d'inscriptions dont ils ont pu être dispensés. (D. du 13 mars 1883. B. O. p. 416.)

Maintenant les officiers du corps de santé ne souscrivent plus qu'un engagement de six ans à partir de leur nomination à l'emploi de médecin auxiliaire de 2e classe ; s'il leur est accordé de rompre leur contrat avant ce terme, ils retombent sous le coup de la loi du 15 juillet 1889. Du reste, le pouvoir discrétionnaire du Ministre reste entier ; une circulaire du 8 mai 1891 (B. O. p. 731) applique à la marine un arrêt du Conseil d'Etat rejetant le recours d'un médecin militaire contre la décision par laquelle le Ministre de la guerre avait refusé d'accepter sa démission.

Citons encore à ce sujet une circulaire du 28 déc. 1886 (B. O. p. 963), disant qu'au moment d'un départ une offre de démission ne peut être acceptée qu'après l'accomplissement du service pour lequel l'officier est désigné ; et en 1892, deux dépêches adressées au port de Rochefort pour refuser temporairement les démissions de médecins de 2e classe, par suite de pénurie d'officiers de ce grade, jusqu'à l'époque de la sortie des médecins auxiliaires de l'école de Bordeaux.

Enfin nous avons vu, dans le service à la mer, qu'une dépêche du 12 juin 1889 prescrit de prendre des mesures pour assurer la restitution des caisses d'instruments de chirurgie qui ne sont pas acquises à l'officier par un temps de service suffisant, avant que la démission puisse être acceptée.

Art. 2. — *Réserve de l'armée de mer.*

La démission ne comporte pas nécessairement l'obtention dans la réserve du grade dont on s'est démis (Avis du Conseil d'Etat, 12 janvier 1876 ; 2e sem. 1877, B. O. p. 155) ; le grade est toutefois généralement conservé.

Les officiers de réserve de l'armée de mer sont régis par les décrets des 30 juillet 1883 (B. O. 1re sem. 1884, p. 692) et 8 mars 1884 (B. O. p. 705), ainsi que par les arrêtés des 1er et 2 avril 1884 (B. O. p. 707 et 710), pour ceux qui n'appartiennent pas aux corps de troupes, les seuls dont nous devons nous occuper.

Ils sont recrutés exclusivement parmi les officiers démissionnaires ou retraités et servent dans les corps auxquels ils appartenaient pendant leur activité.

Ils sont rayés des cadres :

1° Lorsqu'ils sont appelés à passer dans l'armée territoriale (1) ;

(1) La période de 10 ans qui précède le passage dans l'armée territoriale et celle de

2° Lorsqu'ils ont accompli la totalité du temps de service exigé par la loi sur le recrutement ;

3° Lorsqu'ils ont terminé la période quinquennale prévue pour les officiers retraités par la loi du 5 août 1879 (1).

4° Lorsqu'ils ont atteint la limite d'âge fixée par la loi du 13 mars 1875 (65 ans pour les officiers supérieurs, 60 ans pour officiers inférieurs), sauf dans le cas où ils n'ont pas terminé la période quinquennale dont il est parlé plus haut.

Dans les trois premiers cas, les officiers de réserve peuvent être maintenus dans les cadres, sur leur demande, et en vertu d'une autorisation du Ministre.

Ils sont rattachés aux divers ports militaires ; mais, en dehors des périodes d'activité, ils relèvent de l'autorité maritime de la circonscription de réserve dans laquelle ils ont leur domicile. Exceptionnellement ceux qui résident dans les départements de la Seine, de Seine-et-Oise et de Seine-et-Marne relèvent de l'autorité du directeur du personnel au ministère de la marine.

En cas de mobilisation, et dès qu'elle est annoncée par des affiches, les officiers de réserve rejoignent sans délai *leur port d'attache* ; la commission ou lettre de service qui leur est remise lors de leur nomination indique d'ailleurs ce qu'ils ont à faire en pareille circonstance ; elle contient aussi des bons de chemin de fer assurant la gratuité sur les voies ferrées.

Ils doivent toujours correspondre officiellement par l'intermédiaire de l'autorité maritime de laquelle ils relèvent.

L'officier de réserve qui est nommé soit à un emploi diplomatique ou consulaire, soit aux fonctions de préfet, sous-préfet, conseiller de préfecture, secrétaire général ou commissaire de police, qui est attaché aux différentes compagnies de chemin de fer (2), qui est autorisé par le Ministre à servir sur les paquebots ou navires de commerce, qui occupe un emploi du service colonial ou qui est appelé aux fonctions de trésorier des invalides de la marine, doit en informer l'autorité maritime, afin que le Ministre puisse prononcer sa mise *hors cadres*. Faute par lui de remplir cette formalité, il ne sera pas admis, au moment d'une mobilisation, à réclamer le bénéfice de la situation d'officier hors cadres, et il devra marcher comme s'il était disponible.

Toute autre fonction civile, quelle qu'elle soit, ne peut dispenser

---

25 ans qui marque la totalité du service militaire (loi du 15 juillet 1889) ont pour point de départ, lorsqu'il s'agit d'officiers du corps de Santé, la date de leur admission à l'école du Service de Santé de la Marine à Bordeaux.

Pour ceux dont la situation militaire est réglée par les lois antérieures à celle du 15 juillet 1889, le point de départ de leur lien au service est déterminé conformément à ces lois et nécessite pour chaque cas particulier un examen spécial.

(1) Art. 12 de la loi du 5 août 1879.

(2) Une circulaire du 31 juillet 1891 (B. O. p. 121) fait remarquer que cette disposition n'est applicable qu'au personnel technique ou à celui de l'administration centrale des chemins de fer, et non aux officiers de réserve (corps de santé, par exemple), qui ne peuvent justifier d'un emploi technique au point de vue de l'exploitation des chemins de fer.

le titulaire des obligations militaires qui incombent aux officiers de réserve.

L'officier de réserve peut encore être placé hors cadres pour raisons de santé : dans ce cas, il adresse à l'autorité maritime une demande écrite, à laquelle est joint un certificat médical légalisé ; si l'officier est hors d'état de se déplacer, le certificat doit le constater. L'autorité locale instruit la demande, et le Ministre statue.

Les officiers de réserve hors cadres sont dispensés de tout service, même en cas de mobilisation, ainsi que des inspections générales annuelles. Ils s'habillent et s'équipent à leurs frais ; leur uniforme est celui des officiers de leur grade du cadre d'activité. Lorsqu'ils revêtent l'uniforme, ils doivent être en tenue régulière. Ils se présentent en tenue lorsqu'ils sont convoqués par l'autorité maritime, soit pour une réunion de service, soit pour assister à des cérémonies officielles (1).

En dehors des cas visés ci-dessus, les officiers de réserve peuvent porter l'uniforme en public :

1° Dans toutes les cérémonies officielles ;

2° Dans les réunions ou fêtes (dîners, bals, soirées) ayant lieu chez des fonctionnaires de l'Etat, lorsqu'ils sont *invités à titre officiel* ;

3° Dans l'accomplissement de tous les actes qui se rattachent directement à leur situation d'officier, tels qu'assistance à un mariage militaire, un *convoi militaire*, etc.

Dans toutes les autres circonstances, les officiers de réserve ne pourront paraître publiquement en uniforme qu'après en avoir obtenu l'autorisation de l'autorité maritime.

L'uniforme militaire ne doit être porté en pays étranger qu'avec l'autorisation expresse du Ministre de la marine, sollicitée par la voie hiérarchique.

Tout officier de réserve qui, pour assister à une cérémonie publique, ou dans toute autre circonstance, aura revêtu l'uniforme, sera considéré comme faisant un service actif, et soumis aux mêmes règles de discipline et aux mêmes juridictions que s'il était en activité de service.

Il est formellement interdit aux officiers de réserve d'assister *en tenue* à aucune manifestation ou réunion publique ou privée ayant un caractère public ou électoral, ou dont l'accès serait défendu aux officiers de l'armée active. Il est également interdit aux officiers de réserve de revêtir l'uniforme dans l'exercice de toute fonction ne se rattachant pas directement à leurs attributions militaires, ainsi que dans l'accomplissement de toute profession industrielle, commerciale, financière, libérale ou manuelle.

Une inspection générale des officiers de réserve est passée dans le dernier trimestre de chaque année par un capitaine de vaisseau.

______

(1) Dans toutes les circonstances motivées par un intérêt de service, inspections, exercices, mobilisations, les officiers retraités depuis moins de cinq ans porteront la petite tenue des officiers du cadre actif de leur corps (redingote *sans épaulettes ni pattes*, casquette avec ou sans armes). (Dép. minist. du 2 mai 1890.)

Cette inspection a lieu au Ministère de la Marine pour les officiers domiciliés dans les départements de la Seine, de Seine-et-Oise et de Seine-et-Marne ; à l'état-major de l'arrondissement maritime, pour ceux qui résident dans un département où se trouve une préfecture maritime ; à la préfecture du chef-lieu du département dans tous les autres cas. Les officiers de réserve sont convoqués au moins quinze jours à l'avance pour cette inspection. Ils s'y présentent en petite tenue et sans armes. Une feuille de route leur est adressée pour se rendre au lieu de la convocation (1).

Ceux qui, pour des raisons de santé, ne peuvent se rendre à la convocation, en préviennent l'autorité maritime, en joignant à leur communication un certificat médical légalisé constatant l'impossibilité dans laquelle ils se trouvent de se déplacer, et indiquant la durée probable de leur maladie.

Les officiers de réserve absents de leur domicile à l'époque de l'inspection générale annuelle, ou qui n'ont pu se déplacer pour raisons de santé, sont tenus, au retour ou dès leur rétablissement, d'informer l'autorité maritime qu'ils sont en mesure d'être inspectés. La même obligation est imposée, lors de son retour en France, à l'officier de réserve qui s'est absenté pour aller à l'étranger, après avoir obtenu du Ministre une dispense spéciale d'assister à l'inspection générale annuelle.

Les déplacements motivés par l'inspection générale annuelle donnent droit à des frais de route et de séjour, qui sont payés sur la présentation de la feuille de route revêtue du visa de l'officier inspecteur. A cet effet, les ayants droit doivent, à leur retour dans leurs foyers, adresser leur feuille de route au Ministère de la Marine, sous le timbre du bureau de la solde, qui est chargé de liquider leur créance. Les officiers inspectés dans les ports militaires sont payés directement des indemnités réglementaires par les soins de l'administration maritime du port.

L'officier de réserve doit, en changeant de résidence, en faire la déclaration à la mairie du départ et à celle de l'arrivée, verbalement ou par écrit.

Il prévient en outre le commandant de la gendarmerie du lieu où il vient de s'établir.

Lorsque, sans changer de résidence, il s'absente pour plus de deux mois, il est tenu d'accomplir les mêmes formalités à la mairie et à la gendarmerie de son domicile. La gendarmerie lui délivre un récépissé de sa déclaration.

Tout changement de résidence ou toute absence devant durer plus de deux mois est immédiatement signalé par l'intéressé à l'autorité maritime.

Les officiers en retraite ne sont pas astreints à faire ces déclarations, mais de même que les officiers de réserve, ils doivent signaler leurs déplacements et leurs changements d'adresse à l'autorité mari-

____

(1) Ils doivent donc bien se garder de détacher un des bons de chemin de fer de leur lettre de nomination, lesquels ne doivent servir qu'en cas de mobilisation effective.

time de laquelle ils relèvent en temps de paix (art. 2 du règlement du 2 avril 1884) ; celle-ci en rend compte au Ministre.

L'officier de réserve peut, sans autorisation préalable du Ministre de la Marine, s'absenter pour se rendre à l'étranger Il signale son départ et son retour à l'autorité maritime. A l'étranger, il avise les autorités consulaires de ses changements de résidence et de ses déplacements pour voyager.

Les officiers de réserve qui n'ont pas fait les déclarations ci-dessus sont considérés comme n'ayant pas changé de domicile ou de résidence. Dans aucun cas, ils ne peuvent invoquer leur absence pour justifier de n'avoir pas obéi aux ordres de l'autorité maritime.

En temps de paix, des dispenses de se rendre aux inspections peuvent être accordées par le Ministre de la Marine aux officiers fixés ou voyageant à l'étranger, lorsqu'ils ont fait les déclarations exigées

Les demandes de dispenses sont faites avant le départ ou transmises par les autorités consulaires à l'autorité maritime dont relèvent les intéressés. Ces dispenses sont accordées pour un temps déterminé ; elles peuvent être renouvelées Les officiers de réserve sont passibles, lorsqu'ils sont dans leurs foyers, de punitions disciplinaires pour toutes infractions aux obligations militaires qui ne constituent ni crime ni délit, et notamment celles ayant trait aux déclarations concernant les changements de domicile et les absences. Ces punitions sont : 1° la réprimande ; 2° le blâme avec inscription au calepin de notes ; 3° la prison pour une durée de un à trente jours ; 4° la suspension pour trois mois au moins et un an au plus. Un arrêté du 9 février 1894 règle les conditions dans lesquelles ils peuvent publier leurs ouvrages (1).

L'officier suspendu ne peut porter l'uniforme ni prendre part à aucune réunion ; en cas d'inspection générale, il se présente en tenue bourgeoise.

Après une année de suspension l'officier est envoyé devant un conseil d'enquête ; il peut être révoqué sur avis conforme de ce conseil.

La révocation est prononcée contre tout officier de réserve déclaré en état de faillite ou qui, possédant une charge d'officier ministériel, est destitué par jugement ou révoqué par mesure disciplinaire.

La révocation peut encore être prononcée sur l'avis conforme d'un conseil d'enquête pour faute contre l'honneur, pour fautes graves dans le service ou contre la discipline (2), pour inconduite habituelle, pour révocation d'un emploi civil, pour condamnation à une peine correctionnelle, pour divulgation, dans des conditions

---

(1) Toute latitude, s'il ne s'agit pas de publications ne touchant pas à l'art militaire ou naval (V. B. O. 1er sem. 894) p. 74.

(2) Et contre tout officier qui, ayant été suspendu de son emploi pendant un an pour avoir manqué aux prescriptions de l'art. 55 de la loi du 15 juillet 1889, n'a pas, à l'expiration de cette peine disciplinaire, fait connaître officiellement sa résidence ou a commis une nouvelle infraction à ces dispositions (D. du 28 juin 1890).

nuisibles aux intérêts de la Marine ou de l'Armée, de renseignements militaires, etc.

Peuvent être rayés des cadres les officiers de réserve atteints d'infirmités incurables et ceux qui sont placés hors cadres pour raisons de santé depuis trois ans.

Toute offre de démission doit être rédigée dans les termes suivants :

Je soussigné............. offre ma démission du grade de.......... qui m'a été conféré dans le cadre des officiers de réserve.

Je déclare, en conséquence, renoncer volontairement et d'une manière absolue aux prérogatives attachées à ce grade, et me fixer à............ ... département de............

(Date et signature.)

Les officiers de réserve ont le droit de contracter mariage sans autorisation ministérielle. Ils doivent cependant en informer l'autorité maritime.

Voici quelques commentaires des lois fondamentales :

En vertu de l'art. 39 de la loi du 13 *mars* 1875, pour être nommé officier de réserve, on doit posséder l'aptitude physique et les qualités morales nécessaires ; la formule de demande d'emploi dans la réserve que l'on trouve à la page 721 du 1er sem. du B. O. de 1884 exige, outre les renseignements à fournir sur les services antérieurs, la conduite, la moralité, etc., une appréciation de l'aptitude physique et d'un certificat médical légalisé. A ce sujet, une dépêche du 23 mars 1887 rappelle que tous les certificats établis par les médecins de la Marine doivent être légalisés par le Directeur du Service de Santé, et non par le maire de la commune, comme l'avait fait un postulant du port de Rochefort.

Le décret du 30 juillet 1883 dit, à l'article 4, qu'aucun ancien officier de l'armée de mer, faisant partie de l'armée territoriale, ne peut être nommé officier de réserve de l'armée de mer sans le consentement du Ministre de la Guerre.

L'article 5 dit que nul officier de réserve de l'armée de mer ne peut recevoir *d'avancement en temps de paix* qu'à la *condition d'être plus ancien que tous les officiers de son grade du cadre d'activité* et d'avoir accompli dans le service actif les conditions exigées pour les officiers de ce cadre.

L'art. 7 établit les droits au commandement : à grade égal, les officiers, fonctionnaires et agents du cadre actif de l'armée de mer ont le commandement sur les officiers de réserve. Toutefois ces derniers conservent le droit au commandement que leur conférait leur ancienneté au moment où ils ont quitté le service actif. Cet article doit être ainsi interprété : à égalité de grade, le droit au commandement appartient à l'officier qui réunit le plus de temps de grade dans le cadre d'activité ; à égalité de grade et d'ancienneté de grade, le droit au commandement appartient à l'officier du cadre d'activité, c'est-à-dire que l'on prendra *comme base comparative du droit au commandement*, le temps d'ancienneté de grade des officiers du cadre actif et celui que comptaient les officiers de réserve le jour de leur radiation des contrôles de l'activité pour cause de démission ou de retraite.

Le décret du 8 mars 1884 (B. O. p. 705), qui traite du grade, de la situation de l'officier, et dont nous avons résumé les principaux articles, dit à l'article 14 qu'en cas de mobilisation, tout officier suspendu pour moins d'un an est réintégré dans son emploi ; celui qui est suspendu pour un an est dans le même cas envoyé devant un conseil d'enquête ; il peut être réintégré ou révoqué, sur un avis conforme du conseil.

L'article 16 dit que le conseil d'enquête est composé et fonctionne comme les conseils d'enquête du cadre d'activité (D. du 3 janvier 1884, B. O. p. 146).

Les questions auxquelles doit répondre le conseil d'enquête sont énumérées à l'article 18.

L'arrêté du 2 avril 1884, édicté en exécution des décrets précités (B. O. p. 710), désigne les autorités dont relèvent les officiers de réserve, traite de l'admission dans les cadres.

L'art. 5 dit que les officiers généraux et assimilés adressent directement leur demande au Ministre.

L'article 6 dit que les officiers du cadre d'activité qui offrent la démission de leur grade doivent déclarer en même temps s'ils désirent ou non être nommés officiers de réserve. Dans le cas de l'affirmative, ils indiquent dans l'ordre de préférence les ports auxquels ils désirent être attachés.

L'art. 7 dit que les officiers retraités depuis moins de cinq ans qui sont à la disposition du Ministre, par application de la loi du 5 août 1879, peuvent être nommés officiers de réserve sur leur demande ou d'office.

L'art. 9 dit qu'un mois avant l'époque du passage légal dans l'armée territoriale et de la cessation de toute obligation militaire, l'officier de réserve est mis en demeure de faire connaître par une déclaration écrite s'il désire ou non être maintenu dans la réserve de l'armée de mer.

Semblable déclaration doit être faite par l'officier de réserve à l'expiration de la période de cinq années prévue par l'art. 12 de la loi du 5 août 1879, sur les pensions de retraite, à moins qu'il n'ait atteint la limite d'âge fixée par l'art. 3 du décret du 8 mars 1884.

L'article 11 dit que l'officier de réserve qui désire être placé hors cadres comme étant incapable, pendant six mois au moins, pour raisons de santé, de remplir ses fonctions militaires, adresse à l'autorité maritime dont il relève une demande écrite accompagnée d'un certificat médical légalisé.

S'il y a lieu, ce certificat constate l'impossibilité dans laquelle se trouve l'officier de se déplacer pour être visité par les médecins de la Marine. Cette demande est immédiatement soumise, suivant le cas, au Conseil supérieur de Santé de la Marine ou au Conseil de Santé du port chef-lieu de la circonscription de réserve maritime dans laquelle l'officier de réserve a son domicile.

Le Conseil de Santé fait connaître son avis, après avoir examiné l'officier, s'il lui est présenté.

Dans le cas où l'officier est hors d'état de se déplacer, le Conseil peut déléguer un officier du corps de santé pour procéder, s'il est jugé nécessaire, à un supplément d'informations à domicile.

Lorsque l'instruction réglementaire est terminée, la demande de mise hors cadre est transmise au Ministre avec les pièces à l'appui.

Le Ministre statue après avoir pris l'avis du Conseil supérieur de Santé de la Marine.

L'art. 12 dit que, l'expiration de la période fixée, l'officier de réserve placé hors cadres, pour raisons de Santé, est soumis de nouveau à l'examen du Conseil de Santé compétent ou de son délégué, en vue :

1° De son maintien hors cadres, sans que cette position puisse se prolonger au delà d'une durée totale de trois années ;

2° De sa radiation des cadres, s'il est reconnu atteint d'infirmités incurables ou si la période triennale ci-dessus mentionnée étant près d'expirer, il est reconnu incapable de remplir des fonctions militaires.

A cet effet, l'autorité maritime le prévient un mois à l'avance et l'invite à faire connaître s'il peut ou non se rendre soit à Paris, soit dans le port dont il relève, pour y être visité par les médecins de la marine.

L'art. 20 dit que l'inspecteur consigne son appréciation et ses observations sur un bulletin individuel de notes ; il prend connaissance de toutes les réclamations et fournit les explications qui peuvent lui être demandées au sujet de l'application des décrets et règlements les concernant.

Quelques dépêches et circulaires compléteront l'étude de la réserve de l'armée de mer.

Une circulaire du 9 octobre 1894 (B. O. p. 498) dit que les officiers et assimilés des différents corps de la Marine démissionnaires avant l'époque de leur passage dans l'armée territoriale et qui n'obtiennent pas un emploi dans la réserve de l'armée de mer, restent à la disposition du département de la marine jusqu'au jour de leur passage dans l'armée territoriale. Lorsqu'au moment de leur démission ils n'ont pas encore accompli trois années de service actif, ils doivent être maintenus sous les drapeaux, soit comme matelots, soit comme hommes de troupe, jusqu'à l'expiration de cette période. Lorsqu'au contraire les intéressés ont terminé ces trois années de service, ils sont placés dans la réserve de l'armée de mer et suivent le sort de la classe à laquelle ils appartiennent par leur âge ou avec laquelle ils marchent d'après leurs services. En cas d'appel pour exercices ou mobilisation, ils servent en qualité de matelots ou soldats, suivant le cas.

Deux dépêches de 1892 sont spéciales aux inspections générales des officiers de réserve du corps de Santé.

Une dépêche du 3 novembre 1892 prescrit de désigner un officier supérieur du corps de Santé pour remplir le rôle prévu aux instructions pour l'inspection générale des officiers du corps de Santé de réserve pour 1892, c'est-à-dire faire une conférence dans les ports militaires aux officiers de réserve convoqués (1).

Une dépêche du 19 novembre 1892 établit expressément que l'officier supérieur désigné n'accompagnera pas le capitaine de vaisseau inspecteur dans les autres centres d'inspection.

L'arrêté ministériel du 1er avril 1884 dit que les officiers de réserve encore astreints, à raison de leur âge, aux obligations de la loi de recrutement, pourront servir à la mer; mais ils ne seront embarqués qu'à défaut d'officiers disponibles du cadre d'activité, et l'on évitera de les placer ailleurs que sur des bâtiments stationnaires ou faisant le service du littoral. Quant aux autres, ils ne seront jamais employés à la mer que sur un ordre motivé du Ministre.

L'Annuaire donne la liste des officiers de réserve du corps de Santé, en indiquant le temps passé dans le dernier grade d'activité pour établir les droits au commandement.

CHAPITRE II.

RETRAITE.

La retraite est la position définitive de l'officier rendu à la vie civile avec jouissance d'une pension, terme de sa carrière active, rendant impossible sa réintégration dans les cadres (2).

L'officier retraité conserve toujours la propriété de son grade, qu'il ne peut perdre que pour les causes énumérées dans la première partie (état militaire de l'officier) ; mais s'il en prend le titre dans une affaire de négoce ou autre, il doit le faire suivre de l'indication de sa position (B. O. 1878, 1er sem., p. 1089).

Tout ce qui regarde la retraite et la pension est régi par les lois des 18 avril 1831 (B. O. 3e vol. p. 70), 26 juin 1871 (B. O. 2e série, p. 45), 10 avril 1869 (B. O. p. 457), enfin par la loi du 5 août 1879 (B. O. p. 265), qui a fixé en même temps les tarifs des pensions.

Nous ne prendrons dans les premières que ce qu'il y a d'indispensable à connaître, ne nous occupant que de la dernière.

---

(1) Cette conférence doit porter sur le Service de Santé en campagne.

(2) Cependant, pendant la guerre de 1870-1871, des officiers retraités ont été autorisés à reprendre du service sur leur demande, et leur pension a été ultérieurement revisée. (Circ. du 29 sept. 1870, B. O., p. 13 ; 1er déc. 1870, B. O., p. 78.)

Des droits à la pension :

Le droit à la pension de retraite pour ancienneté de services est acquis aux assimilés et autres fonctionnaires à trente ans accomplis de services effectifs. Toutefois les assimilés, fonctionnaires et agents qui réunissent six ans de navigation sur les vaisseaux de l'Etat (1) ou de séjour dans les colonies, ont droit à la pension après vingt-cinq ans de services

Dans aucun cas, le service des colonies ne motivera de réduction sur la durée légale des services que pour les individus envoyés d'Europe.

Le droit à la retraite paraît pouvoir être invoqué d'une manière absolue dans ces conditions, si la demande de le faire valoir précède la réception d'un ordre de service ; sinon la demande de l'officier peut ne pas être accueillie (2).

Exceptionnellement, auront droit, après vingt-cinq ans de service effectif, au minimum de la pension de retraite attribuée à leur grade, les officiers qui, après avoir été mis en non-activité pour infirmités temporaires, auront été reconnus par un Conseil d'enquête, selon les prescriptions de la loi du 19 mai 1834, non susceptibles d'être rappelés à l'activité.

Les années de service effectif pour la retraite se comptent de l'âge de 16 ans.

Les services antérieurs dans l'armée sont comptés pour la retraite, ainsi que les services civils qui donnent droit à pension, pourvu, toutefois, que la durée des services dans la marine soit au moins, ou de vingt ans en France ou de dix ans dans les colonies, pour les individus envoyés d'Europe.

Il est compté pour la retraite quatre années de service à titre d'études préliminaires aux officiers du corps de santé admis à compter du 24 juin 1886 ; il n'est concédé que deux années au même titre à ceux admis antérieurement.

Dans le cas où elle est sollicitée par l'officier, comme dans le cas d'infirmités incurables, la retraite est prononcée par décision ministérielle.

La retraite est prononcée par décret quand elle est :

1° D'office : le pouvoir a toujours considéré la mise à la retraite d'office comme son droit, et le Conseil d'Etat a jugé dans ce sens et rejeté les conclusions contraires comme mal fondées.

2° Par application de la mesure sur la limite d'âge. Ce n'est d'ailleurs au fond qu'une mise à la retraite d'office ; les limites d'âge sont en effet fixées non par une loi, mais par des décisions du Ministre qui reste libre de les fixer autrement. Actuellement, on est revenu, pour les officiers du corps de santé comme pour tous les autres corps assimilés, aux fixations édictées par la circulaire du 9 mars 1867 (B. O. p. 162), qui conservait le rapport existant jusque-là avec

____

(1) Ou, bien entendu, sur les affrétés ou les transports d'immigration.
(2) On n'admet pas les demandes de retraite des officiers en service aux colonies. (Circ. du 24 déc. 1881, B. O., p. 1166.)

les officiers de marine, c'est-à-dire 3 ans de plus pour les officiers subalternes et 2 ans pour les officiers supérieurs. Les officiers généraux assimilés sont retraités à 65 ans et les inspecteurs généraux à 68. Une décision du 21 janvier 1886 avait ramené les limites d'âge des corps-assimilés à celles des officiers de marine, mais un arrêté ministériel du 4 août de l'année suivante remit les choses en l'état (B. O. p. 164). Elles sont maintenant ainsi fixées :

Directeur du Service de Santé : 65 ans.

Médecins et pharmaciens en chef : 62 ans.

Médecins et pharmaciens principaux : 58 ans.

Médecins et pharmaciens de 1re classe : 56 ans .

Médecins et pharmaciens de 2e classe : 53 ans.

Supputation des bénéfices de campagne :

Les officiers qui auront le temps de service exigé pour la retraite sont admis à compter en sus les bénéfices de campagne d'après les règles suivantes :

Est compté pour la totalité, **en sus de sa durée effective,** le service qui est fait :

1° En temps de guerre maritime à bord d'un bâtiment de l'État ;

2° A terre, en temps de guerre, soit dans les colonies françaises, soit sur d'autres points hors d'Europe, pour les individus envoyés d'Europe ;

3° Le temps de captivité des officiers faits prisonniers sur les bâtiments de l'État ;

4° Le temps de navigation des voyages de découvertes ordonnées par le Gouvernement.

Est compté pour moitié en sus de sa durée effective :

1° Le service en paix maritime à bord d'un bâtiment de l'État ;

2° Le service à terre en temps de paix, soit dans les colonies françaises, soit sur d'autres points d'Europe, pour les individus envoyés d'Europe.

Sera *compté pour sa durée simple* le service fait, en temps de guerre, à bord d'un bâtiment armé en course, ainsi que le temps de captivité en cas de prise ; mais le service fait, en guerre comme en paix, sur les bâtiments ordinaires du commerce sera compté pour une moitié de sa durée effective.

Les bénéfices résultant de la navigation sur tous autres bâtiments que ceux de l'État ne peuvent jamais entrer pour plus d'un tiers dans l'évaluation totale des services qui donnent droit à pension.

On compte pour une année entière la campagne dans laquelle l'officier a été blessé ou mis hors de service.

En tout autre cas, on supputera le temps écoulé *à partir de la mise en rade* jusqu'à la rentrée dans un port de France, et, sur cette période, le mois commencé sera considéré comme fini. Néanmoins, si l'officier retourne immédiatement à la mer, il ne pourra compter qu'une année de bénéfice pour chaque période de douze mois, plus le mois commencé lors du désarmement.

Les officiers qui ont pris part à une expédition ont droit aux bénéfices de campagne attribués à cette expédition ; aussi est-il absolument nécessaire de reproduire ici toutes les décisions qui ont déterminé le droit de bénéfice de campagne à la suite de guerres et expéditions. Nous ferons remonter cette liste à l'année 1850, ce terme nous paraissant suffisant pour les officiers du Corps de Santé actuellement au service.

Mexique : 7 janvier 1862 au 17 mars 1867. (A. du 23 mai 1863. B. O. p. 248 et 251.)

Russie : 27 mars 1854 au 30 mars 1856. (Circ. du 23 mai 1856. B. O. 482.)

Italie : 3 mai 1859 au 8 juillet 1859. (A. du 8 nov. 1859. B. O. p. 351 et 354.)

Japon : 2 juillet 1863 au 26 juillet 1863. (Circ. du 29 mai 1866. B. O. p. 359.) — 28 août 1864 au 9 octobre 1864. (Circ. du 29 mai 1866 B. O. p. 359.)

Chine : 25 avril 1854 au 23 février 1855. (Circ. du 1er avril 1856. B. O. p. 310.) — 12 décembre 1857 au 25 oct. 1860. (Circ. du 23 mai 1863. B. O. p. 248 et 251.)

Sénégal : Bissagos : 18 février 1853 au 23 nov. 1853. (Circ. du 22 nov. 1853. B. O. p. 848.) — Podor : 19 mars 1854 au 25 mai 1854. (Circ. du 29 août 1854. B. O. p. 334.) — Trarzas : 15 février 1855 au 10 nov. 1856. (Dépêche du 28 juin 1855.)

Sénégal (Etat de guerre général) : 15 février 1855 au 6 novembre 1866. (Circ. du 18 mai 1867. B. O. p. 438.) — 27 juin 1869 au 9 mars 1870. (Circ. du 31 janvier 1876. B. O. p. 118.) — 4 février 1875 au 27 février 1875. (Circ. du 20 oct. 1875. B. O. p. 322.)

Côte d'Or et Gabon. Grand-Bassam : 25 oct. 1852 au 24 oct. 1853. (Circ. du 16 mai 1854. B. O. p. 597.)

Nouvelle-Calédonie : Etat de guerre général : 27 septembre 1853 au 20 oct. 1856. (Circ. du 24 janvier 1863. B. O. p. 43.) — 20 oct. 1856 au 25 mai 1858. (Circ. du 24 février 1859. B. O. p. 98.) — 25 mai 1858 au 31 déc. 1858. (Circ. du 20 octobre 1859. B. O. p. 346.) — Tribus de l'Est : 25 mai 1859 au 25 sept. 1859. (Circ. du 11 avril 1863. B. O. p. 165.) — Uitoë : 2 février 1861 au 9 février 1861. (Circ. du 11 avril 1863. B. O. p. 165.) — Kanala : 18 février 1861 au 20 février 1861. (Circ. du 11 avril 1863. B. O. p. 165.) — Yo : 20 avril 1861 au 10 mai 1861. (Circ. du 11 avril 1863. B. O. p. 165.) — Wagap : 19 janvier 1862 au 17 février 1862. (Circ. du 8 août 1862. B. O. p. 138.) — Yaté : 30 avril 1863 au 6 mai 1863. (Circ. du 29 mai 1866. B. O. p. 360.) — Pokeren : 29 août 1863 au 31 août 1863. (Circ. du 29 mai 1866. B. O. p. 360.) — Koumac : 24 nov. 1863 au 30 nov. 1863. (Circ. du 29 mai 1866. B. O. p. 360.) — Ponnerikouen : 28 mars 1864 au 7 avril 1864 (Circ. du 29 mai 1866. B. O. p. 360.) — Ile Loyalty : 21 juin 1864 au 28 juin 1865. (Circ. du 29 mai 1866. B. O. p. 360.)

Cochinchine : 12 déc. 1857 au 1er juillet 1867. (Circ. du 11 mai 1867. B. O. p. 431.) — 30 avril 1868 au 2 déc. 1868. (Circ. du 12 oct. 1869. B. O. p. 258.)

Allemagne : 19 juillet 1870 au 7 mars 1871. (Circ. du 17 juillet 1871. B. O. p. 42.)

Insurrection de Paris : 18 mars 1871 au 7 juin 1871. (Circ. du 7 juillet 1871 et 4 avril 1873. B. O. p. 362.) — 2 avril 1871 au 7 juin 1871. (Circ. du 7 juillet 1871 et 4 avril 1873. B. O. p. 362.)

Insurrection de Marseille : 26 mars 1871 au 4 avril 1871. (Circ. du 7 juillet 1871 et 4 avril 1873. B. O. p. 362.)

Insurrection d'Algérie : 21 mars 1871 au 30 sept. 1871. (Circ. du 7 juillet 1871 et 4 avril 1873. B. O. p. 362.)

Tonkin : (Circ. du 29 août 1878. B. O. p. 375.)

Sénégal : (Sabouciré) (1). **Du 10 sept. 1878 au 16 oct. 1878.** (Circ. du 3 février 1879. B. O. p. 91.)

---

(1) Les avisos de flottille qui jouissent du bénéfice de campagne de guerre sont le *Castor*, l'*Arabe* et le *Cygne*.

Nouvelle-Calédonie : (Révolte des Canaques). Du 25 juin 1878 au 12 mars 1879. (Circ. du 9 juin 1879. B. O. p. 1133.)

Sénégal : (Haut-Fleuve et Fouta). Du 11 oct. 1880 au 1er juillet 1881. (Circ. du 17 nov. 1881. B. O. p. 1031.) (1).

Tunisie : Du 4 avril 1881 au 1er juillet 1883. (Circ. du 8 mai 1882. B. O. page 593.) (2).

Sénégal : (Reconnaissance du Niger). Du 17 février 1882 au 11 mars 1882. (Circ. du 29 juin 1882. B. O. p. 838.)

Haute-Casamance : Du 8 février 1882 au 20 avril 1882. (Circ. du 15 juillet 1882. B. O. p. 76.)

Sénégal : (Expédition du Cayor) : Du 24 décembre 1882 au 16 février 1883. (18 mai 1883. B. O. p. 729.)

Tonkin : Du 1er janvier 1883.

Madagascar : Du 8 mai 1883 au 13 mars 1886. (Circ. du 12 sept. 1883. B. O. p 336, et circ. du 15 mai 1886. B. O. p. 870.)

Sénégal : (Haut-Fleuve et Niger) : Du 1er décembre 1882 au 25 mai 1883. (Circ. du 5 déc. 1883. B. O. p. 805.)

Cambodge : Du 8 janvier 1885 au 3 août 1886. (Circ. du 20 sept. 1886. B. O. p. 379.)

Sénégal et Niger : (Colonnes de 1883, 84, 85, 86) : Bénéfice acquis pendant le temps de la colonne. (Circ. du 18 janvier 1887.) — La colonne de 1883-84, du 4 nov. 1883 au 15 juin 1884. — La colonne de 1884-85, du 21 oct. 1884 au 5 août 1885. — La colonne de 1885-86, du 13 nov. 1885 au 5 juillet 1886. (Circ. du 28 sept. 1887. Une seule canonnière, le *Niger*, a droit.

Soudan : (canonnière le *Niger* et colonne) : Du 12 déc. 1886 au 6 mai 1887. (Circ. du 27 mai 1888.) B. O. p. 854.)

Soudan : (canonnière le *Niger* et le *Mage*) : Du 15 déc. 1887 au 27 avril 1888. (B. O. p. 1072.)

Tonkin et Chine : (Personnel de la Loire-annexe) : Du 1er janvier 1883 au 1er janvier 1889 (Circ. du 28 mai 1889, B. O. p. 84.)

Soudan : (canonnière le *Niger* et le *Mage*), (colonne expéditionnaire) : Du 10 février 1889 au 12 juin 1889. (Circ. du 30 sept. 1889. B. O. p. 510.)

Bénin : Du 21 février 1890 au 3 oct. 1890. (Circ. du 28 nov. 1890. B. O. p.686.)

Soudan : (Colonne, *Niger* et *Mage*) : Du 15 février 1890 au 2 juillet 1890. (Circ. du 31 mars 1891. B. O. p. 462.)

Comores : Du 23 avril 1891 au 16 juillet 1891. (Circ. du 16 janvier 1892. B. O. p. 25.)

Soudan : Du 10 déc. 1890 au 26 juin 1891. (Circ. du 9 avril 1892. B. O. p. 359.)

Grande-Comore : Du 16 août 1891 au 19 nov. 1891. (B. O. p. 724.)

Soudan : Du 21 novembre 1891 au 22 mai 1892. (Circ. du 5 sept. 1892, B. O. p. 262.)

Haut-Mékong et Siam : En 1893. (Circ. du 28 janvier 1894, B. O. p. 61.) (3).

Fixation de la pension d'ancienneté.

La pension d'ancienneté se règle sur le grade dont l'officier est titulaire. Toutefois, elle est liquidée sur le grade immédiatement inférieur si, à raison de l'augmentation du cinquième (12 ans accomplis dans le grade), il y a avantage dans ce mode de liquidation. (Loi du 10 avril 1869.)

(1) Voir la liste des bâtiments.

(2) Donne la liste des bâtiments. Une circ. du 17 mai 1883 (B. O. p. 716) fait cesser le droit au bénéfice. Les transports de troupes avaient vu leur droit cesser dès le 1er mai 1881.

(3) 25 mai 1894. Dép. faisant cesser le bénéfice de campagne de guerre pour le Dahomey au 1er mars 1894.

Voir à l'art. « médailles commémoratives » pour les bénéfices de campagne de guerre du Tonkin et du Dahomey en 1892, 1893 et 1894.

Le minimum de la pension d'ancienneté est acquis après 30 ans de service effectif, ou 25 ans, selon le cas.

Chaque année de service au delà des termes fixés et chaque année de campagne supputée comme il a été dit ci-dessus, ajoutent à la pension un vingtième de la différence du minimum ou maximum; soit pour le Directeur 100 fr.; pour le médecin et pharmacien en chef 75 fr.; pour les principaux et 1re classe 50 fr.; pour les 2e classe 40 fr.

Le maximum est acquis à cinquante ans de service, campagnes comprises.

La pension de retraite de tout officier ayant douze ans d'activité dans son grade est augmentée d'un cinquième.

Dispositions diverses. — (Loi du 5 août 1879.)

Les officiers et assimilés de tous grades compris dans la première section du tarif n° 1 resteront, après leur mise à la retraite, pendant cinq ans à la disposition du Ministre de la Marine, qui pourra leur donner un emploi de leur grade dans la réserve de l'armée de mer, soit pour le service des ports, soit pour le service à la mer ou le service des colonies.

Le Ministre de la Marine pourra également les mettre à la disposition du Ministre de la Guerre.

Pendant ces cinq années, ils demeureront soumis aux lois et règlements militaires sur la réserve.

La retenue opérée au profit de la Caisse des Invalides sur la solde et les accessoires de solde des officiers, des assimilés et autres fonctionnaires compris dans le tarif n° 1 est de cinq pour cent.

Les tarifs annexés à la loi sont appliqués aux fonctionnaires et agents du service colonial d'après leurs assimilations avec le personnel métropolitain, telles qu'elles sont établies par les décrets organiques.

Ces assimilations servent également à régler le taux de la retenue à laquelle lesdits fonctionnaires et agents sont soumis au profit de la Caisse des Invalides.

Tarifs des pensions. — Les officiers du corps de Santé sont compris dans le tarif n° 1 (1re section).

Les agents administratifs sont compris dans le tarif n° 1 (2e section); leur retraite est moins élevée, et leur accroissement pour chaque année de service effectif ou de campagne n'est que de 30 fr.

Les pensions sont personnelles et viagères; elles sont payables, comme dette de l'État, sur la Caisse des Invalides de la marine.

Tout pourvoi contre la liquidation d'une pension de retraite doit être formé, à peine de déchéance, dans les trois mois à partir du premier paiement des arrérages pourvu qu'avant ce premier paiement les bases de la liquidation aient été notifiées.

Le droit à l'obtention ou à la jouissance d'une pension de retraite est suspendu :

Par la condamnation à une peine afflictive ou infamante, pendant la durée de la peine ;

Par les circonstances qui font perdre la qualité de Français durant la privation de cette qualité.

GRADES	ANCIENNETÉ DE SERVICE			BLESSURES OU INFIRMITÉS GRAVES ET INCURABLES						Pensions des veuves. — Secours annuels des orphelins. — Tiers du maximum au mari ou du père
	Minimum à 25 ou 30 ans de service effectif	Accroissement pour chaque année de service effectif au delà de 25 ou 30 ans et pour chaque année résultant de la supputation des campagnes.	Maximum à 45 ou 50 ans de service (campagnes comprises).	Amputation de deux membres ou perte totale de la vue. — Pension fixe 20 0/0 en sus du maximum.	Amputation d'un membre ou perte absolue de l'usage de deux membres. — Pension fixe.	Blessures ou infirmités graves qui occasionnent la perte absolue de l'usage d'un membre ou qui y sont équivalentes — Pension variable, minimum augmenté de l'accroissement. Minimum	Maximum	Blessures ou infirmités moins graves qui mettent dans l'impossibilité de rester au service avant d'avoir accompli les 25 ou 30 ans exigés pour le droit à la pension d'ancienneté. — Pension variable. Minimum	Maximum	
Directeur du Service de Santé.	6.000	100	8.000	9.000	8.000	6.000	8.000	6.000	8.000	2.667
Médecin et Pharmacien en Chef.	4.500	75	6.000	7.200	6.000	4.500	6.000	4.500	6.000	2.000
Médecin et Pharmacien principal.	3.000	50	4.000	4.800	4.000	3.000	4.000	3.000	4.000	1.333
Médecin et Pharmacien de 1re classe.	2.300	50	3.300	3.900	3.300	2.300	3.300	2.300	3.300	1.100
Médecin et Pharmacien de 2e classe.	1.700	40	2.500	3.000	2.500	1.700	2.500	1.700	2.500	833

Par la résidence hors du territoire sans l'autorisation du chef de l'Etat.

Les pensions de retraite dans la fixation desquelles est compté un temps passé dans un service civil, ne pourront être cumulées avec un traitement civil d'activité.

Les pensions de retraite et leurs arrérages sont incessibles et insaisissables, excepté dans le cas de débet envers l'Etat ou dans les circonstances prévues par les art. 203 et 205 du Code civil.

Dans ces deux cas, les pensions de retraite sont passibles de retenues qui ne peuvent excéder le cinquième de leur montant pour cause de débet, et le tiers pour aliments.

Formalités à remplir pour obtenir une pension de retraite. — L'officier du corps de Santé qui désire faire valoir ses droits à la retraite en adresse la demande au Directeur du Service de Santé, dans les ports, ou à tout autre chef de service sous les ordres duquel il se trouve placé.

Dans cette demande il fait connaître le temps de service qu'il a accompli et le lieu où il désire fixer sa résidence.

L'instruction de la demande est spécialement confiée au chef de service sous les ordres duquel l'officier est placé. Le mémoire de proposition et les pièces à l'appui sont soumis au Préfet maritime, qui adresse le tout au Ministre, s'il y a lieu.

A l'égard des veuves et des orphelins, dont le mari ou le père est décédé ayant droit à la pension de retraite, l'instruction et la proposition sont attribuées au Conseil d'administration du port ou au préfet du département.

Les pièces justificatives sont

1° L'acte de naissance, sur papier libre, légalisé par l'autorité civile, les consuls pour les pièces venant de l'étranger, qui doivent aussi porter le visa du Ministère des Affaires étrangères ; les actes doivent être traduits s'ils sont en langue étrangère.

2° L'état général des services et campagnes (1) ; les services étrangers à la marine doivent être justifiés par des certificats émanant du département ministériel dans lequel ils ont été rendus (Dép. du 13 août 1861).

3° L'acte d'identité, s'il y a des différences entre les noms et prénoms.

4° Une déclaration de l'intéressé constatant que ledit mémoire présente tous ses services.

Une dépêche du 21 mars 1890 prescrit de joindre au dossier la lettre par laquelle l'intéressé demande sa retraite.

Toutes ces pièces sont jointes au mémoire de proposition ; le Directeur du Service de Santé dans les ports est chargé de les réunir. Il écrit en conséquence au commissaire aux revues, qui fait dresser l'état des services de l'officier demandant sa retraite.

L'officier ayant droit à la pension pour ancienneté de service, qui

(1) Une dépêche du 30 oct. 1883 rappelle la nécessité de cette pièce.

aura en même temps à faire valoir ses droits à la pension pour cause de blessures ou d'infirmités, devra opter, pour que sa demande soit instruite suivant les formes applicables à l'un ou l'autre cas.

Lorsque les états de service sont dressés, ils lui sont communiqués. Il est accordé aux officiers dix jours, s'ils sont au port, quinze jours s'ils sont en congé ou en non-activité (hors des ports), pour prendre connaissance de leurs états de service, et y consigner, s'il y a lieu, leurs observations.

Ils devront reconnaître l'exactitude des services et des campagnes.

Un bordereau énumératif des pièces enveloppera la mémoire de proposition et les pièces ; le tout sera fixé par une attache.

Le décret qui concède la pension est notifié à l'intéressé, qui donne récépissé de son titre de pension. A ce moment il doit faire ses observations, s'il y a lieu, sur les bases de la liquidation. Si l'intéressé se pourvoit contre la liquidation de sa pension, il exerce ce recours par une pétition au Ministre de la Marine.

Le paiement des pensions de retraite est effectué par trimestre, par les soins des trésoriers des invalides de la Marine, dans les quartiers, et des trésoriers-payeurs généraux des finances, dans les départements.

Les titulaires sont tenus de produire des certificats de vie délivrés par des notaires.

Une ordonnance du 11 septembre 1832 est relative aux titulaires des pensions militaires résidant en pays étranger. Elle détermine que ces titulaires doivent obtenir du chef de l'État l'autorisation de résider à l'Étranger et que leur certificat de vie sera légalisé par le consul et le Ministre des affaires étrangères.

Comme il est de principe de ne pas payer de pension à l'Etranger, le titulaire doit se constituer un mandataire qui en reçoit pour lui les arrérages.

La circulaire du 12 août 1848 établit qu'il y a dans le département de la Marine fort peu d'emplois qui soient de nature à être cumulés avec une pension de retraite réglée d'après la loi du 18 avril 1831.

Dans ces cas, les emplois spéciaux qui ne constituent pas absolument une carrière pourront être cumulés avec une pension de retraite (bibliothécaires, gardes maritimes). Nous avons vu plus haut que les emplois de bibliothécaires dans les ports (école de médecine navale) sont souvent attribués à des officiers du corps de Santé, en jouissance d'une pension de retraite.

Le décret du 18 mai 1862 portant règlement général sur la comptabilité publique a établi (art. 271) que les pensions de retraite pour services militaires peuvent se cumuler avec un traitement civil d'activité, excepté le cas où ces services civils ont été admis comme complément du droit à ces pensions.

Une dépêche plus récente du 12 février 1891 dit que, d'après la loi de finances du 26 décembre 1890, les pensions militaires concédées à partir du 1er janvier 1891, pour tout autre motif que blessures ou infirmités, équivalant à la perte d'un membre, ne pourront se cumuler avec un traitement civil payé sur les fonds de l'Etat, du département, des communes ou des établissements publics, que jusqu'à concurrence du montant de la dernière solde, sans les accessoires, dont jouissait le titulaire au moment de son admission à la retraite.

Aussi le montant de la dernière solde annuelle d'activité, sans les accessoires, figure t-il désormais en regard de la quotité de la dernière solde d'activité (1), sans les accessoires, inséré au Bulletin des Lois.

Une circulaire du 30 octobre 1886 (B. O. p. 366), rappelant celle du 2 juillet 1885 (B. O. p. 18), recommande que les mémoires de propositions de pension concernant les officiers, fonctionnaires ou agents, doivent être préparés quatre mois à l'avance, de manière que les décrets de concession puissent être notifiés aux intéressés au moment où ils atteignent la limite d'âge.

Pour remédier autant que possible aux retards qui peuvent se produire dans la liquidation, une circulaire du 19 mai 1893 (B. O. p. 655) décide que les dispositions bienveillantes de la circulaire du 10 novembre 1886 (B. O. p. 705, seront étendues aux officiers, fonctionnaires ou agents, et qu'en conséquence, ils pourront obtenir des avances sur les arrérages de leur pension, en cours de liquidation (2), *mais seulement lorsqu'ils demanderont à être payés de leur pension sur la caisse d'un trésorier des Invalides de la Marine.*

Ces dispositions ne concerneraient que les retraités pour limite d'âge. Les retraités pour blessures et infirmités ne pourraient être payés d'une avance qu'avec l'autorisation spéciale du Ministre.

CHAPITRE III.

RÉFORME.

La réforme est la position de l'officier sans emploi, non susceptible d'être rappelé à l'activité, mais n'ayant pas droit à une pension de retraite. L'officier réformé est rendu à la vie civile et recouvre toute sa liberté d'action pour résider même en pays étranger, voyager, se marier sans autorisation, sous la réserve d'indiquer sa position

(1) L'expression : « montant de la dernière solde », s'entend du montant brut de la solde de présence, afférente soit au grade, soit à la classe dans le grade.
(2) On prendra pour base le minimum attribué par les tarifs.

actuelle, si, dans une opération de négoce, il prend son titre militaire.

La réforme peut être prononcée pour infirmités incurables ou par mesure de discipline.

Elle est prononcée pour *infirmités incurables*, lorsque ces infirmités n'ouvrent pas droit à une pension de retraite, c'est-à-dire lorsqu'elles n'ont pas pour origine un fait de service. Après trois ans de non-activité, l'officier comparaît devant un Conseil d'enquête, qui, après s'être éclairé de l'avis médical, décide s'il y a lieu de rappeler ou non l'intéressé à l'activité ou de proposer sa mise en réforme. Il est alors procédé dans les formes voulues par la loi sur les pensions de l'armée de mer.

La réforme par *mesure de discipline* est l'objet d'une décision du chef de l'Etat prise sur rapport du Ministre, après avis d'un Conseil d'enquête toujours obligatoire. Les motifs peuvent être les suivants : inconduite habituelle, fautes graves dans le service ou contre la discipline, fautes contre l'honneur, prolongation au delà de la position de non-activité, condamnation à plus de six mois de prison par jugement. Les avis du Conseil d'enquête pris au scrutin secret à la majorité des voix, après enquête minutieuse et audition de l'officier, s'il s'est présenté, ne peuvent être modifiés qu'en sa faveur (1).

L'officier réformé disciplinairement ne dispense pas son frère ; il ne lui est pas rendu d'honneurs funèbres. (D. 23 oct. 1883, (B. O. p. 326).

Solde :

Les officiers mis en réforme par application de la loi de 1834 n'ont droit à une solde que s'ils ont accompli le temps d'assujettissement imposé par la loi militaire, soit trois ans depuis la loi de juillet 1889, sans avoir d'ailleurs 20 ans de service.

La loi du 17 août 1879 (B. O. p. 293) a modifié comme suit l'article 18 de la loi du 19 mai 1834.

Tout officier réformé ayant moins de vingt ans de service recevra

______

(1) Les Conseils d'enquête sont régis par le D. du 3 janvier 1884 (p. 147 B. O.). Il institue 3 espèces de conseil d'enquête : de division, d'escadre ou d'armée navale ; de plus, Conseil d'arrondissement maritime ou de colonie ; de plus encore, Conseil spécial pour les officiers généraux et assimilés.

Sauf le cas de guerre ou d'éloignement, l'ordre du Ministre est toujours nécessaire. Le Conseil se compose de 5 membres en activité, d'un grade au moins égal à celui de l'officier traduit devant le Conseil, et à égalité de grade, d'une ancienneté plus grande. La composition du Conseil est déterminée d'après le grade de l'officier. Avis de la convocation est porté, sous peine de nullité, à la connaissance de l'officier, après lecture des pièces, audition des personnes pouvant fournir des renseignements, ou des médecins, si le Conseil fonctionne pour une prolongation de non-activité au delà de trois ans l'officier présente ses observations et le vote a lieu.

L'officier qui a comparu devant le Conseil d'enquête, après 3 ans de non-activité, peut être, quel que soit l'avis du Conseil, maintenu dans cette position autant que le Ministre le juge utile, mais il ne saurait être traduit de nouveau devant un Conseil d'enquête. L'officier en non-activité depuis 3 ans pour infirmités et ayant de ce chef passé devant un conseil d'enquête, peut, si ses infirmités sont reconnues incurables, être mis ultérieurement en réforme, sans l'intervention d'un Conseil d'enquête.

pendant un temps égal à la moitié de la durée de ses services effectifs une solde de réforme égale aux deux tiers du minimum de la pension de retraite de son grade ; la solde ne sera que de la moitié de ce minimum, si l'officier a été réformé pour cause de discipline.

L'officier ayant au moment de sa réforme vingt ans au plus de services effectifs recevra une pension de réforme dont la quotité sera déterminée par le minimum de la pension de retraite de son grade, à raison d'un vingt-cinquième pour l'armée de mer et sous les conditions indiquées aux paragraphes 1 et 3 de l'article 1er de la loi du 18 avril 1831. Si l'officier a été réformé pour cause de discipline, la pension ne sera que de la moitié du minimum de la pension de retraite de son grade, augmentée par chaque année de service effectif au delà de vingt ans, de deux annuités de l'accroissement prévu pour l'armée de mer.

La solde ou la pension des officiers réformés pour prolongation de la position de non-activité au delà de trois ans seront réglées conformément aux dispositions qui précèdent, suivant qu'ils auront été mis en non-activité pour infirmités ou pour cause de discipline.

La solde de réforme peut toujours se cumuler avec un traitement civil d'activité.

CHAPITRE IV.

CORPS DE SANTÉ COLONIAL.

En 1890, les services coloniaux ayant été rattachés par le décret du 14 mars 1889 au Ministère du Commerce et de l'Industrie, le sous-secrétariat des colonies sentit le besoin d'avoir sous son autorité immédiate un corps de Santé spécial aux colonies et pays de protectorat. L'exposé des motifs vise, tout en rendant hommage à la science et au dévouement des médecins de la marine, le peu de loisir qu'ils ont, ballottés entre le service de la flotte, des ports et des colonies, pour se spécialiser et étudier à fond les grandes questions hygiéniques à l'ordre du jour. Il rappelle les excellents résultats au point de vue de la valeur professionnelle et de l'autorité scientifique de ses membres, qu'a donnés l'ancien corps colonial de 1835 à 1866 ; il promet enfin de ne grever le budget d'aucune dépense nouvelle et conclut qu'il y a lieu de constituer ce corps par voie d'option, en puisant dans le corps de Santé de la Marine, sans augmentation des cadres respectifs du service colonial et du service de la Marine.

Nous reproduirons ici, en résumant autant que possible, les parties intéressantes du décret du 7 janvier 1880 (B. O. p. 52) (1).

---

(1) On comprendra que nous ne pouvons donner plus de détails, vu notre incompétence

Le Corps de Santé des Colonies et pays de protectorat a pour mission d'assurer le service de santé dans les hôpitaux, établissements et services coloniaux. Il relève directement du Ministre chargé des Colonies.

Sa hiérarchie est particulière : à la tête sont deux inspecteurs, l'un de 1re classe, assimilé au Directeur du Service de Santé, l'autre de 2e classe qui a un grade intermédiaire entre celui de médecin en chef et celui de Directeur du Service de Santé. Ce corps possède aussi le grade de médecin et de pharmacien en chef de 2e classe assimilé à celui de lieutenant-colonel, tandis que le grade de médecin en chef de 1re classe est assimilé à celui de colonel (1).

Les officiers sont placés sous le régime de la loi du 19 mai 1834.

Les pensions sont liquidées d'après l'assimilation et en conformité des dispositions des lois des 18 avril 1831 et 5 août 1879.

Il leur est compté quatre années de service à titre d'études préliminaires.

Les conditions exigées pour l'admission dans le corps sont les suivantes :

Qualité de Français ; âge de moins de 28 ans, hormis le cas de services à l'Etat suffisants pour avoir droit à une pension de retraite à 53 ans ; diplôme de docteur ou de pharmacien de 1re classe (2) ; aptitude au service militaire et au service colonial dûment constatée par un médecin de la Marine ou un médecin militaire ; production d'un extrait pour néant du casier judiciaire, d'un certificat de bonnes vie et mœurs et d'un certificat constatant la situation au point de vue de la loi sur le recrutement.

Pour le grade de 1re classe, il faut 2 années de grade, avec une période de séjour de 2 années dans les établissements d'outre-mer.

Pour le grade de principal : 3 années de grade de 1re classe et une période de séjour colonial de 2 années.

Pour le grade de médecin ou pharmacien en chef de 2e classe : 2 années de grade de principal et une période de séjour colonial de 2 années.

Pour le grade de médecin ou pharmacien en chef de 1re classe : 2 années de grade de 2e classe.

Pour le grade de médecin inspecteur de 2e classe : 2 années de grade de médecin en chef de 1re classe.

---

au sujet du fonctionnement de ce service ; nous ne pouvons pourtant le passer sous silence, le passage dans le corps colonial ayant été et pouvant être encore sous certaines conditions un mode de sortir du corps de Santé de la Marine.

(1) Il est à remarquer que le décret fixe les assimilations soit avec les médecins de la marine, soit avec les officiers des corps de troupes, et non avec les officiers de marine. La base de la pension fixée pour le grade de médecin inspecteur de 2e classe est la même que pour celui de 1re classe.

(2) La préférence est acquise aux élèves sortant de l'Ecole du Service de Santé de la Marine. Nous verrons plus loin que des médecins civils ont été nommés, ces temps derniers, médecins de 2e classe des Colonies.

Pour le grade de médecin-inspecteur de 1re classe : 4 années de grade comme médecin inspecteur de 2e.

L'avancement a lieu :

Pour les médecins de 1re classe, un tiers au choix, deux tiers à l'ancienneté.

Pour les médecins principaux, moitié au choix, moitié à l'ancienneté.

Pour les autres grades, exclusivement au choix.

Le tableau d'avancement est dressé par une commission supérieure réunie chaque année par le Ministre chargé des Colonies ; il est arrêté à la date du 1er janvier.

Un Conseil supérieur de santé est institué auprès du Ministre ; il comprend les deux inspecteurs, le pharmacien en chef de 1re classe et un secrétaire, médecin principal ou de 1re classe. En cas d'absence ou de vacance dans le grade, on peut y appeler un médecin en chef, ou pharmacien en chef, suivant le cas.

Le Conseil a comme attributions : questions hygiéniques coloniales, centralisation des rapports sanitaires, avis au Ministre sur toutes les questions de police sanitaire dans les colonies, examen de la validité des congés de convalescence délivrés tant aux colonies qu'en France, propositions de congés pour les officiers, fonctionnaires, employés et agents civils et militaires des services coloniaux ou locaux, à *l'exception du personnel des stations navales* ; liste pour les eaux thermales. Pour toutes les questions techniques dans les hôpitaux et annexes, le président correspond directement (1) par l'intermédiaire des Gouverneurs avec les chefs du service de santé ; il leur donne les instructions nécessaires pour la bonne marche du service.

Le Conseil examine toutes les demandes de médicaments, instruments, etc... ; il délègue un de ses membres près le Conseil supérieur de santé de la Marine pour l'examen des questions communes aux deux services et des propositions de pensions à forme militaire. Le médecin inspecteur président relève directement du Ministre ; il a autorité, au point de vue professionnel, sur les officiers du corps de santé, dans quelque position ou service qu'ils soient. Il remet au Ministre ses propositions pour l'avancement et les distinctions honorifiques.

Le chef du service de santé dans la colonie préside le Conseil de Santé ; il ne relève que du Gouverneur.

Il a la direction des hôpitaux en ce qui concerne le service médical et la police, sous réserve des prescriptions spéciales au service dans les places de guerre.

Il a sous ses ordres tout le personnel technique ; il assure l'ordre et la propreté dans les salles.

Le Commissaire aux hôpitaux, sous les ordres directs du chef du service administratif, s'occupe de l'administration, de l'entretien et de

____

(1) Sous le couvert du Ministre.

la comptabilité. Il a sous ses ordres le personnel des agents et commis, les sœurs, les agents divers et les journaliers.

Pour tout ce qui concerne le service technique, le chef du service de santé adresse au Gouverneur les demandes nécessaires ; celui-ci les transmet au Ministre après avoir pris, s'il y a lieu, l'avis du chef du service administratif au point de vue de la dépense ; le service technique médical comprend les médicaments, instruments de chirurgie, ustensiles et objets divers servant à la pratique médicale, ainsi que les livres et abonnements de la bibliothèque du Conseil de santé.

Le chef du service de santé fait les propositions d'avancement ou de distinctions, note les infirmiers.

Le Conseil de santé se compose de 3 membres ; il siège au chef-lieu ; les deux autres membres autres que le président sont choisis par ordre d'ancienneté, l'un parmi les médecins, l'autre parmi les pharmaciens. Les attributions sont : avis au Gouverneur sur les questions d'hygiène, examen des demandes de rapatriement pour raison de santé, congés de convalescence. Il décide à la majorité des voix ; le moins gradé ou le moins ancien à grade égal vote le premier.

L'autorité disciplinaire est confiée au chef du service de santé, chef de corps ; elle s'exerce dans toutes les parties du service par les officiers placés sous ses ordres, selon leur rang hiérarchique. Les peines disciplinaires sont les arrêts simples pendant un mois au plus, et les arrêts de rigueur pendant le même temps.

Les officiers du corps de santé ne peuvent infliger à leurs subordonnés dans le corps que les arrêts simples pendant huit jours au plus. Les autres peines sont réservées à l'action du chef du service de santé, à qui il est rendu compte de toute punition infligée.

Les punitions s'exécutent dans les conditions définies à l'article 5 du décret du 21 juin 1858 sur la police et la discipline dans les ports, arsenaux de la Marine.

Le Gouverneur, en cas de manquement grave du chef de service, le suspend de ses fonctions et le renvoie à la disposition du Ministre.

Les dispositions des décrets des 4 octobre 1889 et 3 janvier 1884 sur la composition des conseils de guerre et d'enquête sont les mêmes que dans la Marine.

Dans les cérémonies publiques et le service commandé, les officiers du corps de santé prennent le rang que leur assure individuellement leur grade, et collectivement la préséance des corps de santé militaire, et de la marine prévue par le décret du 4 octobre 1891 sur le service dans les places de guerre et les villes de garnison.

Toutefois le corps de santé des Colonies prend rang immédiatement après le corps de santé de la Marine.

Voici le chapitre qui nous intéresse le plus ; c'est celui des permutations ; nous le reproduirons intégralement.

L'origine de formation et de recrutement du corps de santé des colonies étant commune avec celle du corps de santé de la marine, des permutations pourront être autorisées entre les officiers des deux corps pourvus d'un même grade.

En aucun cas, les permutations ne pourront avoir lieu, si les officiers qui les sollicitent n'ont accompli dans leur grade un tour régulier de service à la mer ou aux colonies.

Un arrêté pris de concert entre le Ministre chargé des colonies et le Ministre de la Marine réglera les conditions dans lesquelles ces permutations pourront être autorisées.

En outre des permutations prévues ci-dessus, les officiers des divers grades du corps de santé des colonies pourront, s'ils y sont autorisés par le Ministre chargé des colonies, solliciter leur passage dans le corps de santé de la Marine.

Les officiers de ce dernier corps jouiront de la même facilité.

Un arrêté pris de concert entre le Ministre chargé des colonies et le Ministre de la Marine réglera les conditions dans lesquelles ce passage pourra être effectué.

Pour la première formation, il n'a pas été fait de nomination à la 1re classe du grade d'inspecteur ; les emplois vacants ont tous été donnés à des médecins ou pharmaciens choisis par le Ministre chargé des colonies. Pour les seconds chefs, il fallait deux années de grade de principal au moment de la demande ; pour les principaux, six années de grade de médecin de 1re classe ; pour les médecins de 1re classe, deux années. Les nominations des élus ont été faites suivant l'ordre d'ancienneté.

La constitution des cadres, dont l'effectif sera déterminé par un arrêté du Ministre chargé des colonies (1), aura lieu au fur et à mesure des vacances qui s'ouvriront dans le cadre actuel des officiers du corps de santé de la Marine détachés dans les colonies. Les nominations et promotions seront faites dans la mesure des crédits disponibles.

Un délai de deux années est fixé pour la constitution définitive des cadres. Ce délai courra de la promulgation du présent décret.

Pendant le cours du délai *et même au delà*, tant que les cadres ne seront pas suffisants pour assurer le service, les vacances d'emploi qui s'y produiront continueront d'être remplies par les officiers du corps de santé de la Marine, dans les conditions du décret du 24 juin 1886.

Aucun établissement outre-mer ne sera excepté du roulement, *et il ne sera pas réservé de poste, par voie de préférence*, à l'un ou à l'autre des deux corps de santé pour les destinations d'office. Jusqu'à l'expiration des délais fixés ci-dessus, les officiers du corps de santé colonial conserveront l'uniforme et la tenue de leurs collègues du corps de santé de la Marine. Les médecins et pharmaciens en chef de 2e classe porteront l'ancien uniforme des seconds médecins en chef (art. 26 et 37 du 29 janvier 1853) (2).

Complétons maintenant le décret fondamental par l'étude de quelques circulaires ou arrêtés :

---

(1) Nous ne croyons pas que cet arrêté ait encore paru.
(2) Et le médecin inspecteur de 2e classe ?

En premier lieu, l'arrêté ministériel du 8 mars 1890, déterminant les conditions dans lesquelles pourront être autorisées les permutations et approuvés les changements de corps des officiers du service de Santé de la Marine et du service de Santé des colonies (140 p. 270). Un autre arrêté de même date réglait les conditions de permutation entre les officiers du Commissariat colonial et ceux du Commissariat métropolitain. Nous verrons plus tard pourquoi nous avons à en parler.

Art. 1. — Toute demande de permutation entre un officier du corps de Santé de la Marine et un officier de même grade du corps de Santé des Colonies ne pourra être accueillie qu'après avoir obtenu l'assentiment des ministres intéressés, à qui les calepins et les dossiers des postulants seront communiqués.

Art. 2. — Lorsque deux officiers auront été autorisés à permuter, le plus ancien prendra sur la liste générale d'ancienneté du corps dans lequel il entrera, le rang de son copermutant, et le plus jeune de grade sera inscrit dans son nouveau corps à la date de son brevet.

Art. 3. — Toute demande de passage d'un corps dans un autre ou de réintégration dans le corps d'origine, ne pourra être accueillie qu'après concert entre les deux Ministres intéressés, et examen préalable du dossier et du calepin du postulant.

Au cas où le postulant aurait obtenu un avancement depuis sa sortie du corps dans lequel il demande à rentrer, il ne pourra y être réadmis que si un officier de son ancien grade et de même ancienneté que lui ou plus jeune de grade a déjà été promu au grade correspondant à celui dont il est devenu titulaire.

Art. 4. — Lorsqu'un officier aura été autorisé à passer d'un corps dans l'autre, dans les conditions énoncées à l'art. 3, il lui sera réservé la deuxième vacance qui viendra à se produire à compter de la date de l'autorisation ministérielle, la première vacance restant attribuée aux officiers du grade inférieur du corps dans lequel le postulant demande à entrer.

Il prendra rang sur la liste générale d'ancienneté de son nouveau corps à la date de sa réadmission.

Art. 5. — Les permutations ou changements de corps feront l'objet de décisions présidentielles.

L'arrêté ministériel relatif aux permutations des officiers du Commissariat est absolument identique ; il a été annulé par une décision du 21 juin 1890 dont il importe de reproduire les termes :

L'arrêté du 8 mars 1890 avait pour objet de déterminer les conditions dans lesquelles pourraient être autorisés les permutations et les changements de corps des officiers du Commissariat de la Marine et du Commissariat colonial. Préoccupé des conséquences que pourrait avoir l'application des dispositions de cet acte pour les officiers des corps intéressés, et ému des observations qu'il avait suscitées, il a été jugé utile de soumettre la question au Comité consultatif du contentieux de la marine. Cette assemblée a émis l'avis que par suite de la constitution d'un corps du Commissariat colonial, consacré par le décret du 5 octobre 1889, les deux Commissariats, qui appartiennent à des départements différents, doivent être considérés comme formant des corps aujourd'hui complètement séparés.

Il nous semble que la situation réciproque des officiers du corps de Santé de la Marine et de ceux du corps colonial est absolument identique ; et si l'on invoque pour nous et nos collègues des colonies le même mode de recrutement (1) (école principale du service de Santé de la marine), on ne pourra s'empêcher de remarquer cependant que, dans ces derniers temps, plusieurs médecins civils ont été nommés directement médecins de 2ᵉ classe des colonies (2), tandis qu'aucun médecin de la marine ne peut être nommé à l'emploi de médecin auxiliaire sans passer par l'école du Service de Santé.

(1) Ce qui n'existe pas pour les deux corps du commissariat.
(2) Les dernières promotions de ce genre remontent au 8 juin 1893 et au 12 décembre 1893.

APPENDICE

(L'OUVRAGE EST A JOUR JUSQU'AU 20 OCTOBRE 1894)

PREMIÈRE PARTIE

TITRE PREMIER

COMMENT ON ENTRE DANS LE CORPS DE SANTÉ DE LA MARINE

18 *septembre* 1894 (Dép. minist.).

Par suite de la mise en vigueur des décrets universitaires du 31 juillet 1893, ne seront admis dans les Ecoles annexes, à partir du 1er novembre 1895, que les jeunes gens pourvus du baccalauréat ès lettres et du certificat d'études obtenu dans une Faculté des sciences. Ils feront une première année de médecine dans les Ecoles annexes, où ils étudieront l'anatomie ; après quoi ils concourront pour l'Ecole de Bordeaux. Les programmes des cours et concours seront fixés en temps utile.

11 *août* 1894 (Dép. minist.).

Un médecin de l'Ecole de Bordeaux sera chargé de la visite des inscrits et des passagers, à la place du médecin civil qui était payé par la Marine.

19 *septembre* 1894 (Dép. minist.).

Les conseils de santé devront se montrer des plus sévères pour l'aptitude physique des étudiants, tant à leur entrée qu'au moment du concours.

13 *octobre* 1894 (Dép. minist.).

Le registre d'inscriptions des candidats aux concours de professeur dans les Ecoles annexes sera clos cinq jours avant la date de l'ouverture ; le Ministère sera informé par le télégraphe du nombre et des noms des candidats.

11 *juillet* 1894 (Dép. minist.).

Remplacer dans un concours le manque de sujets par un exposé.

TITRE SECOND

DU MÉDECIN A LA SORTIE DES ÉCOLES

---

2 *avril* 1894 (D. B. O. p. 362).

Décret mettant sur le même pied que le major général et le chef d'état-major, au point de vue des visites, le général adjoint au gouverneur désigné, et le général commandant la brigade.

24 *février* 1894 (Circ. B. O. p. 215).

Au sujet du mode d'envoi au Ministre de la correspondance des ports. Les préfets doivent toujours émettre leur avis, et non se borner à transmettre.

23 *juin* 1894 (Circ. B. O. p. 689).

Paiement des avances aux officiers appelés à s'embarquer dans un port autre que celui de leur résidence.

Quand un officier obtiendra des délais de route pour se rendre au port d'embarquement, il recevra des avances de solde, si ces délais supplémentaires ne dépassent pas 15 jours, et sous la réserve qu'il ne doit arriver au port d'embarquement qu'au moment du départ du bâtiment.

29 *juin* 1894 (Circ. p. 180).

Au sujet des passages gratuits pour l'Algérie, la Corse et la Tunisie, voir Instruction. La circ. du 28 avril 1893 (B. O. p. 547) refusant ce bénéfice aux officiers embarqués, et celle du 29 mai 1893 recommandant la sobriété dans la concession, restent en vigueur.

14 septembre 1894 (Dép. minist.).

Toute mutation donnant droit à allocation de frais de route et de séjour devra avoir été préalablement approuvée par le Préfet maritime dans les ports militaires et dans l'étendue de l'arrondissement. Les missions de l'espèce ne devront être prescrites que dans le cas de nécessité absolue; et leur durée devra être réduite au temps strictement indispensable. Les administrateurs chargés du paiement des allocations et l'inspection devront s'assurer de l'exécution de ces prescriptions.

21 septembre 1894 (Dép. minist.).

Ne pas correspondre directement avec la commission des inventions.

DEUXIÈME PARTIE

COMMENT ON Y SERT

TITRE PREMIER

SERVICE A TERRE

SECTION II

DANS LES HÔPITAUX

5 *juin* 1894 (Dét. Arr. B. O. Tome supplém.).

Le 5 juin 1883, même modifié et complété, ne suffisait plus ; un nouveau décret sur les équipages de la flotte a paru le 5 février.

Voici les principales dispositions qui nous intéressent :

Il étend aux inscrits maritimes les règles concernant la réforme des marins du recrutement : les inscrits qui, sans être reconnus susceptibles d'être réformés, ne posséderaient pas l'aptitude physique exigée pour être embarqués, seront utilisés dans les services de la Marine à terre.

Les majors généraux sont substitués aux chefs d'état-major des arrondissements pour la direction des dépôts des équipages (ceci nous intéresse au point de vue de l'inspection des infirmiers, art. 268).

Fixation à 3 ans, au lieu de 2, de la durée de l'embarquement des quartiers-maîtres et marins, ainsi que cela existe déjà pour les officiers mariniers (embarquement des infirmiers).

Les punitions des infirmiers sont prononcées par le Directeur, qui en donne avis au commandant du dépôt (art. 267).

Les officiers mariniers, quartiers-maîtres et marins sont admis à la retraite à l'âge de 50 ans ; les officiers mariniers susceptibles de réunir 12 années de grade avant l'âge de 50 ans peuvent, sur leur demande, être maintenus en activité.

10 *juin* 1890 (Dép. minist.), au sujet des retraités d'autres départements que celui de la marine admis à l'hôpital.

5 *avril* 1894 (Circ. B. O. p. 394).

Officiers appelés à assister le commissaire général pour une adjudication — Les sous-directeurs du service de santé ne peuvent se dispenser d'y assister.

12 *mai* 1894 (Dép. minist.).

La fabrication des confitures rentre dans la nomenclature des travaux hospitaliers (22 et 37).

4 *juin* 1894 (Circ. B. O. p. 659).

Le chapitre « chauffage et éclairage des hôpitaux » ne doit supporter que les dépenses de combustible et de luminaire, et non les achats de matériel de chauffage qui font partie du mobilier et sont à la charge du chap. 38 (art. 3).

24 *novembre* 1893 (Dép. minist.).

Ne pas conserver d'huile de pétrole dans des locaux isolés.

10 *janvier* 1894 (Dép. minist.).

Fournir le 1er octobre une situation de la main-d'œuvre des hôpitaux.

22 *mars* 1894 (Dép. minist.).

Le tarif fixé par la circ. du 26 février 1893 pour le prix de la journée d'hôpital (service colonial), doit être appliqué pour le remboursement (personnel retraité) ; les feuilles nominales décomptées doivent être acheminées tous les trimestres dans les cinq premiers jours. (Voir une dépêche du 17 oct. 1894, au sujet de l'envoi desdites feuilles.)

27 *août* 1894 (Circ. B. O. p. 261).

Dans son rapport sur les comptes de 1892, le Comité d'examen des comptes des travaux de la marine a demandé à l'un de mes prédécesseurs de faire hâter l'étude de propositions formulées par les ports en vue de l'adoption pour le service des hôpitaux d'une comptabilité plus simple que celle en usage dans les autres directions des arsenaux et mieux appropriée surtout aux travaux qui s'effectuent dans les laboratoires, cuisines et autres dépendances des hôpitaux maritimes.

Ces propositions ont été soumises au Conseil supérieur de santé; et, conformément à ses conclusions, j'ai arrêté les dispositions suivantes :

Laboratoire de pharmacie

La comptabilité des travaux du laboratoire de pharmacie ne se composera plus désormais que des documents suivants :

Pièces à fournir par le Magasin
/ Billets de demande à confectionner (Mod. n° 15)
Billets de demande à réparer (Mod. n° 27 bis)
\ enregistrés sur le registre n° 16 du magasin

Pièces à établir et Registres à tenir par le Laboratoire de pharmacie
Demande de matière au magasin (registres des bons à souche mod. n° 142). Bordereaux trimestriels (mod. 146) des matières employées.
Bordereaux trimestriels (mod. n° 146) des produits de transformation versés en magasin.
Registre des confections et réparations conforme au modèle ci-joint, en tenant lieu de feuilles d'ouvrage.

Il ne sera pas établi de résumés trimestriels (mod. n° 145). L'agent administratif de la direction du service de santé puisera directement à l'aide d'un dépouillement, sur le registre des confections et des réparations tenu au laboratoire de pharmacie, les chiffres à faire figurer sur la récapitulation trimestrielle (mod. n° 148) et sur les comptes annexes (mod. n°s 151 et 152). En vue de faciliter la rédaction de ces documents, le laboratoire de pharmacie aura soin de diviser son registre en deux parties, l'une relative aux transformations et l'autre aux réparations.

La main-d'œuvre des quelques ouvriers ou journaliers attachés au laboratoire ne présente d'autre caractère que celui des frais accessoires, les travaux étant, en général, exécutés par les pharmaciens eux-mêmes.

Le Directeur du service de santé déterminera d'après l'importance relative que présentent normalement les transformations et les réparations dans quelle proportion la main-d'œuvre doit être attribuée à chacune de ces catégories de travaux. Il n'y aura pas lieu, par suite, de tenir des carnets (n°s 1 et 2).

Il ne m'a pas paru utile de faire imprimer une formule spéciale pour la tenue du registre destiné à remplacer les feuilles d'ouvrage de laboratoire de pharmacie. En vue d'éviter une dépense et de permettre d'apporter éventuellement au cadre de ce registre telle modification que la mise en pratique pourrait faire reconnaître désirable, je préfère que l'on se contente d'approprier à cet usage, au moins au début, le carnet (mod. n° 140) de l'instruction générale du 8 novembre 1889.

Il suffira, pour y arriver, de couper la partie supérieure des feuillets de ce carnet pour le remplacer par un en-tête manuscrit commun à tout le volume.

Je ne me dissimule pas que la valeur des substances employées, qui doit être reportée sur les divers documents de centralisation de la comptabilité des travaux, se dégagera moins directement et moins aisément du nouveau registre que des feuilles d'ouvrage qu'il est destiné à remplacer.

Produits de transformation

| DEMANDES | | N° d'ordre de l'unité | | PRÉPARATIONS | Espèces des unités | QUANTITÉS | | PRIX DE L'UNITÉ | VALEUR | DATE des versements et récépissés |
DATES	Numéros	Collective	Simple	DEMANDÉES		Demandées	Versées			
23 février. .	1	30	192	Protoiodure de mercure. . . .	Kilog.	0.900	0.900	50.00	45.00	1er mars
28 février. .	2	184	77	Sparadrap diachylum. . .	Kilog.	28	27	8.00	216.00	2 mars
1er mars. . .	3	185	91	Eau de Sedlitz à 45°.	Kilog.	42	112.500	0.25	28.13	3 mars
		»	»	»						
		»	»	»						
		»	»	»						
		»	»	»						
		»	»	»						
»	»	»	»	»	Dépenses accessoires du 2e trimestre (A), (nettoyage, entretien, combustible employé pour les préparations). — Main-d'œuvre des ouvriers et journaliers, etc.					

Matières employées aux travaux

| N° et date des BONS A SOUCHE | N° d'ordre de l'unité | | ESPÈCE DES UNITÉS | SUBSTANCES | QUANTITÉS | PRIX | VALEURS | | Observations |
	Collective	Simple					Partielles	Totales	
N° 15, du 27 février. .	30	189	Kilog.	Mercure. . . .	0.625	9.00	5.63		
id.	»	90	id.	Iode.	0.375	45.00	16.88	37.51	
id.	»	54	id.	Alcool à 90°. .	5	3.00	15.00		
N° 16, du 1er mars . .	184	70	Kilog.	Emplâtre diachylum. . . .	20	3.60	72.00	117.00	
N° 17, du 1er mars. . .	33	34	Mètre	Calicot. . . .	75	0.60	45.00		
N° 18, du 2 mars. . .	29	2	Kilog.	Carbonate de chaux	6.000	0.05	0.30		
id.	30	182	id.	Sulfate de magnésie	6.750	0.30	2.03	6.44	
id.	188	22	Nomb.	Bouchons pour eau gazeuse.. . . .	150	le cent 2.10	3.15		
id.	30	17	Kilog.	Acide sulfuriq. à 66°	5	0.16	0.96		
	»	»							
	»	»							
	»	»							
	»	»							
	»	»							
				Main-d'œuvre.					1re quinzaine d'avril, 25 journées 5 dixièmes, représentant la somme brute de 98 fr. 50
N° 2, du 10 avril. . .	32	4	Kilog.	Charbon de bois.	1.000	80.00 les 100 kilog.	80.00	» »	
id.	»	1	id.	Bois de chauffage.	100	22.00 les 100 kilog.	2.20	» »	
id.	38	183	id.	Tripoli en poudre.	1	0.20	0.20	» »	

Cet inconvénient est d'assez faible importance, car les inscriptions ne seront jamais assez nombreuses pour rendre laborieux les dépouillements qui conduiront à la vérification et à la condensation des résultats accusés par le registre tenu au laboratoire de pharmacie. Par contre, ce document présentera avec plus de clarté que les feuilles d'ouvrage la justification du travail intérieur, puisque les quantités des substances employées apparaîtront en regard de chacune des préparations pour lesquelles elles auront été consommées.

Laboratoire de chimie

Les substances nécessaires aux laboratoires de chimie étant délivrées sur billets dans la forme prévue par l'art. 322 de l'instruction générale du 8 novembre 1889, ces laboratoires ne sont astreints à la tenue d'aucun document relatif à la comptabilité des travaux, partout où ils ne disposent pas d'un personnel ouvrier distinct de celui du laboratoire de pharmacie.

Dans les ports où les deux laboratoires ne sont pas réunis, le laboratoire de chimie se bornera à tenir un carnet d'appel et une feuille d'ouvrage (art. 85 de la nomenclature des travaux) pour l'inscription par quinzaine du montant de la main-d'œuvre calculé naturellement en sommes brutes.

Vous recevrez ultérieurement sous le timbre de la direction du personnel des instructions relatives à la forme à donner aux registres et aux bulletins d'analyses, documents techniques indépendants des écritures de la comptabilité.

Cuisines, jardins, etc.

L'instruction générale sur la comptabilité des matières a soumis à des règles spéciales la justification des consommations faites dans les cuisines, dans les jardins, etc .. Il n'en pouvait être autrement, car il est incontestable que les denrées, par exemple, servant à la nourriture des malades ou du personnel en santé ne sauraient être considérées comme employées à des travaux.

En dehors de certains cas tout exceptionnels, tels que la préparation des confitures pour l'approvisionnement du magasin, on n'a donc à ouvrir de feuilles d'ouvrage que pour y inscrire, par quinzaine, le montant brut de la main-d'œuvre.

Quand, en se conformant à la nomenclature des travaux, on est conduit à ne tenir qu'une seule feuille pour cet usage, elle peut être servie directement par le casernet d'appel, et ses résultats peuvent être reportés, sans pièce intermédiaire, sur la récapitulation trimestrielle (mod. n° 148) établie par l'agent administratif. Il est donc inutile, dans ce cas, de dresser le résumé (n° 145) et d'ouvrir le carnet n°s 1 et 2.

Ateliers des hôpitaux

Il est à peine besoin d'ajouter que les règles tracées par le décret du 6 septembre 1888 et par l'instruction du 8 novembre 1889 à l'égard de la comptabilité des travaux sont entièrement applicables aux ateliers de couture, matelasserie, buanderie, cordonnerie. menuiserie, serrurerie, et à toute dépendance du service des hôpitaux où s'exécutent des travaux proprement dits.

Je vous prie de donner des ordres pour la mise en application à compter du 1er janvier 1894 des dispositions de la présente circulaire, dont l'insertion au *Bulletin officiel* de la Marine tiendra lieu de notification.

Signé : Félix FAURE.

Il nous a semblé utile de reproduire en entier le décret et les considérants du 29 juillet 1894, sur le matériel à réserver, que l'on trouve à la page 189 du *Bulletin officiel,* pour que l'on comprenne bien le sens des mesures adoptées :

Envoi d'un décret du 29 juillet 1894 relatif au matériel à réserver. — Mesures à prendre pour que la situation de ce matériel soit toujours exactement suivie (1).

Messieurs, j'ai l'honneur de vous adresser ci-joint un décret du 29 juillet 1894 relatif au matériel à réserver dans les magasins de la marine.

Je vous prie de donner des ordres pour la mise immédiate en application des dispositions nouvelles qui remplacent, à cet égard, celles de l'article 2 du décret du 23 novembre 1887 modifié par le décret du 1er mai 1891.

Je crois utile de résumer les règles auxquelles il convient de se conformer pour suivre, dans les magasins, la situation de chacune des deux catégories que comprend le matériel à réserver.

1o Quantités à réserver. dans la limite fixée par les feuilles d'armement, pour compléter l'armement des unités flottantes ou de combat.

Il est nécessaire que sur les états dont le modèle est annexé à la circulaire du 11 août 1893 (B. O., p. 275). les quantités soient présentées distinctement pour chaque unité flottante et de combat. Ces quantités sont portées à la connaissance du comptable par les directeurs ordonnateurs des délivrances, au moyen des listes prévues à l'article 11 du décret du 23 novembre 1887. Quand les bâtiments se trouvent dans une position qui entraîne la rédaction des feuilles de magasin, celles-ci peuvent. en général, si l'on en complète les indications au besoin, tenir lieu des listes précitées. Mais des états où ressortent très nettement les quantités à réserver doivent être régulièrement remis au comptable pour tout bâtiment ou toute unité de combat qui ne possède pas de feuilles de magasin, en raison de ce que les délivrances restant à faire seront ultérieurement opérées sur billets de demande.

Vous remarquerez que les matières consommables nécessaires pour compléter l'armement doivent être, désormais, réservées au même titre que les objets non consommables. Les quantités de ces matières seront calculées, pour les navires, sur la base de 3 mois d'approvision-

---

(1) Cette question est des plus importantes pour les Directeurs du Service de Santé.

nement, d'après les fixations du règlement d'armement, toutes les fois qu'il n'en aura pas été décidé autrement. Cette disposition ne s'applique pas, toutefois, aux médicaments, pour lesquels vous recevrez, sous le timbre de la Direction du personnel, des instructions spéciales (1).

2° Quantités à réserver dans les conditions déterminées par des décisions ministérielles.

Ces quantités ne doivent pas être présentées par bâtiment ou par unité de combat sur les états tenus à jour dans les sections de magasins. Il suffit que ces états fassent apparaître, dans une colonne distincte, les quantités afférentes à chacun des stocks que le décret du 29 juillet 1894 désigne par les lettres A, B, C, D et E. Ces lettres seront, d'ailleurs, employées pour les désigner.

L'en-tête de la colonne où figureront, par exemple, les quantités de charbons, de matières grasses, etc., à réserver pour le ravitaillement des unités de combat, sera libellé comme suit :

Stock E. — (Décisions ministérielles des.... 189..) Les quantités à comprendre dans l'un ou l'autre des cinq stocks devront, bien entendu, être notifiées aux comptables par les Directeurs compétents, qui leur remettront des états détaillés des quantités à réserver, et feront reviser ces états toutes les fois que ce sera nécessaire.

Dispositions communes aux deux catégories de matériel à réserver.

Les feuilles ou états remis au comptable pour lui permettre de tenir à jour la situation des quantités à réserver à quelque titre que ce soit, devront indiquer ces quantités avec la désignation et les numéros de nomenclature sous lesquels la réserve doit, pratiquement être constituée en magasin.

Si, par exemple, on prescrivait de réserver des farines sous forme de blé, il serait indispensable que cette particularité fût portée à la connaissance du comptable, avec indication de la quantité du blé correspondant au stock de farine. Si des projectiles destinés à être délivrés chargés et montés, ne devaient pas être réservés en magasin sous cette forme, il serait nécessaire que la direction d'artillerie indiquât au comptable, par unité simple et subdivision d'unité simple, les quantités correspondantes de projectiles vides, de poudre et de tout autre élément constituant, qui devrait figurer sur les états du matériel à réserver. Il est essentiel que cette recommandation ne soit, en aucun cas, perdue de vue.

Il ne vous échappera pas que les dispositions du décret du 29 juillet 1894 entraînent une modification importante dans les règles applicables au calcul des consommations réelles. Les délivrances de matières consommables pour l'armement des bâtiments porteront désormais, en effet, sur des quantités réservées au titre de chacun d'eux et, par suite, constituées dans les magasins en sus de l'approvisionnement du service courant. Il en résulte que les quantités délivrées à l'armement ne doivent plus entrer dans le calcul des consommations servant de base à la détermination de cet approvisionnement.

____

(1) Ces instructions sont celles du 11 août 1894 que l'on trouve plus loin.

Par suite et conformément au principe posé dans la circulaire du 1ᵉʳ décembre 1887 (VII. dernier paragraphe), les remises de ces mêmes matières ne doivent, naturellement, plus être déduites du montant des consommations des trois dernières années et leur moyenne sur les balances, les sous-balances et les livres d'inventaires de 1894.

Ces prescriptions nouvelles relatives au calcul des consommations ne s'appliquent pas, bien entendu, aux denrées dont le stock à réserver est fixé par des décisions ministérielles et non d'après des feuilles d'armement. L'importance de leur consommation doit continuer à être calculée en déduisant les quantités remises de celles qui sont délivrées pendant la même période.

L'insertion de la présente circulaire au *Bulletin officiel* de la Marine tiendra lieu de notification.

Recevez, etc.

Signé : Félix FAURE.

Décret relatif au matériel à réserver dans les magasins de la Marine. — (Du 29 juillet 1894) — ARTICLE PREMIER. — Le texte de l'article 2 du décret susvisé du 23 novembre 1887, modifié par le décret du 1ᵉʳ mai 1891, est remplacé par le suivant :

Font partie du matériel à réserver :

1° Dans la limite fixée par les feuilles d'armement :

Les quantités de matières et d'objets de toute nature à délivrer par les services des constructions navales, de l'artillerie, des défenses sous-marines et des hôpitaux pour constituer ou compléter l'armement des unités flottantes ou de combat (bâtiments de la flotte), — à l'exception de ceux que le Ministre ne juge pas aptes à être armés en temps de guerre) ; — forts et batteries, défenses fixes et mobiles.

2° Dans les conditions déterminées par les décisions ministérielles.

A. — Les objets de toute nature ressortissant aux services de l'artillerie et des défenses sous-marines (terminés, en cours de confection ou à l'état brut) et approvisionnés avant qu'il y ait lieu d'ouvrir des feuilles d'armement, mais destinés soit à des épreuves ou expériences ordonnées par le Ministre, soit à l'armement de batteries de côtes ou d'unités de combat en construction ou à flot nominativement désignées dans les décisions ministérielles ;

B. — Les stocks d'armes, d'effets et d'objets destinés à assurer la mise sur le pied de guerre des équipages et des troupes et à pourvoir les hommes susceptibles d'être rappelés au service ;

C. — Les stocks de vivres destinés à assurer l'armement des navires mobilisables et le ravitaillement des bâtiments qui doivent être maintenus armés en temps de guerre : la mobilisation des troupes ;

Les besoins des rationnaires de la place, en tant que les magasins de la Marine sont chargés d'y pourvoir au moyen d'approvisionnements constitués à l'avance ;

D. — Les stocks de matériel médical et hospitalier de médicaments et d'objets de pansement destinés à assurer :

Le complément d'approvisionnement des bâtiments qui doivent être maintenus armés en temps de guerre ;

La mobilisation des troupes ;

Les besoins de la place, en tant que les magasins de la Marine sont chargés d'y pourvoir au moyen d'approvisionnements constitués à l'avance.

E. — Les stocks de charbons, de matières grasses, de poudres et de projectiles, de matériel d'armement d'artillerie et de torpillerie (consommable), suffisant pour assurer, en temps de guerre, le ravitaillement des arrivés de combat.

Art. 2. — Le Ministre de la Marine est chargé de l'exécution du présent décret, qui sera insére au *Journal officiel*, au *Bulletin des lois*, et au *Bulletin officiel de la Marine*.

26 *juin* 1894. (B. O. p. 711.)

Régularisation des cessions de toute nature. (Voir la Circulaire.)

SECTION III

SERVICES EXTÉRIEURS

16 *avril* 1894. (Dép. minist.)

Il n'y a pas lieu, en principe, d'organiser un ordinaire pour les dépôts ; l'appréciation de cette mesure est laissée au Préfet maritime.

6 *octobre* 1894. (Dép. minist.)

Annonce d'un arrêté du 11 août 1894 sur le service intérieur des dépôts. (Non reçu au 20 octobre, date de la clôture de l'appendice.)

SECTION IV

INTERVENTION DANS LE SERVICE GÉNÉRAL

28 *février* 1894. (Circ. B. O. p. 217.)

Les candidats à des emplois dans l'Administration centrale doivent produire un certificat médical déclarant qu'ils ne sont atteints d'aucune infirmité les rendant impropres au service des bureaux, ni d'aucune affection organique.

29 *mars* 1894. (Circ. B. O. p. 359.)

La circulaire du 12 mars courant accordant une tolérance de taille de six centimètres (soit une taille minima de 1 m. 60), pour les engagements volontaires ou rengagements au titre de l'un des deux régiments d'artillerie de marine, les hommes dans cette condition seront de préférence employés comme musiciens, trompettes ou artificiers.

30 *mai*. (Circ. B. O. p. 613.)

Au sujet du D. sur les rations du 11 décembre 1893.

Les spiritueux ne doivent être supprimés que dans les parages où l'art. 13 prescrit la délivrance d'une ration hygiénique aux marins.

6 *août* 1894. (Circ. B. O. p. 218.)

Nous reproduisons ici les changements qu'a apportés à la Circ. de la guerre du 17 mars 1890 une plus récente instruction du même département, en date du 13 mars 1894.

Règlement de la guerre du 13 mars 1894, applicable à la marine.

Le Conseil de revision s'inspirera, pour le classement dans le service auxiliaire, des considérations ci-après, résultant des définitions données lors de la discussion de la loi tant à la Chambre des députés qu'au Sénat. Le service auxiliaire comprend deux catégories de jeunes gens : d'abord ceux qui n'ont pas la taille de 1 m. 54, puis ceux qui sont atteints d'infirmités ou de difformités qui, sans motiver l'exemption, les rendent absolument incapables d'un service actif.

Ces jeunes gens ne sont jamais appelés, si ce n'est dans le cas de mobilisation ou de guerre.

ORGANES DE LA VISION

Diminution de l'acuité visuelle.

1° L'aptitude au service actif exige une acuité visuelle binoculaire supérieure ou tout au moins égale à 1/2 sans correction par des verres, excepté pour la myopie. D'autre part, l'acuité visuelle monoculaire ne doit descendre, ni pour l'œil droit, ni pour l'œil gauche, au-dessous de 1/10.

2° Seront versés dans le service auxiliaire les jeunes gens qui ont une acuité visuelle entre 1/2 et 1/4 de l'un des yeux, à condition que l'acuité visuelle de l'autre œil ne soit pas inférieure à 1/10. Ici encore la correction par les verres ne sera faite qu'en cas de myopie. Une acuité visuelle inférieure aux limites indiquées ci-dessus confère l'exemption et entraine la réforme. L'acuité visuelle se mesure au moyen de l'échelle typographique placée à 5 mètres.

Myopie.

La myopie entraîne l'exemption du service actif et la réforme :

1° Quand elle est supérieure à 6 dioptries ;

2° Quand, la myopie étant égale ou inférieure à 6 dioptries, l'acuité visuelle n'est pas ramenée par des verres concaves aux limites indiquées au deuxième paragraphe de l'article 85. Si l'acuité visuelle est ramenée à ces limites, la myopie est compatible avec le service auxiliaire.

La myopie supérieure à 6 dioptries est compatible avec le service auxiliaire, à condition que l'acuité visuelle soit ramenée par des verres concaves aux limites stipulées au 2° paragraphe de l'article 85 et qu'il n'y ait pas de lésions choroïdiennes étendues.

Hypermétropie et astygmatisme.

L'hypermétropie et l'astygmatisme entraînent l'exemption du service actif et la réforme lorsqu'ils déterminent un abaissement de l'acuité visuelle au-dessous des limites fixées dans le premier paragraphe de l'article 85. Sont versés dans le service auxiliaire les jeunes gens atteints d'hypermétropie et d'astygmatisme déterminant l'abaissement de l'acuité visuelle défini dans le paragraphe 2 de l'article 85.

Lésions et mutilations des doigts de la main.

Les lésions et mutilations suivantes entraînent l'exemption ou la réforme :

1° Perte ou luxation du pouce ou d'une de ses phalanges.

2° Perte totale de l'index, si les autres doigts ont perdu leur fonctionnement normal ; dans le cas contraire, la perte totale de l'index est compatible avec le service actif. La perte partielle de l'index avec intégrité des mouvements des articulations conservées est compatible avec le service actif.

La perte d'une ou de deux phalanges de l'index, s'il y a en même temps ankylose rectiligne ou angulaire des articulations conservées, confère le classement dans les services auxiliaires.

3° Perte de deux doigts ou de deux phalanges de deux doigts.

4° Perte simultanée de trois phalanges intéressant l'index et le médius.

5° Perte simultanée d'une phalange de l'index, du médius et de l'annulaire et à la main droite seulement.

Le défaut de taille constaté par le troisième examen devant le Conseil de revision après deux ajournements est compatible avec le service auxiliaire.

Conditions d'acuité visuelle des Écoles militaires.

Une annexe à l'instruction du 13 mars 1894 règle les conditions de vue que doivent remplir les candidats aux diverses écoles militaires. Il nous suffit de connaître celles qui ont trait à St-Cyr et à St-Maixent, ainsi que celles qui sont exigées pour l'École du Service de Santé militaire à Lyon. Cette circulaire que l'on peut consulter dans le Bulletin officiel de la Guerre. p. 316, est du 1ᵉʳ oct. 1894.

Pour St-Cyr et St-Maixent, le minimum d'acuité visuelle doit être égal à 1 pour un œil, et égal ou supérieur à 1/4 pour l'autre œil. Le maximum de la myopie est fixé à 4 dioptries.

Les mêmes conditions sont exigées des élèves de Lyon, si ce n'est pour les pharmaciens dont le maximum de la myopie peut atteindre 6 dioptries.

TITRE SECOND

SERVICE A LA MER

5 *avril* 1894 (Circ. B. O. p. 360).

Sur l'avis du Conseil supérieur de Santé, la délivrance de jus de citron est supprimée et l'art. 15 du D du 11 décembre 1893 est modifié en conséquence.

5 *avril* 1894 (Circ. B. O. p. 393).

Suppression à l'article du magasinier du sulfate ferreux qui figure au nouvel article du médecin.

17 *avril* 1894 (Circ. B. O. p. 458).

Les demandes de matières non consommables doivent toujours être accompagnées des copies de procès-verbaux de remise ou de condamnation.

7 *juin* 1894 (Circ. B. O. p. 648).

Modification au règlement d'armement.
Bande réglementée de Houzé.
500 gr. de vaseline ajoutés aux navires de la 5ᵉ catégorie.
Substitution de l'huile de foie de morue blonde à la brune.

7 *août* 1894 (Circ. B. O. p. 241).

Nouvel appareil à la glace.

5 *février* 1894 (Circ. B. O. p. 123).

Rien ne s'oppose à la délivrance du pain blanc à bord des bâtiments. (Art. 4 du 11 déc. 1893.)

30 *juillet* 1894 (Circ. B. O. p. 172.)

Substitution de la toile métallique roulée à la toile pour attelles.

10 *octobre* 1894 (Dép. minist.).

Sur l'avis du Conseil supérieur de Santé et de la Commission permanente de contrôle et de revision du règlement d'armement, j'ai décidé que les modifications suivantes seront apportées à l'article du Médecin.

Les lits en fer pour malades ne seront plus délivrés que dans la proportion de 2 p. % de l'effectif pour les cinq catégories ; de 1 % pour les bâtiments en réserve ou en essais, et de 2 p. % pour les bâtiments-écoles pourvus d'un hôpital.

Les quantités de *matelas en laine et crin* et de *traversins en laine et crin* seront abaissés à 5 p. % de l'effectif.

Les banquettes à dossier en bois blanc pour le poste des malades seront remplacées par des *banquettes d'applique à rabattement* (matériel fixe) ; ces banquettes devront être disposées suivant l'aménagement des postes des malades, lorsque les dispositions locales s'y prêteront.

Les sièges ou fauteuils en bois pour les blessés seront remplacés par des *fauteuils pliants en bois et toile*, dont le modèle sera déterminé par la Direction du Service de Santé de Toulon, qui en enverra un échantillon type à chacun des autres ports.

En outre, et dans le but d'éviter l'achat de tout objet de matériel qui ne serait pas utilisé pour l'armement des bâtiments, le Directeur du Service de Santé devra, lors de l'établissement des feuilles d'armement des navires mobilisables et nonobstant les fixations de l'article du Médecin, ne faire réserver que les espèces et quantités d'objets de gros matériel d'hôpital qui, d'après les aménagements de chaque bâtiment, peuvent être utilement embarqués.

Les escadres et les bâtiments sur les côtes de France feront la remise au Magasin des hôpitaux, de leur excédent de gros matériel d'hôpital, ainsi que des articles ne pouvant être utilisés.

Les banquettes d'applique seront confectionnées par les moyens du bord sur les bâtiments armés ou en réserve, et par la direction des Constructions navales pour les navires neufs ou désarmés.

Vous recevrez ultérieurement des placards rectificatifs qui devront être collés sur les exemplaires de l'article du Médecin dont disposent les services placés sous vos ordres.

Signé : Félix FAURE.

25 *mai* 1894 (Circ. B. O., p. 586).

Au sujet des bulletins de délivrance à remettre aux bâtiments par les sections de magasins.

Messieurs, aux termes des articles 233, 235 et 260 de l'instruction générale du 8 novembre 1889, les magasiniers qui opèrent des délivrances aux bâtiments en rade doivent remettre à la partie prenante, pour servir de billet de sortie, un bulletin à talon détaché du registre à souche. (Mod. n° 50.)

L'inspection des services administratifs de l'un de nos arrondissements maritimes a appelé mon attention sur le peu d'utilité qui s'attache, dans certains cas, à ce que le bulletin de délivrance soit rempli et accompagne le talon servant de billet de sortie.

Après étude attentive de la question, j'ai arrêté les dispositions suivantes :

Quand la délivrance sera opérée au vu de feuilles ou de billets qui rentreront à bord revêtus de la certification des quantités délivrées données immédiatement par le magasinier, il ne sera pas établi de bulletin de délivrance. L'agent de la section des magasins se bornera à remettre à la partie prenante, si le bâtiment est en dehors de l'arsenal, le talon destiné à servir de billet de sortie.

Quand la délivrance sera opérée au moyen de billets comprenant des quantités restant à délivrer ultérieurement, ou au vu de coupon (mod. n° 49), le magasinier dressera, dans tous les cas, le bulletin de délivrance. Ce bulletin sera accompagné du talon servant de billet de sortie, si le matériel doit sortir du port. Si le bâtiment est dans le port, le talon restera au contraire attaché à la souche.

Il sera pris note de ces prescriptions en marge des articles 233, 255, 260, 401 et suivants de l'Instruction générale du 8 novembre 1889.

L'insertion de la présente circulaire au *Bulletin officiel* de la Marine tiendra lieu de notification.

Recevez, etc.

Signé : A. Lefèvre.

10 *février* 1894 (Circ. B. O., p. 69).

Instructions concernant les améliorations à apporter à l'installation des corneaux et urinoirs à bord des bâtiments.

Messieurs, mon attention ayant été appelée par le Conseil supérieur de santé sur l'amélioration qui résulterait, pour les conditions hygiéniques de nos bâtiments, d'une installation plus perfectionnée des poulaines, j'ai cru devoir demander, le 13 février 1893, aux différents ports et aux escadres leur avis sur les modifications à apporter aux dispositions en usage pour l'installation et le fonctionnement des corneaux et urinoirs des équipages.

J'ai l'honneur de vous faire savoir qu'après avoir pris l'avis du conseil des travaux au sujet des diverses réponses faites à la circulaire précitée, je me suis arrêté aux décisions de principe énumérées ci-après, lesquelles serviront de base, à l'avenir, pour l'étude de l'installation des poulaines des navires, savoir :

Le local affecté aux poulaines devra être muni, autant que possible, d'une porte d'entrée et d'une porte de sortie, et ceux de ces locaux qui se trouveront placés dans une batterie devront être précédés, si c'est possible, d'un tambour avec portes et aspirateurs au plafond, pour éviter la propagation des mauvaises odeurs dans les locaux avoisinants.

Une poulaine sera installée, autant que possible, de chaque bord du bâtiment. On proscrira, d'une façon absolue, le bois, dans le local affecté aux poulaines.

Le sol de ce local devra être étanche et recouvert d'une couche de ciment ou de grès cérame. Il sera déclive, afin que les eaux de lavage se déversent par un dalot dans le tuyau de décharge des corneaux. En construisant ce sol, qui sera uni, on fera disparaître, autant que possible, les angles et les recoins où les saletés pourraient s'accumuler. Il ne sera recouvert d'aucun caillebotis.

Les murailles et le plafond devront être peints avec une peinture blanche aussi lisse que possible, facile à laver.

Les corneaux et les urinoirs eux-mêmes devront être en cuivre étamé, ainsi que le tuyau collecteur de décharge. Les corneaux auront la forme d'une gouttière, avec une pente suffisante vers l'orifice d'évacuation pour que les matières soient facilement entraînées. Ils seront bas, dégagés en dessous et munis sur un bord d'une latte en laiton striée pour les pieds des visiteurs. Cette bande devra être placée en dedans de l'auge, de manière que les visiteurs ne puissent uriner au dehors. Les places, larges de 0 m. 50, seront déliminées par des accoudoirs en laiton pour se tenir au roulis et au tangage.

Les urinoirs seront, comme les corneaux, en forme de gouttière, avec pente vers l'orifice d'évacuation ; ils seront placés dans le même local que les corneaux sur la cloison leur faisant face. Leur tuyau d'écoulement se déversera dans le collecteur de décharge de ces derniers.

Le tuyau collecteur de décharge sera cylindrique et d'un diamètre en rapport avec le nombre de places réservées sur le corneau.

Le tuyau des urinoirs devra être installé dans les mêmes conditions.

Le lavage des corneaux sera assuré par un courant d'eau intermittent, au moyen d'un tuyau muni d'un robinet permettant de faire arriver à volonté de l'eau sous pression produisant des chasses, et, d'autre part, par un boudin percé de petits trous faisant le tour de l'auge pour assurer l'écoulement continu d'un filet d'eau. L'orifice du tuyau de décharge devra être un peu plus élevé que le fond des auges, afin qu'il y séjourne en permanence une quantité d'eau suffisante pour que les matières ne s'attachent pas sur le fond.

Pour les urinoirs, le lavage sera assuré par un courant d'eau continu se répandant sur toute leur longueur par un tuyau percé de petits trous.

Pour le lavage du sol de la poulaine, on installera un tuyau permettant de faire ce lavage à volonté.

La propreté générale des poulaines devra se faire deux fois par jour avec de l'eau additionnée d'une matière désinfectante. L'eau nécessaire à ces lavages pourra être empruntée au collecteur d'incendie.

Suivant la place qui sera affectée au local des poulaines, on devra y pratiquer des ouvertures aussi larges que possible, et y installer des manches d'aspiration et de refoulement d'air.

Comme proportion à donner aux corneaux et aux urinoirs, on devra se baser sur le vingtième de l'effectif, soit 5 places de 0 m. 50 par 100 hommes, déduction faite du personnel auquel sont affectées des bouteilles spéciales.

Les dispositions qui précèdent devront être appliquées à bord de tous les bâtiments à construire et de ceux en construction. Quant à ceux déjà en service, on améliorera dans le même sens, lorsqu'on le pourra, les installations déjà existantes, mais sans recourir à des réfections complètes.

Il appartient, d'ailleurs, aux commandants des navires de prendre dès maintenant, chacun en ce qui le concerne, les mesures qui leur paraîtront de nature à assurer le mieux possible la propreté des poulaines de leurs bâtiments.

L'insertion de la présente circulaire au *Bulletin officiel* de la **Marine** tiendra lieu de notification.

Recevez, etc.

Signé : A. Lefèvre.

1er *déc.* 1893 (Circ. B. O. p. 846).

Coffres de Terre-Neuve. — Instructions médicales.

30 *avril* 1894 (Circ. B. O. p. 500).

Le coffre pour Terre-Neuve sera réglementaire pour l'Islande.

11 *août* 1894 (Dép. minist.).

Étude d'un nouveau système de délivrances.

En exécution de la circulaire du **21** mai dernier, les administrations des ports et les escadres m'ont adressé des propositions concernant d'une part les modifications à apporter à l'article du médecin en ce qui touche le gros matériel d'hôpital, et d'autre part les délivrances à faire aux bâtiments et le matériel à réserver pour l'armement des navires.

Ces propositions ont été soumises au Conseil supérieur de Santé qui a émis l'avis qu'il conviendrait de modifier le système actuel de délivrances pour les articles autres que le gros matériel et de constituer des coffres de médicaments et des paniers de pansement correspondant à un effectif déterminé, 100 ou 50 hommes par exemple, et pour les navires sans médecin des coffres semblables à ceux prévus par la circulaire du 1er décembre 1893, pour les navires faisant la pêche à Terre-Neuve.

J'ai l'honneur de vous prier d'inviter le Directeur du Service de Santé à étudier la question, et à indiquer la composition desdits coffres et paniers de pansement.

En attendant l'adoption de ce nouveau système de délivrances, on se conformera aux dispositions contenues dans l'instruction ci-jointe pour les délivrances à faire aux bâtiments et pour le *matériel à réserver* pour l'armement des navires.

Quant aux modifications à apporter à l'article du médecin pour le gros matériel d'hôpital, elles seront modifiées ultérieurement après avis de la commission permanente de contrôle et de revision du Règlement d'armement. Mais, afin d'éviter tout achat de matériel qui ne serait pas utilisé pour l'armement des bâtiments, le Directeur du Service de Santé devra, lors de l'établissement des feuilles d'armement des navires mobilisables et nonobstant les fixations de l'article du médecin, ne faire réserver, ou, pour les navires en 2º et 3º catégorie, ne faire mettre à bord que les espèces et quantités d'objets qui, d'après les aménagements de chaque bâtiment, peuvent être utilement embarqués.

Signé : Félix FAURE.

Instruction sur les délivrances de matériel d'hôpital aux bâtiments et sur le matériel à réserver en magasin pour l'armement des bâtiments.

Bâtiments armés.

Le matériel médical revenant aux bâtiments armés est déterminé par le règlement d'armement (article du médecin) dont les allocations, en ce qui concerne les médicaments et matières consommables, sont fixées pour *une année.*

L'article du médecin divise les navires en cinq catégories d'après leur effectif et prévoit pour chaque catégorie 2 positions : 1º escadre et bâtiments sur les côtes de France ; 2º navires faisant campagne, auxquelles sont attribuées des allocations différentes.

Les fixations réduites inscrites dans la colonne « Escadre » représentent encore, pour les médicaments et les matières consommables, les allocations *d'une année.*

Conformément au nota inséré en tête de la page 17 de l'article du médecin, les escadres et les bâtiments sur les côtes de France ne s'approvisionnent que pour *six mois*, et ne reçoivent en conséquence que la moitié des quantités de médicaments et d'objets consommables portés dans la colonne qui leur est afférente (Escadre, etc.). Tous les trois mois ou en cas de départ, ces bâtiments complètent leur approvisionnement à *6 mois.*

En cas de nécessité, les bâtiments peuvent établir des demandes *en supplément* qui sont soumises à l'appréciation du Directeur du Service de Santé et à l'approbation du Préfet maritime.

Bâtiments en 1ʳᵉ catégorie de réserve.

Les bâtiments en 1ʳᵉ catégorie de réserve sont assimilés aux bâtiments des escadres. Ils ont à bord l'intégralité du matériel non consommable prévu dans la colonne de l'article du médecin afférent aux escadres et aux bâtiments sur la côte de France et reçoivent la moitié des allocations de médicaments et objets consommables portés dans cette colonne.

Bâtiments en 2ᵉ catégorie de réserve.

Les bâtiments en 2ᵉ catégorie de réserve ont à bord l'intégralité des vases et objets divers, ainsi que des imprimés figurant aux §§ 1 et 3 du règlement d'armement (article du médecin) pour les escadres et bâtiments sur les côtes de France, et la moitié des allocations d'objets consommables portés dans les colonnes afférentes aux escadres.

Les médicaments nécessaires à ces bâtiments pour 6 mois, c'est-à-dire la moitié des allocations prévues à l'article du médecin pour les escadres et les bâtiments sur les côtes de France, sont préparés, mis en flacons, étiquetés, gardés au groupe comptable des hôpitaux dans des paniers disposés dans ce but et toujours prêts à être rendus à bord.

Lorsque ces bâtiments arment en temps de paix pour faire campagne, on complète leurs armements et leurs approvisionnements à un an sur la base des fixations de la 2ᵉ colonne de la catégorie dans laquelle ils figurent à l'article du médecin.

Bâtiments en 3ᵉ catégorie et bâtiments désarmés portés sur la liste annuelle des navires dont le matériel est à réserver.

Les bâtiments en 3ᵉ catégorie de réserve ont à bord le matériel d'armement non consommable qui n'est pas susceptible de détérioration. Les espèces et quantités d'objets dont il s'agit sont déterminées par le Directeur du Service de Santé. Les quantités sont calculées d'après les fixations de la colonne de l'article afférente aux escadres et bâtiments sur les côtes de France.

Le surplus du matériel non consommable des bâtiments en 3ᵉ catégorie de réserve et tout le matériel médical non consommable des bâtiments désarmés compris dans la « liste des navires dont le matériel est à réserver », doit être réservé en magasin. Les fixations sont calculées d'après les colonnes de l'article du médecin afférentes aux escadres et aux bâtiments sur les côtes de France.

Les matières consommables et les médicaments nécessaires pour l'armement des bâtiments en 3ᵉ catégorie et autres compris dans la liste annuelle sus-mentionnée doivent être également réservés ; les allocations sont calculées pour 6 mois d'après les fixations prévues à l'article du médecin pour les escadres et les bâtiments sur les côtes de France.

Croiseurs auxiliaires.

Les croiseurs auxiliaires sont rangés, pour l'établissement des feuilles d'armement, dans la 3ᵉ catégorie (bâtiments de 126 à 300 hommes) de l'article du médecin ; il leur est fait application des fixations de la colonne 17 (escadres, etc...), en réduisant de moitié (c'est-à-dire à 6 mois) les allocations de médicaments et d'objets consommables et en déduisant des fournitures de matériel à faire les objets existant à bord d'après le règlement des compagnies de navigation.

Éclaireurs auxiliaires.

Les éclaireurs auxiliaires sont rangés, pour l'établissement des feuilles d'armement, dans la 4e catégorie (bâtiments de 51 à 125 hommes) de l'article du médecin ; il leur est fait application des fixations de la colonne 19 (escadres et bâtiments sur les côtes de France), en réduisant de moitié (c'est-à dire à 6 mois) les allocations de médicaments et d'objets consommables et en déduisant des fournitures de matériel à faire les objets existant à bord d'après le règlement des compagnies de navigation.

Dans ces conditions, feront partie du *matériel à réserver* au titre de la 1re catégorie spécifiée au décret du 29 juillet 1894 pour l'armement des bâtiments :

A. Les médicaments nécessaires pour 6 mois, d'après les fixations prévues pour les escadres ou bâtiments en 2e catégorie de réserve.

B. Le matériel non consommable (déduction faite des objets déjà mis à bord), les matières consommables et les médicaments calculés pour 6 mois (d'après les fixations calculées pour les escadres) revenant aux bâtiments en 3e catégorie portés sur la liste de ceux dont le matériel est à réserver.

C. Le matériel non consommable, les matières consommables et les médicaments calculés pour 6 mois (d'après les fixations prévues pour les escadres) revenant aux bâtiments désarmés compris dans la liste de ceux dont le matériel est à réserver.

D. Le matériel non consommable (déduction faite des articles devant exister à bord) et les articles consommables, ainsi que les médicaments calculés pour 6 mois (d'après les fixations prévues pour les escadres) revenant pour l'armement des croiseurs et éclaireurs auxiliaires.

TITRE TROISIÈME

SERVICE DES TROUPES

---

25 *juin* 1894 (Circ. B. O. p. 693).

Billet d'hôpital au livret individuel des hommes.

19 *juin* 1894 (Dép. minist.).

Les médecins des bataillons de Paris sont pris au choix.

26 juillet 1894 (Circ. B. O. p. 147).

Notification d'une instruction de la guerre :

Instruction concernant les déclarations obligatoires des cas de maladies épidémiques à faire à l'autorité publique en vertu de la loi du 30 novembre 1892 sur l'exercice de la médecine. — (Du 2 mai 1894.)

(MINISTÈRE DE LA GUERRE)

Mon cher général, M. le Ministre de l'Intérieur m'a consulté sur la question de savoir si les médecins militaires étaient tenus de faire, personnellement. à l'autorité civile, la déclaration des maladies épidémiques dont la divulgation n'engage pas le secret professionnel, par application de l'article 15 de la loi du 30 novembre 1892, ainsi conçu :

Tout docteur doit faire à l'autorité publique « son diagnostic établi, « la déclaration des cas de maladies épidémiques tombés sous son « observation. »

Le but essentiel de cette déclaration est la prophylaxie des maladies contagieuses : or il en est tout différemment s'il s'agit d'un homme logé dans un casernement, ou d'un officier ou d'un sous-officier logé en ville.

Dans le premier cas. le médecin militaire rendant toujours immédiatement compte à son chef de corps de tout ce qui intéresse la santé de la troupe, la protection de la santé du soldat, et par cela même de la population civile, est immédiate et certaine : les mesures prophylactiques sont prises d'extrême urgence à l'intérieur de la caserne où le militaire est logé : elles le sont également à l'hôpital où le contagieux est évacué immédiatement et où il est toujours l'objet de mesures spéciales d'isolement ou de désinfection.

Il n'en est plus de même pour les officiers et leur famille qui, étant donné leur domicile particulier et étant en contact immédiat et presque incessant avec la population civile, peuvent, comme les personnes civiles, contaminer le milieu urbain dans lequel ils résident.

Si donc, dans le premier cas, l'autorité municipale n'a point à intervenir dans l'intérieur des casernements, elle a tout intérêt et tout droit à faire prendre par elle-même, en ce qui concerne les officiers, les sous-officiers et les employés militaires logés en ville, ainsi que leurs familles, les précautions légales pour protéger les habitants.

C'est par ces considérations que j'ai, d'accord avec M. le Ministre de l'Intérieur, décidé à la date de ce jour :

1° Que, en ce qui concerne les hommes de troupes logés dans les casernes et établissements militaires, la déclaration des maladies contagieuses et épidémiques étant faite par le médecin militaire au chef de corps, l'autorité publique était prévenue en sa personne et qu'il appartenait au commandement et non pas au médecin militaire de faire à l'autorité civile la déclaration dont il s'agit. Cette déclaration sera non pas individuelle, mais sommaire et collective, de telle sorte que l'autorité civile soit tenue au courant des fluctuations de l'épidémicité militaire.

2° Que pour les officiers, les sous-officiers et employés militaires logés en ville et leurs familles, le médecin militaire sera tenu de faire au maire et au sous-préfet la déclaration individuelle définie par la loi du 30 novembre 1892 : à cet effet, et pour eux seuls, ils recevront du maire des carnets du modèle défini par l'arrêté du Ministre de l'Intérieur (§§ 1, 2 et 3, en date du 23 novembre 1893).

Cette déclaration civile ne les dispense d'ailleurs aucunement de celle à laquelle les astreint leur devoir militaire envers le chef de corps ou de service duquel relève le militaire près duquel ils ont été appelés.

A cette occasion, je crois devoir vous rappeler qu'il a été formellement entendu entre les Ministres de l'Intérieur et de la Guerre, à une époque déjà ancienne, que les commandants d'armes et les maires doivent se communiquer d'urgence tous les faits épidémiques parvenus à leur connaissance, tant dans les villes de garnison que dans les localités que la troupe doit occuper ou traverser pendant les marches ou les manœuvres.

Les médecins militaires étant, aux termes de l'arrêté de M. le Ministre de l'Intérieur en date du 5 juin 1890, appelés à faire partie des Conseils départementaux d'hygiène et de salubrité avec voix consultative, ont ainsi toute facilité de suivre le mouvement des maladies contagieuses et épidémiques de la population civile ; ils doivent constamment s'en préoccuper, y apporter autant d'assiduité que de prévoyance, et ils sont assurés de trouver des renseignements utiles près des médecins des épidémies, délégués du Ministre de l'Intérieur.

En rendant compte au chef de corps des renseignements donnés par le médecin des épidémies, en recevant communication de ceux qu'aura fournis l'autorité municipale, ils seront à même de proposer en temps opportun des mesures préventives dont l'efficacité sera d'autant plus certaine, que leur exécution étant ordonnée par l'autorité militaire supérieure, il est du devoir de tous de s'y conformer strictement.

J'ai l'honneur de vous prier de porter cette décision à la connaissance de MM. les généraux, directeurs d'armes et services, chefs de corps et de service placés sous votre commandement ; MM. les préfets en seront avisés par le Ministre de l'Intérieur ; elle sera prochainement insérée au Bulletin officiel, partie réglementaire.

Signé : A. MERCIER.

24 *septembre* 1894 (Dépêche ministérielle). Pansements individuels.

Le tableau p. 586 remplace celui qui était annexé à la circulaire du 23 septembre 1893.

L'approvisionnement de pansements individuels devra être suffisant pour permettre la délivrance, au moment de la mobilisation, d'un paquet à tout officier, sous-officier ou soldat, qu'il appartienne aux troupes actives ou à la garnison. Cet approvisionnement sera mis en réserve au magasin de la Direction du Service de Santé, ou conservé dans les magasins du corps sous la surveillance du Conseil d'Administration, pour être réparti entre les différentes unités au moment de la mobilisation. Dans ce dernier cas, les paquets seront placés dans des caisses dont le corps fera l'acquisition au compte de la masse générale d'entretien.

Les paquets de pansement dont il s'agit ne devront jamais être mis en service à l'occasion des manœuvres du temps de paix. Pour ces manœuvres et pour les exercices spéciaux du service de santé, on fera usage de paquets supplémentaires qui seront confectionnés dans les hôpitaux et délivrés aux corps de troupe dans les conditions déterminées par la décision ministérielle. (Guerre du 27 juin 1894, B. O. G. p. 495.)

Le matériel sanitaire des troupes actives (régiments mobilisés, groupe de batteries montées, — sections de munitions) doit être du nouveau modèle adopté par la guerre ou d'un ancien modèle transformé. Le matériel ancien modèle sera, jusqu'à nouvel ordre, affecté aux troupes de garnison et de dépôt.

Le chargement de la voiture médicale régimentaire adopté par le département de la guerre, le 2 décembre 1892, comprenant des paniers au lieu des cantines médicales, j'ai demandé la cession, pour chacun des ports, d'une collection de ces paniers qui servira de type pour la transformation des chargements existants.

J'ai également provoqué la cession des divers objets qui étaient compris sur les états que vous m'avez transmis en exécution de la circulaire du 9 mars 1894.

Les Directeurs du Service de Santé continueront à fournir, le 1er janvier et le 1er juillet de chaque année, une situation du matériel du service de santé en campagne indiquant le nécessaire et les existants dans le stock de réserve et dans les corps de troupe.

Une situation spéciale de ce matériel devra m'être transmise le 1er octobre prochain, afin que je puisse prendre des dispositions en vue de compléter le stock de chaque port, notamment en ce qui touche les paquets de pansements.

Je saisis, en outre, l'occasion de rappeler que toutes les questions relatives au matériel médical doivent être soumises à l'examen des Directeurs du Service de Santé avant de parvenir au département.

Signé : Félix FAURE.

Dotations en matériel sanitaire des différentes formations de corps de troupe

(Extrait du tableau E des derniers sommaires sur l'organisation du service de santé en campagne, du 17 mai 1892.)

UNITÉS	Chargement de voitures médicales régimentaires	Équipements d'infirmiers régimentaires	Rouleaux pour secours aux asphyxiés	Sacs d'ambulance	Cantines médicales non comprises dans les chargem[ents]	Musettes à pansements	Trousses d'infirmiers	Bidons de 1 litre pour brancardiers	Brassards de neutralité	Pansements individuels	Voitures médicales régimentaires	OBSERVATIONS
INFANTERIE												
Bataillon d'infanterie mobilisé	1	4	1	1	»	10	4	20	20	Suivant les effectifs	1 (*)	(*) Les voitures médicales sont mises par la Guerre à la disposition de la Marine.
Bataillon d'infanterie affecté aux places ou disponible	»	4	1	1	1	10	4	20	20		»	
Dépôt d'un corps de troupe d'infanterie	»	»	1	1	»	»	»	»	»		»	
ARTILLERIE												
Batterie isolée	»	»	1	1	»	»	1	»	5	Suivant les effectifs	1 (*)	
Groupe de 3 batteries montées	1	»	1	1	»	8	3	15	15		»	
Section de munitions	«	»	1	1	»	»	1	»	1		»	
Dépôt d'un corps de troupe d'artillerie	»	»	1	1	»	«	»	»	»		»	

Référence aux nomenclatures de la Guerre, indiquant la composition des unités collectives

Chargement de voiture médicale régimentaire pour l'infanterie et l'artillerie montée. . . . . . 2 décembre 1892
Équipement de l'infirmier régimentaire. . . . . 7 janvier 1891
Rouleau pour secours aux asphyxiés. . . . . id.
Sacs d'ambulance. . . . . id.
Cantines médicales (paire de). id.
Musettes à pansements. . . . . id.
Trousses d'infirmiers. . . . . 13 déc. 1886

UNITÉS	Chargement de voitures médicales régimentaires	Équipements d'infirmiers régimentaires	Rouleaux de secours aux blessés	Sacs d'ambulance	Cantinesmédicales non comprises	Musettes à pansements	Trousses d'infirmiers	Bidons de 1 litre pour brancardiers	Brassards de neutralité	Pansements individuels	Voituresmédicales régimentaires	OBSERVATIONS
Cherbourg												
INFANTERIE												
4 bataillons mobilisés. .	4	16	4	4	»	40	16	80	80		4 (*)	(*) Ces voitures sont mises par la Guerre à la disposition de la Marine.
2 bataillons de garnison. .	»	8	2	2	2	20	8	40	40	à déterminer par le port suivant les effectifs	»	
2 Dépôts.	»	»	2	2	»	»	»	»	»		»	
ARTILLERIE												
5 batteries.	»	»	5	5	»	»	5	»	25		»	
1 groupe de 3 batteries montées. .	1	»	1	1	»	8	3	15	15		1 (*)	
1 Section de munitions. .	»	»	1	1	»	»	1	»	5		»	
1 Dépôt.	»	»	1	1	»	»	»	»	»		»	
	5	24	16	16	2	68	33	135	165		5 (*)	
Brest												
INFANTERIE												
4 bataillons mobilisés. .	4	16	4	4	»	40	16	80	80		4 (*)	
2 bataillons mobilisés. .	»	8	2	2	2	20	8	40	40	à déterminer par le port suivant les effectifs	»	
2 Dépôts.	»	»	2	2	»	»	»	»	»		»	
ARTILLERIE												
4 batteries.	»	»	4	4	»	»	4	»	20		»	
	4	24	12	12	2	60	28	120	140		4 (*)	

UNITÉS	Chargements de voitures médicales.	Équipements d'infirmiers régimentaires.	Rouleaux de secours aux asphyxiés.	Sacs d'ambulance	Cantines médicales indépendantes des chargements.	Musettes à pansements.	Trousses pour les infirmiers.	Bidons de 1 litre pour brancardiers.	Brassards de neutralité.	Pansements individuels.	Voitures médicales régimentaires.	OBSERVATIONS
Infanterie				**Lorient**								
1 Bataillon de garnison. .	»	4	1	1	1	10	4	20	20	à déterminer par le port suivant l'effectif.		
Artillerie												
1 Groupe de 3 batteries montées.	1	»	1	1	»	8	3	15	15		1 (*)	(*) Cette voiture existe à Lorient.
2 Sections de munitions. .	»	»	2	2	»	»	2	»	10			
4 Batteries.	»	»	4	4	»	»	4	»	20			
1 Dépôt.	»	»	1	1	»	»	»	»	»			
	1	4	9	9	1	18	13	35	65		1 (*)	
Infanterie				**Rochefort**								
4 Bataillons mobilisés. .	4	16	4	4	»	40	16	80	80	à déterminer par le port suivant l'effectif.	4 (*)	Ces voitures sont mises par la guerre à la disposition de la marine
1 Bataillon de garnison. .	»	4	1	1	1	10	4	20	20		»	
2 Dépôts.	»	»	2	2	»	»	»	»	»		»	
Artillerie												
2 Batteries.	»	»	2	2	»	»	2	»	10		»	
	4	20	9	9	1	50	22	100	110		4 (*)	
Infanterie				**Toulon**								
6 Batteries.	6	24	6	6	»	60	24	120	120	à déterminer par le port suivant l'effectif.	6 (*)	
3 Bataillons de garnison. .	»	12	3	3	3	30	12	60	60		»	
2 Dépôts.	»	»	2	2	»	»	»	»	»			
Artillerie												
5 Batteries.	»	»	5	5	»	^	5	»	25			
	6	36	16	16	3	90	41	180	205		6 (*)	

TROISIÈME PARTIE

COMMENT ON EN SORT

---

24 septembre 1894. (Circ. B. O. p. 158.)

Supputation des services du personnel embarqué sur bâtiments en essais

Messieurs, j'ai été consulté au sujet du mode de supputation des services du personnel embarqué sur les bâtiments en essais.

Le texte constitutif en la matière est l'article 8, § 2, de la loi du 18 avril 1831, ainsi conçu :

« On supputera le temps écoulé, à partir de la mise en rade jusqu'à « la rentrée dans un port de France, et sur cette période le mois com- « mencé sera compté comme fini. »

Il s'agit de savoir si l'expression « rentrée dans un port de France » doit être entendue dans son sens littéral, ce qui exclurait le droit au bénéfice de campagne pendant tout séjour dans le port, ou si cette expression ne vise que la rentrée dans l'arsenal pour désarmer ou passer en réserve, 2e ou 3e catégorie, le bénéfice de campagne n'é- tant plus alors interrompu, en ce cas de rentrée pour toute autre cause.

J'ai l'honneur de vous faire remarquer que cette question est ré- solue par les deux circulaires du 25 octobre 1883 (B. O. p. 502) et du 7 janvier 1884 (B. O. p. 24), notamment par cette dernière.

L'avant-dernier paragraphe de ladite circulaire est ainsi conçu : « Si, par une interprétation bienveillante de la loi, on a pu considérer « comme navigation effective le temps passé en rade (ordonnance du « 28 décembre 1844 et circulaire du 7 novembre 1850), il ne saurait « en être de même de celui pendant lequel un bâtiment est resté « dans le port. Au point de vue du bénéfice de l'une et de l'autre des « dispositions précitées des lois de 1831 et de 1879, ce laps de temps « ne peut être compté comme service à la mer proprement dit. »

De ces termes, il ressort, en effet, très nettement que le bénéfice de campagne ne saurait être accordé au personnel d'un bâtiment en essais qui se trouve dans le port pour une cause ou pour une autre.

C'est d'ailleurs dans le même sens que la question a été réglée pour le personnel des défenses mobiles, par les circulaires du 9 octobre

1887 (B. O., p. 281) et du 17 avril 1894 (B. O., p. 459), et il n'y aurait aucun motif pour appliquer aux bâtiments en essais un traitement différent.

Il demeure d'ailleurs entendu que la circulaire manuscrite du 20 juillet 1848 (Invalides) reste en vigueur en ce qui concerne les bâtiments armés, qui, au cours d'une mission, entrent dans un port et y séjournent temporairement, soit pour y prendre ou verser un chargement, soit pour y subir des réparations, conséquences des accidents ou des nécessités du service à la mer.

Pour ceux-ci, « par rentrée dans un port de France », il faut entendre la rentrée pour y désarmer, ou, en d'autres termes, la clôture de la campagne : il ne saurait y avoir d'interruption quant au bénéfice de campagne par le fait de ces séjours temporaires dans le port.

Il en est de même en ce qui concerne les bâtiments qui rentrent en France après une station ou une expédition quelconque ; la campagne est réputée finie à la date de leur passage en 2ᵉ ou 3ᵉ catégorie de réserve ou dans leur désarmement.

Je vous prie d'assurer l'exécution des dispositions de la présente circulaire, dont l'insertion au *Bulletin officiel* de la Marine tiendra lieu de notification.

Recevez, etc.

Signé : Félix FAURE.

TABLE ANALYTIQUE
DES MATIÈRES

PREMIÈRE PARTIE
COMMENT ON ENTRE DANS LE CORPS DE SANTÉ DE LA MARINE

TITRE I

TITRE II
SECTION I. — ÉTAT MILITAIRE DE L'OFFICIER

SECONDE PARTIE

COMMENT ON Y SERT

TITRE I

Service à terre

DIVISION DU SERVICE HOSPITALIER EN TECHNIQUE
ET ADMINISTRATIF.

A. — Service technique.

TITRE II

Service à la mer

SECTION I. — A BORD DES BATIMENTS DE L'ÉTAT.

TITRE III

Service dans les corps de troupes

TROISIÈME PARTIE

COMMENT ON EN SORT

TABLE ALPHABÉTIQUE

Cette table alphabétique a été dressée en observant les divisions de l'ouvrage, et il sera facile à nos lecteurs de s'y retrouver, s'ils se sont bien pénétrés du plan qui nous a guidé.

Rappelons que la première partie est consacrée à l'étude des Ecoles et à la position du médecin, en tant qu'officier. C'est donc là qu'il faudra chercher tout ce qui a rapport à l'enseignement (cours, concours) et ce qui regarde tout officier (état militaire, tenue, solde, etc.).

La deuxième partie étant consacrée au service à terre, à la mer, dans les corps de troupes, pour tous les renseignements de cette nature on devra y chercher, ainsi que pour notre intervention dans le service général (admission dans la marine, pensions, etc.)

Enfin la troisième, qui envisage les manières de sortir du corps de santé, comprend la démission, la réserve, la réforme, la retraite, le corps de santé colonial.

PRÉFACE, p. V.
HISTORIQUE, p. VII.

PREMIÈRE PARTIE

A

B

C

D

E

N

O

P

R

congé de convalescence, p. 101. — Revue maritime et coloniale, p. 50.
— Rôle des Conseils de santé pour les officiers et agents coloniaux, p. 107.

S

Stage des étudiants en pharmacie, p. 5. — Stagiaires (Concours) p. 9. — Saisons thermales, p. 114. — Salut militaire, p. 32. — Scellés, p. 148. — Solde, p. 79. — Solde d'absence, p. 91. — Solde d'activité, p. 80. — Solde de congé de convalescence, p. 103. — Solde de congé de convalescence pour les médecins des affrétés, p. 106. — Solde de non-activité, p. 82. — Solde de présence, p. 80. — Solde de réforme, p. 82. — Solde de réserve, p. 82. — Suppléments, p. 83. — Suppléments de fonctions à Bordeaux, p. 93.

T

Tableau d'avancement, p. 40. — Tarif des accessoires de solde, p. 90. — Tarif des indemnités de séjour, p. 130. — Tarifs de solde, p. 88. — Témoignages de satisfaction, p. 68. — Tenues différentes, p. 40. — Titres de noblesse, p. 146. — Traitement de la Légion d'honneur, p. 57. — Traitement thermal, p. 116.

U

Uniforme à l'étranger, p. 38. — Uniforme de retraite, p. 37. — Uniforme et tenue, p. 35.

V

Visa des feuilles de route, p. 121. — Visites de corps, p. 38. — Visites individuelles, p. 49. — Vote, p. 153. — Voyages par terre et par mer, p. 120.

DEUXIÈME PARTIE

A

SERVICE A TERRE.

SERVICE A LA MER

B

SERVICE A TERRE

C

SERVICE A TERRE

SERVICE A LA MER

SERVICE DANS LES CORPS DE TROUPES

D

SERVICE A TERRE

SERVICE A LA MER

SERVICE DANS LES CORPS DE TROUPES

E

SERVICE A TERRE

riodiques, p. 225. — Etat trimestriel des étudiants, p. 226. — Etat décadaire sanitaire, p. 227. — Etat dit des 90 jours, p. 245. — Etat appréciatif, p. 279. — Etablissement hors des ports, p. 306. — Examen des inscrits âgés de 18 à 20 ans, p. 328. — Examen des officiers candidats aux écoles, p. 223.

SERVICE A LA MER

Embarquement (durée), p. 391. — Enregistrement journalier, p. 455. — Etat de quinzaine à bord, p. 461.

F

SERVICE A TERRE

Feuille de clinique, p. 229. — Feuilles nominales, p. 293. — Fonctionnement général du service dans les ports, p. 208. — Fonctionnement du service dans les ports en temps de paix, p. 209. — Fonctionnement du service dans les ports en temps de guerre, p. 210. — Fonctionnement du Conseil de santé, p. 214. — Fonctionnement du Conseil de santé pour les coloniaux, p. 223. — Fourriers, p. 325. — Fusiliers, p. 325.

SERVICE A LA MER

Feuilles d'armement, p. 439. — Feuilles de clinique à bord, p. 459. — Feuilles de remise, p. 450.

SERVICE DES TROUPES

Filtres Chamberland, p. 502. — Fonctionnement du Service de santé en campagne, p. 514.

G

SERVICE A TERRE

Gabiers, p. 322. — Garde-consigne, p. 201. — Gardiens de bureau, p. 198. — Gendarmerie maritime, p. 307. — Gratifications des infirmiers, p. 194.

H

I

SERVICE A TERRE

SERVICE A LA MER

J

L

SERVICE A TERRE

O

SERVICE A TERRE

SERVICE A LA MER

P

SERVICE A TERRE

SERVICE A LA MER

SERVICE DES TROUPES

Personnel médical des troupes, p. 485.

Q

Quarantaines, p. 478.

R

SERVICE A TERRE

Rappel à l'activité, p. 351. — Rapport annuel, p. 170. — Rapport sur le fonctionnement du service des infirmiers, p. 225. — Rapport sur les Sociétés de secours aux blessés, p. 225. — Rapport dit des 90 jours, p. 226. — Ration des infirmiers, p. 288. — Réadmission et rengagement, p. 320. — Recensement, p. 279. — Récompenses honorifiques pour les infirmiers, p. 193. — Régime alimentaire des hôpitaux, p. 232. — Réforme immédiate dans le cas de tuberculose confirmée, p. 222. — Registre des décès, p. 248.—Recrutement et engagement dans les troupes, p. 330. — Remplacement du préfet maritime, p. 204. — Remise aux hôpitaux, p. 260. — Responsabilité de l'approvisionnement, p. 256. — Responsabilité du directeur, p. 169. — Responsabilité du matériel, p. 256. — Retraités admis à l'hôpital, p. 237.

SERVICE A LA MER

Rapport de fin de campagne, p. 462. — Registre de certifications médicales, p. 454. — Registres de comptabilité à bord, p. 451. — Remises, p. 449. — Répartition des infirmiers sur les navires, p. 389. — Répartition du personnel médical sur les navires, p. 384.

SERVICE DES TROUPES

Rapport médical d'un médecin-major, p. 505.

S

SERVICE A TERRE

SERVICE A LA MER

SERVICE DES TROUPES

T

SERVICE A TERRE

SERVICE A LA MER

SERVICE DES TROUPES

Tenue des médecins des troupes, p. 486.

U

SERVICE A TERRE

Uniforme des infirmiers, p. 196.

V

SERVICE A TERRE

Vaccination, p. 380. — Vaccination des ouvriers, p. 305. — Vaccination (rapport trimestriel), p. 225. — Visites : des casernements, p. 169; — avant le départ, p. 221 ; — des officiers en interrompu de service colonial, p. 222 ; — des matelots avant l'embarquement, p. 222 ; — des hommes à 2/3 de solde, p. 222; — hospitalières, p. 229 ; — de l'officier de ronde, p. 227 ; — des ouvriers à domicile, p. 300 ; — des filles soumises, p. 308 ; — des candidats à l'Ecole navale, p. 336 ; — des élèves commissaires. p. 340; — des écrivains de direction, p. 340; — des guetteurs, p. 340 ; — des pupilles, p. 340 ; — des mousses, p. 342.

SERVICE DES TROUPES

Visites journalières dans les corps de troupes, p. 487. — Visites aux officiers malades, p. 492.

TROISIÈME PARTIE

A

Avances de pension de retraite, p. 546.

B

Bénéfices de campagne de guerre, 541 et 542.

C

Conseils d'enquête, p. 547. — Corps de Santé colonial,.p. 548. — Cumul, p. 545.

D

Démission, p. 529.

F

Formalités pour une pension de retraite, p. 544.

L

Limites d'âge pour la retraite, p. 540.

R

Réforme, p. 547. — Réserve de l'armée de mer, p. 520 à 538. — Retraite, p. 538.

S

Solde de réforme, p. 548.

T

Tarif des pensions, p. 543.

L'appendice ne nous a pas paru devoir comporter de table alphabé-tique ; nous y avons renvoyé souvent dans les notes que nous avons pu ajouter à l'ouvrage pendant la correction des épreuves, de même que dans la table ci-dessus.

21 Octobre 1894.

DUPLOUY.

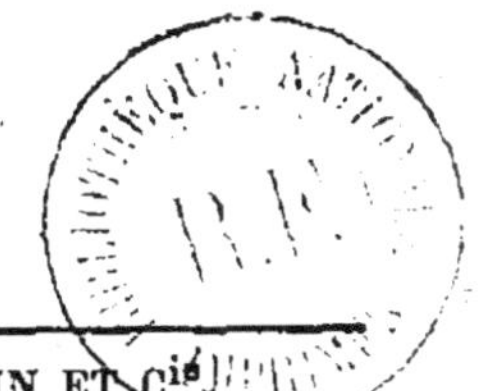